Dr.ヤンデル的

有临床价值的

消化道病理

临床影像与病理图像的全面对比

揭示病变本质

著 （日）市原 真

主审 张澍田 吴 静 陈光勇 李 鹏 王拥军

主译 孟凡冬 刘揆亮 翟惠虹 周安妮

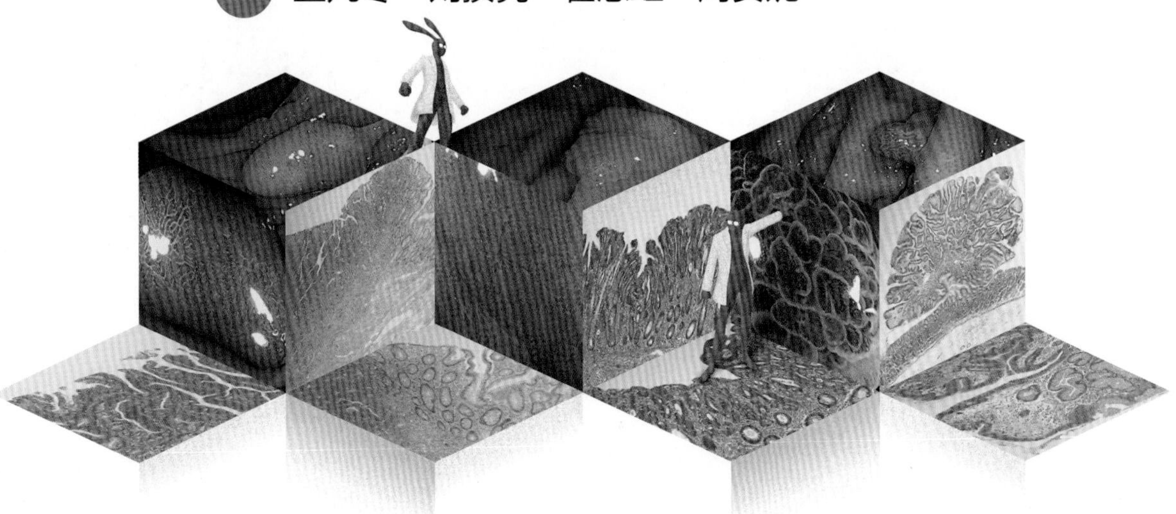

辽宁科学技术出版社

·沈阳·

图书在版编目（CIP）数据

有临床价值的消化道病理 /（日）市原 真著；孟凡冬等主译 . —沈阳：辽宁科学技术出版社，2022.9
ISBN 978-7-5591-2461-6

Ⅰ. ①有… Ⅱ. ①市… ②孟… Ⅲ. ①消化系统疾病—病理学 Ⅳ. ①R570.2

中国版本图书馆CIP数据核字（2022）第063284号

出版发行：辽宁科学技术出版社
（地址：沈阳市和平区十一纬路25号 邮编：110003）
印 刷 者：辽宁新华印务有限公司
经 销 者：各地新华书店
幅面尺寸：185 mm × 260 mm
印 张：17.5
插 页：4
字 数：400千字
出版时间：2022年9月第1版
印刷时间：2022年9月第1次印刷
责任编辑：郭敬斌
封面设计：图格设计
版式设计：袁 舒
责任校对：李 霞

书 号：ISBN 978-7-5591-2461-6
定 价：278.00元

编辑电话：024-23284363 13840404767
E-mail：guojingbin@126.com
邮购热线：024-23284502
http：//www.lnkj.com.cn

审译者名单

主审

张澍田 首都医科大学附属北京友谊医院
陈光勇 首都医科大学附属北京友谊医院
吴　静 首都医科大学附属北京友谊医院
李　鹏 首都医科大学附属北京友谊医院
王拥军 首都医科大学附属北京友谊医院

副主审

金木兰 首都医科大学附属北京朝阳医院
陈振煜 南方医科大学南方医院
周成军 山东大学第二医院
袁　静 中国人民解放军总医院

主译

孟凡冬 首都医科大学附属北京友谊医院
翟惠虹 首都医科大学附属北京友谊医院
刘揆亮 首都医科大学附属北京友谊医院
周安妮 首都医科大学附属北京友谊医院

副主译

徐　瑞 首都医科大学附属北京友谊医院
陈　晨 日本名古屋大学肿瘤病理学博士
岳　冰 首都医科大学附属北京友谊医院

参译（排名不分先后）

何　振 首都医科大学附属北京友谊医院
宋久刚 首都医科大学附属北京友谊医院
胡海一 首都医科大学附属北京友谊医院
孙秀静 首都医科大学附属北京友谊医院
冀　明 首都医科大学附属北京友谊医院
田芝雷 中国人民解放军空军特色医学中心
焦　月 首都医科大学附属北京友谊医院
王俊雄 首都医科大学附属北京友谊医院
李文燕 首都医科大学附属北京友谊医院
王文海 首都医科大学附属北京友谊医院
牛应林 首都医科大学附属北京友谊医院
魏红涛 首都医科大学附属北京友谊医院
李　巍 首都医科大学附属北京友谊医院
吴咏冬 首都医科大学附属北京友谊医院
李荣雪 首都医科大学附属北京友谊医院
赵海英 首都医科大学附属北京友谊医院
刘国伟 常州壹心医疗胃肠镜体检中心
周巧直 首都医科大学附属北京友谊医院
刘春涛 首都医科大学附属北京友谊医院
宗　晔 首都医科大学附属北京友谊医院
吕富靖 首都医科大学附属北京友谊医院
俞　力 首都医科大学附属北京友谊医院
马　丹 首都医科大学附属北京友谊医院
祝建红 苏州大学附属第二医院

推荐序一

消化道肿瘤的内镜下早期发现和早期治疗，对于降低消化道肿瘤的死亡率、提高患者的生存质量具有重要意义，这也是我们消化内镜医生日常工作的职责所在。在胃肠道肿瘤的内镜诊疗工作中，病理诊断具有非常重要的地位。一方面，病理医生的准确诊断是临床医生精准治疗的保障；另一方面，内镜医生也需要掌握一定的病理知识，不仅有助于提高内镜诊断水平，还可与病理医生互动，为患者提供更好的后续随访与处置策略。

在消化道早癌的内镜诊治方面，日本学者一直非常重视内镜图像与病理组织学的对比研究，发表了许多有关内镜与病理比对的研究理论。本书为新近在日本出版的一本消化道病理参考书。本书不同于常见的病理学教科书，它打破了常规的病理课程架构，从大肠肿瘤术后标本的大体病理诊断切入，详细介绍了大体标本的观察方法，然后逐步深入到大体所见的成因，继而自然衔接到组织学诊断的相关知识。在大肠肿瘤病理的基础上，本书也介绍了一些早期胃癌诊断的知识，重点分析了胃与大肠在组织学诊断方面的差别，并阐述了近年来一些有关早期胃癌病理研究的新进展和新概念。这样的内容安排，循序渐进、由表及里、从简单到复杂，使临床医生易于理解和掌握。大体病理是连接内镜诊断与病理组织学诊断之间的关键纽带。在内镜诊断与显微镜诊断之间起到了桥梁的作用，掌握大体病理诊断方法可以极大地促进内镜医生理解病变内镜下表现的成因，是内镜医生提升内镜诊断能力、优化治疗策略的必经之路。

首都医科大学附属北京友谊医院病理科的陈光勇主任，多年来，一直致力于消化道早癌的病理诊断，在临床影像与病理组织学的对比研究中开展了大量工作，此次由消化内科与病理科共同协作翻译此书，并有来自其他兄弟医院的消化科和病理科的专家、同道们指导与参与，相信一定会使从事消化道肿瘤诊疗的临床医生和病理医生有所收获。最后，衷心感谢辽宁科学技术出版社的编辑为本书所付出的辛苦工作！

张澍田
2022 年 4 月

推荐序二

至今我还记得，2012 年自己作为一个还没有多少早癌概念的病理医生，第一次参加在首都医科大学附属北京友谊医院消化内镜中心会议室举行的“消化道早癌诊治沙龙”活动的情景。那扑面而来的与早癌相关的内镜和病理诊断的理念给了我很大震撼，也激发了我的研究兴趣。消化道早癌诊断与治疗工作的进步得益于内镜医生和病理医生的密切配合，需要双方互相了解和掌握各自学科的基本内容。近几年来，陆续出版的消化道早癌方面的专业书籍，内容上大多偏重内镜或病理诊断本身，系统地将内镜检查所见与病理学对比的专著较少。

本书作者市原真医生作为一名病理医师，在内镜与病理对比方面进行了深入研究。通过胃肠道肿瘤的内镜图像与黏膜病变各层次病理的全面对比，试图揭开消化道黏膜病变发生改变的本质。比如，内镜下隆起和凹陷的原因，黏膜增厚、变硬是怎样发生的？由于大肠和胃黏膜表面都被覆着柱状上皮，因此内镜下黏膜的变化具有相似的地方。由于多数大肠癌的发生和肠道的背景黏膜没有明显关系，因此大肠肿瘤的肉眼形态和组织病理学的对比所受的影响因素较少，更加直观、易懂。作者以此为基础，内容的安排从大肠开始再到胃，具体分析时则从大体标本入手逐步深入到组织切片，由表及里，剥丝抽茧式地对黏膜内癌、黏膜下癌以及进展期癌不同的肉眼形态所蕴含的组织病理学改变进行了详细的对比、描述。为了方便读者理解，还展示了许多精美的模式图，充分体现了作者对消化道肿瘤发生、发展认识的心路历程。本书的学习不仅有助于内镜医生提高内镜下对病变分析和判断的水平，也有助于病理医生构建合理的病理诊断框架和诊断思路。

随着近年来我国消化道早癌诊疗技术的不断开展，致力于消化道早癌的同道们也在通过各种方式进行内镜和病理的对照观察，比如通过实体显微镜观察透光下的血管、通过美蓝染色显示黏膜表面结构，确实取得了一定成绩，但总体工作还需要更加细致和深入。希望本书中所介绍的临床影像和病理图像全面对比的方法、理念和细致入微的工作态度，能够帮助读者加深对消化道肿瘤发生、发展的认识，提高内镜下对胃肠黏膜病变的诊断水平，并为内镜和病理的精准对照研究提供思路。

陈光勇

2022 年 4 月

译者序

消化道早癌内镜诊治水平的提高，离不开消化道病理的学习。然而，对于许多年轻的内镜医生来说，抱着深奥的、厚厚的消化道病理专科书学习，实在是一件很痛苦的事。实际上，大家更愿意把精力放在内镜技术的精进上。但是，随着内镜诊治水平的提高，就会发现病理的学习变得越来越重要。经典病例的学习和内镜病理的对照研究是提高内镜诊断水平的必经之路。有幸读到我科刘揆亮医生推荐的这本"人气"病理书《有临床价值的消化道病理》。本书不同于常见的病理学教科书，没有大量的病理学专业术语和高深的理论知识，通俗易懂、轻松幽默，通过大量经典病例的内镜病理对照，揭示了内镜表现背后的病理本质，特别适合年轻的内镜医生在病理学习上的快速入门！

本书的作者市原真思路独特、联想丰富。在内容顺序的安排上，先介绍读者容易理解的大肠肿瘤病理，再讲述比较复杂的胃肿瘤病理。对于所讨论的每一个病例从大体解剖、肉眼观察逐步深入到组织学病理、显微镜下观察。以大体病理为桥梁，力求帮助读者提高从内镜图像推测组织学表现的能力。

在书中，作者不仅传递了内容丰富的专业知识，也在字里行间表达了对内镜病理对照学习的热爱之情。曾经有过类似经历的同道们一定也能体会到这其中的艰辛与收获。内镜病理对照研究的求学之路中，不仅需要我们具备探求真理的虔诚之心，也要具有不畏艰难、耐得住寂寞的勇气。因此，我们的学习之路也被称为"大体精进之路"和"组织学精进之路"。每一个经典病例就是一个宝藏，蕴含着丰富的知识；既有共性也有特色。精进探索之路虽然艰辛，但是有我们探求的宝藏、可以看到路上迷人的风光，当然还有志同道合的伙伴们陪伴，求学之路并不寂寞。希望读者们也能带着这种探究之心与作者一起享受这次不同寻常的病理学精进之旅。

最后，衷心感谢所有参与翻译和审校的各位老师以及辽宁科学技术出版社的编辑，感谢大家的辛苦工作！

这是一本很棒的内镜病理对照的入门书！

孟凡冬

2022 年 4 月 25 日

前言
~放大内镜时代的消化道病理

因为本书是一本教科书，所以在书的开头，怎么也得写点看起来像是教科书上的语言。

虽说如此，但说老实话，我写这本书并不是为了畅销。如果你能仔细阅读本书所描述的大体病理和组织学病理所见，对病理形态诊断学有深刻领悟，那么本书的目的就达到了。因此，关于本书的介绍我想快速带过。

对于这本教科书，有一点要事先说明，就是本书的排序。为此，我还专门拜托羊土出版社的编辑老师苏（昵称）和米（昵称），把这个说明与本书的正文部分分开刊登。

是的，你可能已经注意到了，在**这本书中，我们将先学习“大肠”，然后再学习“胃”**。实际上，这种方式是非常少见的。大多数书籍都是单独介绍大肠或胃。也有很多书籍会按照解剖顺序从口腔开始依次解说食管、胃和大肠。

在消化道的学习中，先讲大肠的教科书并不多。当然，并不是说绝对没有。按照“胃肠”这个词的前后顺序来看，胃是排在前面的。但是，为什么我要先带大家学习大肠（病理）呢?

“因为我真的很想邀请山野教授参加啊”！哈哈，这算什么理由。好吧，这种古怪的念头是不能声张的。其实，并不是这样的。不过，要说一点没有这种想法也是违心的。

实际上，真正的理由是当我**学习消化道病理时，我就认真想过病理学习最好先从大肠开始**。如果你是专门研究胃的消化道病理专家，那么你可能只对胃感兴趣，但是我觉得在研究胃的病理前先学习大肠病理是有好处的。

◆ ◆ ◆

本来像我这样，还不满 40 岁的年轻人是没有资格讲话的，但是我还是想说：日本的消化道病理学是通过“**比较**”发展起来的。早在 20 世纪 60 年代，先辈们就开始将手术切除的胃标本与胃部 X 线影像进行详细对比，把线和面、轮廓和钡剂的不均匀附着、厚度和硬度这些表现与显微镜下所见进行对比，从而促进了消化道诊断学的发展。

消化道诊断学最早起源于对钡餐造影的研究。随着气钡双重造影法的开发，从压迫方法、标准摄影法、体检到精查，方方面面、事无巨细，不断发展。通过钡餐造影诊断可以直观地观察到胃部的病变，还可将大体病理图像制成图片，这是一种很好的辅助手段。毫不夸张地说，日本的胃肠道诊断学是从胃的钡餐造影起步的，消化道病理学也是如此。

大家可能已经有所了解，但是，我还是想谈一谈“胃早癌研究会”这个学会名称的由来，介绍一下这段历史。其实，这个研究会并不仅限于探讨早期胃癌。

从组织胚胎学的角度看，消化道的“基础”并不是胃，而是小肠和大肠。也许正是由于肠道的结构比胃更简单，功能也更简化。另外，与大肠相比，胃的进化更复杂，其结构和功能比肠更加繁杂。

作为病理医生，我从未接受过系统的内镜培训，因此无法比较胃镜和肠镜诊断的难易程度。但是，在病理诊断方面，我是可以区分胃与肠诊断的难易程度的。在病理学习的早期阶段，大肠与胃的病理差别很大。**大肠病理的学习更简单、更容易**。

入门虽然简单，但学到最后并非总是那么容易。对病理初学者来说，还是大肠病理入门更快。

◆ ◆ ◆

在消化道诊断学发展的早期阶段，由于各种偶然因素，胃癌是日本人常见的死亡原因；胃切除手术变化不大，病例讨论易于标准化；钡餐造影适合应用于诊断。伟大的先辈们把胃设定为初始的研究对象。

虽然还是一个资历尚浅的后辈，但我将临床影像与病理比较视为毕生追求的目标，我的研究也是从胃的钡餐造影与病理对比开始的。

当代医学已经积累了丰富的消化病方面的知识，我们完全有条件自由地选择学习病理学的顺序，不必拘泥于传统，非要从困难的部分开始学习。

内镜时代的病理对比应从大肠开始

我这么写，估计内镜医生肯定要提问了吧。

“的确如此，那是不是该先学习 pit pattern 呢。”

其实，并非如此，pit pattern 属于中级水平。在此之前，应先学习**“白光内镜下的远景～弱放大像与病理大体像”的对比**。白光内镜下的弱放大像与病理大体像几乎相同，对比观察并无太大差别。想分辨出某个隆起对应于哪个位置是非常容易的。在没有放大内镜的时代，前辈们也是这么做的。甚至可以不使用显微镜，只用 iPhone 拍照，就可以学习图像对比。

实际上，消化道病理的学习必须这样才能起步。那些诸如核仁、免疫组化染色、基因变异这些知识，去学校在课堂上花上两星期就能学会。这些内容虽然听起来“高大上”，但是，课堂并不是内镜医生“喜欢的学习场所”。这些内容还是让病理医生去学习吧。这世上的好书是读不完的。

如果你是为了提高内镜而学习病理，就应该把更多时间花在学习内镜操作上。

◆　◆　◆

在本书的开头，我将介绍“大体地狱”这个概念，用来描述大肠进展期癌到早期癌的大体病理变化。对于那些正在思考如何治病救人的医生来说，“地狱”可不是什么好词。还有好听的说法吗？我把它称为“**大体精进**”，代表学习探索的艰辛之路。这个说法听起来很押韵，而且与 R&B 的风格也很搭（Rhythm and Blues，R&B；节奏蓝调或节奏布鲁斯，是一种音乐风格，译者注）。

我们已经在大体精进之路准备了 44 个经典病例。敬请期待，千万不要错过。建议你循序渐进地学习，重复几遍也可以。

然后是**组织像**。

需要特别强调的是，应该掌握如何绘制标注了黏膜肌层的模式图。对消化内镜医生来说，这是一项非常重要的技能，可以帮助我们精确地判断“黏膜肌层是否被破坏”。在这部分，我们将会讨论 44 个病例的“组织像”。

然后是大体像和组织像。在这个阶段，如何能摆脱错误认知、逐渐接近真理呢？我听说有些人遍访四国的 88 个庙宇后，还会多次拜访。就应该这样，不要心急，慢慢地将全部身心投入到大体病理和组织学病理的学习中。我曾经“驾车”探访过四国 88 个庙宇。如果这本书销量惨败、无人问津，我将徒步重返此地，以表歉意。

学习了大体病理和组织学病理后，终于轮到认真研究**大肠肿瘤“腺管结构”**了。这当然没问题。我很理解，到了这个时候，大家都特别想看显微镜下的表现。这就好比平常只吃乌冬面，现在突然想吃大鱼大肉一样。下面的内容与本书无关，迄今为止，我已经吃过超过 70 家的香川县攒岐乌冬面，就个人而言，我更喜欢“田村”家的乌冬面。

刚才提到了腺管结构，但我并不想再解释 tub1、tub2、pap 这些专业术语。这本书中要是写得这么俗套、毫无新意，我还不如不写呢。

无论是较高的 tub1，还是较低的 tub1，即便它们的高度相同，内镜图像也会有所差别。所谓的绒毛状到底长什么样？黏膜多厚才算是增厚？分化程度差到什么程度才会出现表面性状的差异？让我们深入认识正常与异常、异型性等这些显微镜下才能观察到的病理组织学的本质吧。我并不打算把世上所有的教科书都读完，而是想**通过病理与内镜影像的对比，探究那些在“已有的分类中尚未包含的细微表现”**。

接下来，该好好学习那个著名的**促纤维组织增生反应（desmoplastic reaction，DR）**了。既然大家都是医生，就有责任学习 DR。借助内镜深入研究肿瘤相关成纤维细胞（cancer associated fibroblast，CAF）是病理学与内镜结合的新产物。好兴奋！好期待啊！我也特别欣赏最新的 CAF 研究在病理学上所取得的进步。我甚至把菊川怜广告语中的“Cha！”听成了“CAF！”。当然，这本书出版时，那个广告已经是很久以前的事了，大家不知道也无妨，毕竟本书写于 2018 年 11 月。

学到这儿，该轮到**全面对比**了。基于研讨会上的病例，我们将对大肠的临床影像与病理组织学进行全面对比，请大家一定认真地学习。

顺便说一下，以前曾经有人在杂志上专门写过有关“比较”和“对比”两词区别的文章。从临床影像与病理组织学比对、推动学术进步的角度看，用“比较”一词可能更恰当，我也同意这种观点。但是，当我读这篇专题文章时，我已经使用“图像、病理对比”这个词长达 10 年了。因此，在本书中，我会继续沿用“**对比**”这个词。就我个人而言，临床医生和病理医生使用“对”这个字有相互碰撞的意思，使用“对比”才更有感觉。下面终于轮到胃的病理了。好歹我也是一个擅长胃病理的医生，但最近我却意识到，大多数的对比理论都可以通过大肠病理来解释。已经出版的关于胃镜、病理对比方面的优秀图书要比大肠方面的多，而且竞争激烈，但那又怎样呢？我这本书也很受欢迎啊。

◆ ◆ ◆

虽然是给教科书写前言，但我写的就像散文一样。多亏了苏（昵称）和米（昵称）的理解，使此文得以刊出。因为他们早就预料到，我市原若是决定写教科书，是肯定会这么干的。

接下来，请随我一起，进入超乎想象的对比病理学的世界吧。

JA 北海道厚生連札幌厚生病院病理診断科

市原　真

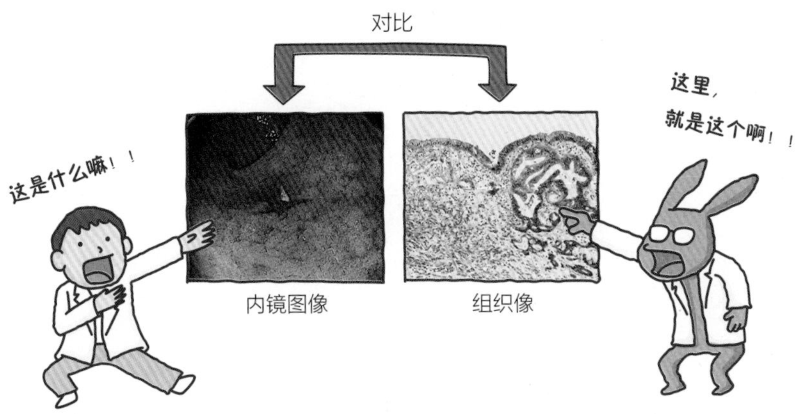

Dr.ヤンデル的

有临床价值的 消化道病理

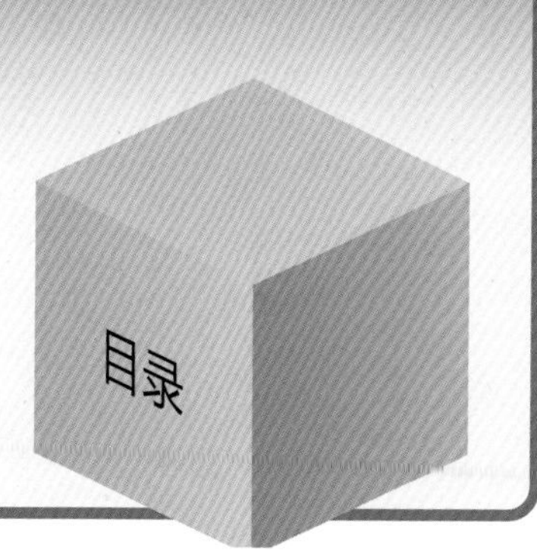

前言～放大内镜时代的消化道病理

大肠

第1章 大体像解读 ～通过肉眼图像探索

1 欢迎学习大体病理形态学 2

2 大体精进之路 ～让我们仔细阅读肉眼图像吧！ 6

经典病例一览表参考

第2章 90%的病理诊断都是组织学诊断 ～通过模式图即可完成主要诊断

1 用组织学图像解读黏膜肌层的精髓 ～大体像、组织像对比的基础 40

2 PowerPoint 棒极了 ～用HE染色切片的组织像来解读！ 44

3 组织像精进之路 ～用模式图仔细对照大体像和组织像 47

经典病例一览表参考

第3章 隆起、凹陷、厚度、硬度的原因 ～从低倍镜到高倍镜

1 显微镜分类之前 ～管状病变的组织学评价 107

2 重新定义迫在眉睫 ～锯齿状病变的组织学评价 127

3 Dr. DR！ ～浸润部的促纤维组织增生反应及其诊断 139

第4章 全面对比（大肠）

1 疑似SM浸润的早期大肠癌的对比 144

病例① V_N型pit不明显，是否为SM浸润癌? 144

2 LST病变的对比 152

病例② 轻度不均一且具有多样性的LST 152

胃

第5章 有更多角色参与的胃的病理

1 胃 ~胃黏膜与肠黏膜的根本区别是什么? 169

2 登场人物介绍 ~一起梳理胃黏膜的分化和多姿多彩的肿瘤分类 173

第6章 高难度的胃的大体解读

1 在病理世界中的探索 ~多样的肿瘤，多样的背景 181

2 发生了溃疡怎么办? ~合并消化性溃疡是诊断的难题 188

3 是自由泳还是潜泳? ~在黏膜中层生长的病变 195

4 绝技·保留平滑肌 ~类似于表浅型的进展期胃癌 205

第7章 全面对比（胃）

1 幽门螺杆菌除菌后的胃癌对比 215

病例① 除菌后4年，癌变范围明确但存在非癌上皮 215

病例② 除菌后3年，部分病变范围的判断有些困难 218

病例③ 除菌后3年半，考虑为癌，但是…… 221

2 幽门螺杆菌未感染的胃肿瘤的对比 223

❶ 腺交界部位发生的印戒细胞癌（sig） 225

病例④ 幽门螺杆菌未感染❶腺交界部 sig 的典型病例 225

❷ 分化为胃底腺黏膜成分之一的胃型肿瘤 227

病例⑤ 幽门螺杆菌未感染❷分化为胃底腺黏膜成分之一的胃型肿瘤
A. 树莓型・胃小凹上皮型肿瘤 228

病例⑥ 幽门螺杆菌未感染❷分化为胃底腺黏膜成分之一的胃型肿瘤
B. 胃底腺型胃癌 231

病例⑦ 幽门螺杆菌感染史不详❷分化为胃底腺黏膜成分之一的胃型肿瘤
B. 胃底腺型胃癌 234

病例⑧ 幽门螺杆菌除菌后❷分化为胃底腺黏膜成分之一的胃型肿瘤
C. 向小凹上皮和颈黏液细胞分化的胃型腺癌 241

病例⑨ 幽门螺杆菌未感染❷分化为胃底腺黏膜成分之一的胃型肿瘤
D. 胃底腺黏膜型胃癌 246

❸ 胃窦部肠型或胃肠混合型低异型度肿瘤 249

病例⑩ 幽门螺杆菌未感染❹胃窦部低异型度肿瘤
A. 疣状隆起样低异型度癌 250

病例⑪ 幽门螺杆菌未感染❹胃窦部低异型度肿瘤
B. 疣状隆起样（疑似）低异型度癌 253

病例⑫ 幽门螺杆菌未感染❹胃窦部低异型度肿瘤
C. 稍微挛缩的疣状隆起样低异型度癌 255

后记 259

附录 260

缩略语列表 264

● 大肠大体像、组织像精进之路经典病例一览表

经典病例	病例	大体像	组织像	高倍放大像
1	肠壁牵拉严重、引起肠管狭窄的2型进展期癌	p.4	p.41	—
2	2型病变："地板"的塌陷（典型病例）	p.6	p.47	—
3	严重狭窄的2型病变：凹陷内有凹陷	p.7	p.48	—
4	2型病变：凹陷内有凹陷	p.8	p.50	—
5	2型病变：凹陷内部也有分叶结构	p.8	p.51	—
6	2型病变：凹陷内部具有多种结构	p.9	p.53	—
7	2型病变：化疗后改变	p.10	p.54	—
8	5型病变：化疗后改变	p.11	p.55	—
9	"堤坝"宽阔的2型病变，是来源于LST-G的进展期癌吗?	p.11	p.56	—
10	"堤坝"狭窄、凹陷很深的2型病变	p.12	p.57	—
11	不剖开盲肠，可以看到"堤坝"的侧面像	p.13	p.58	—
12	合并溃疡性结肠炎的大肠癌	p.14	p.59	—
13	家族性腺瘤性息肉病的病例	p.15	p.60	—
14	2型病变与0-Ⅱa病变的碰撞	p.16	p.61	—
15	阑尾肿胀的病变	p.16	p.62	—
16	2型病变：凹陷内部存在粗大、污秽的隆起	p.17	p.63	—
17	环周形2型病变	p.18	p.64	—
18	2型病变：凹陷内部光滑	p.18	p.66	—
19	典型的2型病变	p.19	p.67	—
20	严重狭窄的2 型病变	p.20	p.68	—
21	典型的 2 型病变	p.20	p.70	—
22	这是2型病变吗?	p.21	p.71	—
23	皱襞上的0-Ⅱa＋Ⅱc病变	p.22	p.72	—
24	小型的0-Ⅱa＋Ⅱc病变	p.23	p.76	—
25	凹陷面呈星芒状和弧形的0-Ⅱa＋Ⅱc病变	p.24	p.77	—
26	混合隆起型0-Ⅱa＋Ⅰs病变	p.24	p.78	—
27	颗粒大小不一的0-Ⅱa病变	p.26	p.80	p.119
28	高度不均匀的 0-Ⅱa病变	p.27	p.82	p.123
29	高度不均匀的 0-Ⅱa病变	p.27	p.83	—
30	颗粒间存在间隔的0-Ⅱa病变	p.28	p.85	p.110
31	病变边界不清的0-Ⅱa病变	p.28	p.88	p.125
32	隆起与沟槽混杂的0-Ⅱa病变	p.29	p.89	p.120
33	略微向中央纠集的0-Ⅱa病变	p.29	p.90	p.122
34	中央部高低不平的0-Ⅱa病变	p.30	p.91	—
35	病灶内呈不均一变化，但边界清晰的0-Ⅱa病变	p.30	p.93	—
36	颗粒间存在间隔的0-Ⅱa病变	p.31	p.94	—
37	具有粗大隆起的0-Ⅰs（＋Ⅱa）病变	p.31	p.95	—
38	高度隆起内部有正常黏膜残留的病变	p.32	p.96	—
39	充分伸展的LST-G与内卷的0-Ⅰs病变	p.33	p.97	—
40	病变表面高低不等与SM有关吗?	p.34	p.98	p.113
41	颗粒大小不均一的0-Ⅱa病变	p.35	p.100	p.119
42	高度不等的0-Ⅱa病变	p.36	p.101	—
43	向中央纠集的0-Ⅱa病变	p.37	p.102	—
44	隆起高度略微不等的0-Ⅱa病变	p.37	p.103	—

病例提供和协作者一览表（按照病例出现顺序）

勝木伸一　小樽掖済会病院 消化器病センター
（第4章病例提供）

山野泰穂　札幌医科大学医学部 消化器内科学講座
（第4章协助解读）

原田 拓　手稲渓仁会病院 消化器内科
（第4章协助解读）

名和田義高　仙台厚生病院 消化器内科
（第7章病例提供）

髙橋慶太郎　旭川医科大学内科学講座消化器・血液腫瘍制御内科学分野，光学医療診療部
（第7章病例提供）

安保智典　小樽掖済会病院 健康管理センター
（第7章病例提供）

野中康一　埼玉医科大学国際医療センター 消化器内科
（第7章病例提供）

大肠

第1章

大体像解读
~通过肉眼图像探索

各位同道，估计你们已经是满腹经纶了，那么让我们一边看图一边学习消化道大体病理诊断的基础吧。“大体精进之路”从此开启。全书共准备了 44 个病例。

就单个病例而言，并没有什么特别。本书不是“特殊病例”合集。书中所列举的病例几乎都是常见病例，不会出现在研讨会的病例讨论中。因此，这是一个通过探讨常见病例深入学习病理学的宝贵的机会（这种机会仅在病理学的进修学习中才有）。就让我们认真学习这 44 个病例的大体病理所见，立志成为“大体病理诊断高手”吧。

1 欢迎学习大体病理形态学

1 肉眼观察

在大体像诊断方面，可以采用多种方法。例如，可以像内镜医生那样对于报告中所要求的项目逐条记录，也可以按照指南中所列举的大体肉眼像表现逐一记录。

如果想描述得更详细，还可按照**表 1** 中所列的项目逐条描述。实际上，没必要每条项目都描述，否则诊断报告就变成无聊的填空作业了。

表1 大体观察的要点

1. 观察与周围黏膜的高低差	• 隆起 • 凹陷 • 绝对隆起的原因
2. 观察隆起的部分	• 息肉样生长（polypoid growth，PG）还是非息肉样生长（non-polypoid growth，NPG） • 正常黏膜的范围 • 黏膜肌层?
3. 观察病变内部的高低差	• 可以标出界线的高低差 • 不能标出界线的高低差 • 沟槽?
4. 观察结构差异	• 每个结节、分叶、肿块之间的差异
5. 观察色调	• 色调多样时应特别注意

2 从肉眼形态预测显微镜下图像

与其拘泥于细节，不如着眼于全局。

这就是所谓的**从肉眼形态预测显微镜下图像**。

当然，做到这一点并不容易。根据所观察的平面形态预测剖面的显微镜下图像，就如同从 XY 平面推测 XZ 平面。不过，如果能把这些有理有据的解读方法结合起来进行判断，仅看大体像就可以预测显微镜下图像。

从“表面”准确推测出“剖面”可是很了不起啊。内镜虽然是对表面的诊断，但是如果仅通过内镜观察就能判断出癌的浸润情况，那么病理学不就变得毫无用武之地了吗！但这只是一种理想罢了，实际并非如此。

因此，从现在开始，我们将进行想象剖面的训练。首先，让我们简单地回顾一下相关术语。**图 1** 是为了介绍管壁结构而准备的病例，还未到真正的经典病例呢。

必须掌握管壁层次结构（**图 2**）。消化道管壁层次由内向外依次为：

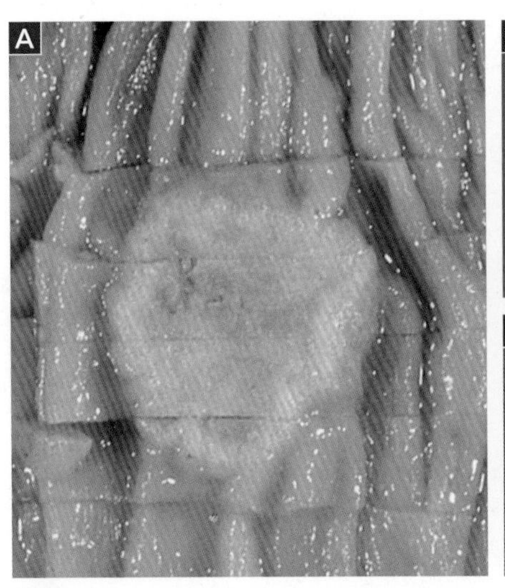
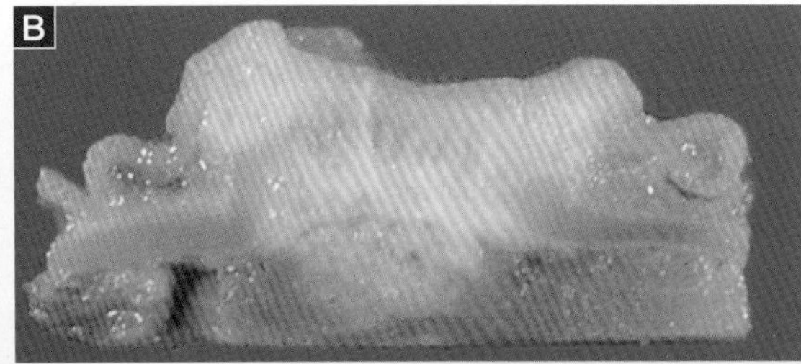
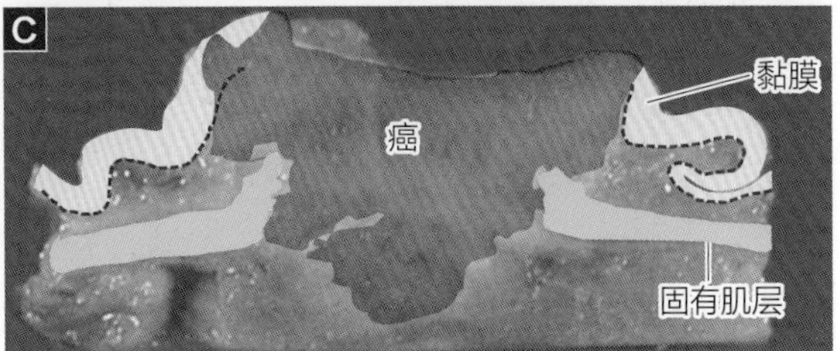

图1

- 黏膜：M（**图 1C** 的奶油色区域：▒）。
- 黏膜肌层：MM（**图 1C** 的棕色虚线：----）。
- 黏膜下层：SM。
- 固有肌层：MP（**图 1C** 的蓝色区域：▒）。
- 浆膜下层：SS。
- 浆膜层。

其中，**最重要的是黏膜肌层！**准确解读黏膜肌层是否受累是非常重要的，它可以帮助诊断从进展期癌至早期癌不同阶段的所有癌。

例如，在进展期大肠癌中所见的“堤坝”，是癌浸润至黏膜下层并**从下向上推挤黏膜肌层**所形成的隆起。此外，进展期大肠癌中常见的“溃疡”是由于癌的浸润破坏了黏膜肌层，**黏膜肌层消失**，失去了黏膜肌层的支撑，黏膜塌陷，黏膜下层暴露所致。

总之，在本书中，数十次（或许数百次？）探索了黏膜肌层的变化。虽然黏膜肌层位于黏膜层的底部，但是，**如果从黏膜侧仔细观察，很多病例都可以预测出黏膜肌层的走行**。

因此，笔者认为如果能预测黏膜肌层的走行，就相当于读懂了大体像的90%。

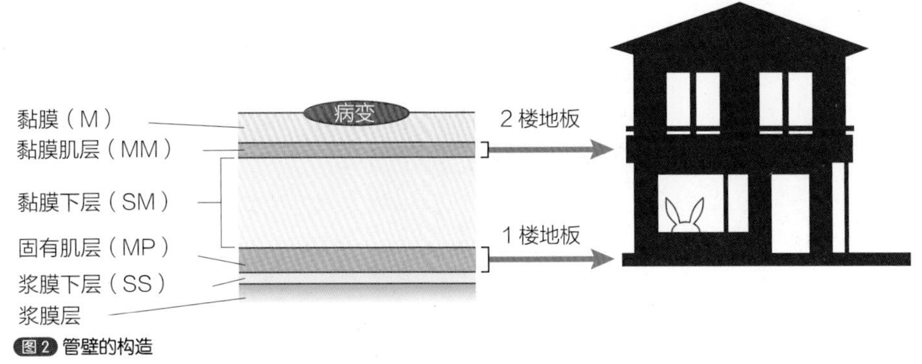

图2 管壁的构造

接下来，我们先看 1 号经典病例。由于是第 1 个，我会解读得稍微详细一些。

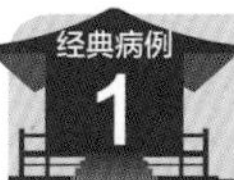

肠壁牵拉严重、引起肠管狭窄的 2 型进展期癌

组织像▶p.41

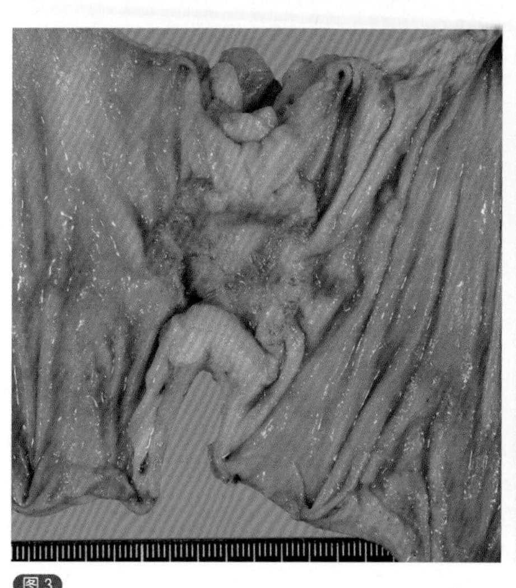

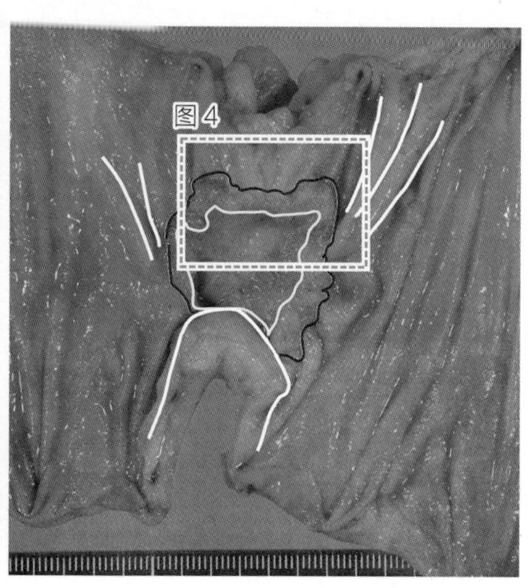

图 3

典型的 2 型病变。请仔细观察后认真思考。

图 3 白线（═）：可见病变周边的肠壁受到牵拉。**所谓周边组织被牵拉，实际上是病变处的肠壁延展性降低**。由于管腔直径改变，不仅周围的黏膜，连同管壁也受到牵拉。**固有肌层大范围硬化**时就会产生这种牵拉。硬化的原因是什么呢？没错，就是癌浸润造成的。准确地说，并不是癌本身，而是后面将要讲的促纤维组织增生反应（desmoplastic reaction，DR）造成硬度增加。

图 3 红线（—）和**黄线**（═）之间的部分：这就是所谓的“堤坝”。如果仔细观察“堤坝”，可见最外侧的边缘细小而饱满（**图 4**）。比如，观察**图 4 绿线**（—）部分。在大小为 1 ~ 3mm 的小颗粒上可见白色明亮的反光。在内镜下根据“反光的变化”，可以更容易地观察表面微细的凹凸改变。同样，对于病理的大体像，也应**注意观察这种反光，才能更加精细地解读病变**。

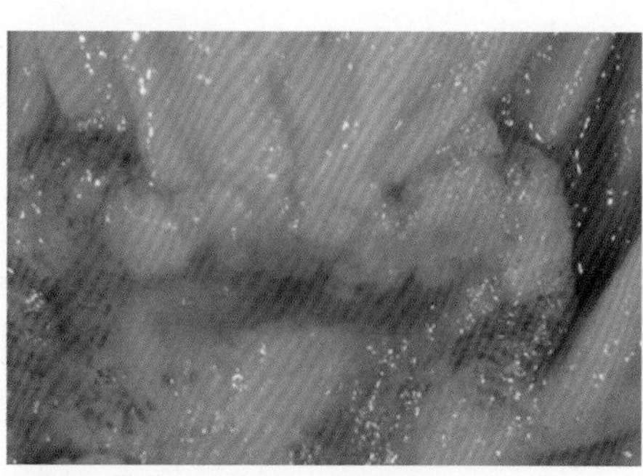

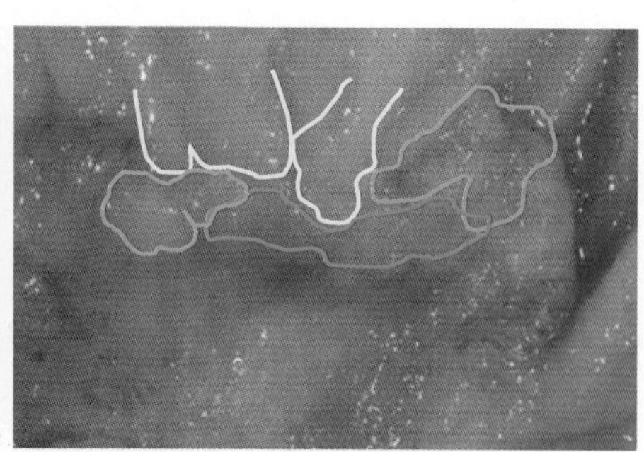

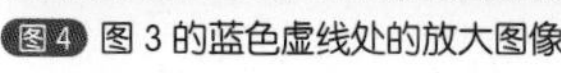
图 4 图 3 的蓝色虚线处的放大图像

“堤坝”的内部稍微有些平整、光滑。如**图4蓝线**（—）部分，这里很平滑，好似陡然向内部滑落。在滑落的尽头可以看到明显的断崖状凹陷。凹陷的内部则有光滑与凹凸不平相混杂的结构。

对于这种变化，我们分析如下。

图4中的绿线（—）部分较为饱满，估计这里存在腺管结构。黏膜细小且饱满时，一般有腺管存在。饱满的程度与周围正常黏膜不同，且色调也略有差异。也就是说，这里一定有“不规整的腺管”，也就是癌巢。

进一步思考。

图4中的黄线（═）部分，虽然有一部分位于“堤坝”，但是如果仔细观察就会发现，它的色调和结构与周围黏膜并无差异。也就是说，这部分可能是**由于非肿瘤黏膜被从下向上推挤所致**。

接下来，继续分析。

周边隆起所形成的“堤坝”，是由于癌巢从下向上推挤黏膜肌层形成的。绿线（—）代表被推挤上来的黏膜内癌部分。黄线（═）代表被向上推挤的非肿瘤黏膜部分。蓝线（—）所勾画的区域代表支撑黏膜层的黏膜肌层断裂。因此，黏膜失去支撑无法保持原有状态，这就好比地板塌了，急速下陷。

最后。

斜面滑落的前端之所以平滑，是因为癌的腺管还未从表面显露出来。

以上是针对这个病灶的大体像，特别是“堤坝”和溃疡的详细解读。今后，随着大体精进之路的进程，将会看到这个病变所具有的普遍性和特殊性。不过，我们先继续前行，稍后再回到这里。

2 大体精进之路

~让我们仔细阅读肉眼图像吧！

那么，让我们继续"赶路"吧。本章中我们只讨论肉眼所见。在**第 2 章 -3"组织像精进之路"中，我们会重新探讨这些病例的组织像**。

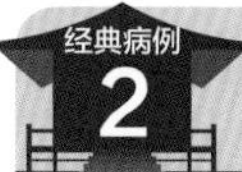

2 型病变："地板"的塌陷（典型病例）

组织像▶p.47

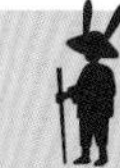

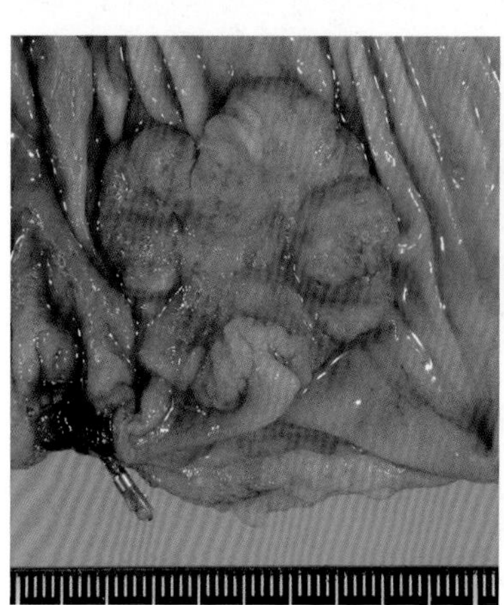

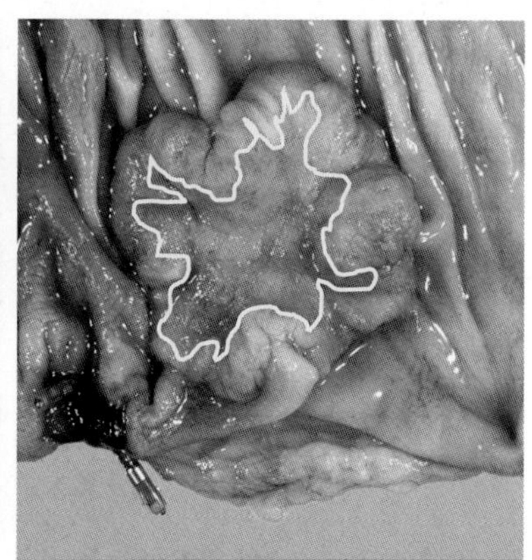

升结肠，35mm × 35mm 大小的 2 型病变，"堤坝"范围较 **1 号经典病例**稍有扩大。

黄线（—）："堤坝"的内侧缘部分凹陷。考虑"这条黄线中的**黏膜肌层消失了 = 地板塌了**"。地板塌陷的范围约为 10mm。虽然表层尚残留，但由于黏膜肌层消失，推测黏膜下层应该存在相当数量的癌巢浸润。但由于周围管壁所受的牵拉并没有那么严重，因此考虑穿透固有肌层累及浆膜下层的肿瘤数量并不多。

通过观察光泽的变化，可以在"堤坝"表面看到细小的颗粒状结构，其色调和颗粒构造都不同于周围黏膜，因此推测该病例中形成腺管的腺癌很可能就在"堤坝"表面的黏膜内。

另外，"堤坝"部分呈向外凸出的分叶状。如果忽略中央凹陷的部分，仅观察周围的"堤坝"，似乎可以看到 5 ~ 8mm 的隆起聚集在一起。**是否有分叶**也是今后需要关注的。**若能准确地识别分叶，就可以详细地预测黏膜肌层的走行**。稍后，我们再做详细讲解。

经典病例 3 严重狭窄的 2 型病变：凹陷内有凹陷

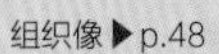
组织像▶p.48

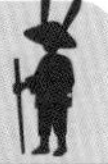

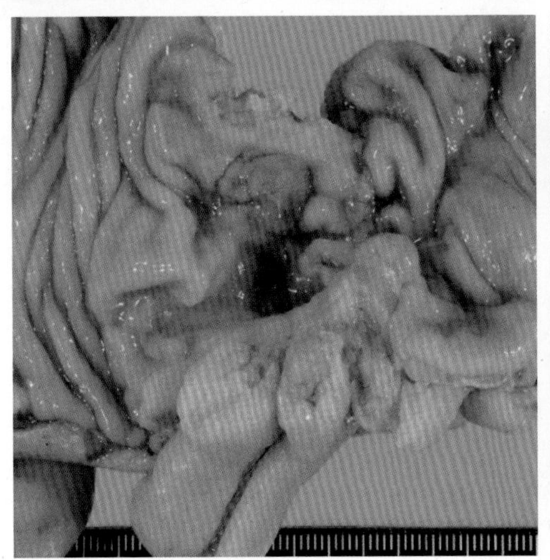

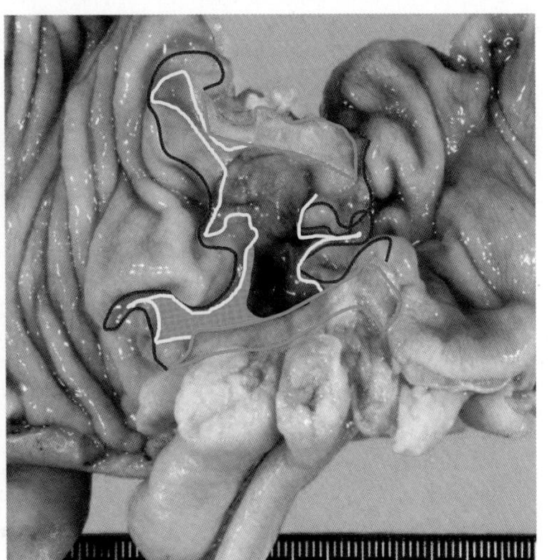

乙状结肠，30mm × 16mm 大小的病变。肠腔重度狭窄。由于病变为全周型，剖开肠管时病变也被分成了两半。

蓝线（—）：○蓝色圆圈所包围的 2 个区域为剖开的病变断面。

红线（—）：肿瘤的最外侧缘。

黄线（═）：深凹陷部。

3 号经典病例是迄今为止笔者所见过的最薄的“堤坝”。此外，凹陷内部进一步加深，形成洞底样的凹陷。综上所述，强烈怀疑**存在深层浸润的可能，而黏膜下层沿水平方向的浸润则较轻，估计尚未达到肿瘤由下向上推挤周边黏膜肌层的程度**。

黄线内部非常平滑（尤其是照片的左下附近：■），表明肿瘤腺管几乎都未在表面显露出来。浸润部分合并严重的促纤维组织增生反应（desmoplastic reaction，DR），也称间质反应，由于肠壁牵拉非常明显，预测 DR 反应很严重。

经典病例 4

2 型病变：凹陷内有凹陷

组织像▶p.50

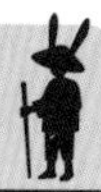

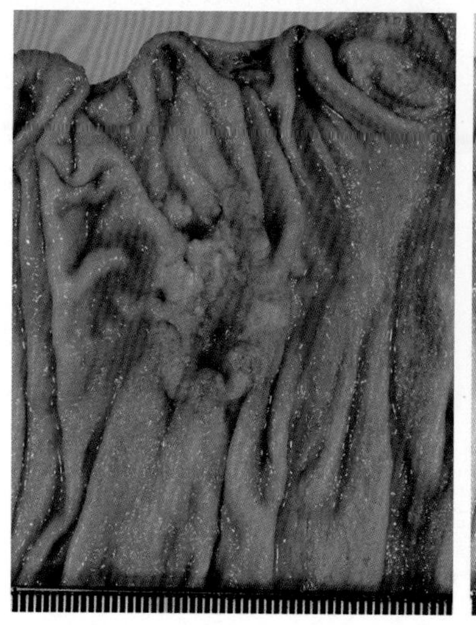

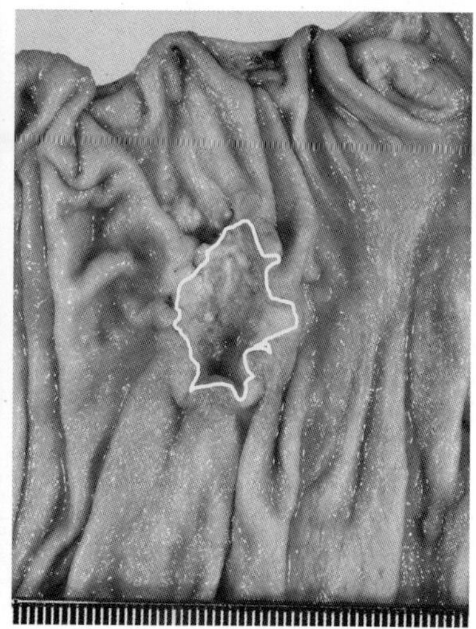

升结肠，24mm × 17mm 大小的病变。这是一个周边黏膜受到牵拉的 2 型病变。“堤坝”呈细颗粒状，向外凸出，稍有分叶。

黄线（—）：“堤坝”的内侧可见陡然的凹陷，此处黏膜肌层消失，地板塌陷，估计癌已经浸润至深层了。

但是，进一步仔细观察就会发现，黄线部分与周边存在高低差，而其内部还有更加凹陷的部分，形成更大的高低差。**不仅 2 楼地板，连 1 楼地板也塌陷了，就像凹陷一直延伸到地下，与地洞相连**。黏膜肌层消失并且固有肌层也受累时，就可能出现这种深凹陷的表现。

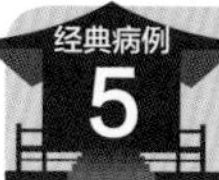

经典病例 5

2 型病变：凹陷内部也有分叶结构

组织像▶p.51

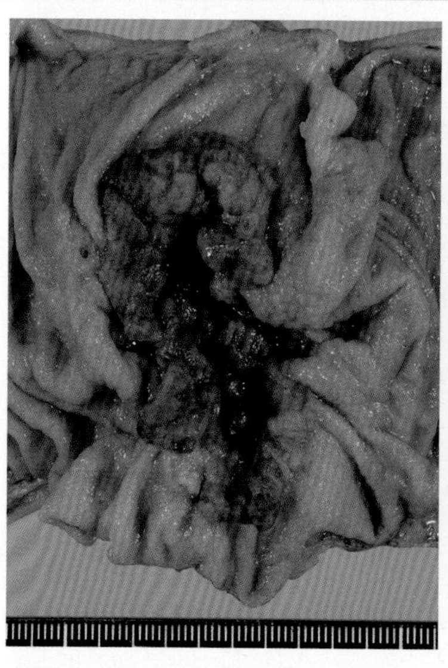

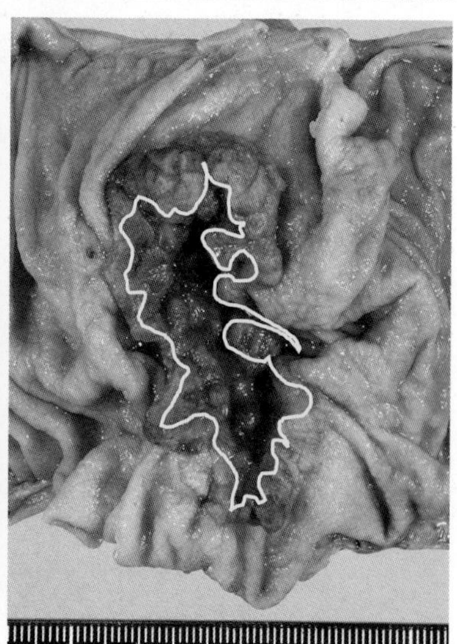

紧邻回盲瓣，升结肠 54mm × 27mm 的病变。伴有“堤坝”，内部深度下陷，呈空心状……也属于 2 型病变。请仔细观察**黄线（═）**的范围。内部特别深的部分并不是凹陷。在“堤坝”表面，一部分结构已经开始发生改变（═），并形成高低差。与前面的病变稍有差别，黄线内部有不平坦的分叶结构。**黏膜肌层消失后，不仅形成高低差，还出现不平整的分叶状隆起，推测在凹陷内部尚在一定程度上保留了腺管形状**。

腺管保留并不意味着浸润表浅。这个病灶的凹陷内部还有更深的凹陷。**不仅 2 楼地板，连 1 楼地板也被破坏掉了**。综上认为，肿瘤向深部浸润的可能性很大，但是对肠壁的牵拉并不明显。

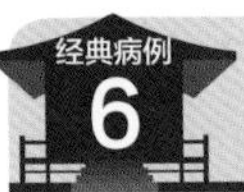

2 型病变：凹陷内部具有多种结构

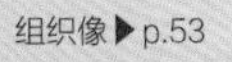
组织像▶p.53

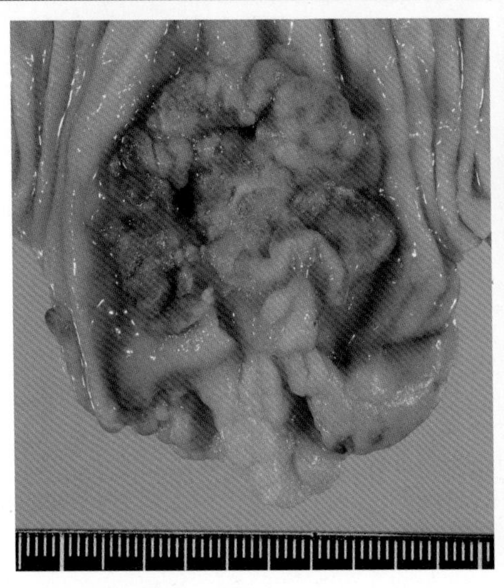

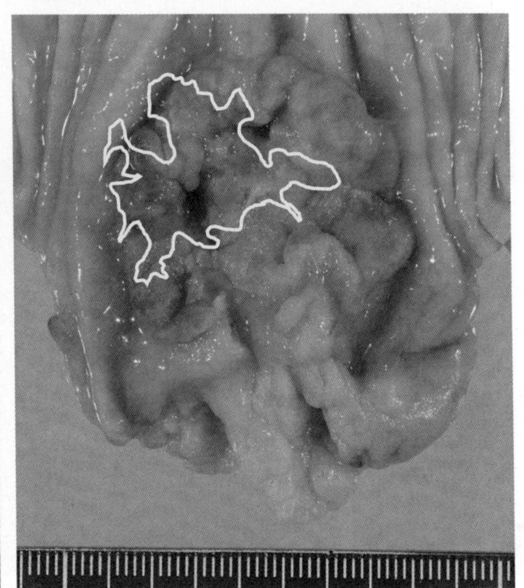

乙状结肠，33mm × 32mm 大小的 2 型病变。“堤坝”上既可见颗粒状结构，也可见分叶状结构。

黄线（═）：“堤坝”内侧可见高低差的分界线。这里应该存在黏膜肌层塌陷。凹陷内部结构混杂，既有颗粒状结构残留，也有颗粒消失、发白，好似粗糙污秽的地板。

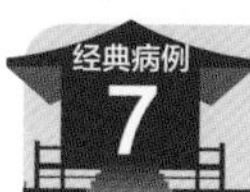

2 型病变：化疗后改变

组织像▶p.54

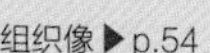

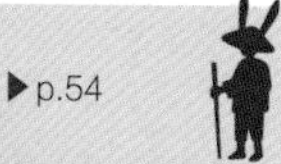

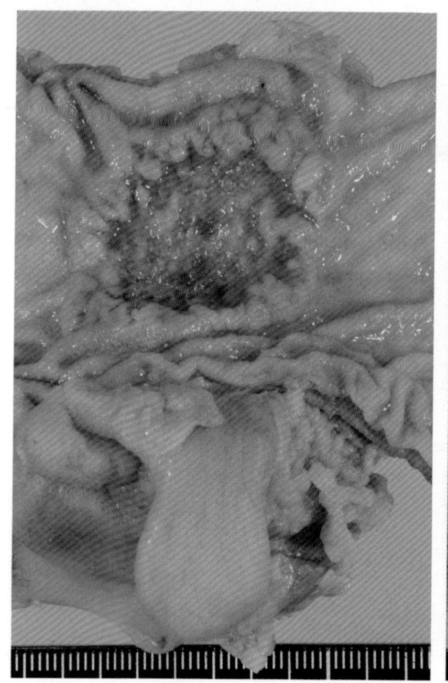

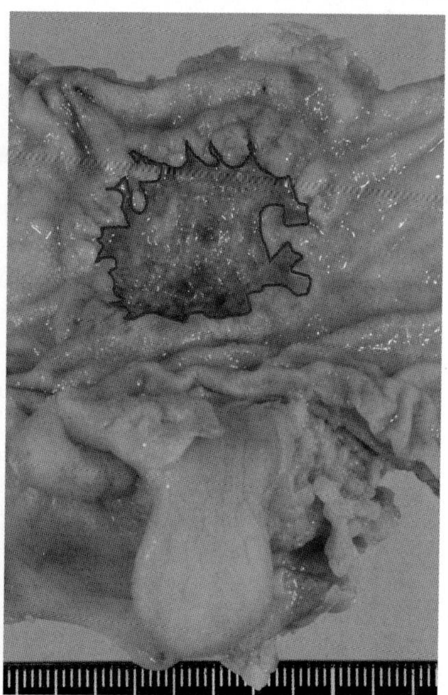

乙状结肠，30mm × 30mm 大小的病变。这个病变不仔细看是诊断不出来的。实际上，这是一个特殊的病例。凹陷部的轮廓特意用**红线（—）**标记出来。凹陷的外侧通常会有“堤坝”，但红线的外侧与周围的非肿瘤黏膜色调一致。虽然“堤坝”上可能多少会残留一些非肿瘤黏膜，但像该例这样，在“堤坝”样的隆起上几乎看不到任何癌成分的情况是很罕见的。请仔细看，基本看不到疑似癌腺管的表现（表现为细颗粒样，与周围黏膜色调稍有不同）。为什么会这样呢？如果不说答案是很难猜到的，其实这是一个化疗后的病例。

为什么在化疗后（有时）会出现这种表现呢？请开动脑筋想想吧。

经典病例 8　5 型病变：化疗后改变

组织像▶p.55

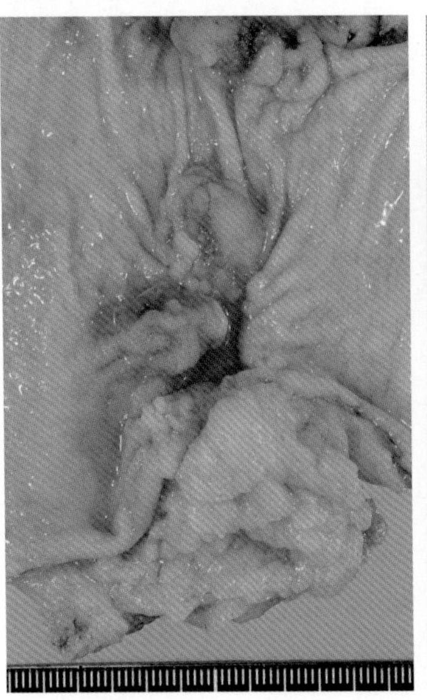

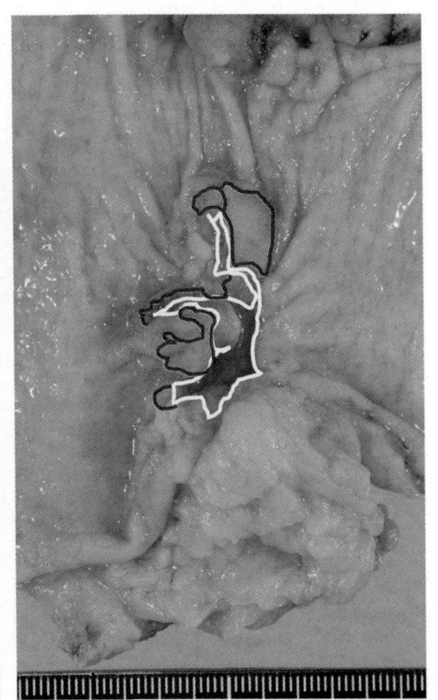

直肠（Ra），42mm × 18mm 大小的病变。这也是一个形态怪异的病变。**黄线（═）**所标记的凹陷的边界，与**红线（—）**所标记的细颗粒状的黏膜内癌范围并不相符。

这也是一个化疗后的病例。如果仔细观察，就会发现在病灶内部混杂着与非肿瘤黏膜色调一致的黏膜。

经典病例 9　“堤坝”宽阔的 2 型病变，是来源于 LST-G 的进展期癌吗？

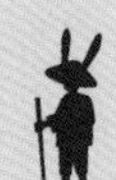

组织像▶p.56

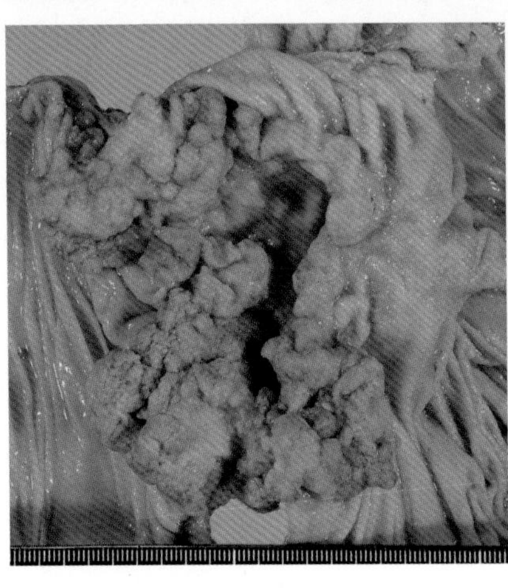

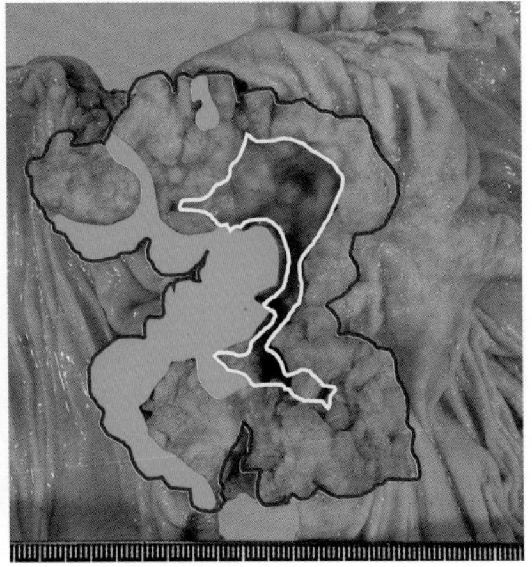

升结肠，90mm × 70mm 大小的病变。

红线（—）：病变的外缘。

黄线（═）：推测该处黏膜肌层消失。

红色和黄色之间就是所谓的“堤坝”吧？但是，幅度相当宽、颗粒很清晰，分叶也很明显。部分表面结构看起来完全就像是 LST-G。**尤其是图片左侧（■）的部分，真是“堤坝”，还是 0-Ⅱa 部分？**要说右边是“堤坝”还是可以的。很想知道组织像是什么表现。

凹陷内部有更深的凹陷，考虑为进展期癌应该没错。肠壁受到的牵拉也很严重。

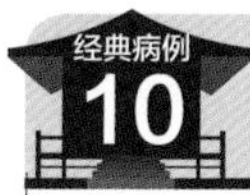

“堤坝”狭窄、凹陷很深的 2 型病变

组织像▶p.57

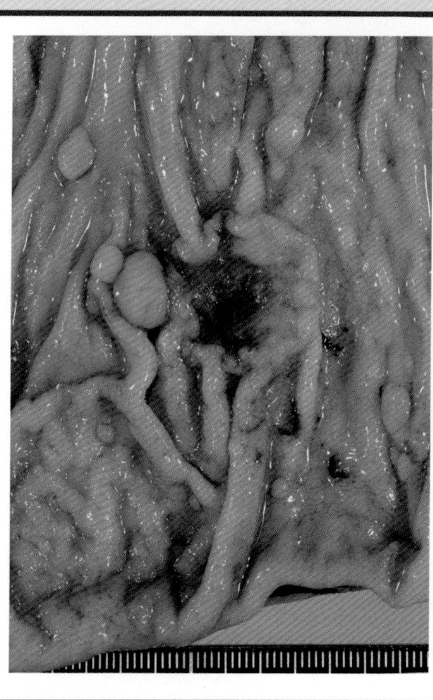

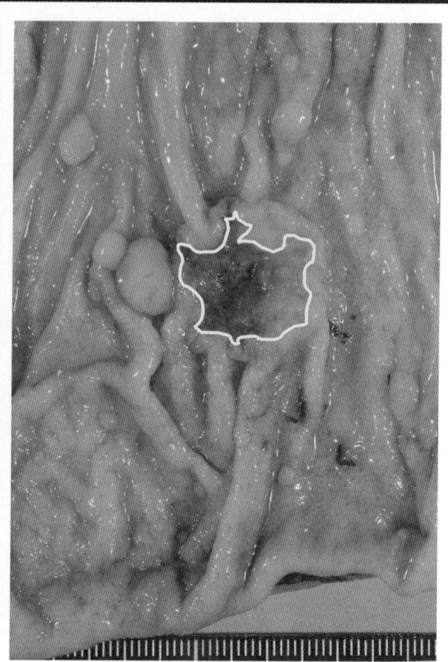

直肠（Ra），23mm × 18mm 大小的病变。

首先，病变周围可见多发的半球形息肉。病变部可见“堤坝”样较细的隆起。周边隆起处的一部分**（黄线：═）**存在高低差。凹陷内部存在更深的凹陷。

“堤坝”表面的结构较为平滑。其中一部分与周围的非肿瘤黏膜几乎没有差别，另一部分即黄线标记的前方呈轻微的茶褐色改变，也可见呈细颗粒样的区域。考虑仅细颗粒样区域为黏膜内癌。

由于凹陷内部是逐渐加深的，推测这些区域不仅 2 楼地板，连 1 楼地板也塌陷了，它与周围息肉的关系也应予以关注。

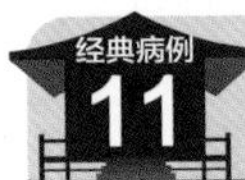

不剖开盲肠，可以看到“堤坝”的侧面像

组织像▶p.58

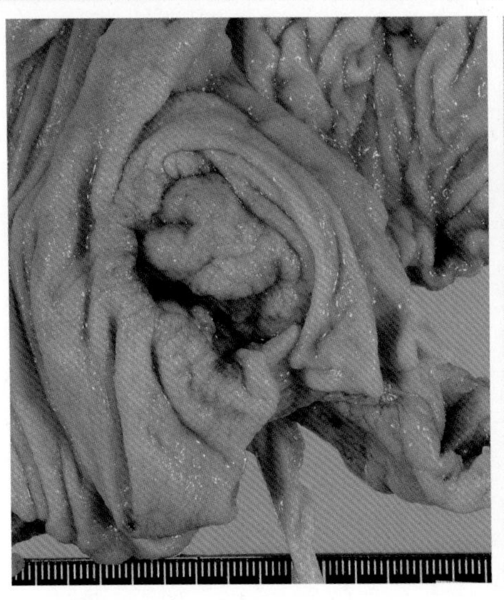

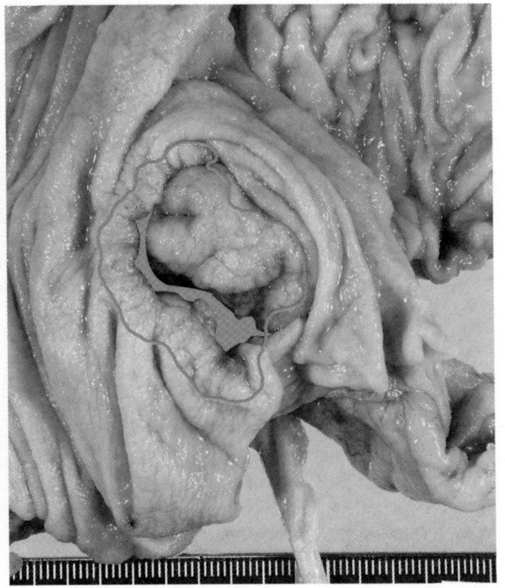

盲肠邻近阑尾开口部的 35mm × 28mm 大小的病变。这是一个有些特别的病例。没有完全剖开盲肠。病变位于盲肠的靠近盲端侧。因此，**表面所看到的几乎均为非肿瘤黏膜，仅在凹陷的深部可见少量癌巢（■）**。你可能会想有必要讨论这个病例吗？实际上，正是这个病例使我们**获得了难得的从正面观察“堤坝”隆起部的机会**。从病理大体像上很难有机会完整地看到“堤坝”的非肿瘤黏膜（除非刻意拍摄这部分）。

蓝线（—）：乍一看，这条线包围的区域像是病变。黏膜呈颗粒状，但色调与周围黏膜完全相同。**只是表面的非肿瘤黏膜出现褶皱**。为什么这个区域的黏膜会出现如此清楚的颗粒状褶皱呢？其实，这是**癌巢存在于非肿瘤黏膜的黏膜肌层下面的表现**。详细解释请参考**第 2 章 -3 的“组织像精进之路”**。

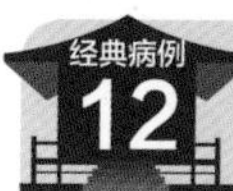

合并溃疡性结肠炎的大肠癌

组织像▶p.59

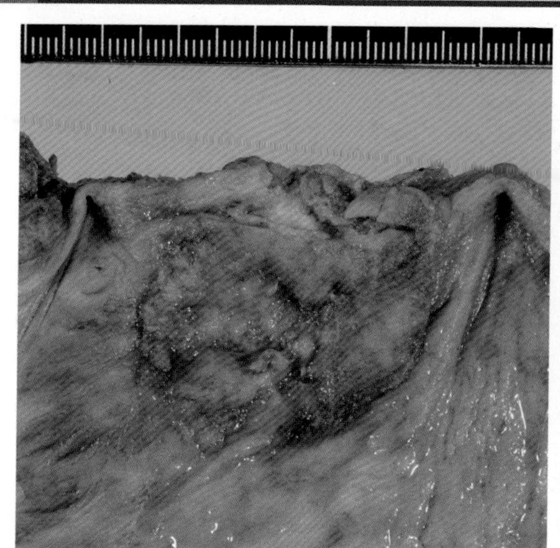

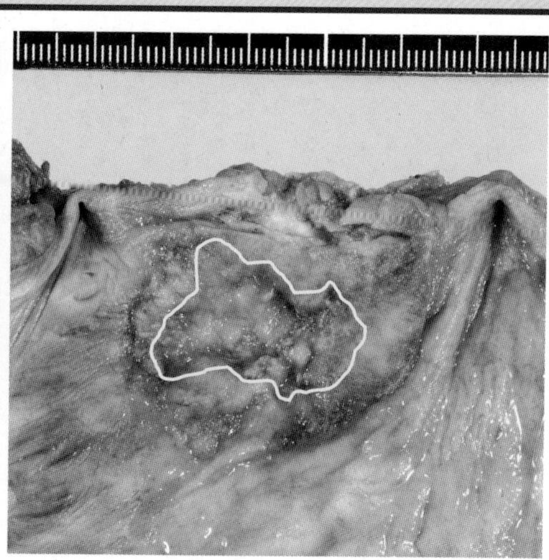

让我们继续看一个有点特殊的病例。

这是一个直肠（Rb）的病变，背景比较特殊。**实际上，这是溃疡性结肠炎随访的患者**。病变周围的炎症已经消退，但黏膜似乎有些破损、脱落。

与我们之前看到的病例相比，该例边缘隆起的部分形状似乎略有不同。“堤坝”**（从黏膜肌层下方抬起的部分）与凹陷（黄线：═）之间边界不清**。高度无太大差别，病灶内部结构细小，较细的分叶与粗大的结节混杂，**具有异常的多样性**。它的组织像究竟是怎样的呢？这需要采用与典型 2 型病变不同的方法进行解读。

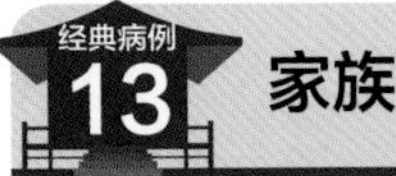

家族性腺瘤性息肉病的病例

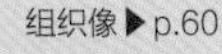

组织像▶p.60

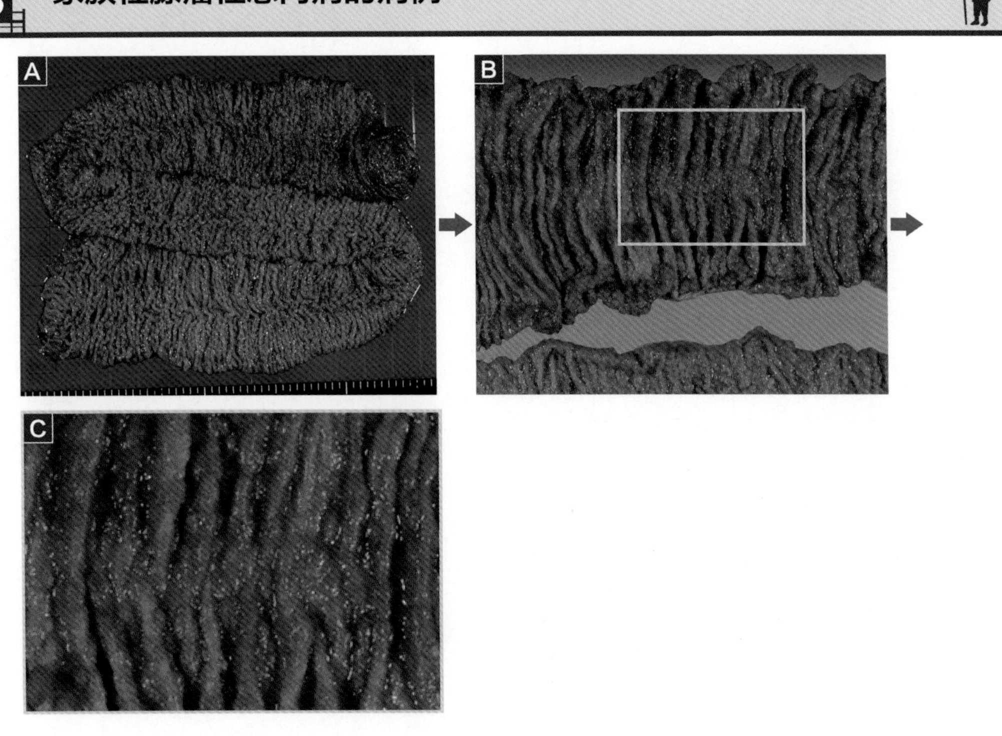

这也是一个特殊的病例。虽然看不到明显的大型病变，但**切除范围内总体显得黏膜粗糙**（**A**）。使用福尔马林将标本固定后（**B**），放大观察发现皱襞宽度不等，进一步放大观察（**C**），可见黏膜中分布着无数小息肉。

此病例为家族性腺瘤性息肉病（familial adenomatous polyposis，FAP）。远景观察时**可见皱襞和黏膜依然保存着肠壁原有的凹凸结构**，放大观察时可见多发小隆起。因此，可以推测**所有病变区域黏膜肌层尚存在**。

经典病例 14 2 型病变与 0-Ⅱa 病变的碰撞

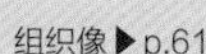
组织像▶p.61

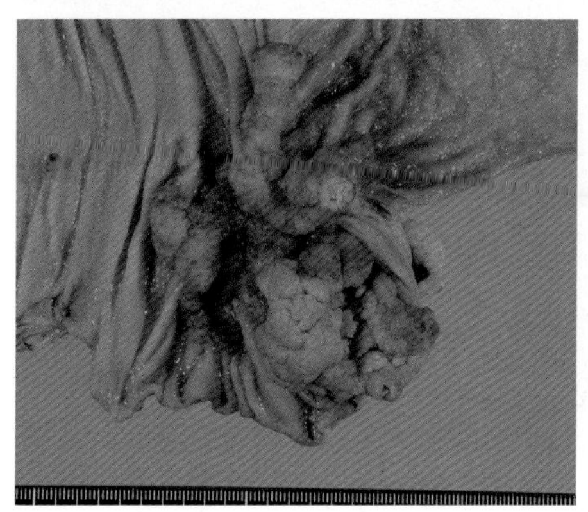

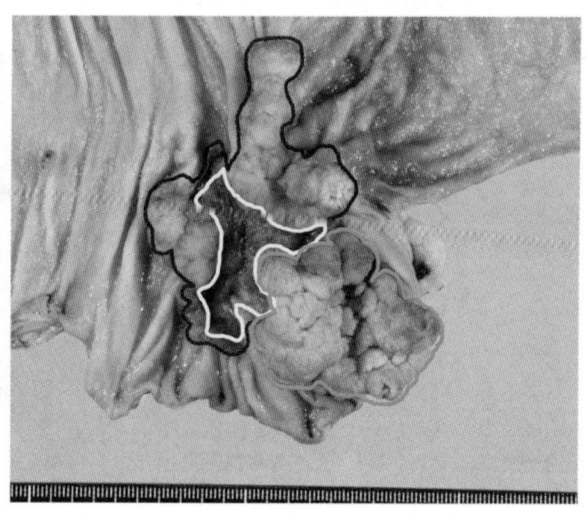

这个病例也有点特别。病变部位为盲肠。

乍一看，粗糙的隆起中有一部分看起来是凹陷的。只有**蓝线（—）**部分的表面结构是不同的。**表面分叶的程度比其他部位更明显，简直就像是一个正在蓬勃向上生长的松果**。

红线（—）包围的部分病变是连续的，**黄线（═）**标记部分形成凹陷，因此红线 + 黄线部分与我们之前所看到的 2 型病变是一致的，但**蓝线（—）**标记部分却有些奇怪。

实际上，这是一个存在碰撞（指同一部位出现的两种或以上不同成分的癌，译者注）的病例。背景黏膜中并未看到提示存在多发病变的表现（息肉、息肉病和特殊炎症等）。

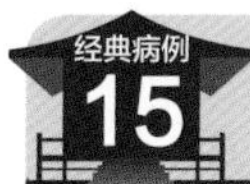

经典病例 15 阑尾肿胀的病变

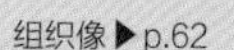
组织像▶p.62

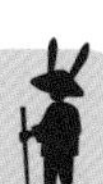

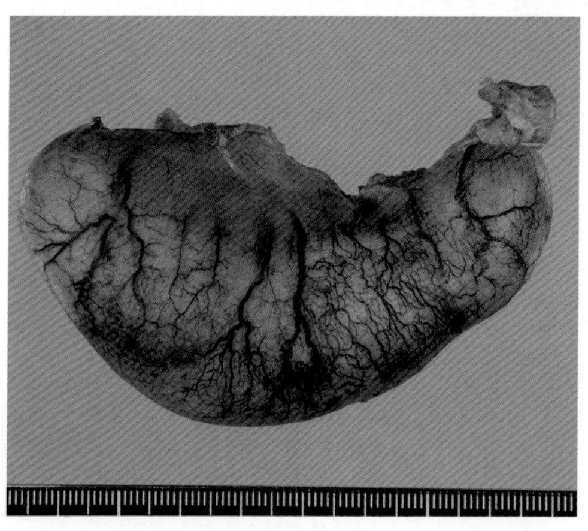

让我们看一个观察角度稍有不同的病变。

本例为阑尾。乍一看，阑尾肿胀非常严重，表面可见微细血管显露。但白苔附着和阑尾表面的色调变化均不明显。**如果是常见的阑尾炎，应该会有些白苔，而且若阑尾发炎应该会出现一些色调改变等变化**。因此，可以推断这是阑尾内含有大量黏液的“阑尾肿瘤”。关于切面和组织像的表现我们稍后再进行观察。

如果你是内镜医生，可能会觉得“反正从内镜下也看不到阑尾，看不到也没关系吧”。但是，若想从肉眼形态推测组织结构的改变，这样的训练是必不可少的环节。请在**第2章-3“组织像精进之路”**中，通过组织像进一步深入学习。

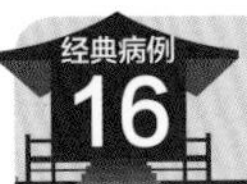

2型病变：凹陷内部存在粗大、污秽的隆起

组织像▶p.63

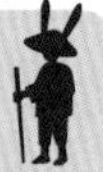

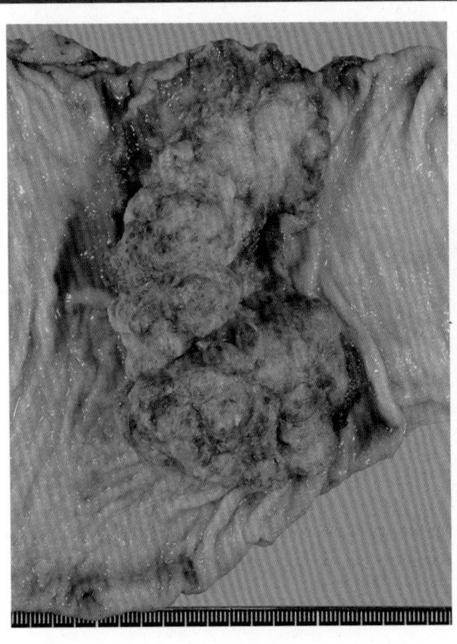

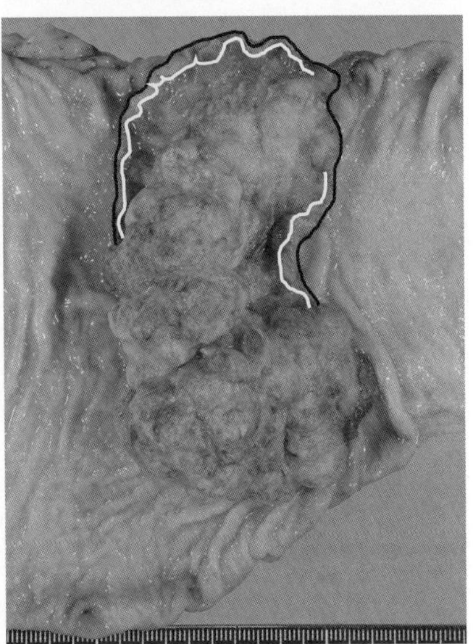

直肠（Ra），90mm×55mm大小的病变。

最初病理医生将这种病变诊断为肉眼分型“5型”。但若仔细分析该病变（尽管诊断5型也可以），可将其分解后更细致地分析各个组成部分。

红线（—）：似乎是“堤坝”很薄的2型病变的边界。

黄线（═）：在“堤坝”的内侧可见黏膜肌层塌陷，形成凹陷面。

另外，从**黄线所标记的范围内，可见凹凸不平、结构粗糙的结节旺盛地向上生长**。通俗点讲，就像是烤年糕时，由于受热，年糕“啪”地一下像气球一样膨胀。肿瘤一旦破坏黏膜肌层并试图向下浸润时，先会产生丰富的促纤维组织增生的间质，然后开始膨胀性生长，形成这种肉眼形态和表面结构。

你可能会想“是那么回事吗？这解释太牵强了吧”。别急，稍后我们会通过组织像进行更详细的讨论。

环周形 2 型病变

组织像▶p.64

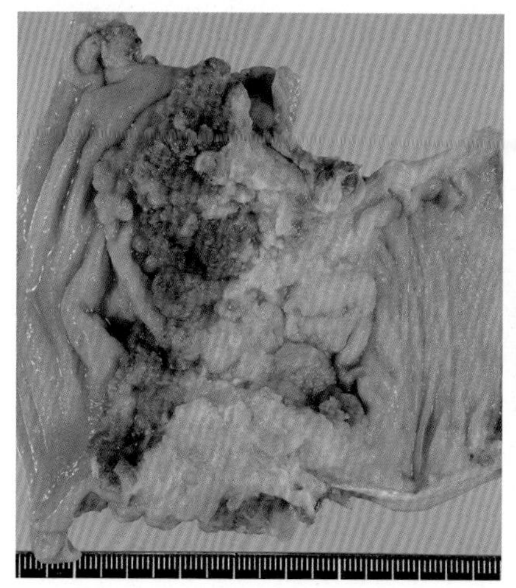

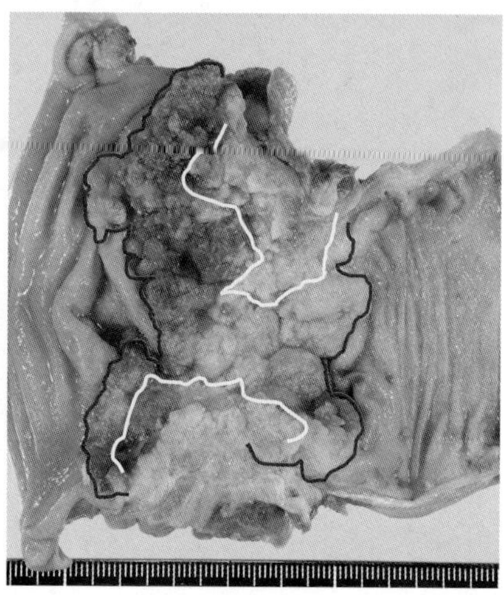

从红线（—）标记的病变边界到**黄线（—）**的断崖处（内部凹陷）间距较宽。可见多发 7mm 左右的分叶状结节，表面呈细颗粒状。给人一种印象，似乎黏膜内成分尚保留。但是，由于存在肠腔狭窄的倾向，推测浸润部分硬化很严重。

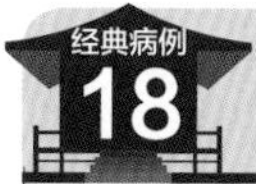

2 型病变：凹陷内部光滑

组织像▶p.66

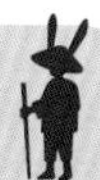

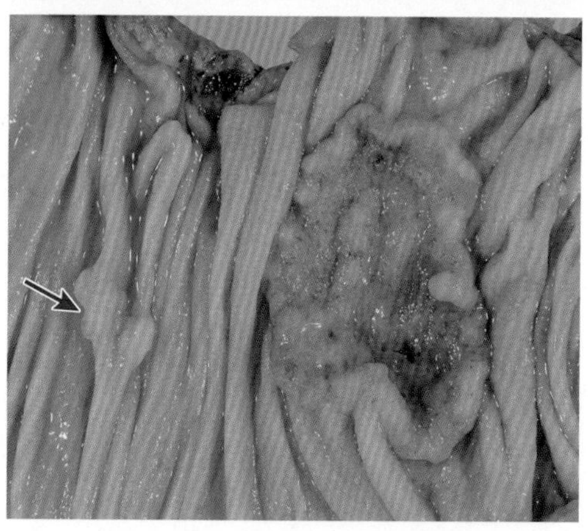

升结肠，45mm × 26mm 大小的 2 型病变。除此以外，➔所指处可见一个大小为 12mm 的隆起型病变，仅皱襞处局部增厚。

请注意那个较大的病灶。病灶边缘可见较窄的环形隆起，具有光泽，与非肿瘤黏膜的区别并不那么明显。“堤坝”的内侧缘凹陷，凹陷内部结构粗糙，部分平滑有光泽（本例未标注红线或黄线，请参考以前的病例来进行分析）。

经典病例 19

典型的 2 型病变

组织像▶p.67

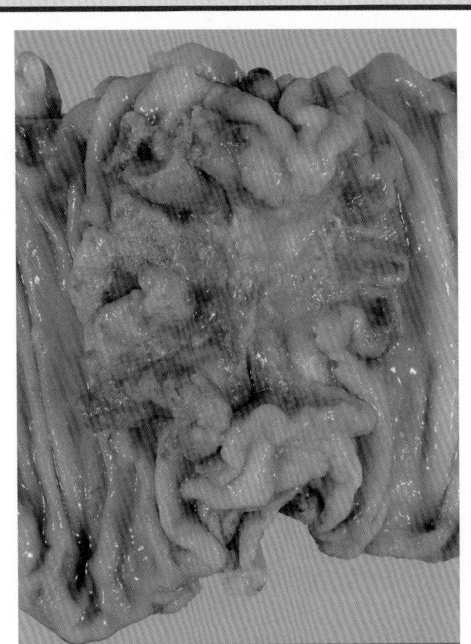

横结肠，54mm × 53mm 大小的病变。病变的周边由环形 ~ 平坦的部分混合包绕。一部分表现为有光泽、发白，类似非肿瘤黏膜；另一部分略带茶褐色，呈细颗粒样，散在不均匀的反光。**请注意与前一例（18 号经典病例）相比，“堤坝”表面的形状是不同的**。“堤坝”的内缘向下延伸并与具有边界的凹陷面相连。凹陷内部总体较为光滑。

经典病例

20 严重狭窄的 2 型病变

组织像▶p.68

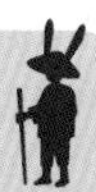

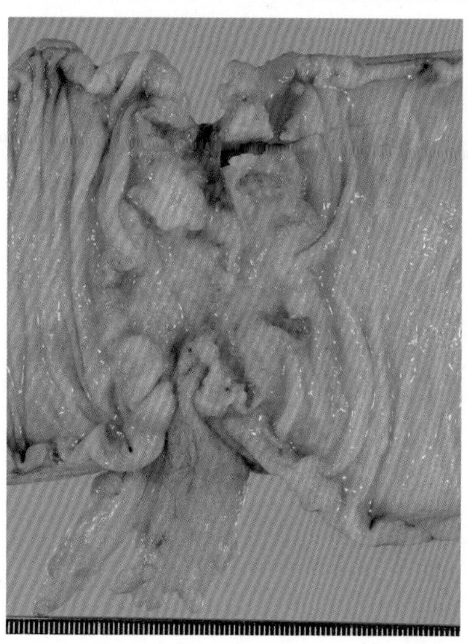

继续看一个类似的病变。升结肠，38mm × 35mm 大小的病变。肠壁受到牵拉，有肠腔变狭窄的倾向。病变周边可见边缘隆起，不同位置其隆起厚度略有不同。隆起表面成分混杂，既有呈细颗粒状伴有反光的部分，也有与周围黏膜色调几乎相同的部分。请想一下，边缘的隆起是否就是所谓的“堤坝”呢？想想看吧，隆起的内侧缘陡然凹陷，凹陷内部有光泽的部分和轻度凹凸不整、粗糙的部分互相混杂。

经典病例

21 典型的 2 型病变

组织像▶p.70

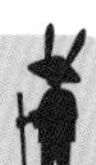

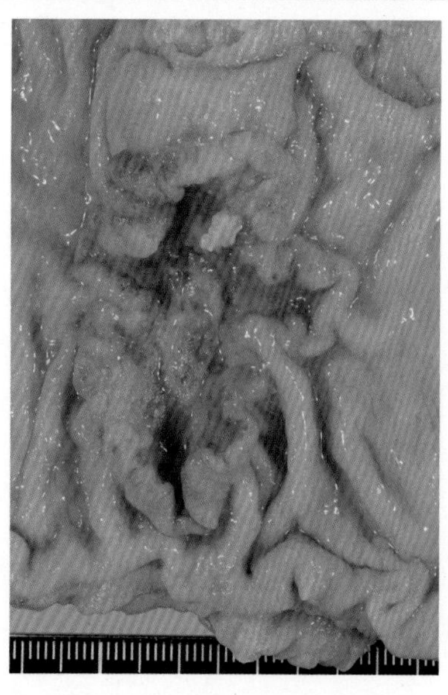

直肠（RS），48mm×30mm 大小的病变。边缘隆起部高低起伏、具有分叶，从外侧观察可见正常黏膜覆盖的部分与表面呈细颗粒状的部分相互交织。“堤坝”的内侧缘向下凹陷，其内部还有更深的凹陷并附有白苔。

经典病例 22 这是 2 型病变吗？

组织像▶p.71

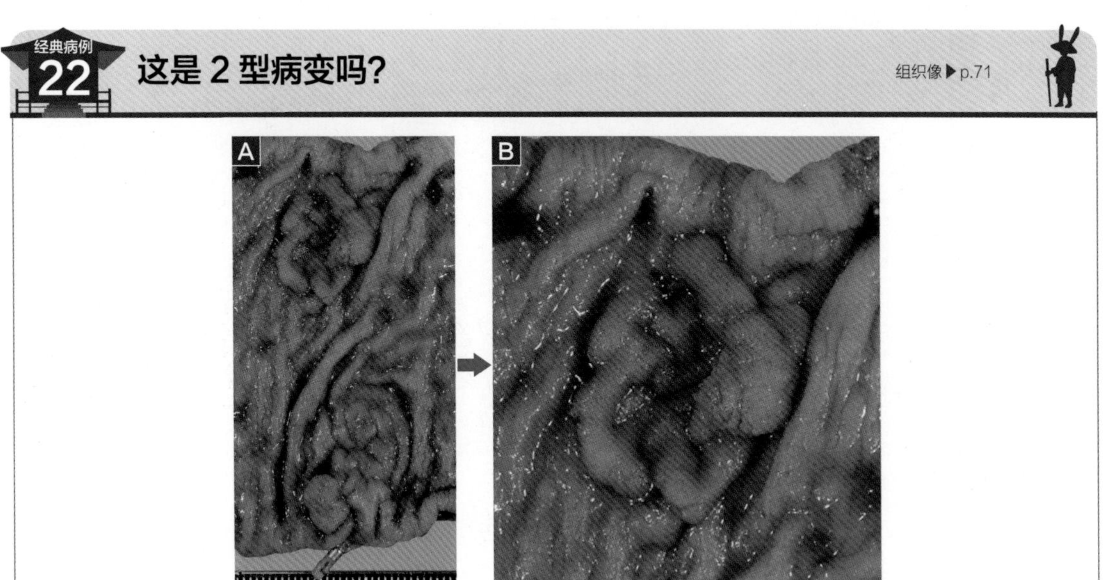

下面这个病变看似与之前的病例相似，但是千万不要麻痹大意。这是位于直肠（Ra）18mm×15mm 大小的病变。**A** 的下方还有其他息肉，暂不管它。这位患者在直肠其他部位（Rb）还有明显的进展期癌。这次看到的 Ra 病变是包含在切除范围内的另一个病变。

病变边缘可见环形隆起，内部凹陷。但**凹陷内很好地保留了分叶结构**。静下心来仔细观察后，总觉得这里有些不对劲儿。周围的肠管未能充分展开，周边的皱襞和凹凸不平也很明显。伸展性不佳啊！正是这些原因造成病变的隆起、凹陷更加明显。这个病变真是 2 型进展期癌吗？

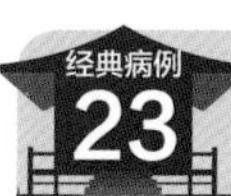

皱襞上的 0-Ⅱa+Ⅱc 病变

组织像▶p.72

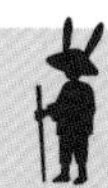

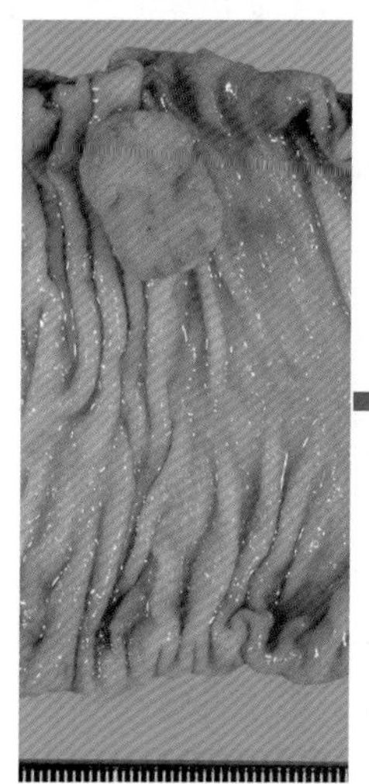

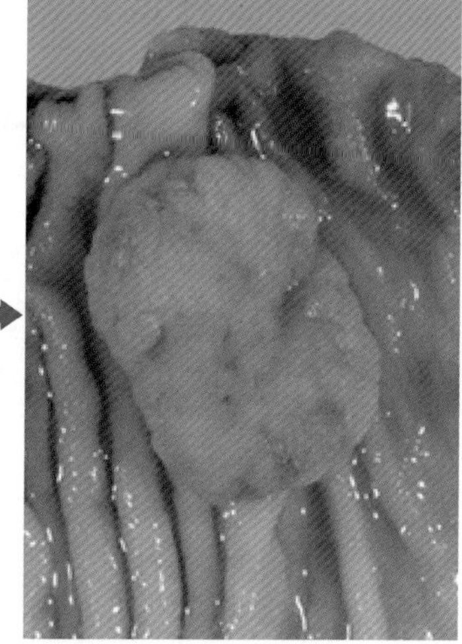

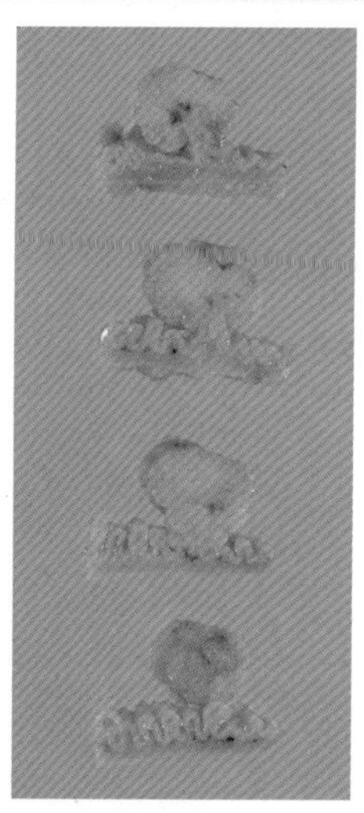

“大肠”部分终于过半了，还有 22 个。加油吧！

仔细地、一点一点地观察这个小病灶。病变位于乙状结肠，19mm × 15mm 大小。先观察剖面像，更详细的部分在之后的组织像中再仔细观察。这个病变乍一看是 0-Ⅰp 型，为带蒂的隆起型病变，但在分叶的隆起表面可见细颗粒样结构。我们一边画出辅助线一边仔细观察分叶的样子。

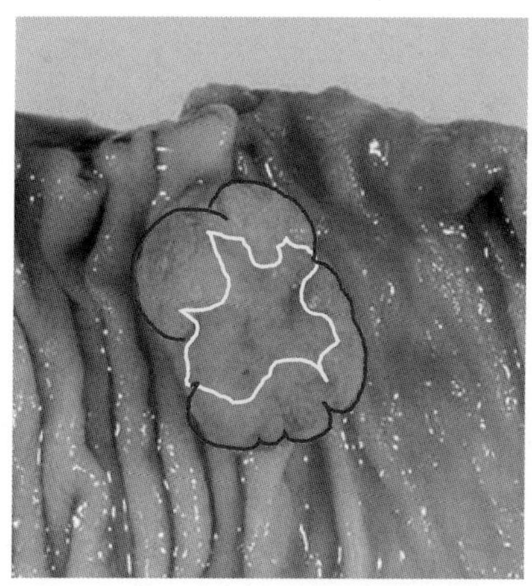

根据**红线（—）**的轮廓走行，可以看到规整的分叶结构。

黄线（═）是隆起处看到的略微凹陷的部分。你知道吗？看过轮廓线后再重新观察大体像就会觉得：嗯，没错，这里就是凹陷下去了。因此，对于隆起型病变必须慎重解读大体像。

这里看到的凹陷不同于之前看到的断崖状的高低差，为什么这里的黄线部分比周围更低呢？请推测一下组织像吧！

经典病例 24

小型的 0-Ⅱa+Ⅱc 病变

组织像▶p.76

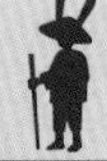

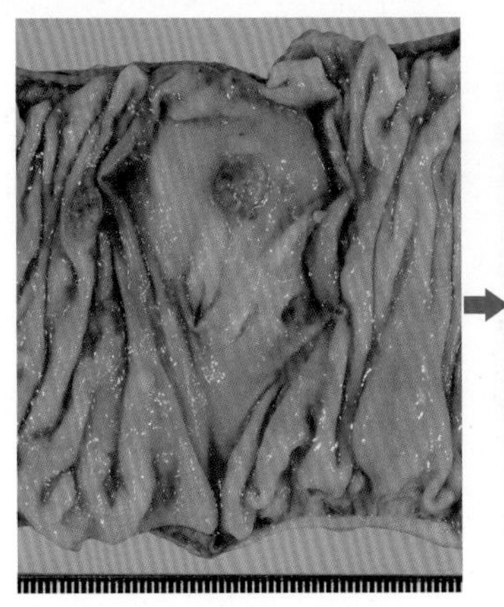

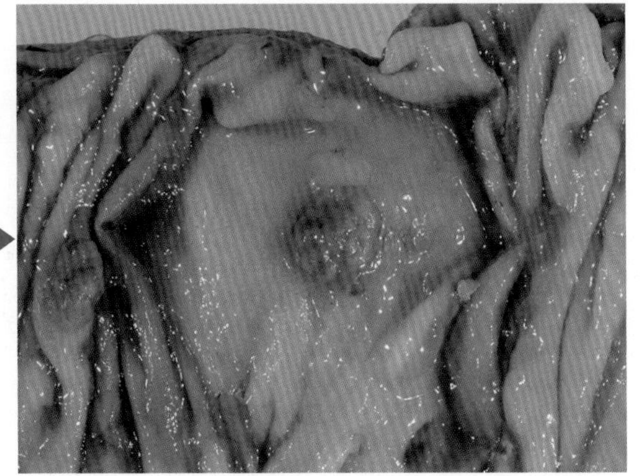

乙状结肠有 2 个病灶，右边那个是笔者关注的病灶。因为病灶埋藏在皱襞里。用福尔马林固定时，周围的黏膜受到轻微牵拉，从而易于观察。左侧（肛侧）可见约 6mm × 3mm 大小的息肉。

右侧的主要病变大小约为 7mm × 7mm。有细小的分叶，表面可见反光，几乎均为细小的颗粒状。推测表面有腺管残留。**有膨胀感（用语言很难描述，表面纹理不规整，正中可见皱襞略有伸展），**这点值得关注。分叶的形态也有些不规则。

无论是“有膨胀感”，还是“分叶的形态不规则”都显得有些过于主观了吧？稍后，我会对此进行更详细的解释。

经典病例 25

凹陷面呈星芒状和弧形的 0-Ⅱa +Ⅱc 病变

组织像▶p.77

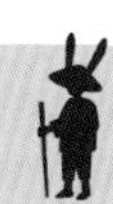

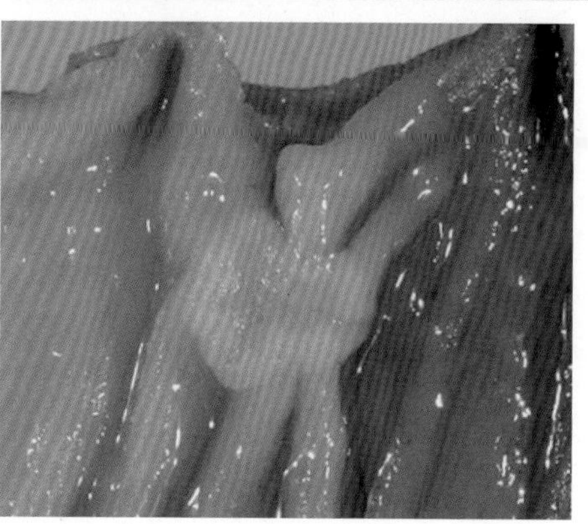

乙状结肠，7mm×5mm 大小的病变。**周边皱襞纠集，感觉很奇怪**。病灶边界向外凸出，呈分叶状，内侧有凹陷，凹陷的轮廓线看似呈星芒状。不过，左半边为星芒状，右半边怎么看都像是弧形。到目前为止，进展期癌时，**黏膜肌层（地板）塌陷部分的轮廓大多呈向外凸出的弧形**。即使癌巢很小，这个规律也不会改变。换句话说，虽然这个病灶很小，但认为黏膜肌层已经被浸润破坏掉了。是否浸润至黏膜下层了呢？周围的皱襞受到牵拉，仔细观察可以发现皱襞纠集的部位似乎更靠近右半部分。难道右边的浸润更深吗？但是差别并不明显，因此，对左右两边差异的解释是否为过度解读呢？

经典病例 26

混合隆起型 0-Ⅱa +Ⅰs 病变

组织像▶p.78

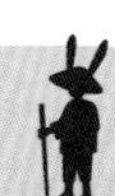

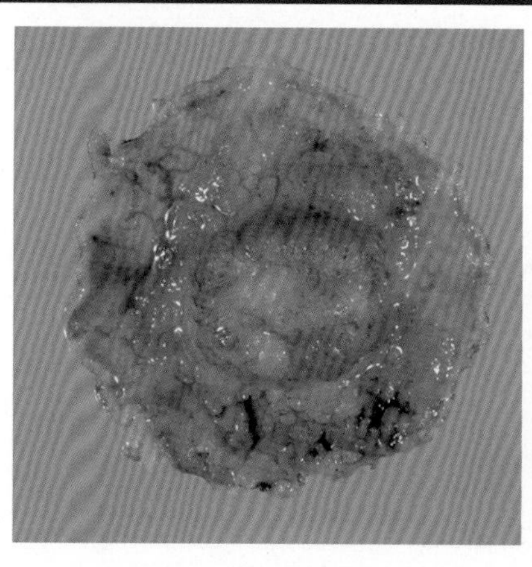

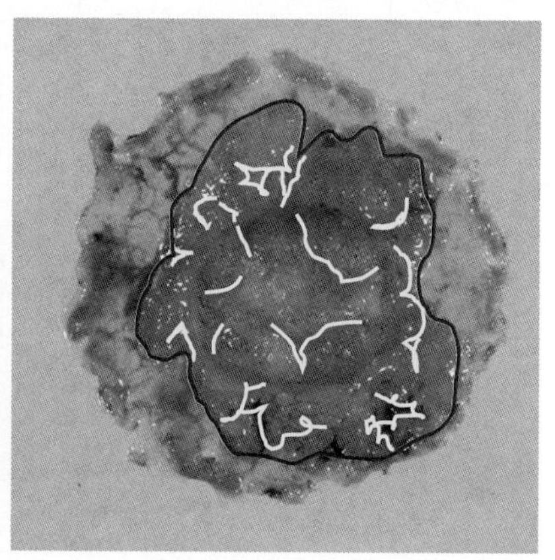

ESD 切除标本，直径为 32mm×30mm。非肿瘤黏膜结构平整，可见透过的蓝色背景。不透光的部分表明黏膜较厚。

红线（—）：在此范围内黏膜增厚。此外，中央还有一个稍大的结节。首先，看病变边缘隆起较低的部分，即所谓的 0–Ⅱa 部分。除了中央的结节外，Ⅱa 部分的高度基本一致。

黄线（═）：仔细观察发现，中心的沟槽结构相互交织。请比较彩色图像与模式图。

在中央有结节的部位沟槽结构减少了。抱歉，请允许我用一种主观的感受来表述，看这个模式图时，我觉得中央的结节有膨胀感，这就是所谓的**紧满感**。如何客观描述这种主观的感受常令我感到头痛。假如，像这样描述：“**表面的细纹和凹槽消失或被拉伸**”，估计多数人就能理解了。

观察病变中央的结节部，沟槽的分布靠近结节边缘，而中间较少，且中心相对凹陷。那么，**黏膜肌层的走行是怎样的呢**？

隆起型病变的黏膜肌层比平坦型病变复杂，但这种“地板塌陷的感觉”是通用的。请稍等一会看后面的组织像。

● 消化道黏膜的沟槽和分叶结构

需要说明的是**消化道黏膜本身是有分叶状结构的**。非肿瘤性大肠黏膜也是如此，小凹开口并非仅是整齐一致的排列，而是存在以无名沟为基础的各种各样的黏膜沟。黏膜沟可能有助于维持黏膜的伸展性。

不仅正常黏膜有沟，肿瘤也有，**黏膜内增殖的上皮性病变大多具有分叶结构**。尤其是腺瘤分叶的比例很高。与此相对，如果为癌，那么根据分化程度不同会失去正常的黏膜结构，分叶结构变得不明显，黏膜沟也会消失。

一提起具有沟槽的黏膜内肿瘤，估计有人就会想起侧向发育型肿瘤·颗粒型（laterally spreading tumor-granular: LST-G）吧。的确是这样，LST-G 是最能体现这种具有分叶结构特点的病变。**即使是非颗粒型 LST（LST-NG），若仔细观察，也可看到表面存在细小的沟槽**。也就是说，不能根据是否有沟槽来区分 LST-G 和 LST-NG。

LST-G 和 LST-NG 的区别在于，**被沟槽划分的 3~5mm 的小结节是否呈独立状态（如果为独立状态就是 LST-G）**。

例如：

- **箱子里装得满满的特产“赤福”（日本的一种特色点心，译者注），其形态好比是 LST-G。**
- **像“切割的奶酪”一样，在原本平坦的表面上有切痕的样子就像是 LST-NG。**

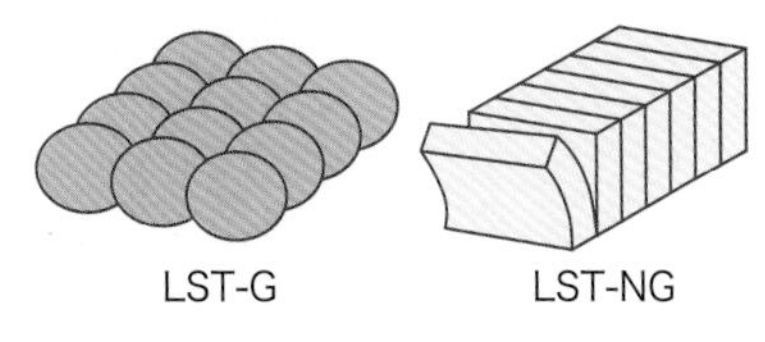

当然也有判断困难的病例。

另外，**严格说来，LST 分类不属于大体病理的分类方法**。根据 LST 肉眼形态统计的癌的 SM 浸润率和 SM 浸润部位的数据，是依据内镜下的肉眼分类得到的。因此，可能会被吐槽不该写入病理教科书，病理书中本该讨论病理学所见。

在日常诊疗中，为什么不能依据病理来诊断肉眼分类呢？打个极端的比喻，在内镜下观察到的 0–Ⅰp 息肉可以通过刻意拉伸和固定，使其看起来像 0–Ⅰs。此外，皱襞上的 0-Ⅱa 病变由于切割方向不同被看作是 0-Ⅰs，甚至看起来像 0-Ⅰp（参照 **23 号经典病例**）。病变在体内的形态、福尔马林固定后的标本与病理切片虽然可以进行形态对比，但是并不完全等同。

因此，LST 的肉眼形态必须根据内镜所见来定义。即使大体病理形态与内镜所见不同，也无须改变分类。重要的是，固定样本时一定要小心。只有这样，大体病理才能看起来与内镜图像更相近。

因此，不仅应注意肉眼所见分型，还要注意推测"黏膜肌层走行和细胞增殖方式"，对大体标本的肉眼观察是一种有效的训练方式。**大体病理是连接内镜和病理切片图像的"桥梁"**。

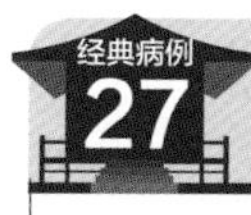

颗粒大小不一的 0-Ⅱa 病变

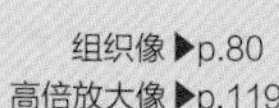
组织像▶p.80
高倍放大像▶p.119

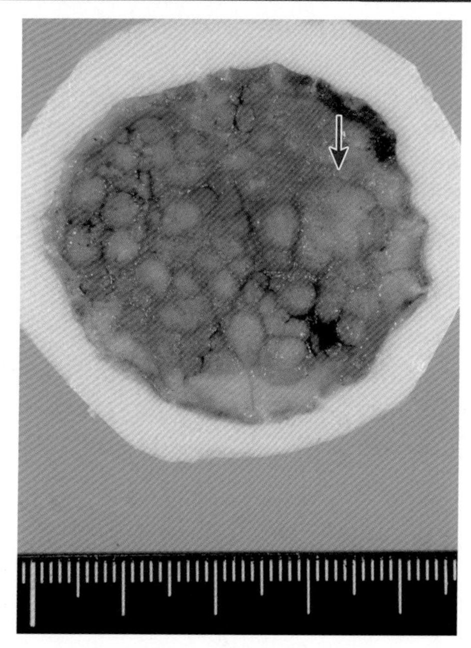

不好意思，这个病变固定在泡沫板上了，抱歉啊！位于盲肠，标本直径 41mm × 36mm，病变直径 36mm × 34mm。表面被沟槽分割，表现为一个个颗粒分明的样子，诊断为 LST-G（虽然应根据内镜表现判断肉眼形态，但从现在起所展示的病例，其固定后的标本与内镜下所见形态一致，因此可以用来进行训练）。

仅红色箭头（➔）所指的一个部位有较大的结节，**箭头所指的结节内还有细小的沟槽，但没有紧满感**。结节大小大约也就 6mm 吧。

无论何时，我们最关注的都是黏膜肌层。在 LST-G 中，黏膜肌层的走行是怎样的呢？估计**这些结节聚在一起，黏膜肌层就像是将帐篷向上撑起来一样走行吧**。详情请参阅后面的**第 2 章 -3"组织像精进之路"**。

经典病例 28 高度不均匀的 0-Ⅱa 病变

组织像▶p.82
高倍放大像▶p.123

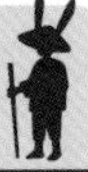

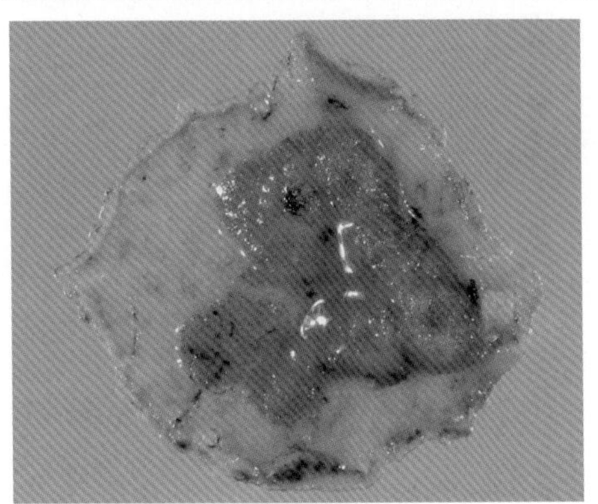

升结肠，标本直径 36mm × 34mm，病变直径 22mm × 22mm。与非肿瘤黏膜的边界处可见陡然的隆起。**病变内隆起的高度似乎略有差别**。这些隆起是如何形成的呢？能反映肿瘤腺管的高度吗？虽然有沟槽，但是被沟槽分割的部分并无圆形颗粒或结节，即所谓的 LST-NG 病变。想象一下黏膜肌层的走行吧，**是平行于黏膜平面走行的吧**。

经典病例 29 高度不均匀的 0-Ⅱa 病变

组织像▶p.83

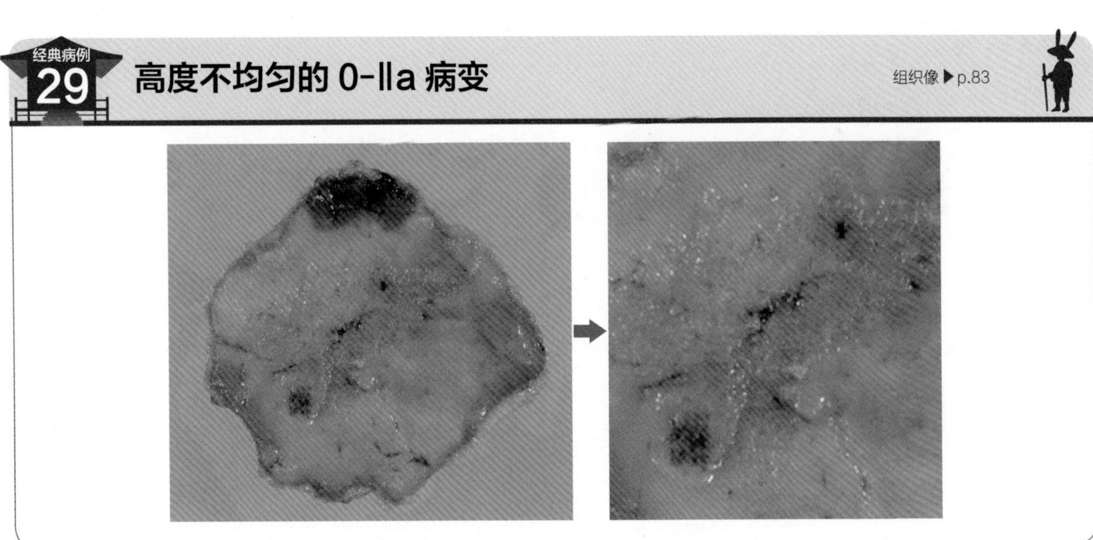

升结肠，标本直径 26mm × 25mm，病变直径 12mm × 11mm。透光后呈蓝色的部分为非肿瘤黏膜，不透光的部分为病变。参照放大图像。表面虽有细小的沟槽，但是整体为平坦隆起型，即 LST-NG。**黏膜为什么会增厚呢**？是肿瘤腺管很高，还是另有原因？总体看起来表面粗糙，但一部分因淤血而出现色泽改变。**病变内部淤血表现不一，估计是由什么原因引起的吧**。这个病例还有许多细节存在疑问。

经典病例 30

颗粒间存在间隔的 0-Ⅱa 病变

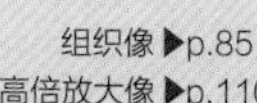
组织像 ▶p.85
高倍放大像 ▶p.110

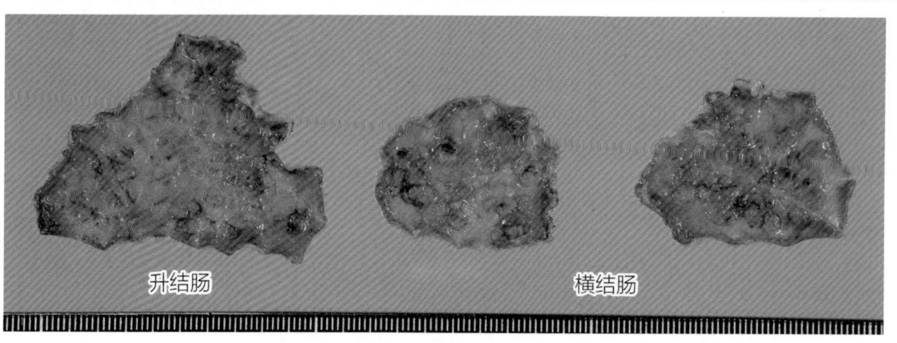

这是同一患者的 3 处病变。最左侧为升结肠病变，中间和右侧均为横结肠病变。病变都很相似，是具有颗粒聚集的 LST-G 隆起型病变。但通过透光观察发现，**结节与结节间存在许多间隔**。对于大肠病变，有时会觉得“无论怎么看，都觉得肿瘤内存在间隔”。为什么会有这样的肉眼表现呢？或许是笔者孤陋寡闻，关于这个问题我并未在哪本教科书或哪篇论文中看到过确切的解释（并不是不能推测，而是因为不确定的因素太多，本书就不再讨论了）。

单个结节大多为 2 ~ 3mm。结节间距不等，最左侧病变标本的右下方可见密集的结节聚集。中间和右边的标本结节聚集程度不一。

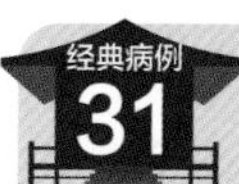

病变边界不清的 0-Ⅱa 病变

组织像 ▶p.88
高倍放大像 ▶p.125

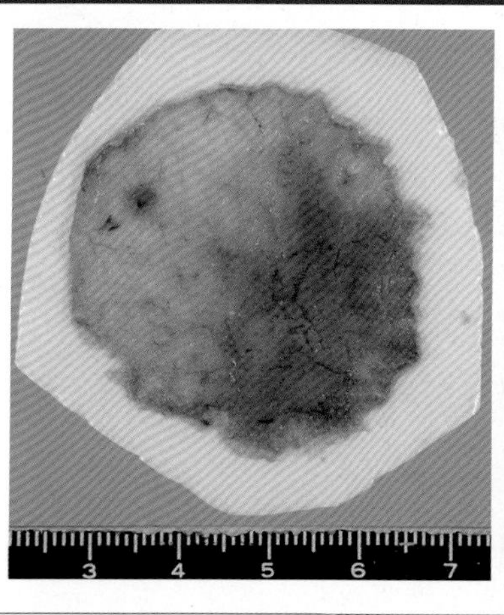

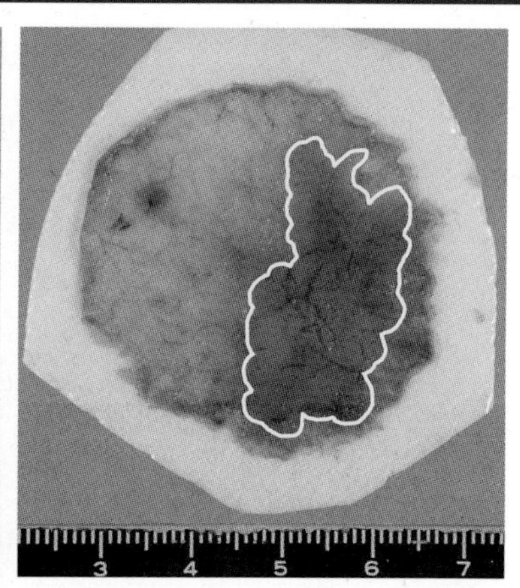

横结肠，标本直径 41mm × 37mm，病变直径 30mm × 18mm。稍微发黑的区域存在病变（**黄线：═**）。另外，仔细观察可见病变周边存在黏膜稍增厚的区域，**这种变化也是有缘故的吧**？

经典病例32 隆起与沟槽混杂的 0-Ⅱa 病变

组织像▶p.89
高倍放大像▶p.120

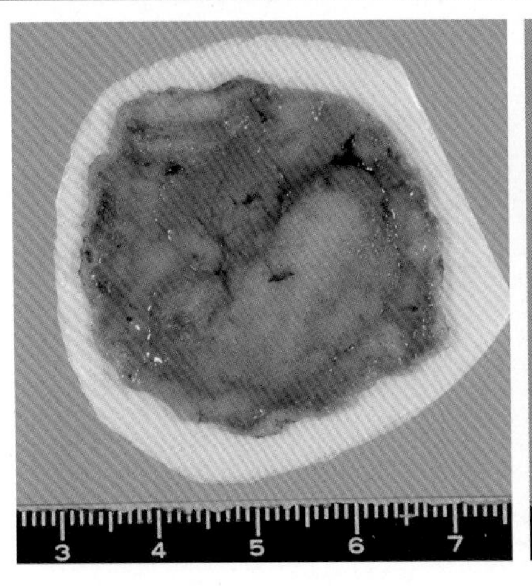

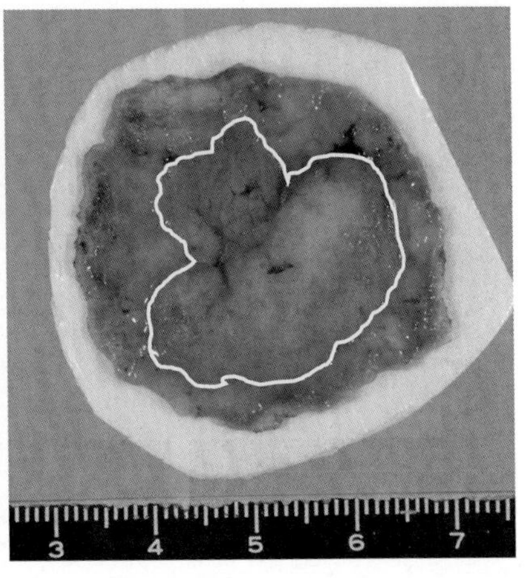

乙状结肠，标本直径 39mm × 35mm，病变直径 26mm × 25mm。**病变左上方可见细小的分叶，右下方可见粗大的结节**。仔细观察右下方的结节，其内可见细小的纹理。这个结节具有紧满感吧？也可能仅仅因为肿瘤腺管形态不同吧？

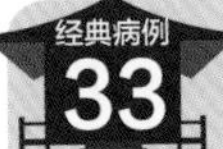

经典病例33 略微向中央纠集的 0-Ⅱa 病变

组织像▶p.90
高倍放大像▶p.122

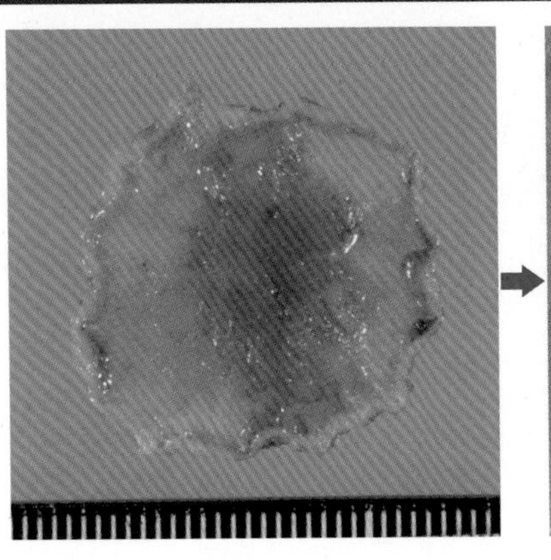

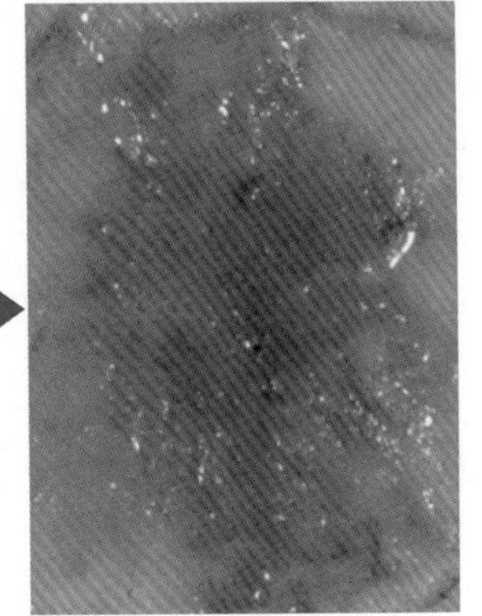

横结肠，标本直径 25mm × 24mm，病变直径 18mm × 14mm。在大体病理的讨论中，一旦涉及 ESD 病例，就很容易观察不仔细。但 ESD 标本是内镜医生花费大量时间和精力获得的，如何细致观察其大体像的确是一个难题。该例病变的表面边缘处可见细小的沟槽，中心部沟槽消失，且色调依据部位而略有不同。**“应关注不均匀的病变”这一原则不仅适用于消化道，也是所有其他病理诊断的关键**。

本例诊断的要点是病变边缘的沟槽看起来似乎**略向中央集中**。也就是说，该病变可能受到了一些向中央部位的牵拉。表面没有明显的高低差，黏膜肌层好像并未被破坏，但很可能有黏膜下层（SM）的浸润吧？

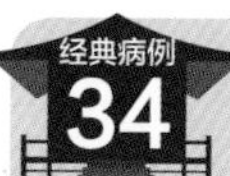

中央部高低不平的 0-Ⅱa 病变

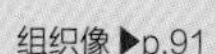
组织像▶p.91

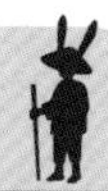

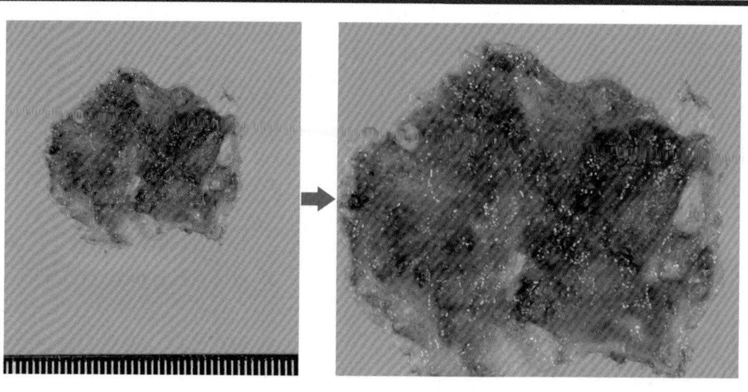

降结肠，标本直径 29mm × 26mm，病变直径 24mm × 22mm。表面呈细颗粒样，色调多样，混杂不均。虽然有沟槽，但不是一个个结节隆起分明的模样。推测这是 LST-NG（flat elevated type，平坦隆起型）病变吧。未出现病变受到牵拉、结节大小不一等表现，也没有明显的高低差，仅仅觉得隆起的高度稍有不同。

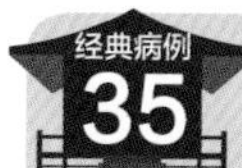

病灶内呈不均一变化，但边界清晰的 0-Ⅱa 病变

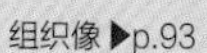
组织像▶p.93

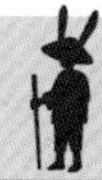

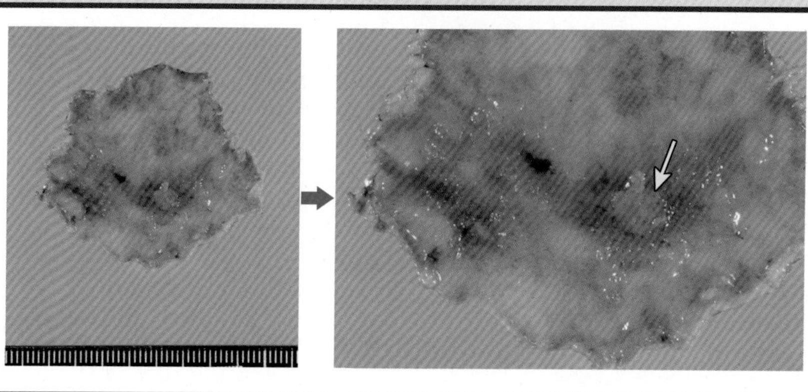

横结肠，标本直径 42mm × 35mm，病变直径 24mm × 13mm。隆起较低的病灶考虑为 LST-NG，但是黏膜表面呈多样性。色泽、表面细颗粒样结构、边缘和内部均有较大差异。这种多样性是什么原因造成的呢？**黄色箭头**（⇨）所指的结节究竟是由哪种成分构成的呢？

虽然呈多样性，但四周黏膜并无被强烈牵拉的表现，既没有隆起显得特别高的部分，也没有具有边界、明显凹陷的部分（只是担心⇨所指的部位）。这些大体像虽不足以诊断黏膜下层（SM）浸润，但如果让笔者指出一个可疑的部位，那就是黄色箭头（⇨）部分。

经典病例 36 颗粒间存在间隔的 0-Ⅱa 病变

组织像▶p.94

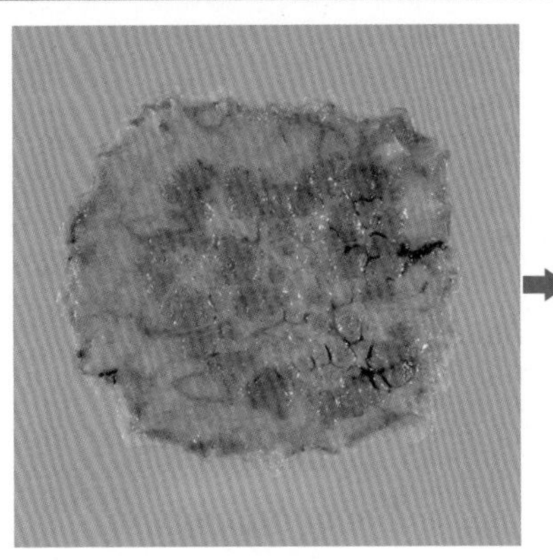
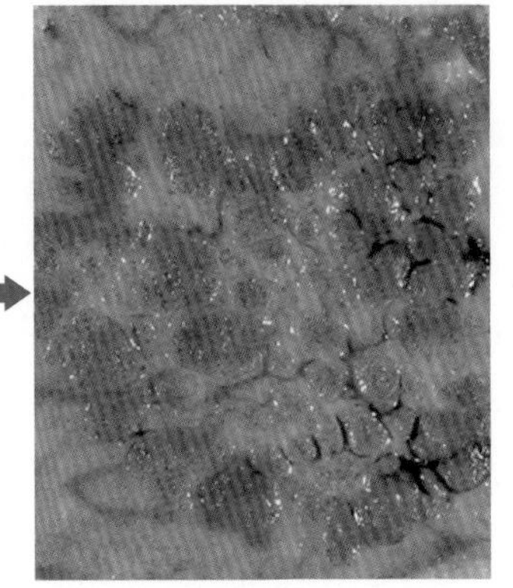

升结肠，标本直径 32mm × 27mm，病变直径 22mm × 18mm。可见多发的直径约 3mm 的结节聚集。在 **30 号经典病例**也曾看到过类似的病变。结节与结节间的间隔比想象的更宽，这点怎么看都感觉不可思议。形状虽然相似，但是色调呈现微妙的深浅混杂。

这就是所谓的 LST-G-H（homogeneous type，颗粒均一型）病变，周围黏膜无牵拉，也未见粗大结节。至少可以推断为黏膜内病变。

经典病例 37 具有粗大隆起的 0-Ⅰs（+Ⅱa）病变

组织像▶p.95

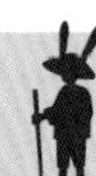

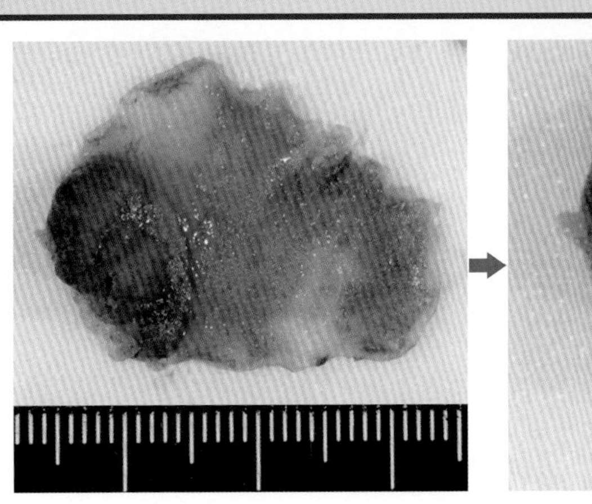
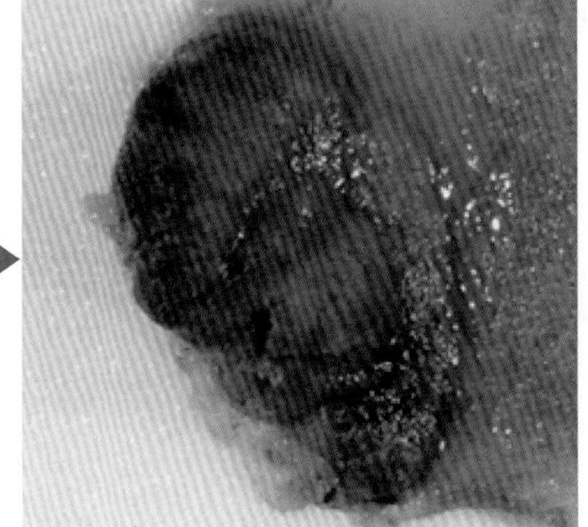

因为标尺放置的位置不合适，所以把病灶和标尺在同等放大倍率下进行了重新组合。在以后的病例中，有些图片也会进行类似的加工处理，但不会做影响病变观察的图片修饰。

直肠肛门部（RbP）的病变。标本直径 29mm × 22mm，病变直径 12mm × 8mm。左侧隆起较高的部分与其他部分相比，颜色更深、凸起更明显。结节从隆起处直接向上抬起，但从上方到右下（1 点至 5 点方向）和左上区域（9 点至 0 点方向）的隆起形态不同。另外，中央有一圈呈圆形，看起来变低了一些。这可能是由于黏膜肌层消失造成的吧？

此病变高约 4mm，因此对切除标本的肉眼判断为 0-Ⅰs 而不是 0-Ⅱa。**区分 0-Ⅱa（浅表隆起型）和 0-Ⅰ（隆起型）一般以 2mm 为界**。或者依据水平方向与垂直方向生长的比例来进行判断。尽管没有定论，但像本例这样，隆起高度超过 3mm、有明显边界的病变可以诊断为 0-Ⅰs。但实际上，还是必须依据内镜所见来确定肉眼分类（虽然已经反复强调，但是笔者还是要再说一遍，大体标本的病理像会因伸展固定的方法而发生改变）。

像本例这种高度隆起的病变，从大体标本的角度解读黏膜肌层是非常困难的。与其用生硬的文字解释，不如参阅后面的组织像对比更容易理解，因此，我把这部分留到后面的章节再讲，先简单说一下要点，即在 **0-Ⅰ 病变中，“黏膜肌层 = 地板塌陷”这条规律是非常难以解读的**。

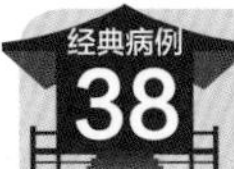

经典病例 38 高度隆起内部有正常黏膜残留的病变

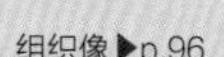
组织像▶p.96

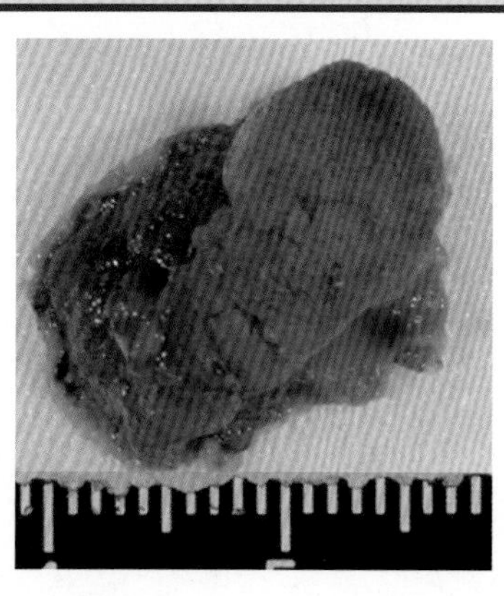

升结肠，标本直径 18mm × 11mm × 11mm，病变直径 17mm × 11mm × 11mm。切下来的标本几乎均为肿瘤，笔者试着对标本进行放大观察。边缘隆起较低的“裙边”部分与从表面凸起的“Is”部分平滑过渡，但这些部分都有色泽的改变。隆起处可见具有细小沟槽的黏膜样结构。那么，这个病变的黏膜肌层是怎样走行的呢？与 **37 号经典病例**有哪些相同，又有哪些不同呢？需要充分利用所观察到的各种信息才能从黏膜表面预测黏膜肌层的情况。高度隆起的部分略微皱缩，但并未看到类似 LST-G 那样的“分割结节的沟槽”。

经典病例 39 充分伸展的 LST-G 与内卷的 0-Is 病变

组织像▶p.97

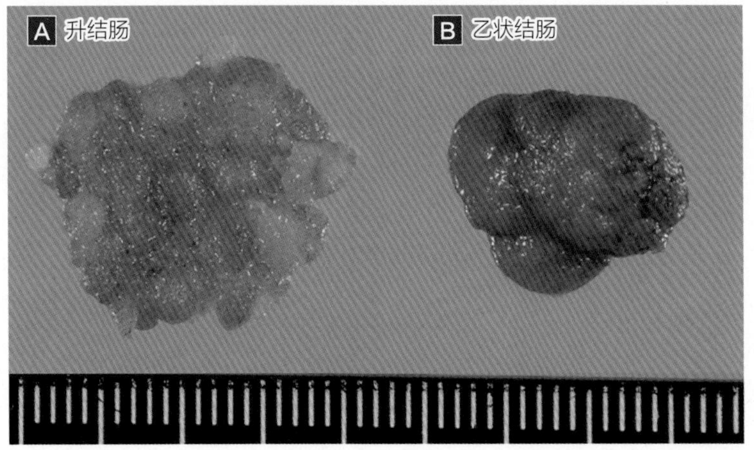

这是同一患者的 2 处病变。**A** 为升结肠的 EMR 标本，标本直径与肿瘤直径大致相同，为 17mm × 16mm。**B** 为乙状结肠的 EMR 标本，长径为 12mm 的 0–Is 病变。尽管是同一名患者，但是病变特点却各有不同。**A**（升结肠）病变看起来像 LST–G，3mm 大小的结节被沟槽分割。不过，由于病变很小，结节之间的间隔较窄（到目前为止所见的病例还是间隔宽的居多）。另外，**B**（乙状结肠）为 EMR 切除的 0–Ip 息肉。从这个角度无法观察到蒂部。结节不是独立的大结节，具有分叶。

笔者对这 2 个病变的黏膜肌层走行很感兴趣，也很关心细胞异型性的程度。仅根据肉眼所见解读“病灶内部发生了什么”变得越来越难了。大家也觉得到了该认真看组织像的时候了吧。你们都忍不住想看病理切片了吧？**看了这么多大体像后就会想看病理切片，而且特别渴望**。

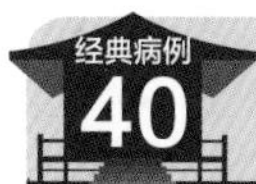

病变表面高低不等与 SM 有关吗?

组织像 ▶p.98
高倍放大像 ▶p.113

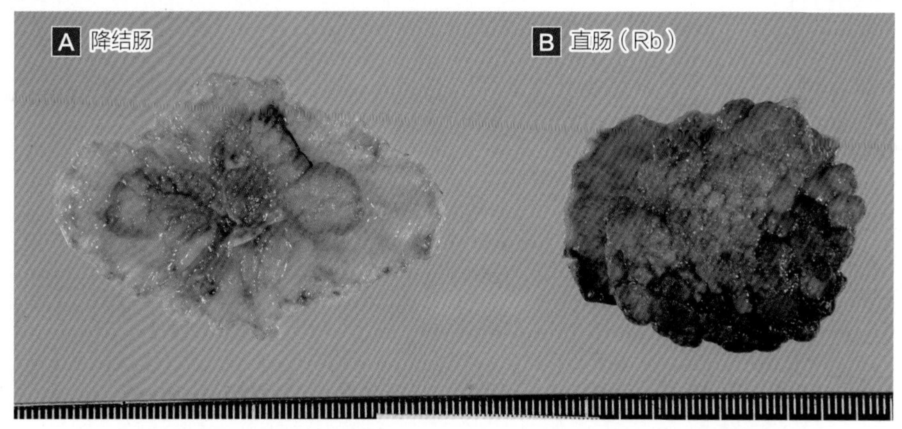

这是同一患者的标本。**A** 为降结肠的 ESD 切除病变，标本直径 60mm × 40mm，病变直径 38mm × 25mm。**B** 为直肠（Rb）的 ESD 切除病变，标本直径 40mm × 35mm × 11mm，病变直径 37mm × 37mm × 11mm。

A 是预测为 SM 癌病变的大体像。首先，在病灶边缘的结节表面可以看到黏膜的纹理向中心聚集，提示受到牵拉。病变浸润至**黏膜下层伴纤维化，病变具有一定的硬度和厚度，从而造成牵拉**，怀疑为 SM 浸润。

此外，与周边相比，中央部分的纹理结构显得更细小。推测其“分化程度不同”。虽然在 SM 浸润区域形态有改变，但是结构并未消失，因此推测在 SM 浸润区域，表面似乎还残留着黏膜内癌。

一般说来，如果黏膜肌层中断，就会出现地板塌陷，表面形成高低差。进展期癌几乎都具有这种表现。那么，本例（**A** 的病变）是怎样的呢？看起来右上角和左边结节之间存在高低差。但病变左上（10 点至 0 点方向）区域却没有高低差，推测病变在此处从背景黏膜（正常黏膜）直接向上隆起，从边缘至中心几乎都没有高低差。为什么右上方和左边有高低差，但左上方却没有高低差呢？如果是由于地板塌陷所致，是不该出现这种表现的。难道这并不是由于地板塌陷所致，而仅仅是由于黏膜的厚度发生改变造成的吗？**如果黏膜肌层消失产生了高低差，但不发生塌陷就很奇怪**。那么，这是否表明虽然地板（黏膜肌层）尚存在，但是病变已经浸润至楼下（黏膜下层）了呢？

我们再来看看 **B** 病变。乍一看，病变没有高低差。但这也是浸润深度判断困难的病变。隆起部分看起来像是由许多颗粒汇聚而成，初看像是一个“小颗粒聚集”的病灶，但请注意，**虽然每个颗粒的直径只有 2～3mm，但病灶整体隆起较高**（从正上方观察不易看出来，但实际测量时高度接近 10mm）。到目前为止所**介绍的 LST-G 中，若颗粒直径较小，隆起高度就较低**。然而，像该病变这样，颗粒小但隆起很高一定另有原因吧？

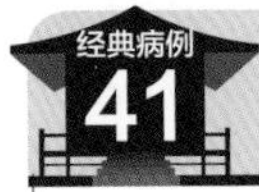

颗粒大小不均一的 0-Ⅱa 病变

组织像▶p.100
高倍放大像▶p.119

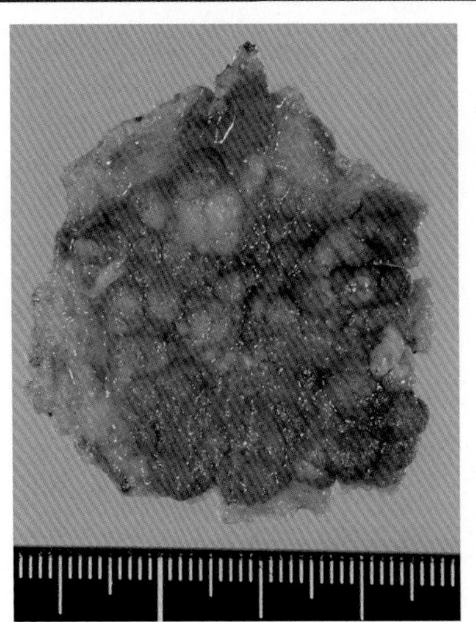

横结肠，标本直径 45mm×40mm，病变直径 40mm×35mm。我们把 **40 号经典病例**的病变 **B** 与这个病变比较一下吧。这个病变是 LST-G。大多数结节 2～3mm 大小，但下方（6 点方向）可见明显的 1～2mm 的细小颗粒；反之，上方（11 点方向）则有稍大的颗粒。

但是，仔细观察发现**大颗粒中也有细小的沟槽**。虽说是大颗粒，最大也就 7mm，**还未达到 10mm**。

该例与 **40 号经典病例**比较的要点之一是“高度”。乍一看，该病变的高度随颗粒大小而发生改变。**颗粒越大，隆起越高；颗粒越小，隆起越低**。那么，在这个病变中，“黏膜肌层（地板）”发生了什么变化呢？

经典病例 42

高度不等的 0-Ⅱa 病变

组织像▶p.101

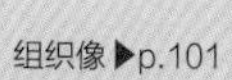

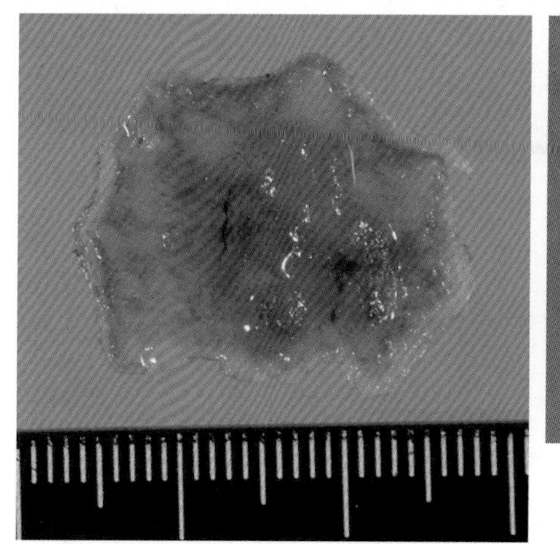
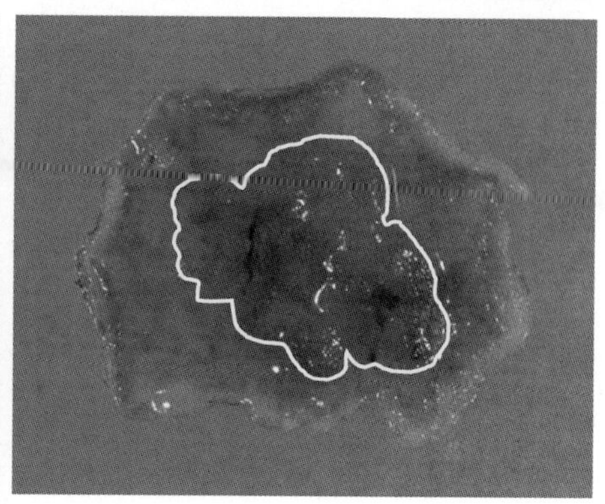

直肠（RS），标本直径 25mm × 20mm，病变直径 16mm × 12mm。乍一看，图片右半部分可见明显的高约 1mm 的扁平隆起。但从蓝色背景的透光度看，在**黄线包绕的**范围内，病变也进展到了左侧，两者之间存在明显的高低差。具有高低差就表明地板塌陷了吗？但病变左侧与正常黏膜连续并无高低差。

也就是说，地板并无改变，推测这可能是由于黏膜内的组成成分“高度”不同所导致的。**如果因细胞异型度、增殖活性的差异造成腺管形状各异，那么黏膜厚度也会发生改变**。

肿瘤区域内黏膜增厚的另一个原因是所谓的“双层结构”，即**非肿瘤腺管位于肿瘤腺管的下方**。左侧完全没有“双层结构”，而右侧有。也就是说，“肿瘤在非肿瘤黏膜中生长方式不同”的假说是成立的。但当下边的肿瘤将非肿瘤腺管顶起时，表面的黏膜受到挤压而伸展，常会出现显著的沟槽改变。该例右侧隆起的表面非常平坦，没有沟槽。那么沟槽为什么会消失呢？是有原因的吧？

经典病例 43 向中央纠集的 0-Ⅱa 病变

组织像▶p.102

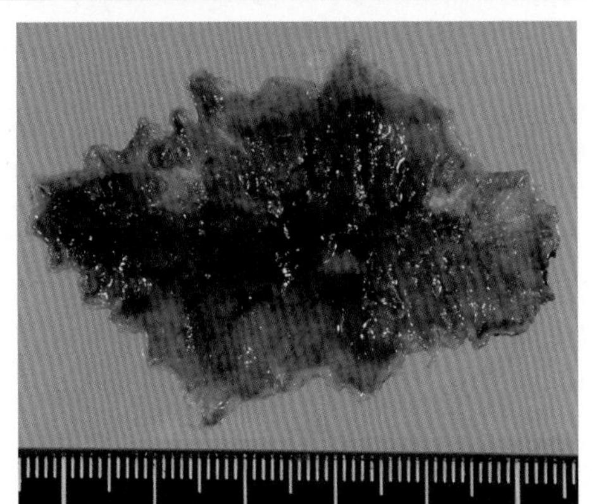

横结肠，标本直径 60mm×38mm，病变直径 53mm×28mm。看似沟槽向中央聚集。没错，**病灶正下方看起来是有一定硬度的**。不知道为什么，中央部色调发白好似覆有白苔，估计此处的黏膜被蹭掉了。

其他部位的表面结构基本上为细颗粒状，病灶整体看起来似乎变化不大。这个病例发生了什么情况呢？

经典病例 44 隆起高度略微不等的 0-Ⅱa 病变

组织像▶p.103

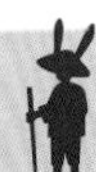

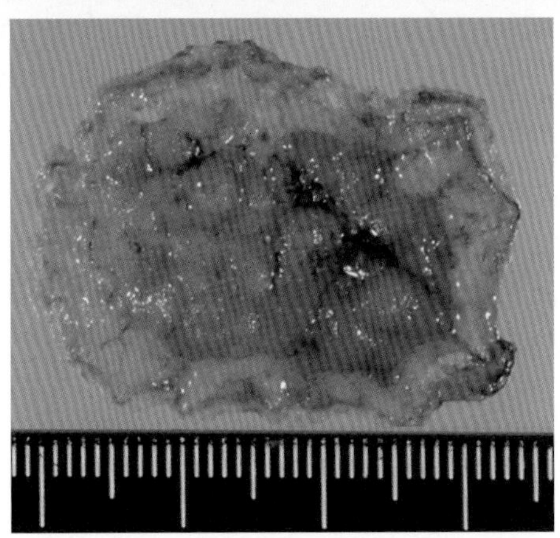

这是大体精进前半部分的最后一站。盲肠，标本直径 34mm×26mm，病变直径 28mm×15mm，左侧结节小而低，右侧结节大而高，均被沟槽明显地分隔。可能是 LST-G 吧。最大的结节也就 5mm 大小。

那么如果看这个病例的组织像，会是什么样的呢？

◆　◆　◆

至此，“大体精进之路”已经走到第 44 站了。在这里做个简单的总结。

进展期癌与正常大肠黏膜差别很大。在大体精进的前半部分，我们可以从病理大体像中获得很多信息。不看病理切片就能推断出病变的浸润深度。黏膜肌层的走行几乎都能预测出来。

但在后半部分，解读早期大肠癌的大体病理所见就变得有些困难了。早期大肠癌与正常大肠黏膜差异小。由于差别细微，必须根据病理切片才能推测。因此，我们**希望尽早观察病理切片**。

这一点也同样适用于内镜诊断。在诊治进展期癌时，即使不将大体像与组织像进行详细对比，也能准确判断病变的生长情况。但对于早期癌，仅根据肉眼所见，无论怎么分析，“预测的答案”也可能不准确。

这些就是我们通过大体精进之路所获得的知识。为了更好地学习病理组织学的内容，应从观察病理大体像开始，关注丰富多彩的肉眼形态表现，同时还应认识到**仅依靠肉眼形态来进行诊断是不够的**。接下来，我们将要着眼于病理切片，再次踏上曾经走过的精进之路。

参考文献

[1] 田中信治，他：座談会 LST 再分類の意義と課題．胃と腸，49：1765-1782，2014.

[2] 「上部・下部消化管内視鏡診断マル秘ノート 2」（野中康一，他 / 著），pp254-276，医学書院，2018.

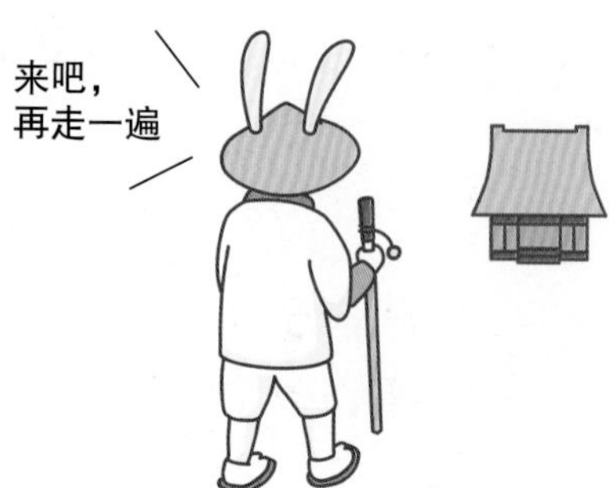

第2章

90% 的病理诊断都是组织学诊断

~通过模式图即可完成主要诊断

大体精进之路感受如何呢？有些人可能会好奇，这明明是病理学教科书，怎么根本没有病理切片呢？

从现在开始，我讲的内容都是迄今为止我从大师们那里熏陶所获得的知识。不过，需要说明的是，总体说来，病理诊断 90% 都来自于大体病理。通过肉眼观察即可大致评估病变范围、浸润深度，并预测组织学类型。换言之，90% 的病理诊断都能从中得到解读。起初，我也觉得这“太荒谬了”，但正如我在本书中所讲的，如果将这些肉眼观察所见不断地分析、归纳和总结，今后就能以此类推，这就像带着好奇心探求真理一样。

“病理侦探”从大体像上所看到的表象，归根结底是病理切片上组织像的肉眼表现。哪里有隆起，哪里有凹陷，病变为哪种组织学类型，凹陷边界正常与否，隆起型病变的大小与高度之间的关系等，所有这些信息在进行高倍镜放大观察之前（即根据低倍组织像）就能获得。

对平时使用显微镜观察的那些病理医生来说，90% 的日常工作是组织学诊断。那么，接下来，就让我们将大体像与组织像进行准确的对比，开启组织像精进之路吧。

1 用组织学图像解读黏膜肌层的精髓
~大体像、组织像对比的基础

现在，内镜医生能够通过“大体像 = 白光观察”的方法诊断 90% 的病变。因此，与病理医生相比，内镜医生更熟知大体病理的重要性。

实际上，不仅对于进展期癌，即使对于早期癌，大家对于**阅读病理切片的需求也变得越来越强烈**，那么，就让我们进入期待已久的 HE 染色切片分析的部分吧。

注意不要一上来就使用高倍镜观察组织学图像，应先使用低倍镜观察。

还是回到原来的话题，将病理切片的组织学图像与肉眼图像进行比较，即**大体像与组织像**对比。

众所周知，病理切片是对病变切割后制作完成的，**因此，大体像与组织像的观察轴有所不同，需要将在 XY 平面（黏膜表面）上观察到的信息通过 XZ 平面（纵切面）进行验证**。如何对不同轴向的平面进行比较是需要掌握一定技巧的，在这里必须提及一些我们平时不常使用的术语。

在阅读本书的人当中，很多人每天都在看病理切片，其中一些人可能会根据“直觉”将大体像与组织像进行对比。尽管并未意识到观察轴的区别，但仅凭“感觉”大致进行对比，也能在一定程度上有所理解。不过，从现在开始，**让我们抛开这种凭感觉进行对比的方式**，基于证据从大体像来推测组织像吧。本书的主要目的就是要把基于感性认识的大体像粗读变成有理有据的组织像精读。

◆　◆　◆

首先要进行练习。我将重新展示大体精进之路中标本肉眼观察练习的**第 1 章 -1 “欢迎学习大体病理形态学”**中 **1 号经典病例**的部分。对于曾经解读过的内容，我会用深蓝色矩形（ □ ）框起来。

经典病例 1

肠壁牵拉严重、引起肠管狭窄的 2 型进展期癌

大体像▶p.4

大体精进之路中的解读 回顾

典型的 2 型病变。可见病变周边的肠壁受到牵拉（病变处的肠壁延展性降低）。不仅周围的黏膜，连同管壁也受到牵拉（管腔直径改变）。推测固有肌层发生大范围硬化。图 1 —和═之间为“堤坝”。如果仔细观察“堤坝”部分（图 2），—中可见大小为 1 ~ 3mm 的小颗粒，其上可见白色明亮的反光。“堤坝”的内部（图 2 —中）稍微有些平滑，好似陡然向内部滑落。在滑落的尽头，可以看到明显的断崖状凹陷。凹陷的内部则有光滑与凹凸不平相混杂的结构。—部分较为饱满，估计这里存在腺管结构。饱满的程度与周围正常黏膜不同，且色调也略有差异。也就是说，这里一定有“不规整的腺管”，也就是癌巢。

═部分，虽然有一部分位于“堤坝”，但如果仔细观察就会发现，它的色调和结构与周围黏膜并无差异。也就是说，这部分可能是由于非肿瘤黏膜被从下向上推挤所致。推测周边隆起所形成的“堤坝”，是由于癌巢从下向上推挤黏膜肌层形成的。

—所勾画的区域代表支撑黏膜层的地板即黏膜肌层断裂、陡然下陷。斜面滑落的前端之所以平滑是因为癌的腺管还未从表面显露出来。

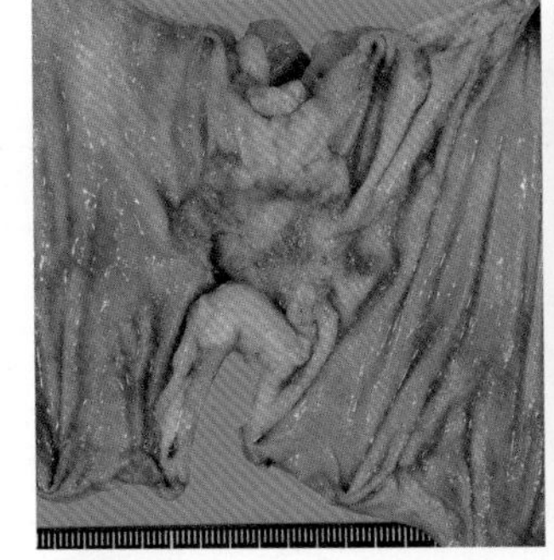

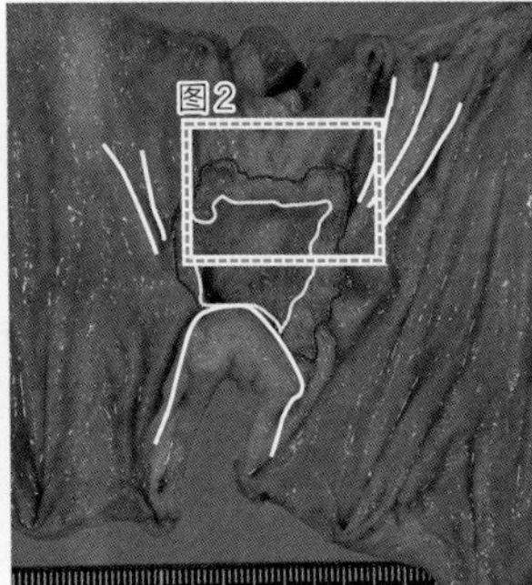

图1

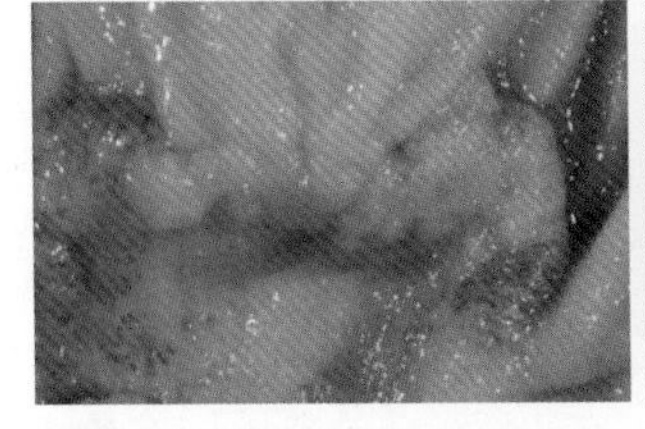

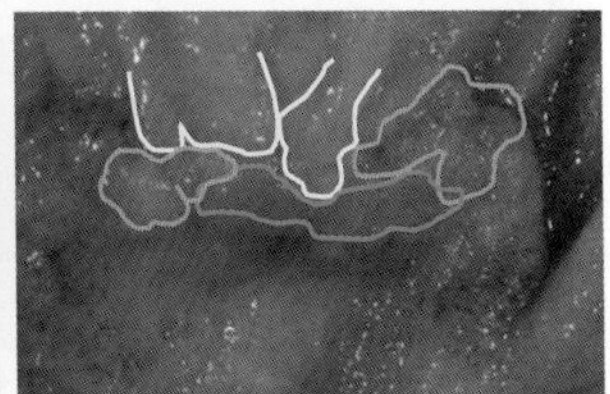

图2 图 1 的蓝色虚线部分的放大图

现在，让我们用组织像进行对比，看看上述解读是否正确。

在进行标本改刀时，应拍摄含有“切割线”（**图 3**）的标本照片，并在此切割线的位置制作切片。这里需要注意，由于切片制作时需要粗修蜡块，照片中的切割线位置与实际制作的切片会存在 200 ~ 1000μm 的偏移（最多可达约 1mm）（**图 3B**）。进行病理切片制作时，标本越大，粗修时去掉的部分就越厚。因此，在多数情况下，与 ESD 标本相比，手术标本的病理切片距离切割线偏移的程度更大。

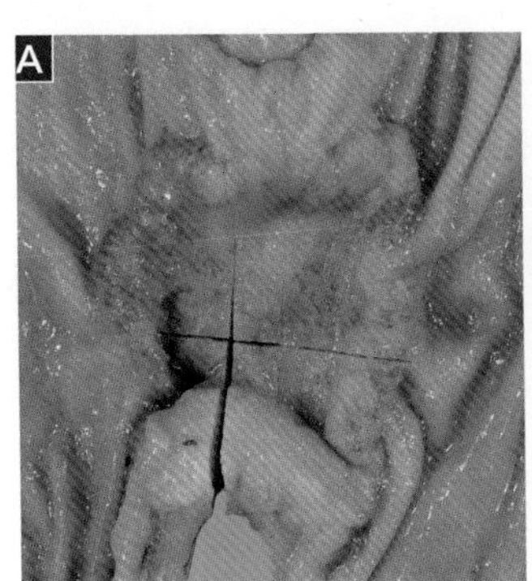

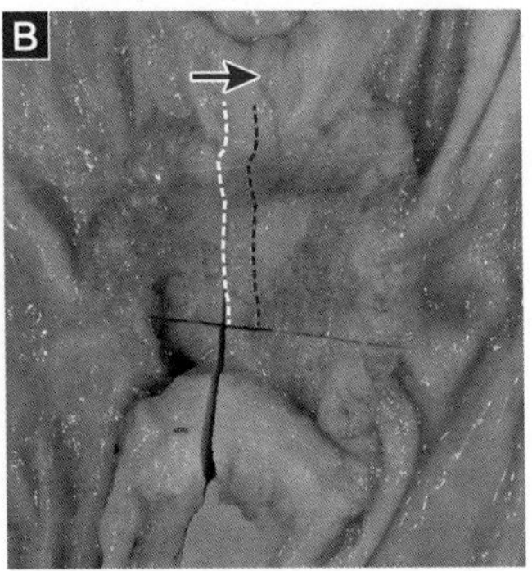

图3 切割线（∞）与 HE 染色切片（---）的实际位置存在偏移

多啰唆几句，薄切的难易程度会随着病理实验室的温度和湿度发生改变，即使是湿度上的微妙变化也会影响 4μm 厚的切片能否制作成功。

由于考虑到切片位置存在偏差，后边将要讨论的切片相当于**图 3B** 的红色虚线（----）而不是白色虚线部分（----）。但在本书中，若在有限的空间内再画一条红色虚线（----）会掩盖虚线下的表面结构，因此除非特殊说明，否则仅用白色虚线表示，读者在阅读过程中应时刻牢记切割线与实际的标本切片存在一定距离的偏移。

现在，让我们来看看这里的组织像（**图 4**）。

如果仅大致观察 HE 染色的组织像（**图 4C**），只能大致看出它是否为“隆起或凹陷”。但如果结合“辅助线”，就能看得更加清楚（**图 4D**）。首先，把在大体像中观察到的各种表现对应不同颜色的线（═，—，—）在标本上进行标记。

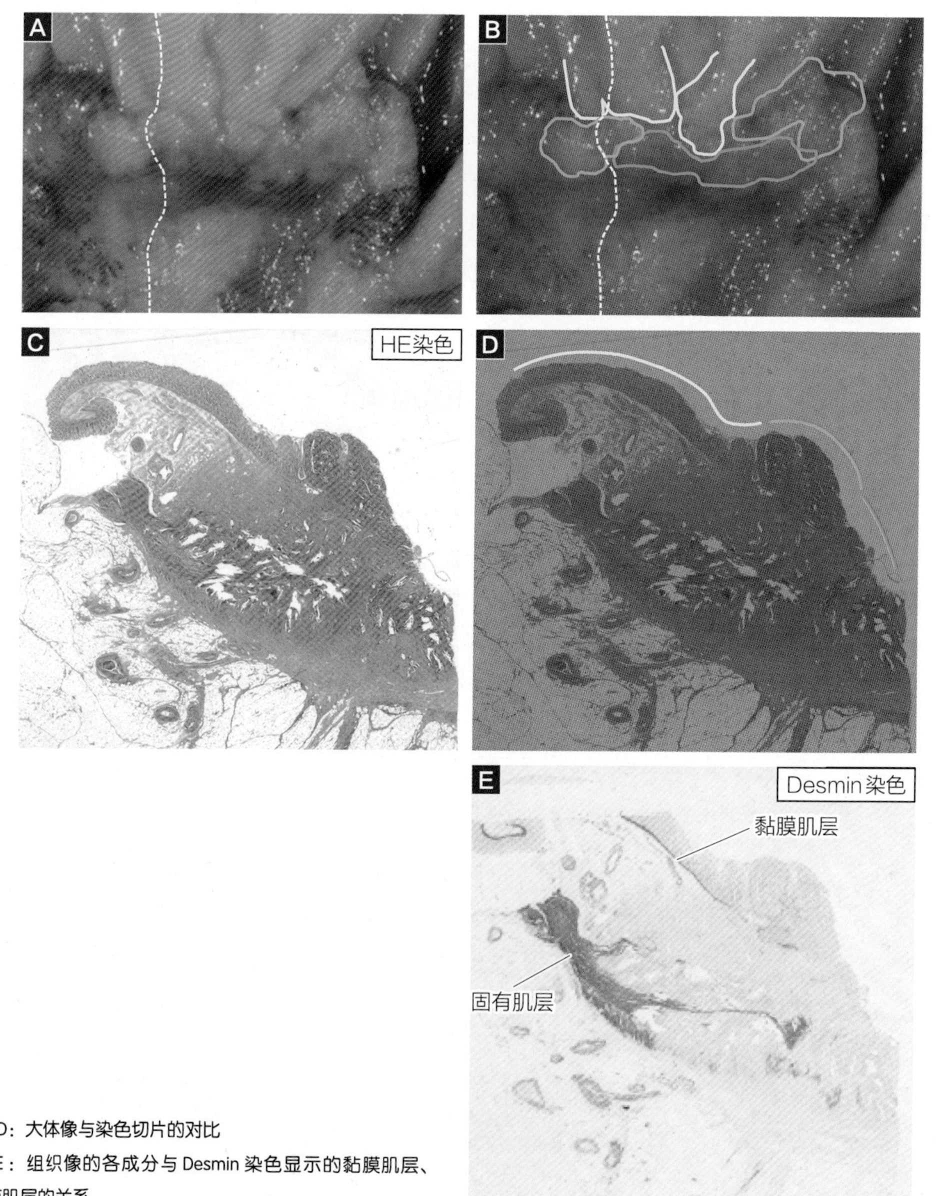

图 4 A ~ D：大体像与染色切片的对比
D，E：组织像的各成分与 Desmin 染色显示的黏膜肌层、固有肌层的关系

虽然通过这些方法已经增加了许多信息量，但还是需要使用一些技巧来系统地分析组织像。

本书中最重视的就是**黏膜肌层**。虽然在一定程度上能够通过 HE 染色显示黏膜肌层，但对于第一个病例，笔者使用抗 Desmin 抗体（免疫染色法）来凸显平滑肌组织（**图 4E**）。在黏膜内可见一条非常清晰的棕线即黏膜肌层，应注意黏膜肌层与肉眼观察所见的黏膜表面高低差之间的关系。

图 4D 中黄线（═）的下方，黏膜肌层清晰可见，这是非肿瘤性黏膜原有的结构。绿线（—）下方的部分黏膜肌层也隐约可见，但越往右侧走（向病灶中央方向），黏膜肌层变得越参差不齐，甚至在某些区域完全消失，就好像黏膜突然失去支撑，塌陷至黏膜下层，产生陡峭的落差（蓝线：—）。

为什么如此执着于黏膜肌层呢？

其原因在于**根据癌浸润深度的不同，治疗策略也会相应改变**。毫不夸张地说，**肉眼诊断的关键就是读透黏膜肌层的状态**。

那么，你是不是觉得仅通过组织像确认“有无黏膜肌层”，就能回答肉眼诊断中无法解决的问题了呢？

很显然并非如此。我们不仅要确认有无黏膜肌层，还应注意黏膜肌层的形态：**有无上升、下降；是否像帐篷一样抬起；是否保持平坦；薄而均匀或是错综复杂。**对这些内容都需要进行正确的解读。

如果你仔细观察黏膜肌层，自然就会注意“黏膜层的厚度”。例如，**图 4D** 绿线部分（—）的黏膜内成分比非肿瘤性黏膜厚。黏膜变厚的原因主要有 3 个。

黏膜增厚的原因

①肿瘤腺管拉长。

②肿瘤腺管与黏膜肌层之间**夹杂了非肿瘤腺管**，黏膜高度增加。

③肿瘤腺管与黏膜肌层之间**夹杂了腺管以外的成分**，黏膜高度增加。

①与肿瘤腺管的形状和分化相关。

②和③有助于认识癌腺管的发育、进展方式以及背景肠管所发生的变化。如果能读透上述这些内容，就能更好地掌握肉眼诊断。大家觉得还能理解吧？**再次强调，秘诀就是读懂黏膜肌层**。

2 PowerPoint 棒极了
~用HE染色切片的组织像来解读！

1 从病理切片组织像中获得的信息

我们还可以从病理切片图像中获得许多其他信息，见一览表（**表1**）。

表1 组织学切片阅片的要点

部位	获取的信息	低倍组织像可否诊断
黏膜层（M）	• 黏膜厚度 • 黏膜“沟槽” • 黏膜内肿瘤和非肿瘤的比例	低倍组织像基本可诊断
黏膜肌层（MM）	• 黏膜肌层走行是否平坦 • 黏膜肌层是否中断	低倍组织像可明确诊断
黏膜下层（SM）	• 发白（正常、水肿、脂肪） • 发红（血管、纤维化） • 发蓝（肿瘤、炎症）	低倍组织像可大致诊断
固有肌层（MP）	• 走行紊乱，是否受到牵拉 • 厚度是否变化	仅用低倍组织像即可诊断
浆膜下层（SS）	• 周围脂肪组织含量的变化 • 淋巴结等	低倍组织像可大致诊断

基本就是上述这些内容。**表1**中所列出的信息基本上仅通过低倍组织像而无须高倍镜放大观察就能进行评价。不过，说实在的，仅通过HE染色，在短时间内直接、快速地获取这些信息是非常困难的。由于HE染色主要是通过粉红色和蓝紫色的颜色对比进行诊断，因此很难区分那些全被染成粉色的部分。例如，如果经验不足，很难区分黏膜肌层（即平滑肌）和胶原纤维（即胶原）。如果在高倍镜下放大观察，那么仅通过HE染色就能完成大部分诊断，但像本书这样，需要在有限的篇幅内进行重点突出、简明扼要的解读（包括在学会或研讨会演讲），若对每一个组织像都逐一进行解释是很困难的。

因此，如何快速、轻松地理解从低倍组织像中所获取的信息，如何在学会和研讨会上简洁明了地向观众进行解说，是需要认真思考的问题。

2 用Desmin和Azan进行黏膜肌层染色

请注意**表1**中淡黄色框内所示的信息涉及黏膜肌层（MM）和固有肌层（MP）。

正如刚才**1号经典病例**中的解说，你是否注意到Desmin染色不仅显示出黏膜肌层(MM)，也能显示出固有肌层(MP)呢？**由于黏膜肌层(MM)和固有肌层(MP)均由平滑肌组织构成，因此都能使用抗Desmin蛋白抗体进行免疫组化染色**。那么，在肠壁层次结构中，用一种染色方法来标记黏膜肌层（MM）和固有肌层（MP），根据染色结果就能区分出黏膜层（M）、黏膜下层（SM）以及浆膜下层（SS）了。

使用Desmin染色进行组织像的观察非常方便，而使用Azan和Masson-Trichrome等组织化学染色也可起到类似的效果。组织化学染色是一种无须使用昂贵的免疫染色抗体，仅使用化学试剂就能对平滑肌进行染色的技术。

我们对**1号经典病例**，尝试分别进行Desmin免疫组化染色和Azan染色，结果如图所示（**图1**）。

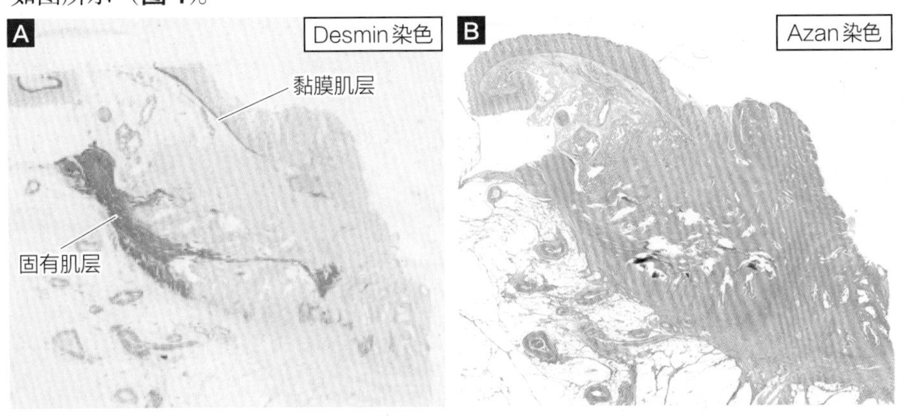

图1 抗Desmin免疫染色（A）和Azan染色（B）

使用Azan染色时，平滑肌被染成粉红色（**图1B**）。但由于肿瘤细胞的胞浆也会被染成粉红色，因此在低倍组织像中判断黏膜肌层（MM）会感到有些困难，但可以识别固有肌层（MP）。要想更清楚地识别黏膜肌层（MM），使用Desmin染色观察更容易。顺便说一下，由于笔者习惯使用Azan染色，因此在做精细对比时，更喜欢使用Azan染色。但在学会和研讨会上进行病例讨论时，为了使听众更容易理解，我会使用Desmin染色。

Azan染色还有其他优势，比如，可以将**胶原纤维染成蓝色**。在HE染色中，无论平滑肌还是纤维化区域都会被染成粉红色，但使用Azan染色则可以区分平滑肌和胶原纤维。这对判断**肿瘤浸润以及合并消化性溃疡时所伴随的纤维化程度非常有用**，关于这一点将在后面的章节中进行更详细的解说（尤其是**第5章**以后关于胃的章节）。

3 用PowerPoint制作简单的示意图

如上所述，分析组织学图像的要点是合理使用Desmin和Azan染色，但这样一来，又产生了一个现实的问题。

在日常诊疗中，若使用HE染色以外的技术进行对比观察，真正实施起来会有一定难度。对于已经明确诊断的病理切片，如果“仅为了用于学会和研讨会的病例讨论”而追加免疫细化染色，会给病理科增加负担。对于病理医生来说，增加病理切片的阅片量会浪费更多的精力。有时内镜医生会拜托病理科说："我对诊断结果没有任何疑问，但为了内镜与病理对照（制作黏膜病变谱系图，即复原图，译者注）请加做 Desmin 和 Azan 染色，HE 染色标本也请重切。"但实际上，这些额外要求给病理医生增加了很多麻烦。

因此，在日常工作中进行内镜 - 病理对照时，还是应以"现有的 HE 染色切片"为基础，笔者自己也不是每次进行对比时都做 Desmin 或 Azan 染色。

通常，对于希望进行 Desmin 染色的标本切片，我会把它的 HE 染色图像粘贴在 PowerPoint 上，描摹出黏膜肌层（MM）和固有肌层（MP），在图片上做标记（图 2）。

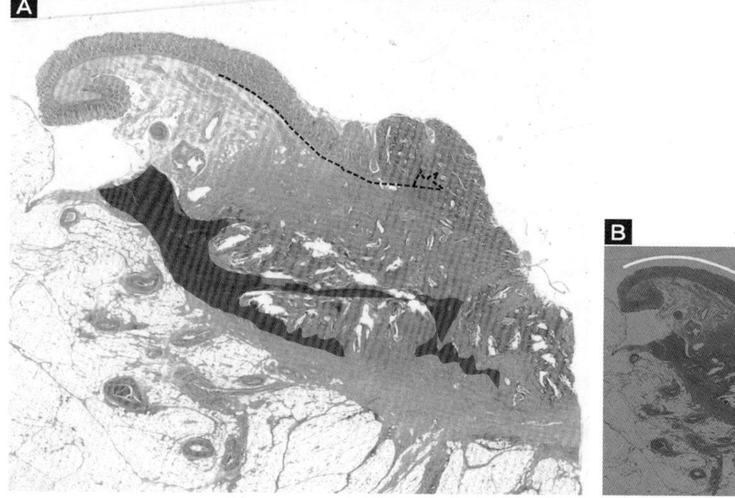

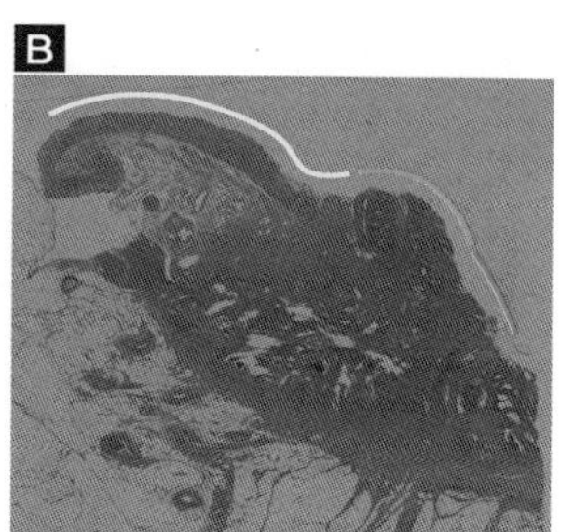

图2 A：黏膜肌层（MM）为**棕色虚线**（---），固有肌层（MP）用**透明度 30% 的深棕色**（■，无边框），根据实际情况描摹。B：同第 2 章 -1 图 4D

在这里也一并展示**第 2 章 -1** 中显示黏膜变化的单色模式图（**图 2B**）。**从平滑肌被勾画成棕色的 HE 染色切片的"简单模式图"（图 2A）中可以获得非常丰富的信息**。根据"黏膜肌层（地板）"的走行可以看出，非肿瘤黏膜稍稍越过病灶边缘的"堤坝"，还能看到黏膜内癌的部分有些增厚。此外，在黏膜肌层中断的地方，可以看到陡峭的凹陷，还能看到浸润部位固有肌层被破坏的情况。

用 PowerPoint 绘图法快速标记平滑肌的方法非常有效，建议大家一定要试一试。这种方法由于不需要使用 Desmin 和 Azan 染色，不仅大大降低了免疫染色的成本，还可以避免增加技术员的工作。另外，如果需要在研讨会等病例讨论中发表这种绘图模式时，建议最好将 HE 染色的原始图（处理前的图像）一同展示。据病理医生说，如果只有模式图而没有原始图像会令人反感（传闻）。

当习惯使用 PowerPoint 以后，不仅低倍组织像可以添加标记，高倍放大组织像也可以添加并做成模式图。除此以外，我还想对黏膜肌层和固有肌层以外的其他部分增加各种标记。但如果标记过多就变得有点"像是做过头了"，可能会掩盖原始图像中所包含的各种信息。虽说每个人都有各自的喜好，**但是，在 PowerPoint 中最好只标记平滑肌**，对于其余部分可以结合高倍放大像和文字进行详细的解释，这样才有利于大多数参会者理解对比的意义。在本书中，除平滑肌以外，其余标记的部分我会尽量控制在最低限度。

以上是与模式图绘制相关的全部内容。下文我们将通过在 HE 染色图片中**标识平滑肌**的方法进行大体像和模式图的对比。接下来的部分是本书的重点内容。

3 组织像精进之路

~用模式图仔细对照大体像和组织像

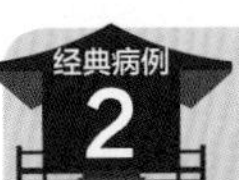

2 型病变："地板"的塌陷（典型病例）

大体像▶p.6

大体精进之路中的解读 回顾

升结肠，35mm×35mm 大小的 2 型病变，"堤坝"的内侧缘部分凹陷。考虑**黏膜肌层消失了 = 地板塌了**。地板塌陷的范围约 10mm。虽然表层尚残留，但由于黏膜肌层消失，推测黏膜下层应该存在相当数量的癌巢浸润。但由于周围管壁所受的牵拉并没有那么严重，因此考虑穿透固有肌层累及浆膜下层的肿瘤数量并不多。

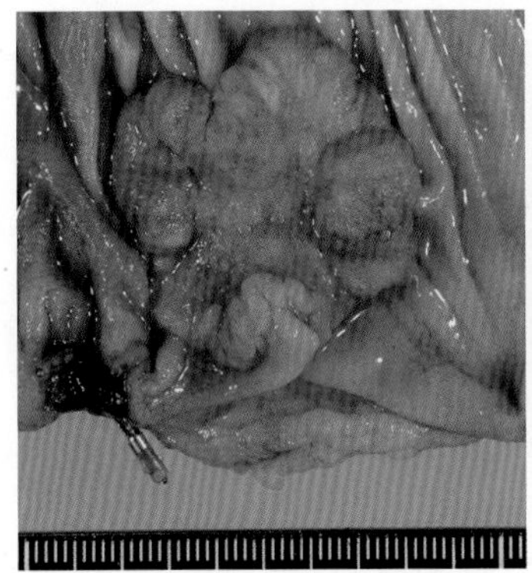

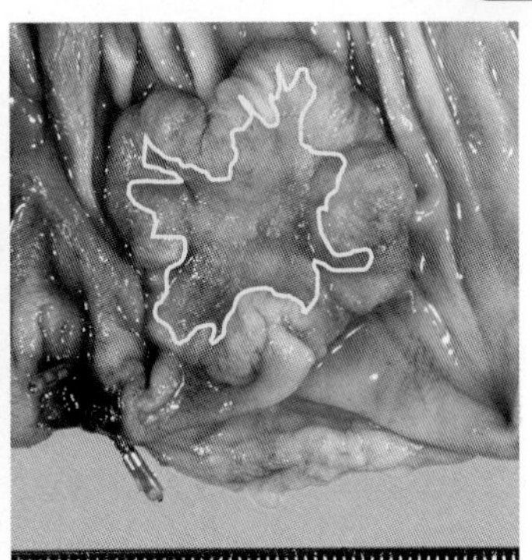

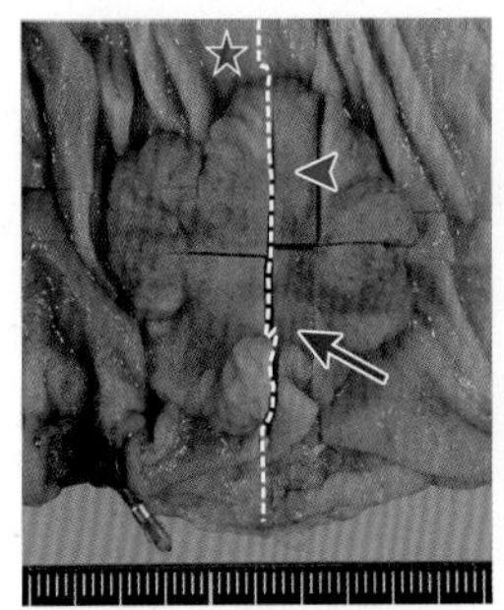

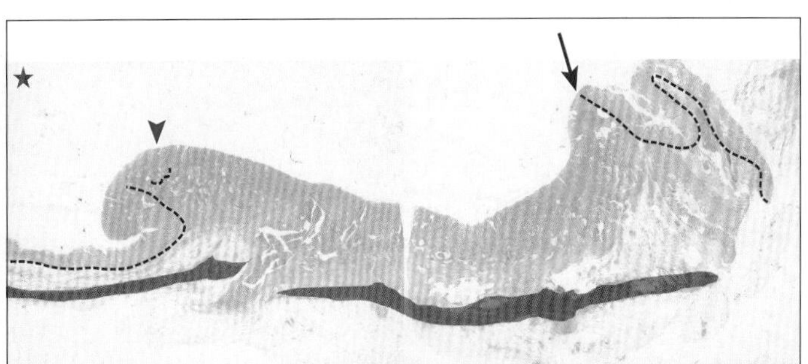

请观察组织学图像，**黏膜肌层和固有肌层均已标出来了**。大体像的上方对应组织像的左侧（★），而大体像的下方对应组织像的右侧，先从右向左看。

肉眼观察下所看到的凹陷部分（大体像下方➔）黏膜肌层已经完全断裂。大体像上方的"堤坝"处（►），黏膜肌层几乎消失，**只残留了一些树枝状的黏膜肌层**。断崖状部分黏膜肌层的形状在组织像的左右两侧（即大体像的上下两侧）形态略有不同。

让我们根据组织像的表现重新分析一下大体像吧。在大体像中，上方的"堤坝"（►）比下方的"堤坝"（➔）稍厚，与断崖交界的部分走行较为平缓。**黏膜肌层断裂前呈树枝状分布**，考虑该缓坡是由于**黏膜层尚存在不完整的黏膜肌层支撑**所造成的。

看看黏膜肌层以外的部分吧。

请注意，穿透固有肌层和浸润至浆膜下层的肿瘤成分并不多。推测固有肌层破坏的程度并不那么严重，因此病变对管壁的牵拉并不强烈（癌瘤浸润固有肌层时，促纤维组织增生反应不明显；浸润黏膜下层及浆膜下层时，促纤维组织增生反应明显，译者注）。

前面对大体所见的解读基本上是正确的（□：**参见第 1 章 -2**）。像这样仔细分析，力求达到从大体像中所解读的内容与组织像的结果相互一致。

经典病例 3

严重狭窄的 2 型病变：凹陷内有凹陷

大体像▶p.7

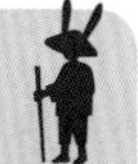

大体精进之路中的解读

回顾

乙状结肠，30mm × 16mm 大小的病变。肠腔重度狭窄。“堤坝”较薄。凹陷内部进一步加深，形成洞底样的凹陷，强烈怀疑存在深层浸润的可能。并且从下向上推挤周边黏膜，在黏膜下层沿水平方向的浸润较轻。

黄线（═）非常平滑（尤其是照片的左下附近：▇），表明肿瘤腺管几乎未在表面显露出来。浸润部促纤维组织增生反应（desmoplastic reaction，DR）很严重。

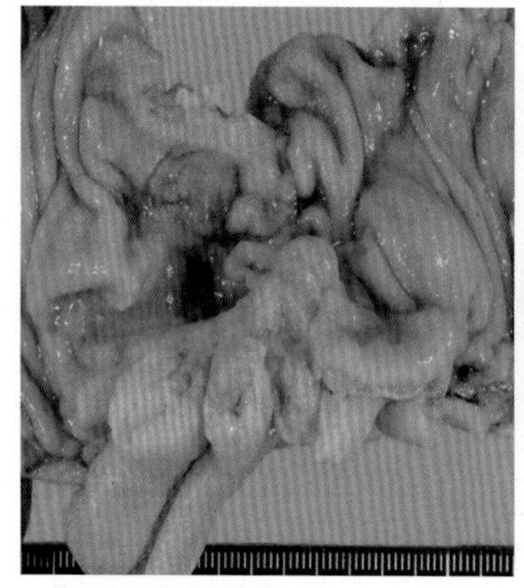

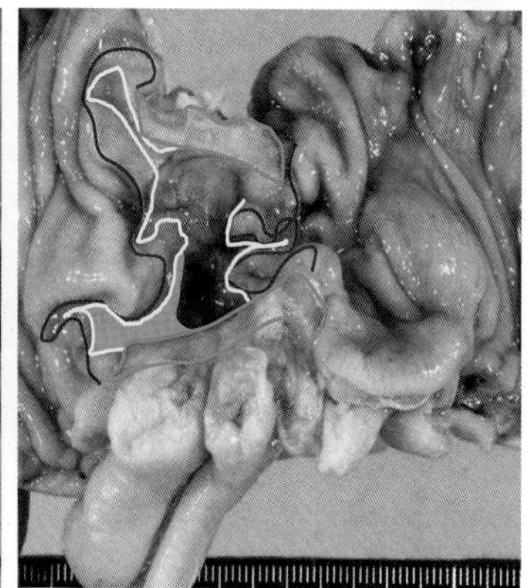

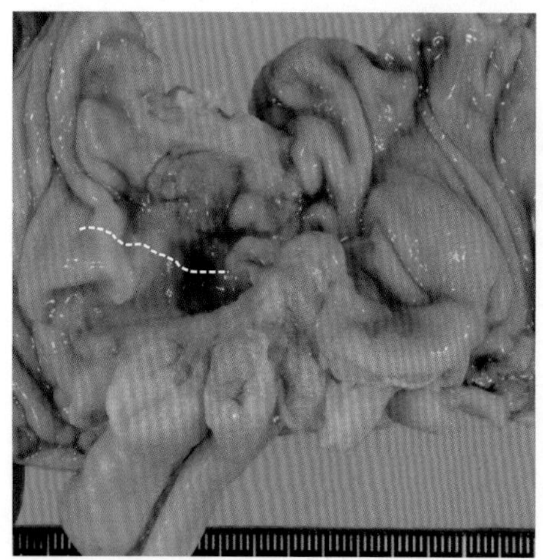

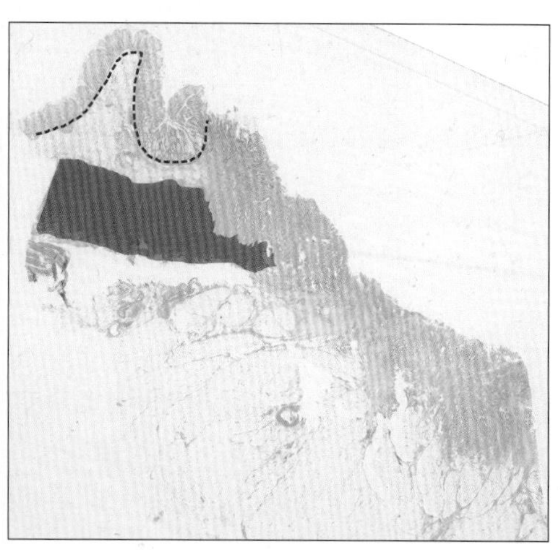

本例病变的堤坝样改变并不明显。通过观察组织像，**发现黏膜肌层上有癌灶的部分很少，黏膜肌层下方也几乎没有癌灶浸润**，因此病变未能形成明确的“堤坝”。病变内部的**固有肌层几乎被完全破坏，并向深部凹陷**（与 **2 号经典病例**相比）。

接下来，需要仔细观察才能区分大体像上画红线（—）和黄线（═）部位的差别。那么，就让我们来看看放大后的表现吧。

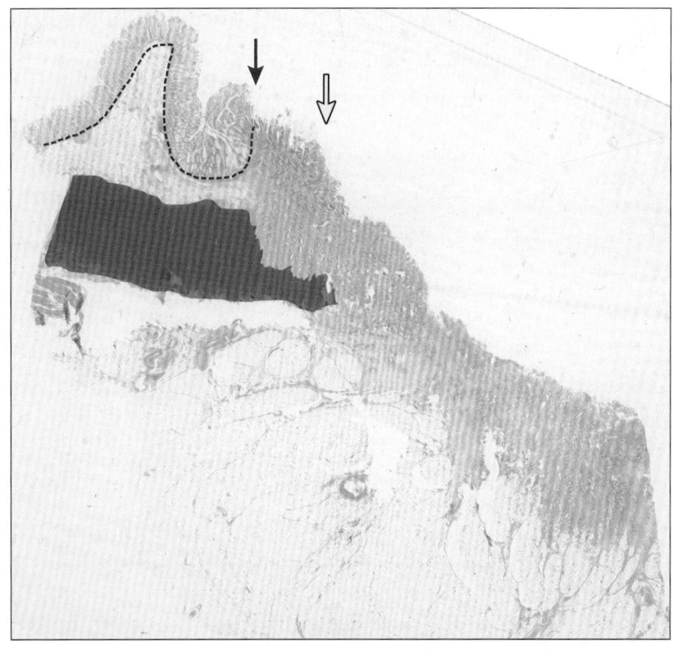

使用单反相机拍摄高像素照片后，只要放大到这种程度就能准确地解读病理切片了，非常方便。在红色（—，➔）和黄色（═，⇨）之间的区域虽没有黏膜肌层，但可见肿瘤腺管延伸至表面，腺管开口很细。**而黄线以内的区域，腺管开口减少，边界线较平滑，浸润区域的促纤维组织增生反应（DR）程度较重**。关于促纤维组织增生反应、腺体开口和表面纹理的变化，我们将在后面的章节（**第3章-1**等）中详细讨论，本文将继续通过组织像进行比较。

经典病例 4

2 型病变：凹陷内有凹陷

大体像▶p.8

大体精进之路中的解读

回顾

升结肠，24mm×17mm 大小的病变，周边黏膜受到牵拉的 2 型病变。“堤坝”呈细颗粒状，向外凸出，稍有分叶。“堤坝”的内侧可见陡然的凹陷，此处黏膜肌层消失，地板塌陷，癌浸润至深层。

黄线部分（═）存在高低差，而其内部还有更加凹陷的部分，形成更大的高低差。不仅 2 楼地板，连 1 楼地板也塌陷了，就像凹陷一直延伸到地下，与地洞相连。

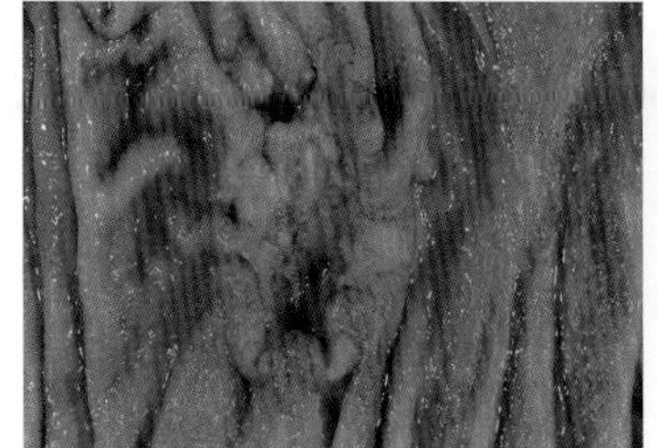

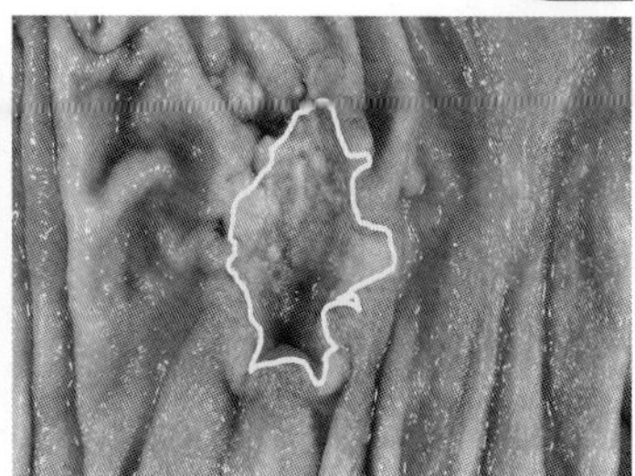

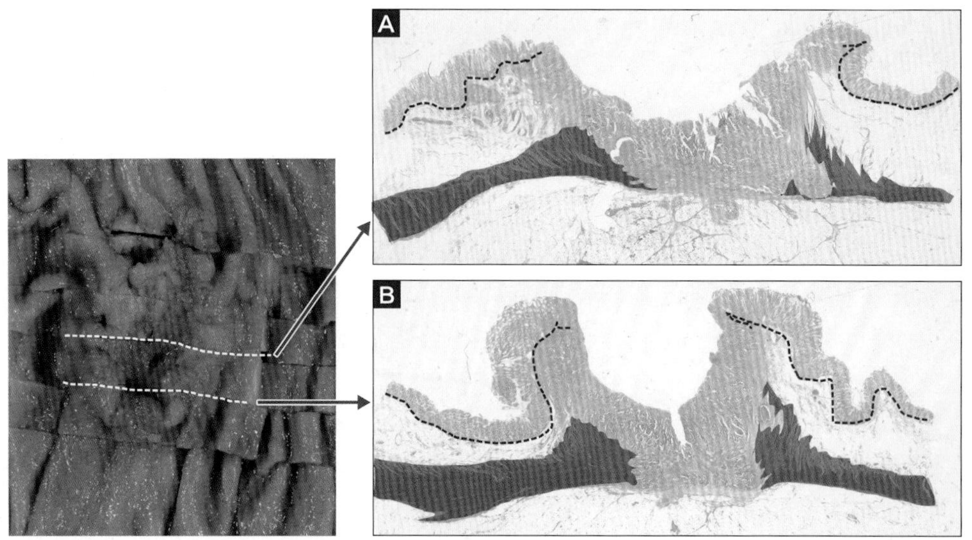

此处展示 2 张切片。首先，让我们看看上面的切片（**A**）。左侧“堤坝”又细又低，在黏膜肌层断裂前的走行基本呈直线。与此相对，右侧黏膜肌层向上挑起，肿瘤似乎凌驾于表面。这种组织学形态上的差异造成了“堤坝”形状的差异。

在下方的切片（**B**）中，在大体像上可见病变内部有一处很深的凹陷。与上方的切片相比，两者固有肌层的浸润深度差别不大，但下方的切片凹陷显得更深。

确切地说，这种表现不是“凹陷很深”而是“周围抬高了”。在下方的切片中，固有肌层浸润处两侧的黏膜下层癌巢较厚，造成“堤坝”向上抬高，从而使凹陷看起来更明显。

当根据上述信息回顾大体像时，可以发现在下方的切片中与其说凹陷较深，不如说是“堤坝”部分比其他部分隆起更明显。

经典病例 5

2 型病变：凹陷内部也有分叶结构

大体像▶p.8

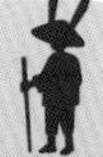

大体精进之路中的解读

回顾

紧邻回盲瓣，升结肠 54mm × 27mm 的病变。伴有“堤坝”，内部深度下陷。从黄线（═）标记的“堤坝”开始表面结构已经发生改变，并形成高低差。凹陷（黄线）内部粗糙的分叶状结构是什么呢？即使在有高低差的部分，腺管形状也在一定程度上保留了下来。

凹陷内部还有更深的凹陷。不仅 2 楼地板，连 1 楼地板也被破坏掉了。

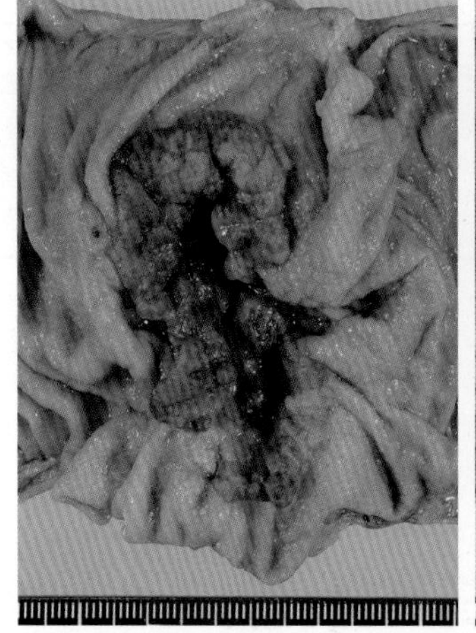

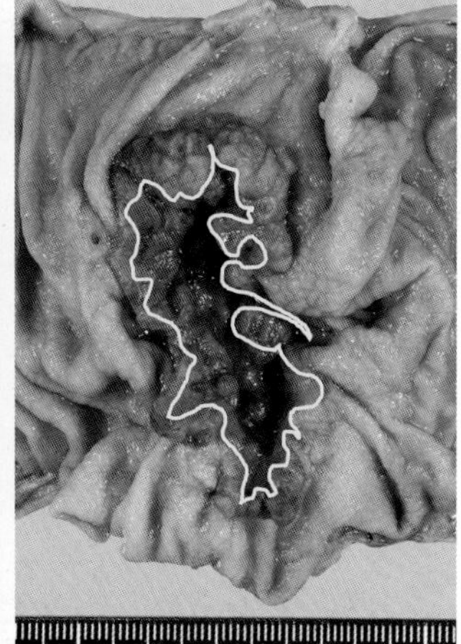

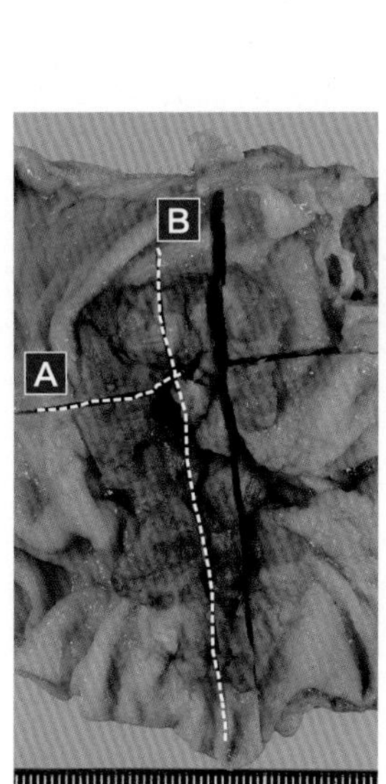

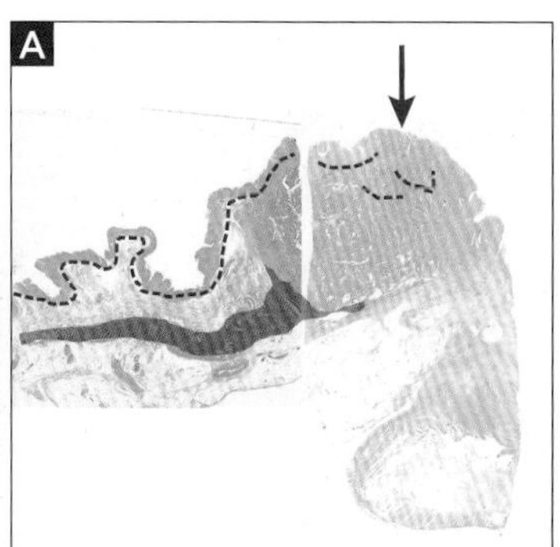

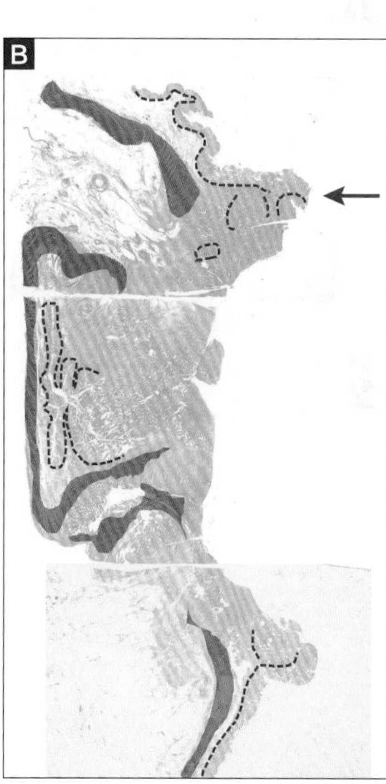

紧邻回盲瓣的病变，由于盲肠侧未能充分展开（无法展开），故在病变深部保留有盲肠的结构，因此凹陷部显得很深，这从标记的固有肌层可以看出来。在组织像的深部可见固有肌层呈巨大的烧瓶状凹陷（**B**），这并不是由于癌巢浸润所致，而是因为肠管无法正常展开才形成这种形状的。

在本例中，病变的黏膜肌层与迄今为止所展示的其他病例略有不同。该病变癌巢浸润至固有肌深层，其表层还残留着线状的黏膜肌层样的结构（➔），可见一些残留的棕色虚线。

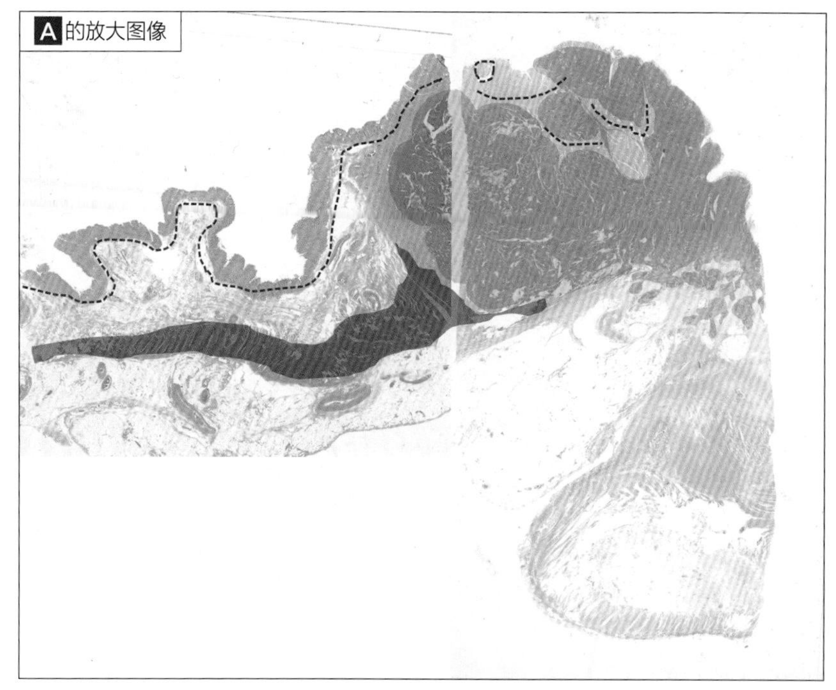

前述病例中，癌分布的区域黏膜肌层常被完全破坏，而本例似乎并非如此。让我们将其中一部分放大观察并描绘出癌巢分布的示意图。

如果把组织像与大体像进行比较，就可以获得丰富的信息。在病灶边缘，癌向上推挤非肿瘤黏膜形成“堤坝”（ ）。病变内的黏膜肌层断裂，**但在残留的树枝状断裂的黏膜肌层表面可见黏膜内癌成分，并呈分叶状结构**。这个病例在凹陷内呈疏松的分叶状结构的原因之一，考虑是由于残存的黏膜肌层断裂所致。

在胃肠道中，**“分叶状结构”几乎都有黏膜肌层支撑**。这种表现在后面的 LST-G 病变观察中更加明显。

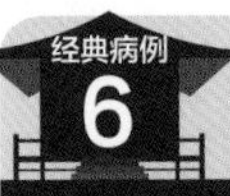

2 型病变：凹陷内部具有多种结构

大体像▶p.9

大体精进之路中的解读

回顾

乙状结肠，33mm × 32mm 大小的 2 型病变。“堤坝”上既可见颗粒状结构，也可见分叶状结构。

“堤坝”内侧可见高低差的分界线（**黄线：═**）。这里应该存在黏膜肌层塌陷。凹陷内部结构混杂，既有颗粒状结构残留，也有颗粒消失、发白，好似粗糙污秽的地板。

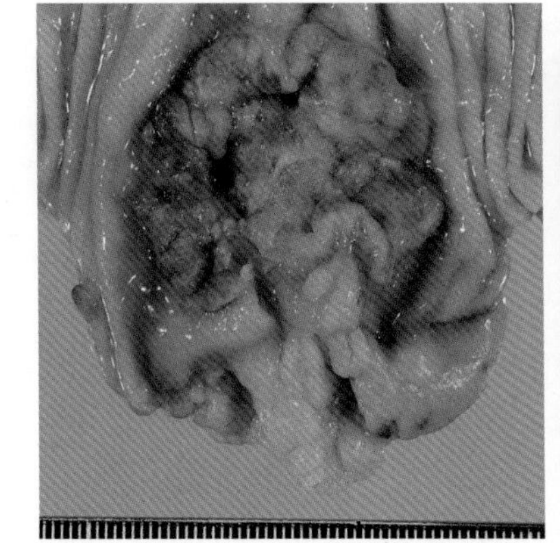

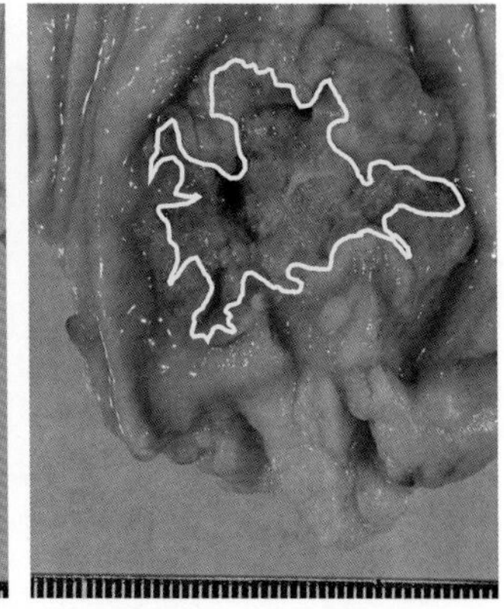

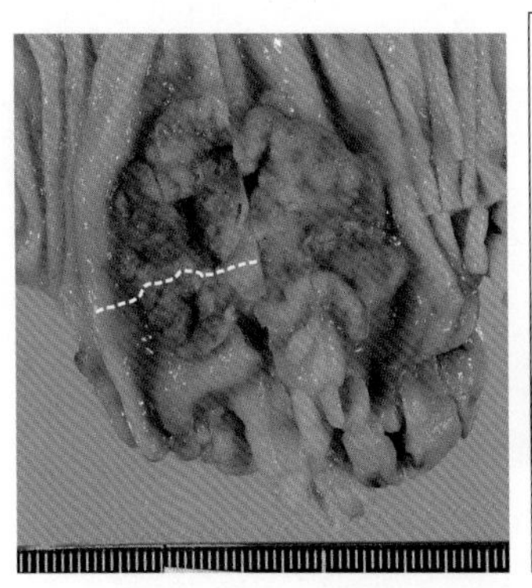

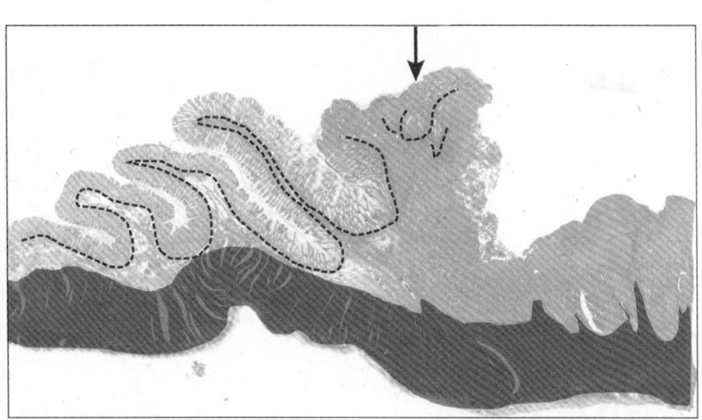

黏膜肌层在边缘向上翘起，**且黏膜肌层并未完全消失，在边缘隆起的部分残留了一些黏膜肌层组织（最初可能是树枝状的）（➛），这导致表面不平整（请仔细与大体像比较）。**再看病变中央，黏膜肌层消失，并且在大体像上看起来表面平坦，色调也发生改变。虽然用组织像很难理解，但相较于边缘部位，病变中央浸润部分的促纤维组织增生反应（DR，将在**第 3 章 -3** 描述）更加明显。

经典病例 7

2 型病变：化疗后改变

大体像▶p.10

大体精进之路中的解读 回顾

乙状结肠，30mm × 30mm 大小的病变。凹陷部的轮廓特意用**红线（—）**标记出来。凹陷（红线：—）的外侧与周围的非肿瘤黏膜色调一致。化疗后。

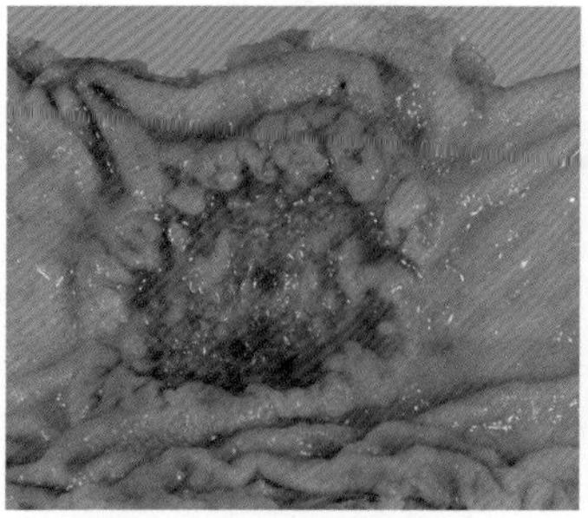

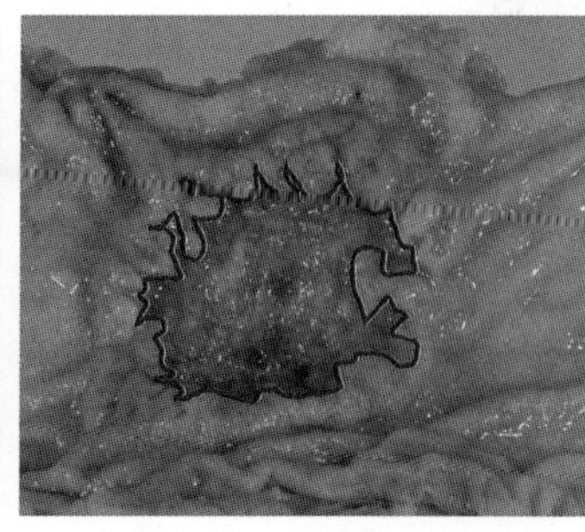

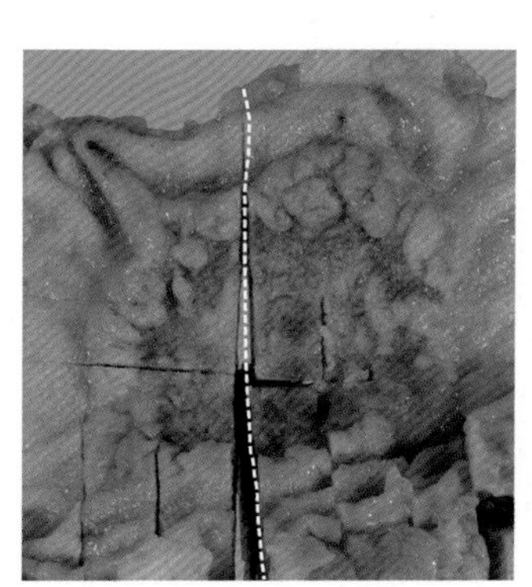

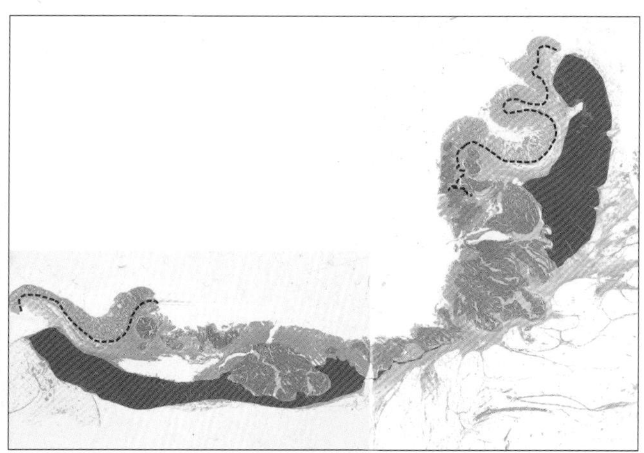

由于是化疗后，这种癌的残留方式较为特殊，因此我们对平滑肌及主要的癌巢都做了标记（ ）。在凹陷的边缘，癌侵入黏膜肌层下方并向上推挤非肿瘤黏膜。即使在明显的凹陷内部，也存在肿瘤腺管密度减低的区域。在几乎没有癌巢的区域可见纤维化和玻璃样变性，其表面平坦、褪色。

经典病例 8

5 型病变：化疗后改变

大体像▶p.11

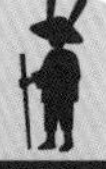

大体精进之路中的解读

回顾

直肠（Ra），42mm×18mm 大小的病变。**黄线（═）**所标记的凹陷的边界，与**红线（—）**所标记的细颗粒状的黏膜内癌范围并不相符。

这也是化疗后的病例。病灶内部混杂着与非肿瘤黏膜色调一致的黏膜。

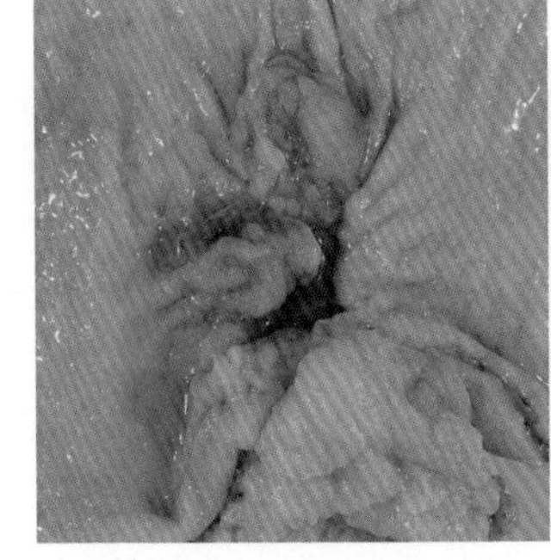

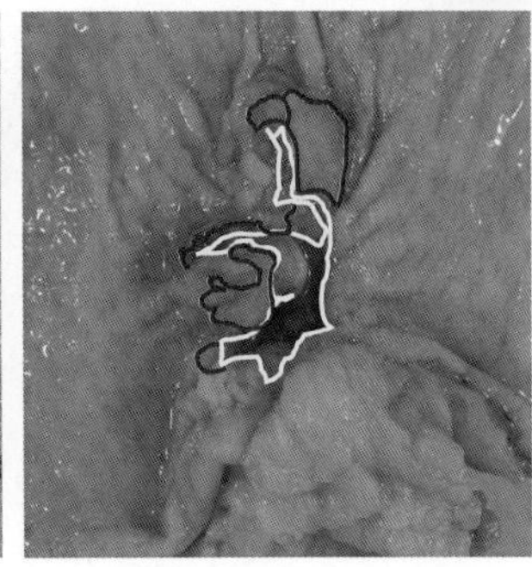

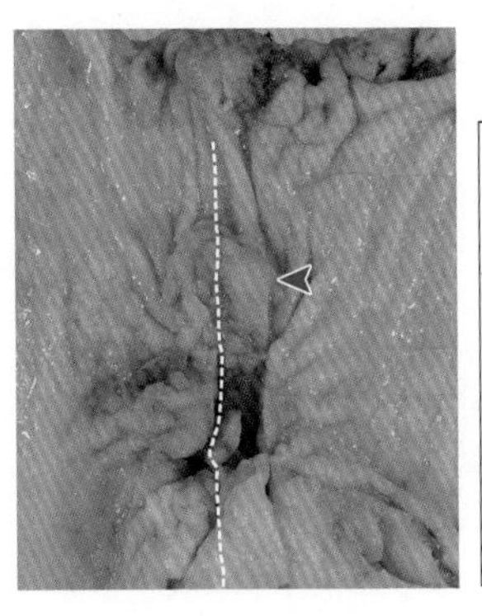

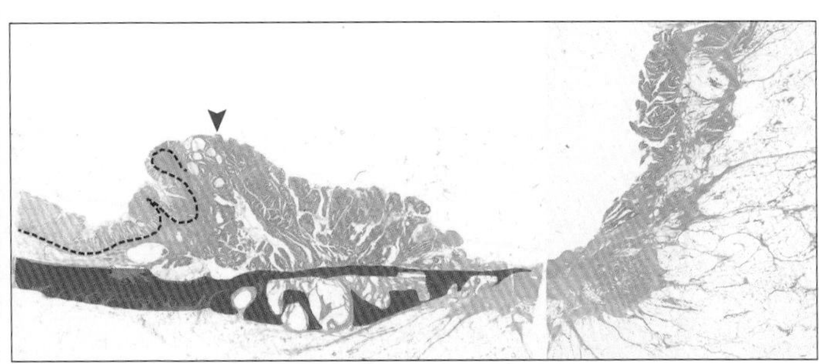

由于是化疗后病例，病变中肿瘤与非肿瘤相混杂。本例病变形态非常有意思。边缘部黏膜肌层已完全消失，可能是化疗导致肿瘤消退，**之后好像又在固有肌层复发了一样，表现为从固有肌层至黏膜表面延伸的肿瘤腺管**。

大体像中，病灶 12 点处可见较大的肿瘤结节（►），表面呈细颗粒状，大多数腺管开口于表面。通常情况下，细颗粒状结构表明黏膜肌层尚残留、腺管呈直立状态，但也有例外，**"虽然黏膜肌层消失，但是表面仍有颗粒状残留"**。具体表现为以下 4 种模式。

虽然黏膜肌层消失，但是表面仍有颗粒状残留的模式

①肿瘤腺管延伸（如乳头状 / 绒毛状结构），从黏膜肌层以下向上生长、延伸并开口于表面的模式。

②黏膜肌层呈树枝状，部分破坏后仍有骨架残存的模式。

③黏膜肌层消失，原黏膜内癌成分呈密集残留的模式。

④原有结构由于化疗等原因被破坏后再生修复，不适合采用常规方法分析的模式。

本例对应于模式④。在使用高倍放大观察时，我们会再次详细讨论这个病例。

经典病例 9

“堤坝”宽阔的 2 型病变，是来源于 LST-G 的进展期癌吗？

大体像▶p.11

大体精进之路中的解读

回顾

升结肠，90mm×70mm 大小的病变。“堤坝”相当宽，颗粒很清晰，分叶也很明显。部分表面结构看起来完全就像是 LST-G，尤其是图片左侧，真是“堤坝”吗？还是 0-Ⅱa 部分？要说右边是“堤坝”还是可以的。凹陷内部有更深的凹陷，考虑为进展期癌应该没错。肠壁受到的牵拉也很严重。

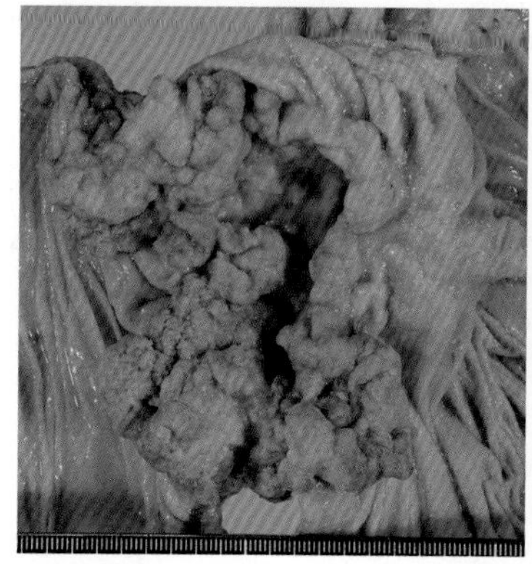

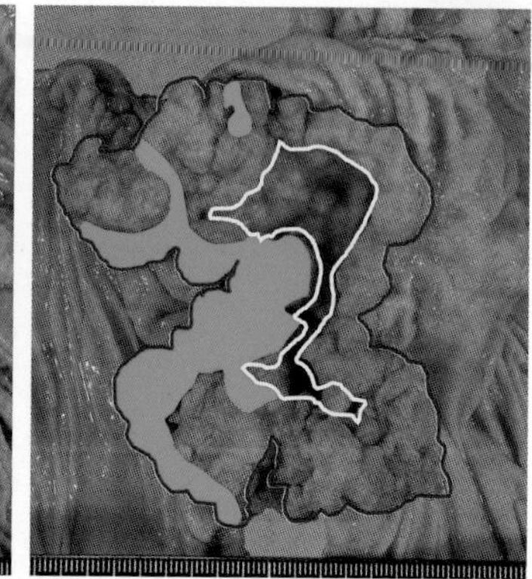

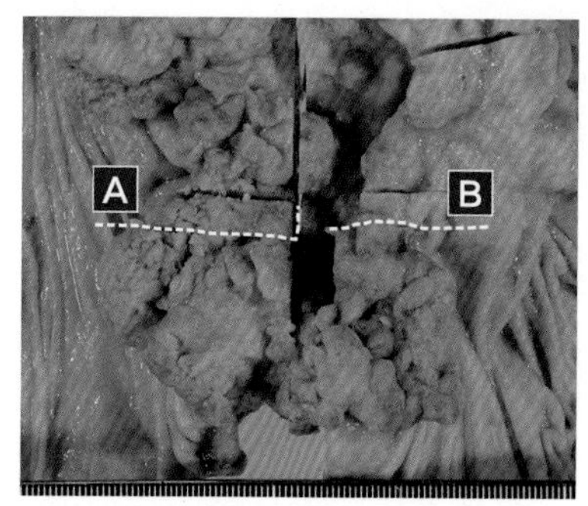

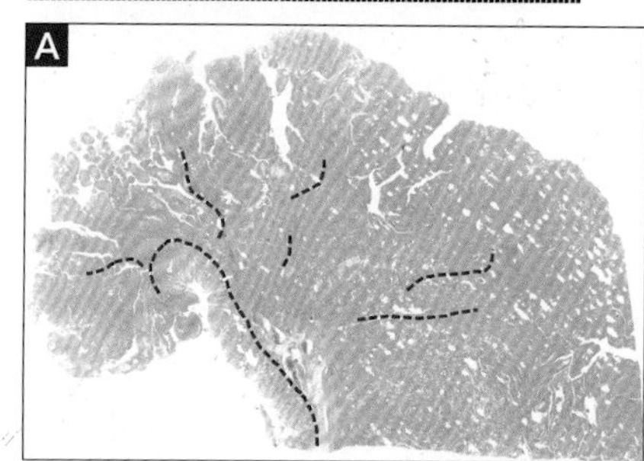

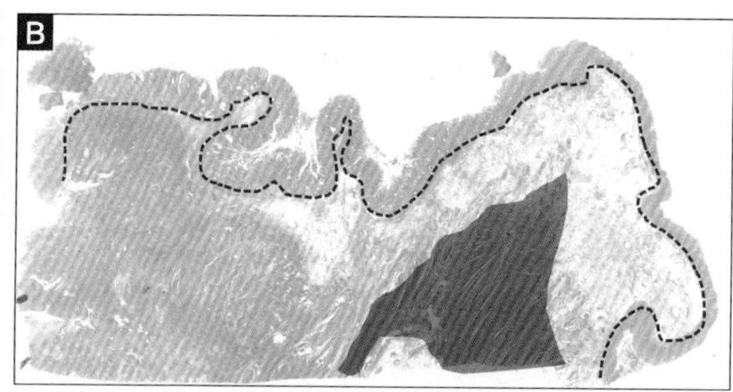

回盲瓣侧的病变，标本中病变深部未能充分展开。在本例中，我们仅着眼于病变表面，省略深部的组织像。大体像左侧（**A**）“堤坝”处可见很高的隆起，黏膜肌层向上翘起，**树枝状的纤维性间质如春笋般向上生长，肿瘤呈乳头状、绒毛状结构外生性发育**。请看癌巢的大体像，这恰好是一个典型病例。

与之相对，在大体像右侧（**B**）的“堤坝”处，**肿瘤浸润至黏膜肌层以下并从下向上推挤非肿瘤黏膜**。请注意，这也是“堤坝”。

两处“堤坝”都是“病灶边缘处的隆起”，但它们的生长方式却大不相同。

经典病例 10

“堤坝”狭窄、凹陷很深的 2 型病变

大体像▶p.12

大体精进之路中的解读 回顾

直肠（Ra），23mm×18mm 大小的病变。病变周围可见多发的半球形息肉。病变部可见“堤坝”样较细的隆起。周边隆起处的一部分（黄线：═）存在高低差。凹陷内部存在更深的凹陷。“堤坝”表面的结构较为平滑。其中一部分与周围的非肿瘤黏膜几乎没有差别，另一部分即黄线标记的前方呈轻微的茶褐色改变，也可见呈细颗粒样的区域。考虑仅细颗粒样区域为黏膜内癌。由于凹陷内部是逐渐加深的，推测这些区域不仅 2 楼地板，连 1 楼地板也塌陷了。

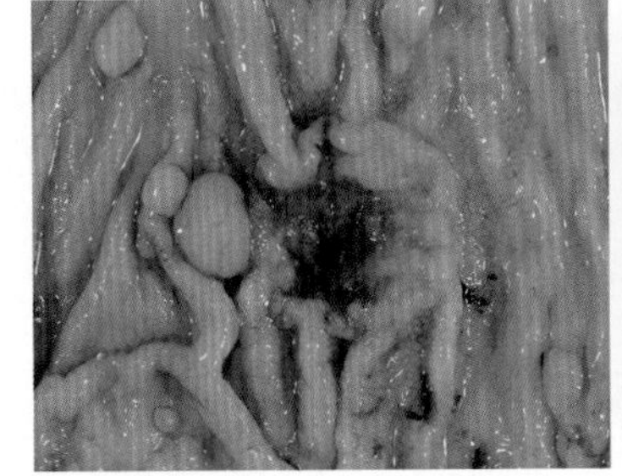

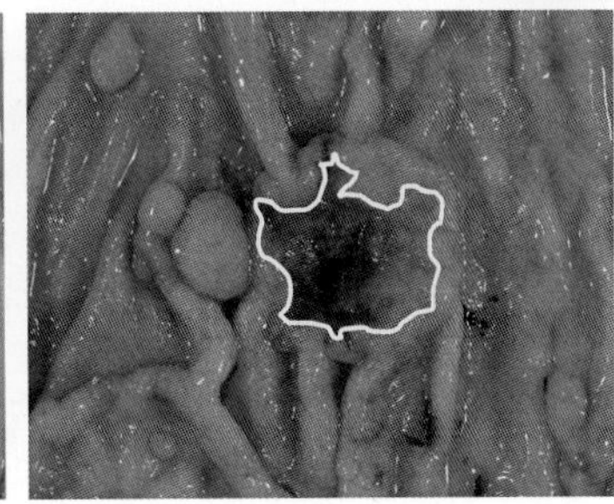

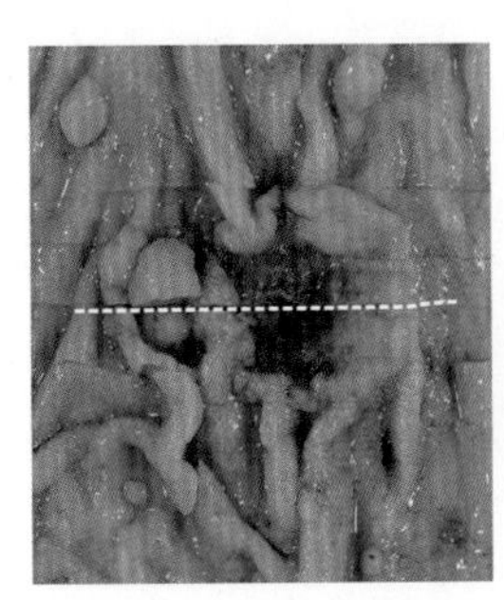

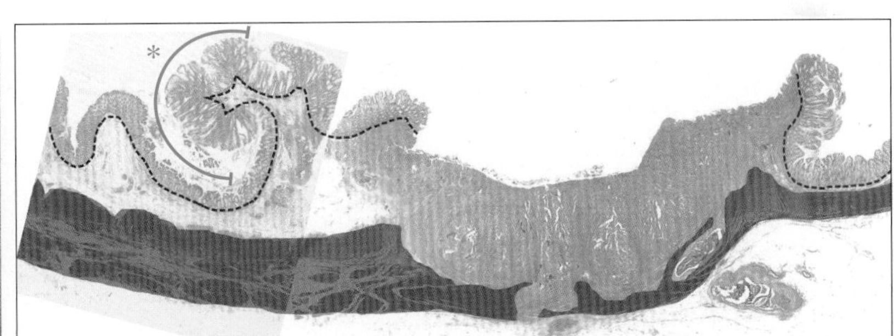

如图所示，可以判断黄线包绕的区域黏膜肌层消失，还可以预测凹陷内部的深凹陷处浸润更深，超过固有肌层。

大体像左侧（肛侧）的白色隆起处黏膜呈锯齿状改变（*）。该患者肠道可见多发锯齿状病变，腺癌是否起源于锯齿状病变目前尚不清楚。本例中锯齿状病变与癌巢间没有明显的移行部位，乍一看像是两者的“碰撞”。

然而，在大肠中**很难判断一个病灶是否与另一个病灶发生“碰撞”**。经典理论认为，碰撞表现为“两个病变在边界处收缩形成明显间隔”、“非肿瘤腺管残留”或“形态学上差异显著”。但是，近年来从基因分析的结果看，它们表现为不同的病变形态，但具有共同的基因突变。本例也不例外，若进行基因分析，也许会意外地发现锯齿状区域和癌灶区域属于一个谱系的改变（也可能不是）。

不仅是大肠癌，对所有癌而言，肿瘤起源、分化方向和肿瘤单克隆性的概念正在随着对肿瘤干细胞和肿瘤微环境的研究而逐渐改变。闲话少说，让我们继续学习下一个病例。

经典病例 11

不剖开盲肠，可以看到“堤坝”的侧面像

大体像▶p.13

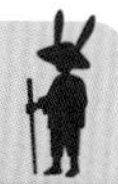

大体精进之路中的解读

回顾

盲肠邻近阑尾开口部的35mm×28mm大小的病变。由于没有完全剖开盲肠，从表面所观察到的几乎均为非肿瘤黏膜，仅在凹陷的深部可见少量癌巢。蓝线（—）的色调与周围黏膜完全相同。**只是表面的非肿瘤黏膜出现褶皱**。为什么这个区域的黏膜会出现如此清楚的颗粒状褶皱呢？

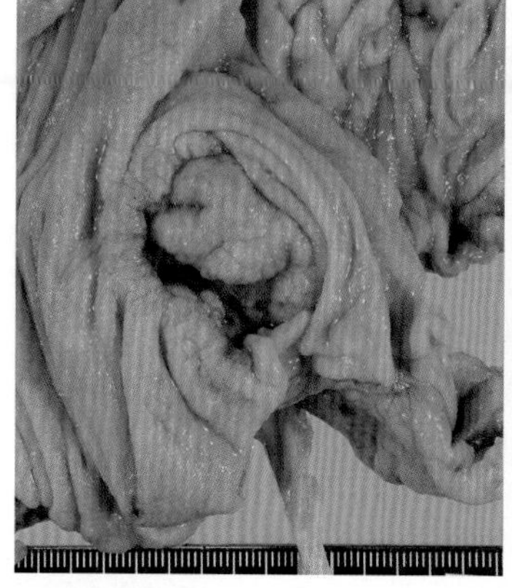

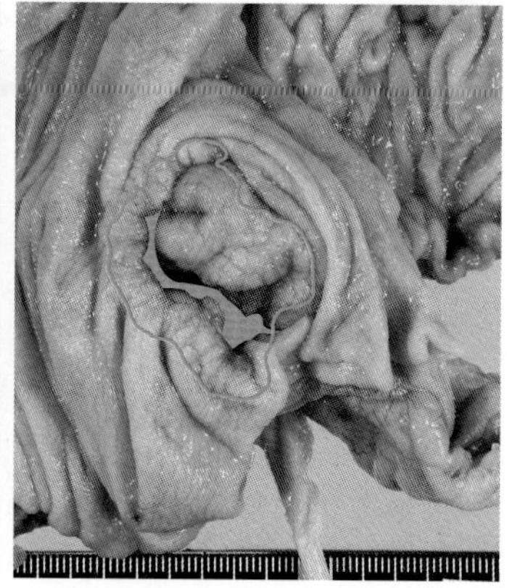

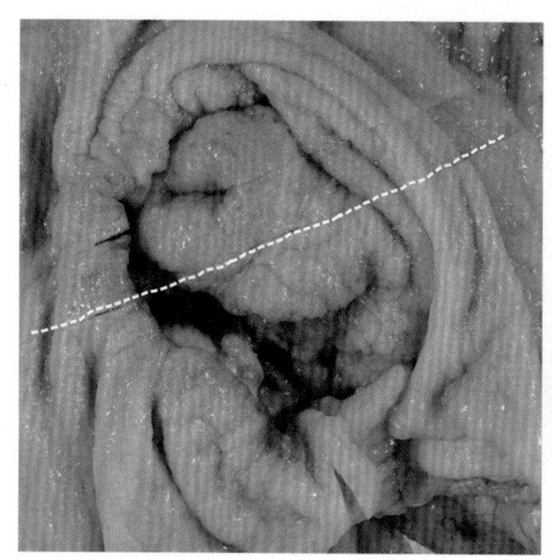

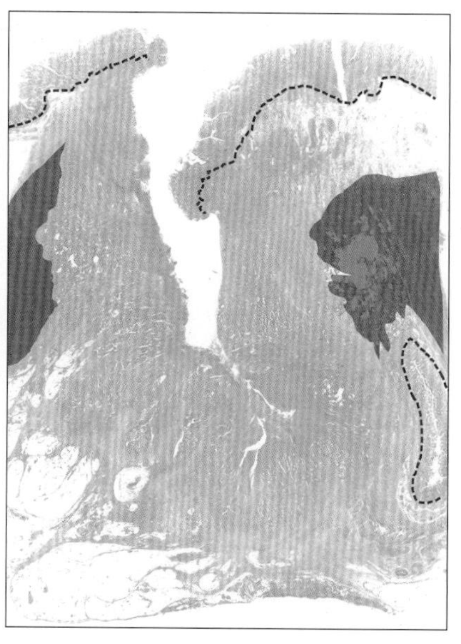

这是在一般病理图像中很难遇到的可正面观察“堤坝”的病例。在癌灶边缘，肿瘤从黏膜肌层以下将非肿瘤黏膜向上推挤，黏膜色调与周围差别不大，但褶皱明显。这是**由于黏膜肌层以下的癌及促纤维组织增生反应（DR）牵拉黏膜肌层，导致黏膜延展性下降所致**。虽然病理医生很少关注这些表现，但由于内镜医生经常从侧面观察病变，偶尔会看到这种“黏膜在堤坝边缘未能充分延展的表现”。

经典病例 12

合并溃疡性结肠炎的大肠癌

大体像▶p.14

大体精进之路中的解读　　回顾

直肠（Rb）的病变，这是溃疡性结肠炎随访的病例。病变周围的炎症已经消退，但黏膜似乎有些破损、脱落。与我们之前看到的病例相比，该例边缘隆起的部分形状似乎略有不同。推测可能并非都是“堤坝”（从黏膜肌层下方抬起的部分）。隆起并不太高，表面结构非常细小，较细的分叶与粗大的结节混杂，具有异常的多样性。

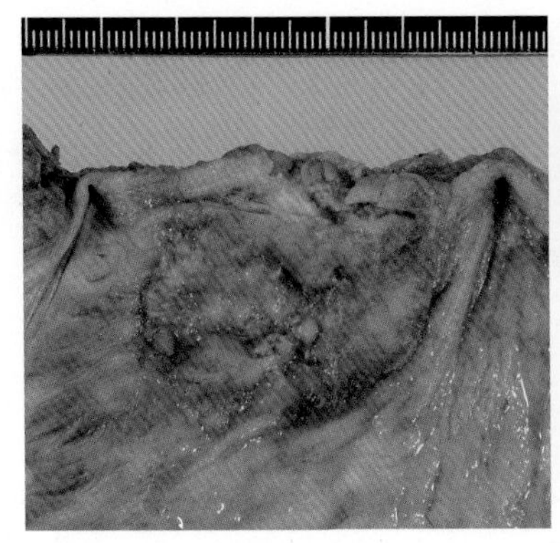

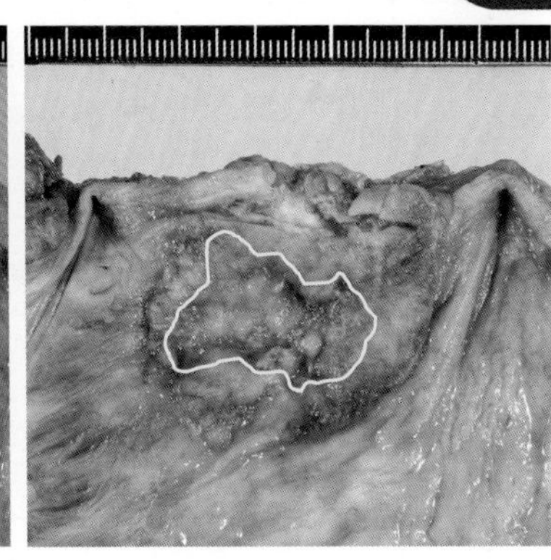

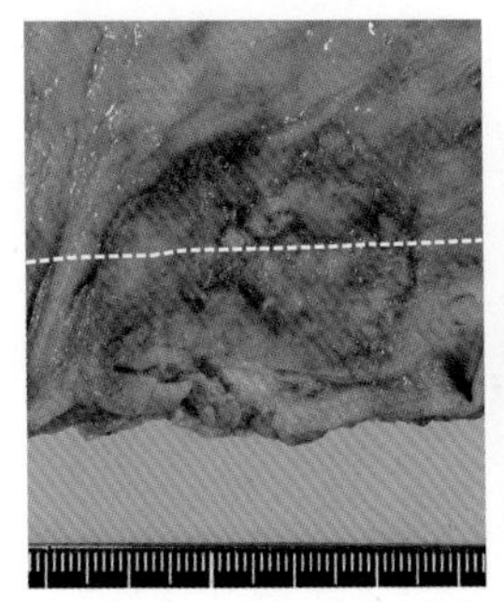

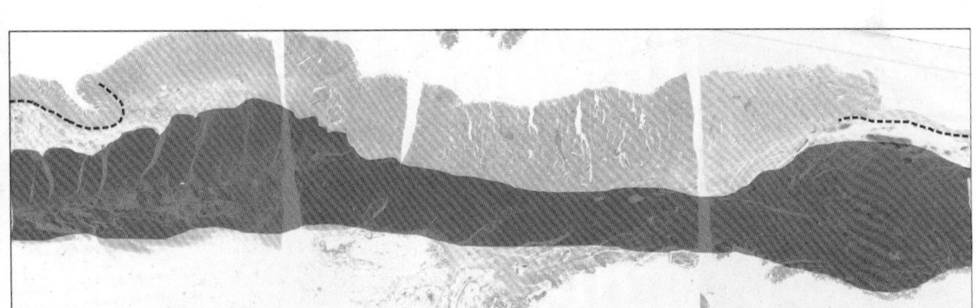

为了方便标本处理，我们将肛侧置于右侧，该病变浸润至固有肌层，与迄今为止所见的典型 2 型病变有所不同。虽然黏膜肌层两端也有断裂，但与以前看到的病变相比没有明显的高低落差，“堤坝”也不明显。那么，我们为什么会将该病变解读为浸润深度超过黏膜下层呢？

虽然没有明显的高低落差，但**病变内部有明显的、不规则的凹凸结构**，可以想象为“哦，地板塌了吧”。此外，由于**病变周围的非肿瘤黏膜被紧紧地向外推挤（皱襞在外面）**，因此可以理解为病变形成肿块出现所谓的占位效应（mass effect）。除非肿物浸润至黏膜下层，否则不会有这种改变。

本例中虽未展示高倍放大像，但侵袭前锋的不同部位具有多样性，既有低分化腺癌成分，也有自下向上延伸的乳头状结构。**这种分化程度与肿瘤形态的多样性常见于慢性炎症背景下发生的癌**。

如本例所示，对合并溃疡性结肠炎的大肠癌，仅通过肉眼观察很难判断病变大体像中黏膜肌层的走行。可能是由于以下几个原因：炎症导致的黏膜结构改建，以及与常见大肠癌相比更容易混杂低分化成分、超高分化成分等。

经典病例 13

家族性腺瘤性息肉病的病例

大体像▶p.15

大体精进之路中的解读 回顾

此病例为家族性腺瘤性息肉病，但切除范围内总体显得黏膜粗糙。使用福尔马林将标本固定后放大观察，可见黏膜中分布着无数小息肉。远景观察时可见皱襞和黏膜依然保存着肠壁原有的凹凸结构，可以推测保持黏膜原有的凹凸结构即表示所有病变区域黏膜肌层尚存在。

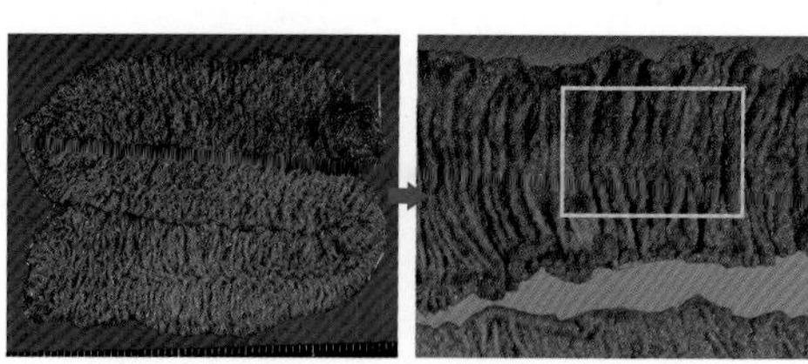

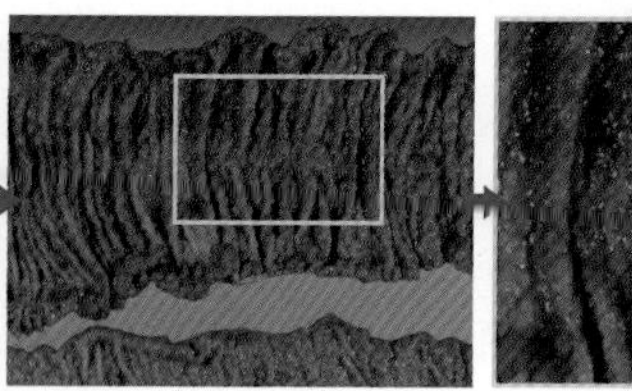

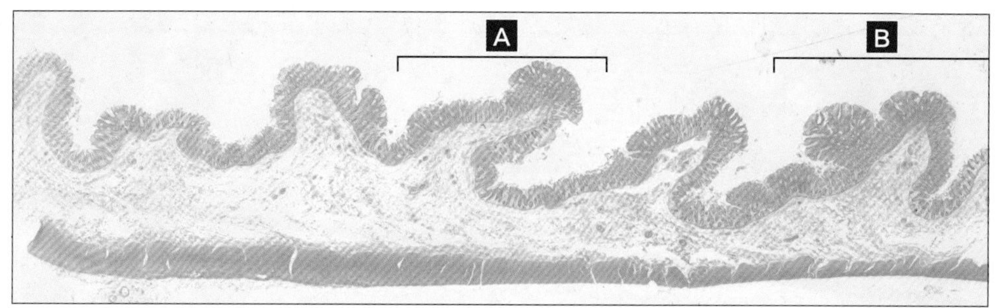

从大体像上看，黏膜肌层均完整保留，黏膜下层无肿瘤浸润，但在黏膜内发现了无数的腺瘤（adenoma）。

顺便说一下，有腺瘤的部分黏膜增厚了，但除此以外还有其他发现吗？虽然肉眼很难注意到，但是当放大观察时，可见其他黏膜增厚的区域（▨：腺瘤），黏膜肌层像帐篷一样向上撑起（----：参照黏膜肌层的形状）。另外，向上方顶起的黏膜下层内，聚集着“朝向肿瘤的血管”（—）。

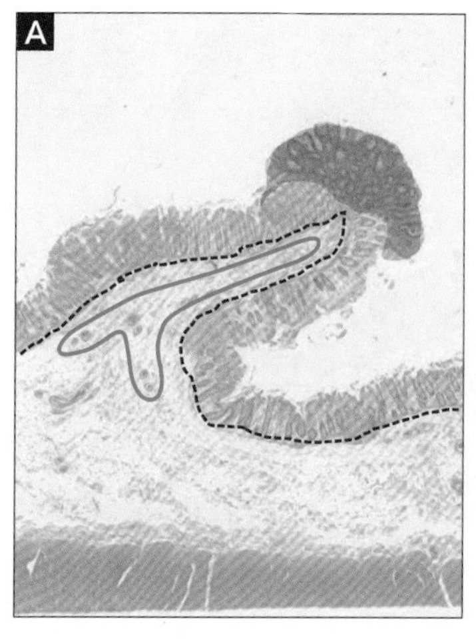

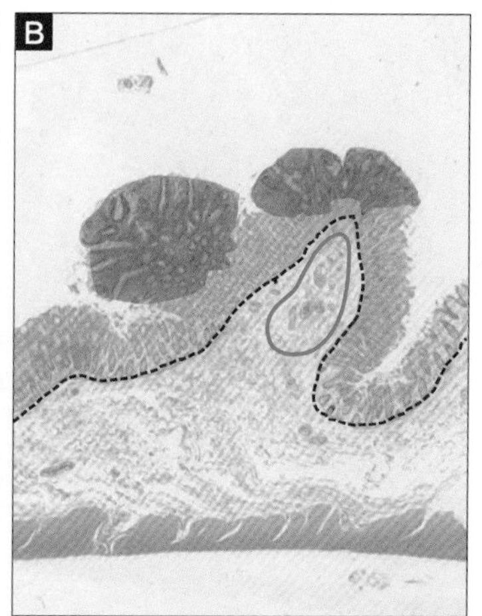

大肠黏膜内的病变除了0-Ⅱa以外，还表现为其他肉眼形态，如0-Ⅰs和0-Ⅰp。如何区分这些形态呢？能够正确回答这个问题的报道并不多。但请记住0-Ⅱa、0-Ⅰs和0-Ⅰp之间的主要区别在于“黏膜肌层的形状不同”。具体而言，**病灶的蒂部越明显，黏膜肌层越像支起的帐篷一样高、尖**，而且像是与黏膜肌层的走行相匹配一样，黏膜下层的血管分布也呈现出细微的差别，很神奇吧。

经典病例 14

2型病变与0-Ⅱa病变的碰撞

大体像▶p.16

大体精进之路中的解读　　回顾

乍一看，粗糙的隆起中有一部分看起来是凹陷的。只有蓝线（—）部分的表面结构是不同的。**表面分叶的程度比其他部位更明显，简直就像是一个正在蓬勃向上生长的松果。**

红线（—）包围的部分病变是连续的，**黄线（═）**标记部分形成凹陷，因此红线＋黄线部分与我们之前所看到的2型病变是一致的，但**蓝线（—）**标记部分却有些奇怪。背景黏膜中并未看到提示存在多发病变的表现（息肉、息肉病和特殊炎症等）。

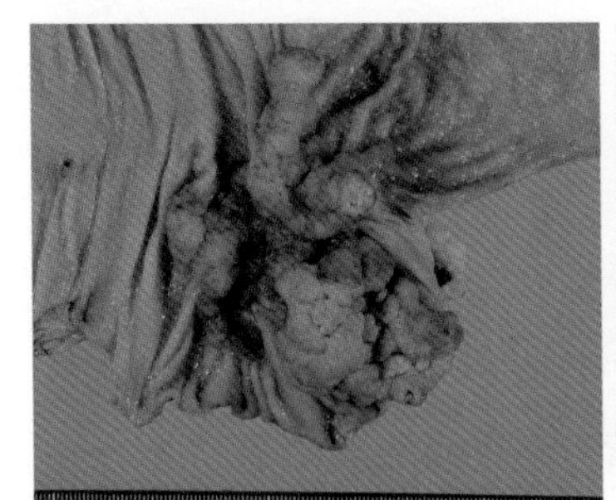

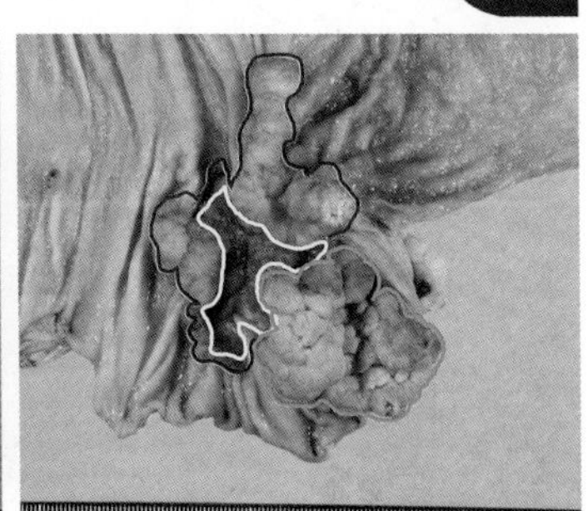

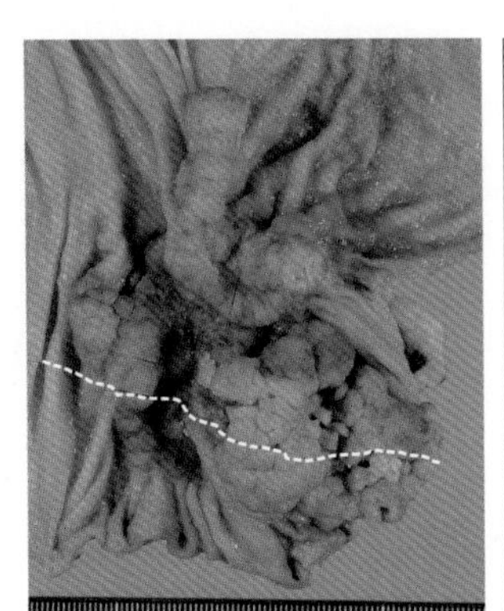

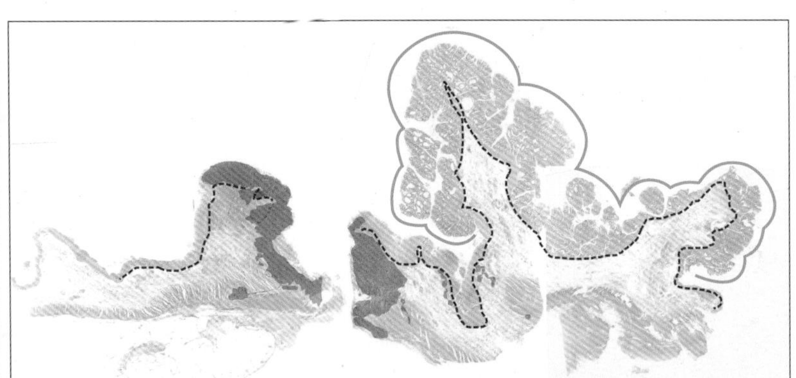

2型病变（▇）因黏膜肌层消失（导致地板塌陷），形成较深的凹陷。而与之相碰撞的隆起型病变中（LST-G：—），黏膜肌层几乎均完整保留。黏膜肌层随着黏膜的增厚和分叶，像帐篷一样向上撑起。在该病例中，两个病变之间存在间隔，且细胞形态不同，所以不得不理解为“碰撞”。但同样，大肠病变碰撞的概念也许将来会被推翻。

不管碰撞概念正确与否，通过大体像就能从表层解读深层黏膜肌层的走行，这件事本身就很酷，我想大家也都习惯了吧。

经典病例 15

阑尾肿胀的病变

大体像▶p.16

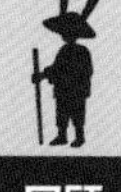

大体精进之路中的解读

回顾

乍一看，阑尾肿胀非常严重，表面可见微细血管显露。但白苔附着和阑尾表面的色调变化均不明显。推测这是一个阑尾内含有大量黏液的“阑尾肿瘤”。

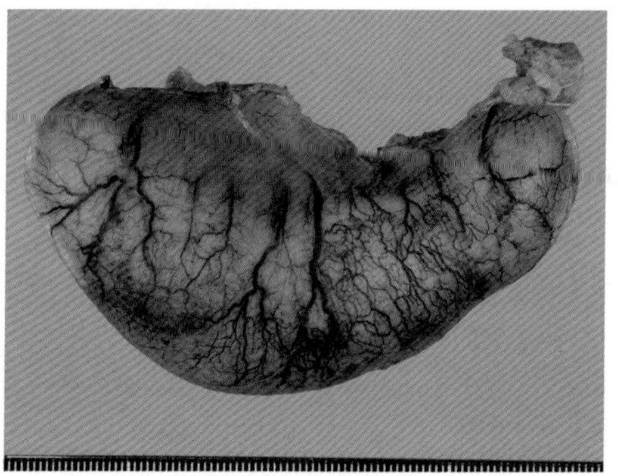

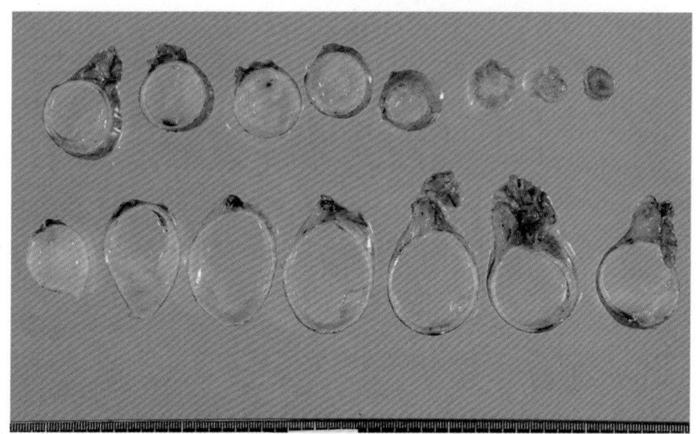

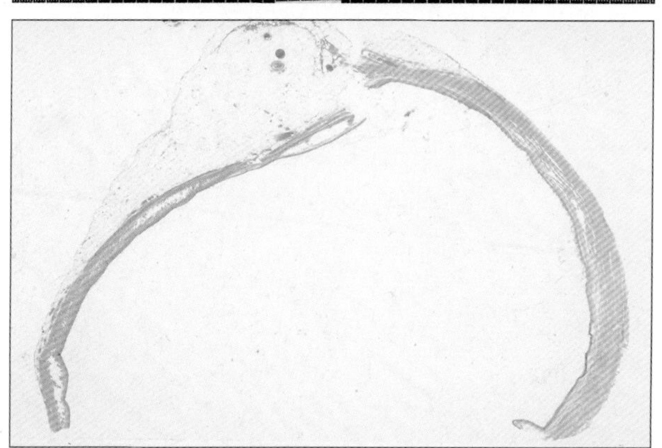

由于阑尾腔内大量黏液挤压，使得黏膜变得很平滑。如图所示，该组织像的放大倍数和以前的照片基本相同。但黏膜的厚度与黏膜肌层的走行却几乎无法辨认，似乎所有这些变化都是由于管腔内部压力增加、管壁被拉伸所致。在大肠中，存在很多“限制管壁伸展的病理状态”，不过，在本例中则可以看到“管壁过度伸展”的情况。

经典病例 16

2 型病变：凹陷内部存在粗大、污秽的隆起

大体像▶p.17

大体精进之路中的解读 回顾

直肠（Ra），90mm×55mm 大小的病变。**红线（—）**似乎是“堤坝”很薄的 2 型病变的边界。**黄线（═）**在“堤坝”的内侧可见黏膜肌层塌陷，形成凹陷面。但是，凹陷内可见凹凸不平、结构粗糙的结节旺盛地向上生长。就像是烤年糕时，由于受热，年糕“啪”地一下像气球一样膨胀。推测肿瘤一旦破坏黏膜肌层并试图向下浸润时，先会产生丰富的促纤维组织增生的间质，并开始呈膨胀性生长，形成这种肉眼形态和表面结构。

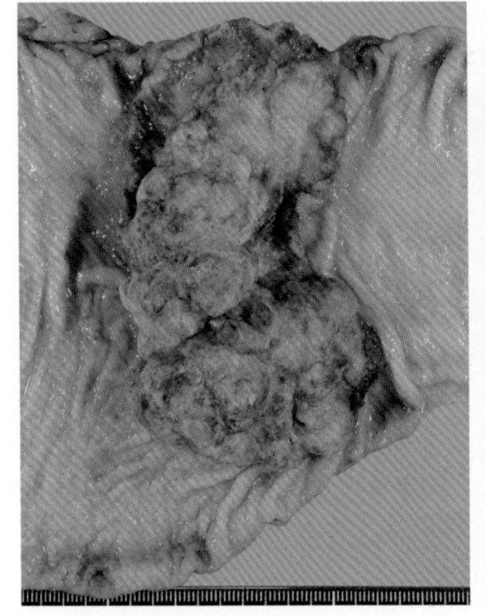

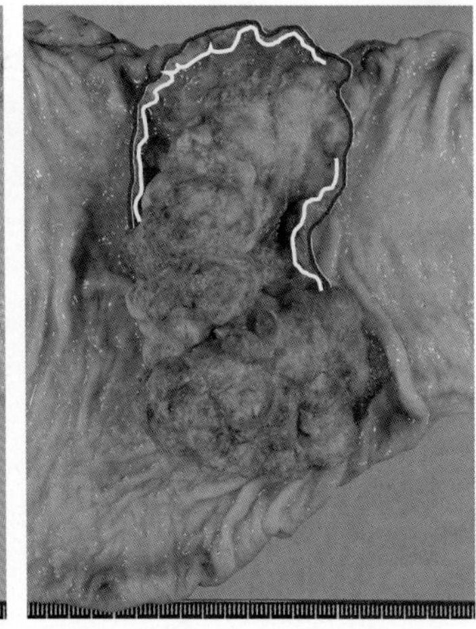

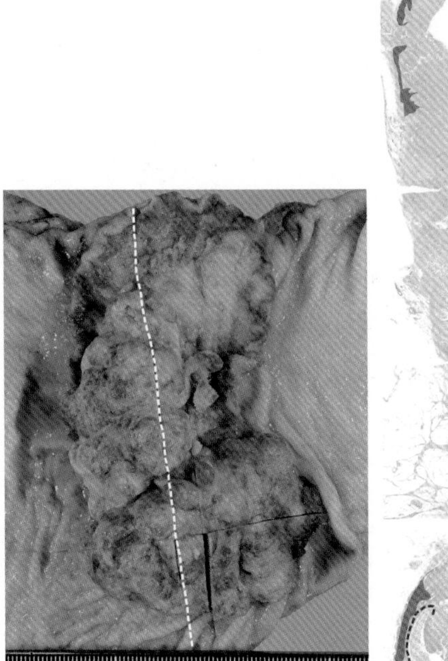

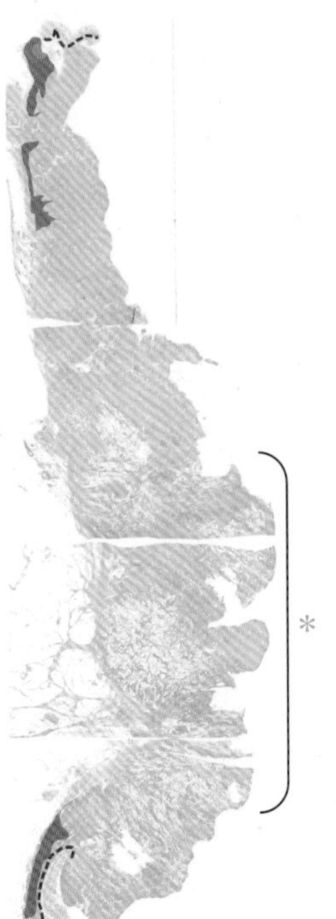

黏膜肌层在病变边缘处全部中断，固有肌层也几乎没有残留。

顺便说一下，观察大体像时所做的预测**大部分是正确的，但也有一些误判**。笔者原本以为隆起处是由于肿瘤浸润部间质成分显著增加所致（=DR 过度的状态），但当我观察组织学图像时，增厚的部分（*）过于“发白”，**这是由于黏液所致**。也就是说，导致病变具有奇怪的厚度的原因是过多的黏液成分而不是纤维组织。即浸润部产生了大量黏液，而病灶的体积因黏液的存在而明显增厚。

病灶中层至深层产生的黏液比较显著（图片中的白色部分），但表层黏液并不丰富，而腺体密度较高。由于黏膜表面像一个“盖子”阻碍黏液分泌，导致黏液在间质中蓄积，从而引起病变增厚。由于黏液未能分泌至表面，因此从大体判断上排除了黏液癌的可能。当然，**即使是黏液癌，表面也并不总是有黏液附着**。

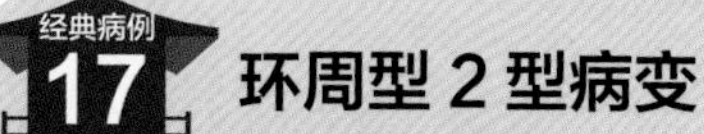

环周型 2 型病变

大体像▶p.18

大体精进之路中的解读

回顾

从**红线**（—）标记的病变边界到**黄线**（═）的断崖处（内部凹陷），间距较宽。周边隆起处，可见多发 7mm 左右的分叶状结节，表面呈细颗粒状。**推测似乎黏膜内成分尚保留**。但是，由于存在肠腔狭窄的倾向，推测浸润部分硬化很严重。

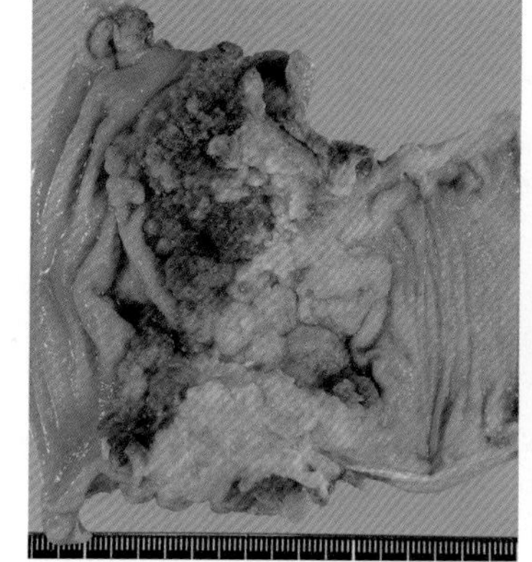

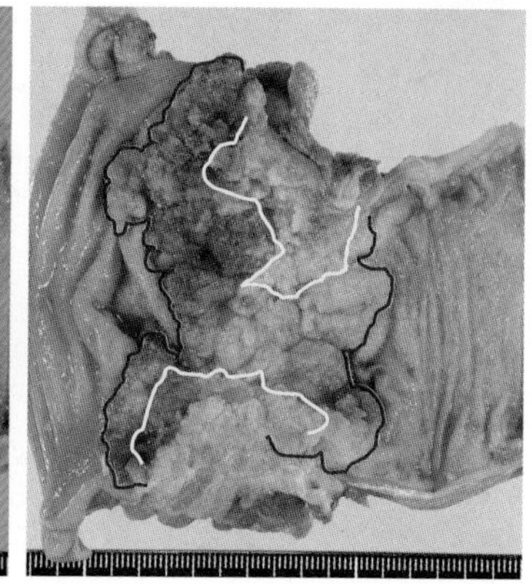

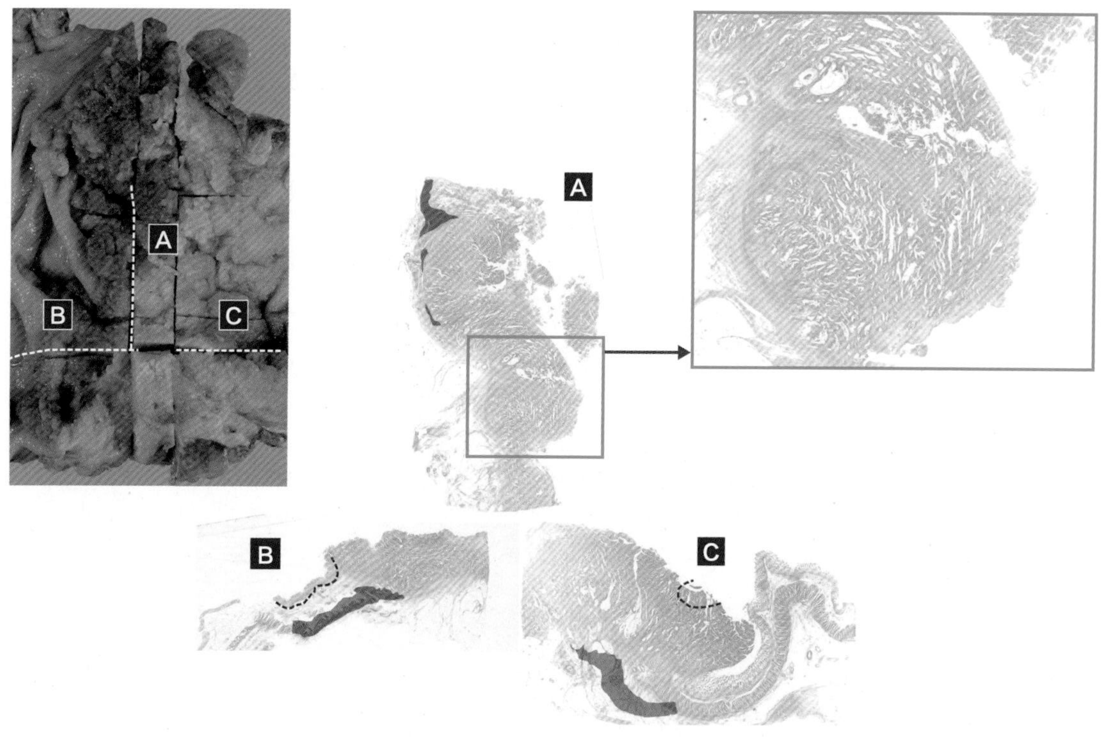

这也是一个**笔者对大体像判断错误的病例**。从模式图上看，**病灶内部几乎没有黏膜肌层，也几乎没有所谓的“黏膜内成分的残留”**。表面隆起明显的部分（蓝线内：□）虽无黏膜肌层，但肿瘤腺管从上至下排列紧密，分化程度较高，拉伸的肿瘤腺管“几乎朝同一方向”排列。

通常来说，如果地板（黏膜肌层）破坏，这部分应该发生塌陷。但这例由于肿瘤腺管过度延伸，使病变保持一定厚度，从而很难看出地板塌陷。这是乳头状腺癌（pap）的典型表现，但本例并非乳头状腺癌（pap），而是由管状（tubular）和绒毛状（villous）结构构成的隆起较高的腺癌。让我们回顾一下出现在8号经典病例的**“虽然黏膜肌层消失，但是表面仍有颗粒残留的模式”**。

虽然黏膜肌层消失，但是表面仍有颗粒残留的模式

①肿瘤腺管延伸（如乳头状 / 绒毛状结构），从黏膜肌层以下向上生长、延伸并开口于表面的模式。

②黏膜肌层呈树枝状，部分破坏后仍有骨架残存的模式。

③黏膜肌层消失，原黏膜内癌成分呈密集残留的模式。

④ 原有结构由于化疗等原因被破坏后再生修复，不适合采用常规方法分析的模式。

本例为模式①。因肿瘤腺管粗大且纵向延伸，即使没有黏膜肌层，病变仍然保持一定厚度或保留表面结构，虽然这听起来有点牵强，但却是一个重要发现。该类病变与黏膜肌层呈树枝状残留的病变可通过表面分叶结构的走行而进行鉴别，笔者也被这个病例“蒙骗”了。当通过表面结构的放大观察或活检等手段**判断肿瘤腺管结构是否细长、隆起较高时，应注意对黏膜肌层状态的判断**。

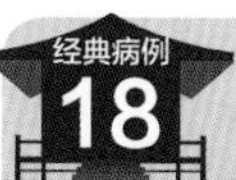

2 型病变：凹陷内部光滑

大体像▶p.18

大体精进之路中的解读

回顾

升结肠，45mm×26mm 的 2 型病变。2 型病变边缘可见较窄的环形隆起，具有光泽，与非肿瘤黏膜的差别并不那么明显。“堤坝”的内侧缘凹陷，凹陷内一部分结构粗糙，➔部分可见另一个隆起型病变（12mm 大小），皱襞在此处增粗、肿大。

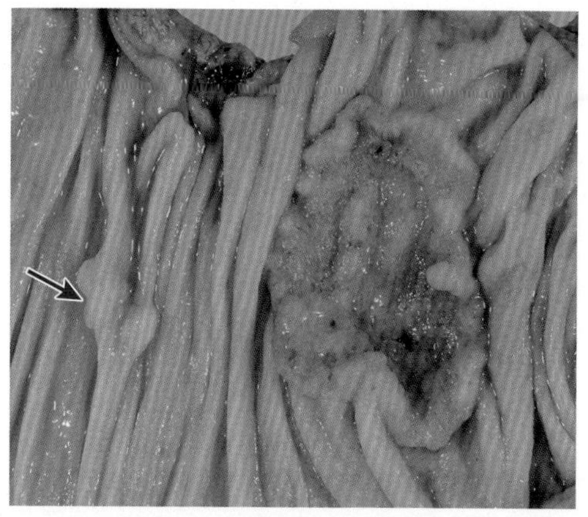

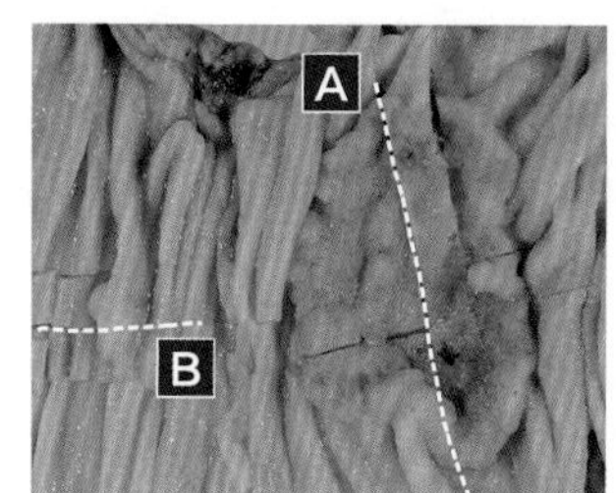

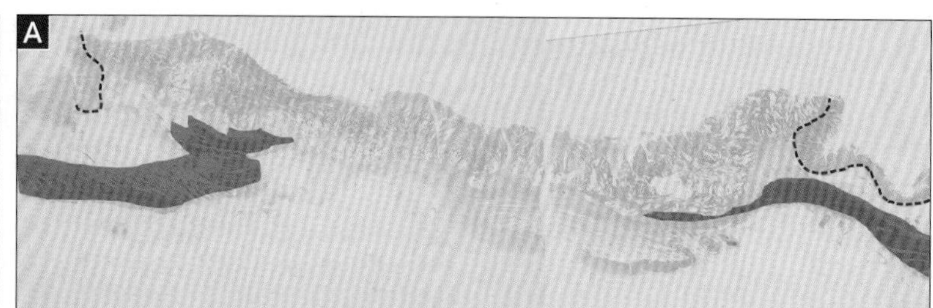

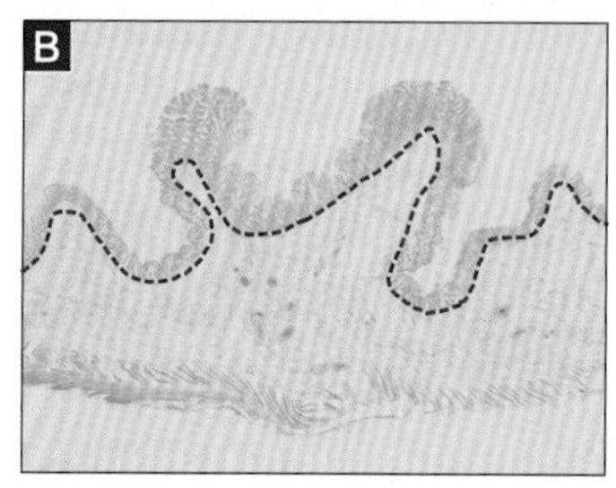

通过现有的解读方法，可以完美地预测该病例的组织学图像。病灶边缘处黏膜肌层向上隆起，中央毁损导致黏膜肌层消失处黏膜凹陷，边缘隆起处可见非肿瘤黏膜。凹陷内部肿瘤浸润穿透固有肌层。肿瘤形成大小不一的结节，凹陷内部表面粗糙。

位于主病灶肛侧（左侧）皱襞上的结节（较小病变：➔），黏膜肌层完整保留（**B**），但是病灶处的黏膜层却增厚了，呈现出 0-Ⅱa 型的大体图像。皱襞本身无增厚，但是位于皱襞上的病变黏膜层增厚了。对于这种浅表型病变仅用组织像很难评价，但认识和判断这种浅表型病变的黏膜肌层走行也很重要。

经典病例 19

典型的 2 型病变

大体像▶p.19

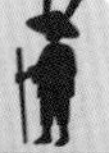

大体精进之路中的解读

回顾

横结肠，54mm×53mm 大小的病变。包绕病变的环形~平坦的边缘隆起处，散在分布具有光泽的、非肿瘤性黏膜。但大部分区域略带茶褐色，可见伴有反光的细颗粒样结构。“堤坝”的内缘向下延伸并与具有边界的凹陷面相连，凹陷内部总体较为光滑。

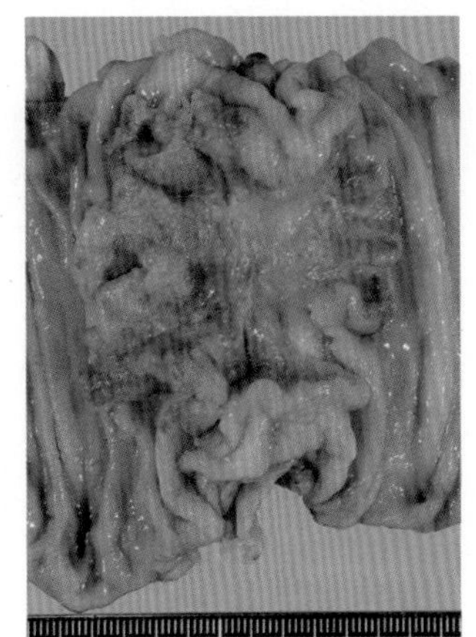

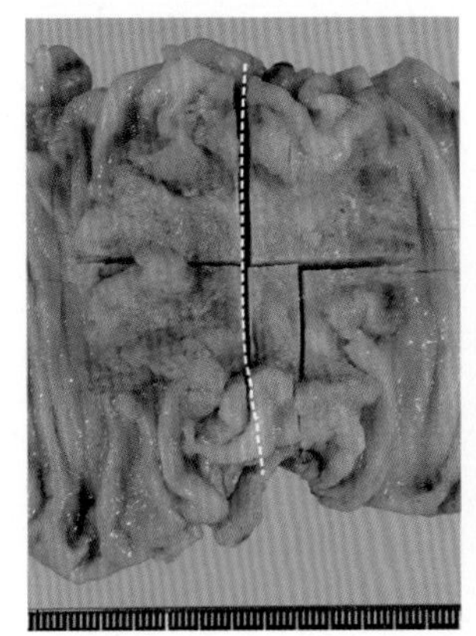

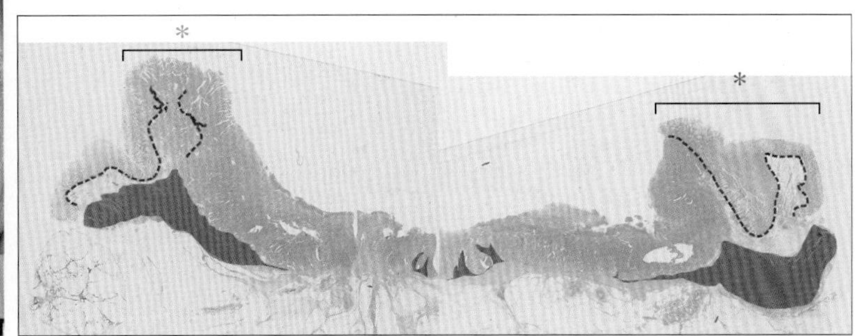

在组织像的左侧（大体图像的上方：*），邻近病变“堤坝”处黏膜肌层呈树枝状残留。该处也有少量黏膜内癌残留，导致“堤坝”部表面结构呈分叶状。与此相反，在组织学图像的右侧（大体图像的下方：*），黏膜肌层截然中断并向内部凹陷。这个病例和 **1 号经典病例**一样内部是光滑的。与之前的 **18 号经典病例**相比，本例更难看出内部的腺管结构，考虑是由于肿瘤性腺管或管腔结构较细小所致。

此外，该病变内散在部分固有肌层残留。或许是因为保留了部分固有结构，与接下来在 **20 号经典病例**中展示的进展期大肠癌相比，管腔狭窄的程度似乎稍低。

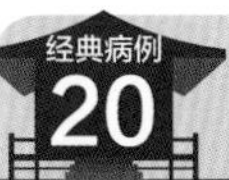

严重狭窄的 2 型病变

大体像▶p.20

大体精进之路中的解读 **回顾**

升结肠，38mm×35mm 大小的病变。肠壁受到牵拉，有肠腔变狭窄的倾向。病变周边可见边缘隆起，不同位置其隆起厚度略有不同。隆起表面成分混杂，既有呈细颗粒状伴有反光的部分，也有与周围黏膜色调几乎相同的部分。隆起的内侧缘陡然凹陷，凹陷内部有光泽的部分和轻度凹凸不整、粗糙的部分互相混杂。

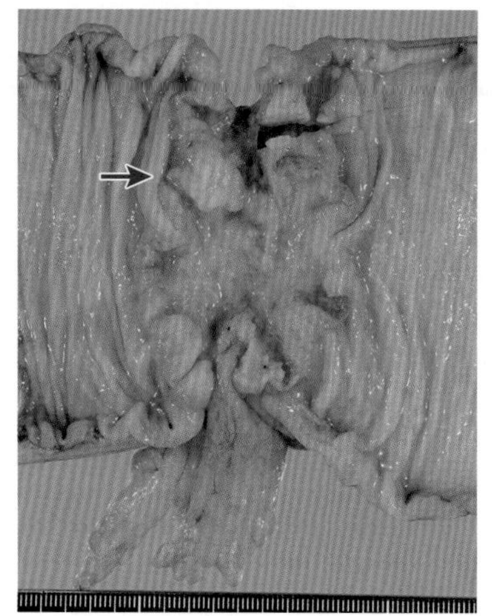

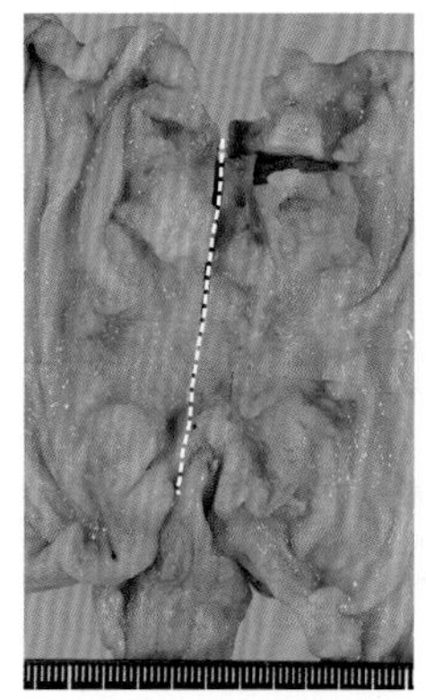

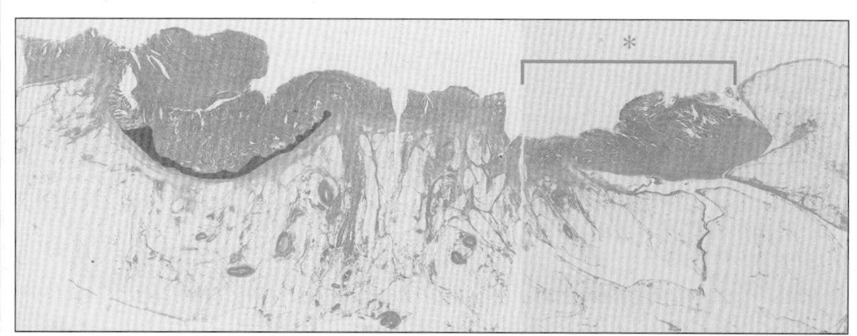

病灶中央改刀处，肿瘤浸润管腔全周。如果仔细观察大体像，改刀处上缘向下至 1/3 处可见一处与“堤坝”相连续的隆起（➔），但其上方和下方均因癌灶产生凹陷，非肿瘤黏膜全部消失。在组织学图像中，几乎所有的深粉色部分均为癌并伴有促纤维组织增生反应，无黏膜内癌成分，黏膜肌层也全部消失。在周边隆起和凹陷相互碰撞的区域（距左侧缘恰好 1/4 ~ 1/3 处）仍残留着固有肌层，只有这个部位浸润程度较轻。**推测只有这个部位附近深部的结构尚保留，**与上一个病例（**19 号经典病例**）相比，该病变中残留的固有肌层的长度和面积均小于管腔周长，促纤维组织增生反应也很严重，这是造成严重狭窄的原因。

让我们将凹陷内部进一步放大来进行观察（＊）。

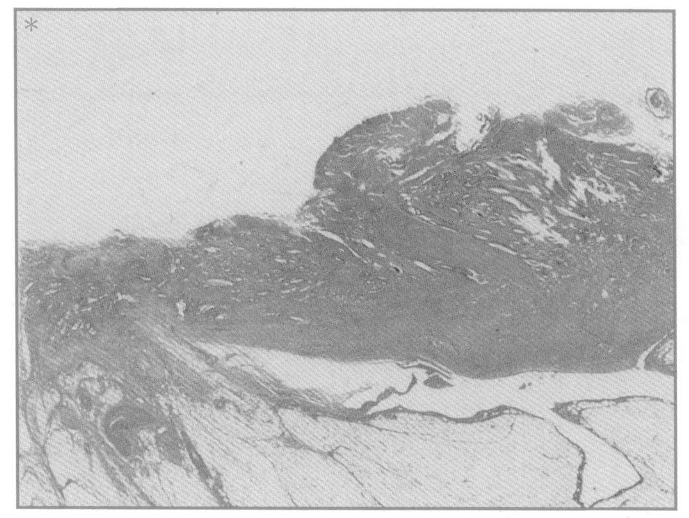

虽然肿瘤腺管较少，但有大量粉红色纤维组织，这是由于成熟的促纤维组织增生反应形成了较硬的瘢痕样间质所致。

现在我很自然地使用了“成熟”这个词，但在促纤维组织增生反应中，成熟与不成熟的描述都只是暂时的，可否考虑使用“成熟度”这一概念来定义反应性的促纤维组织间质呢？正如在大肠癌研究会中的项目研究中，为了方便起见，会通过分层，即成熟（mature）/ 中间（intermediate）/ 未成熟（immature）来评价对预后的影响。尽管认为这种分层是有意义的，但我们并不知道从生物学角度看，这种分层方法是否真的有价值。

闲话少说，在这个病例中，如果能真正搞清楚癌中心部的间质表现为较硬的“粉红色”，且癌腺管小而稀疏，就达到目的了。

经典病例
21
典型的 2 型病变

大体像▶p.20

大体精进之路中的解读

回顾

直肠（RS），48mm×30mm 大小的病变。边缘隆起部高低起伏、具有分叶，从外侧观察可见正常黏膜覆盖的部分与表面呈细颗粒状的部分相互交织。“堤坝”的内侧缘向下凹陷，其内部还有更深的凹陷并附有白苔。

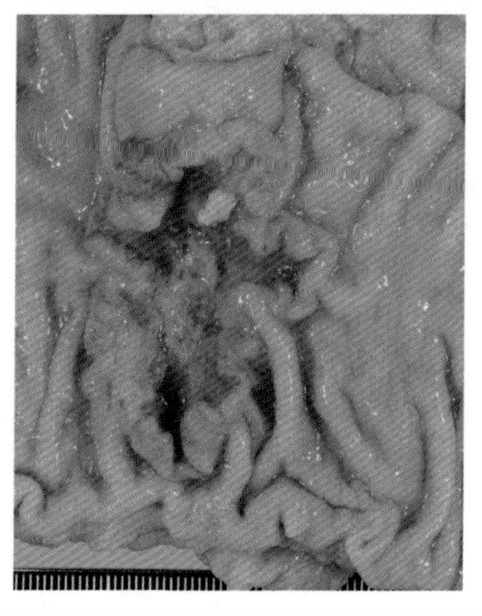

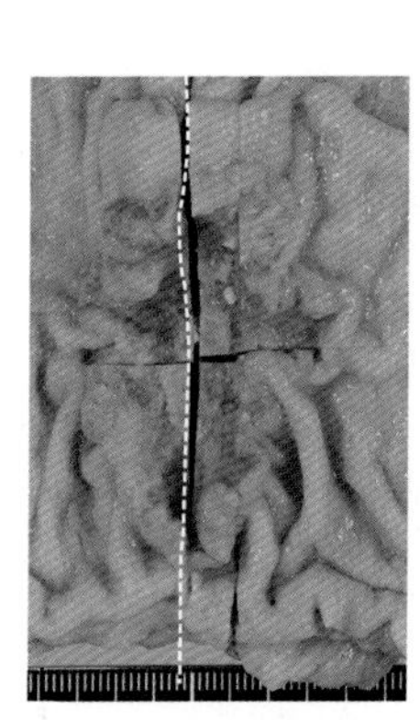

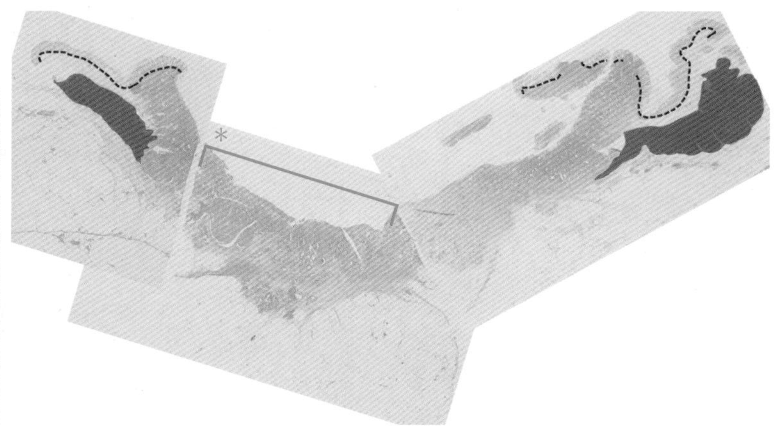

由于黏膜肌层断裂导致显著的凹陷。在固有肌层大面积被破坏的区域，其中央有一个更深的凹陷。由于固有肌层被破坏，导致“不仅 2 楼地板塌陷，连 1 楼地板也塌陷了”。

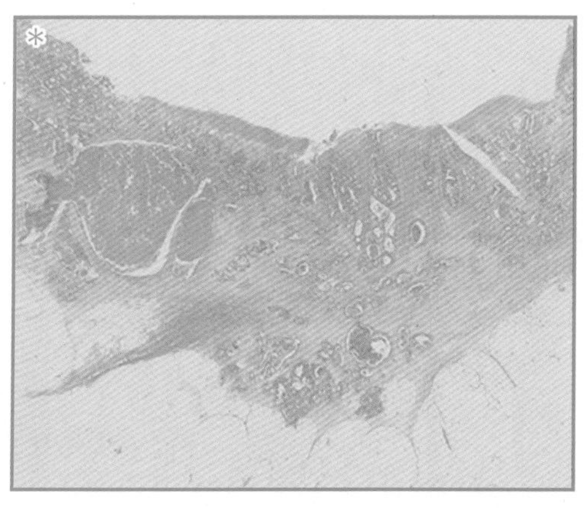

增加放大倍数后，会理解得更加深刻（*）。与 **20 号经典病例**相比，该例癌腺管大小不等，腔内有坏死物聚积（粉红色无结构物质）。另外，促纤维组织增生反应所致的间质为淡粉色，与**第 20 个**病例相比颜色淡一些（好像不成熟）。**成熟的胶原纤维较少，而疏松的间质增生则较为显著**，可能由此造成的肠腔狭窄不如之前的那例那么严重。

经典病例 22

这是2型病变吗?

大体像▶p.21

大体精进之路中的解读

回顾

直肠（Ra）18mm×15mm大小的病变。病变边缘可见环形隆起，内部凹陷。但凹陷内很好地保留了分叶结构，这一点与以前的病例有所不同。

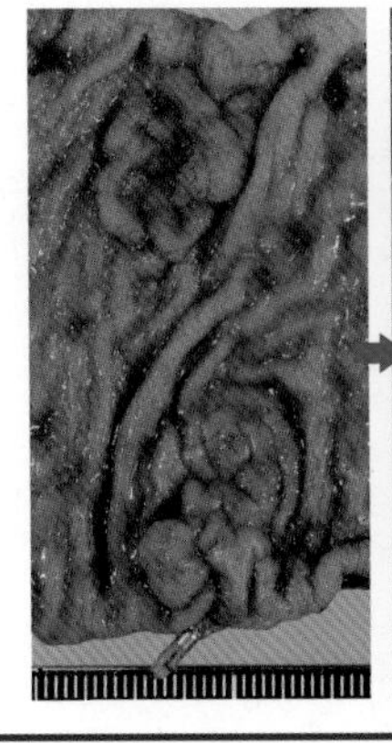

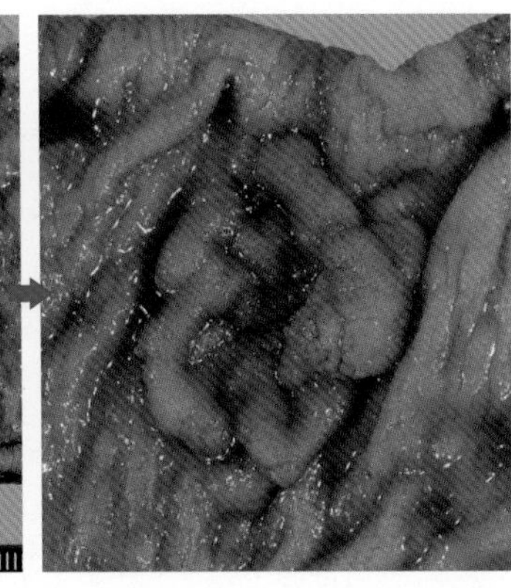

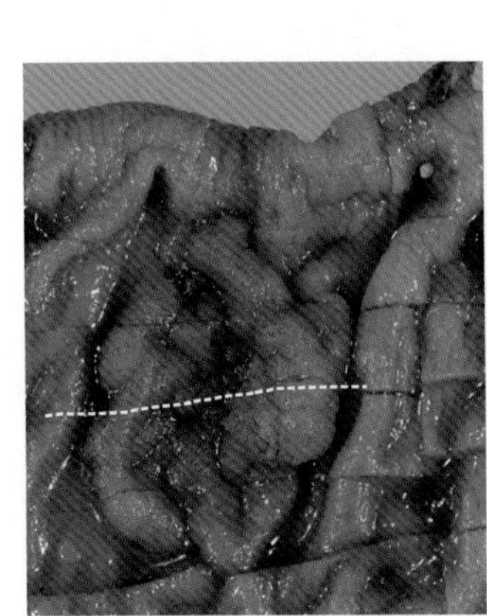

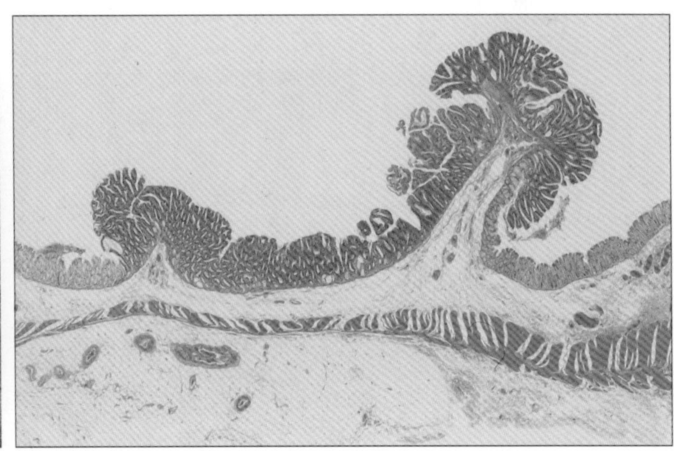

该病例虽然边缘隆起、内部凹陷，但并不属于典型的2型病变，而是所谓的LST-G样的0-Ⅱa病变。边缘隆起部向上抬起的部分是肿瘤组织。随着隆起的走行，黏膜肌层向上顶起，其下方的黏膜下层中可见血管穿行，正是由于这些血管的供养促进肿瘤组织得以“茁壮”生长。

病灶内部相对凹陷是由于边缘处存在明显的隆起所致。黏膜肌层的走行始终保持不变。即使在相对凹陷的内部也有细小的沟槽，就像非肿瘤黏膜中的无名沟一样，因此在凹陷内部还可以看到分叶样结构残留。

由于黏膜下层或固有肌层未发生纤维化，周围的管壁未受到牵拉。

经典病例

23

皱襞上的 0-Ⅱa＋Ⅱc 病变

大体像▶p.22

大体精进之路中的解读

回顾

病变位于乙状结肠，19mm×15mm大小，呈 0-Ⅰp 型，为带蒂的隆起型病变。在隆起表面可见细颗粒样结构，具有分叶。红线（—）的轮廓走行可见规整的分叶结构。黄线（═）包绕的部分为隆起内略微凹陷。这里看到的凹陷不同于之前所看到的断崖状那样高低差截然分明，为什么这里的黄线部分比周围更低呢？注意病变为 0-Ⅰp 型这一点是非常重要的。

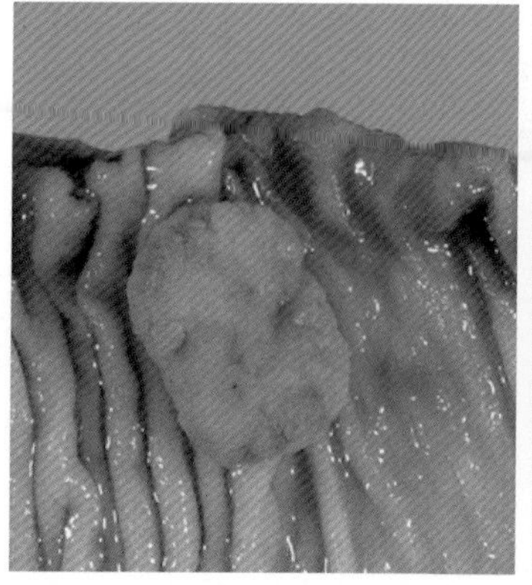

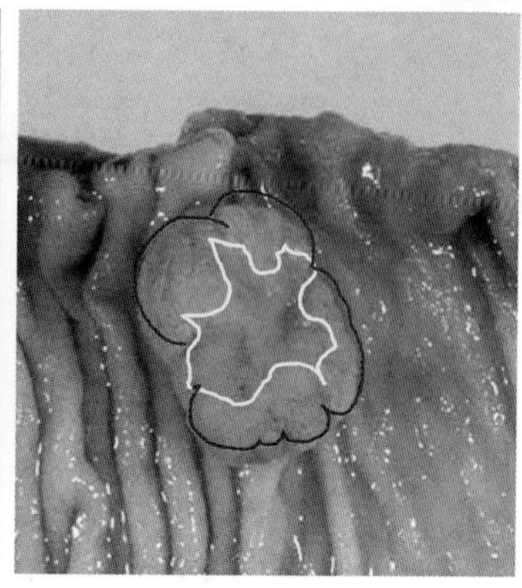

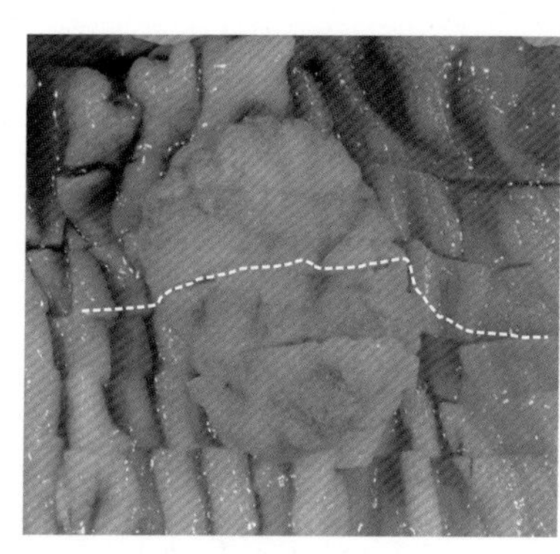

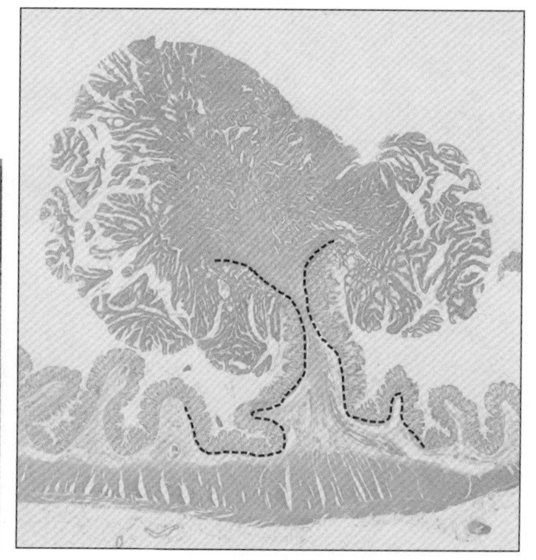

组织像的解读已经完成了一半。从现在开始，我们来解读 **SM 癌中黏膜肌层**的变化。

仅从一张组织学图像来看，这个病变的蒂很细，很容易把它看作是 0-Ⅰp 病变。但当着眼于黏膜肌层的变化时，发现陡然抬起的黏膜肌层顶端的结构并不清晰。如果我们根据这种走行模式**想象黏膜肌层原来的走行**的话，应该如**图 A** 所示。蓝色虚线（----）是分别从左右两个方向推测的黏膜肌层走行的路线。估计原来这里是存在地板的，现在塌陷了，而黏膜内残留的肿瘤也表明这部分最初是存在黏膜肌层支撑的。

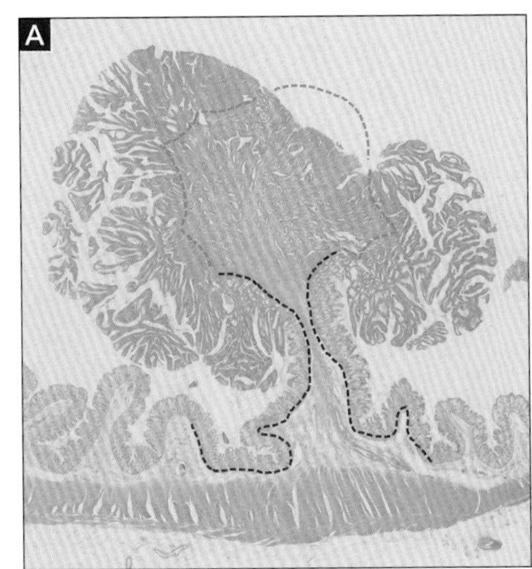

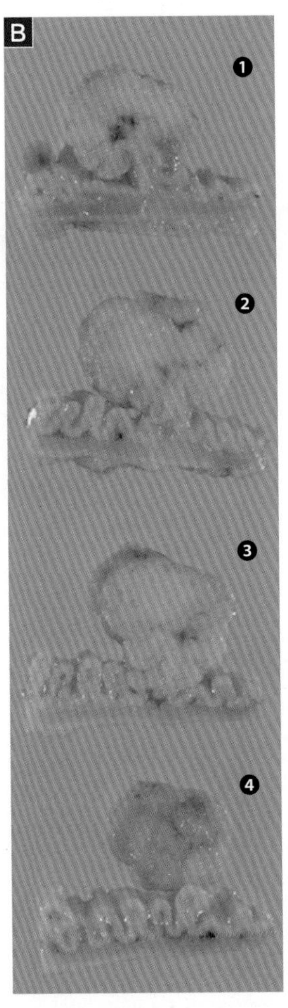

实际上，这个病变原本是一个0-Is或0-Ⅱa病变。有人可能会说，从病理学的角度看这不就是0-Ip吗？蒂部长2mm左右呢。左图（**A**）中“蒂”的实测值也确实是2mm左右。

但是，我们会展示出确凿的证据来证明这个病变不是0-Ip。重新观察大体解读中记录的剖面图（**B**）。

观察该病变改刀图片，可见切割宽度为5mm。在剖面照片中，最上方的剖面（❶）和紧邻它的第2个剖面（❷），这两个剖面可以看到“蒂部”。以此推断这个蒂在剖面垂直方向应该大于5mm。若在一个方向上宽度为5mm，而与之垂直的方向却为2mm，蒂部如此扭曲就显得很奇怪了。

如果仔细观察剖面照片，可以发现周围的黏膜也发生弯曲、褶皱。也就是说，这个病变在照片的左右方向（肠腔的长轴）牵拉/延展不足（没能充分伸展固定）。因此，该病变实质上为0-Is样病变，但在长轴方向肠壁皱缩而使病变抬高。如果仅从病理剖面的角度看，确实很像0-Ip。

同样，我们也**不应通过病理组织学图片来判断隆起病变的大体分型**。无论是0-Ip，还是LST等病变的判断，都应在内镜下进行，病理的重点是着眼于以内镜图像为基础探寻肉眼大体分型所形成的原因。

回顾

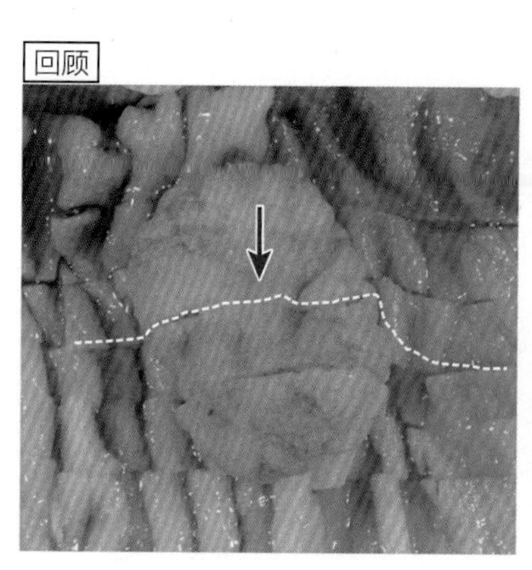

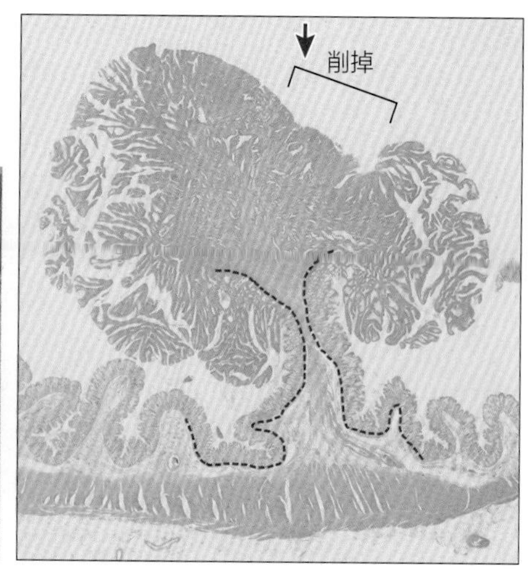

那么重新解释一下这个病变吧。隆起型病变表面所出现的看似被“削掉一块”的表现，也被认为是由于该病灶的地板塌陷所致。可以从组织学图像中清楚地看到，与周围黏膜相比，它不仅具有高低差，且表面呈现“平坦化”。原本在表面整齐排列的像菜花一样的绒毛状～乳头状肿瘤腺管在看似被“削掉”的区域消失了。从蒂的形状看，病变实际上属于0-Ⅰs或0-Ⅱa而不是0-Ⅰp。明白这一点，就可以理解该病灶的浅凹陷和表面结构的变化，表明肿瘤浸润达到SM。

从刚才开始，尽管笔者反复强调诸如“如果不是0-Ⅰp”或者“因为它实际上是0-Ⅰs”等这类话，但如果这个病变真的是0-Ⅰp的话，那么浸润深度的判断会变得非常困难。这是因为**在黏膜肌层（MM）呈垂直走行的0-Ⅰp病变中，黏膜肌层将不再是地板**。

例如，0-Ⅱa型癌浸润至黏膜下层时，地板因黏膜肌层破坏而塌陷，病变像**图A**一样出现高低差；但是当病变为0-Ⅰp时，黏膜肌层则像**图B**那样表现为“树枝状”。

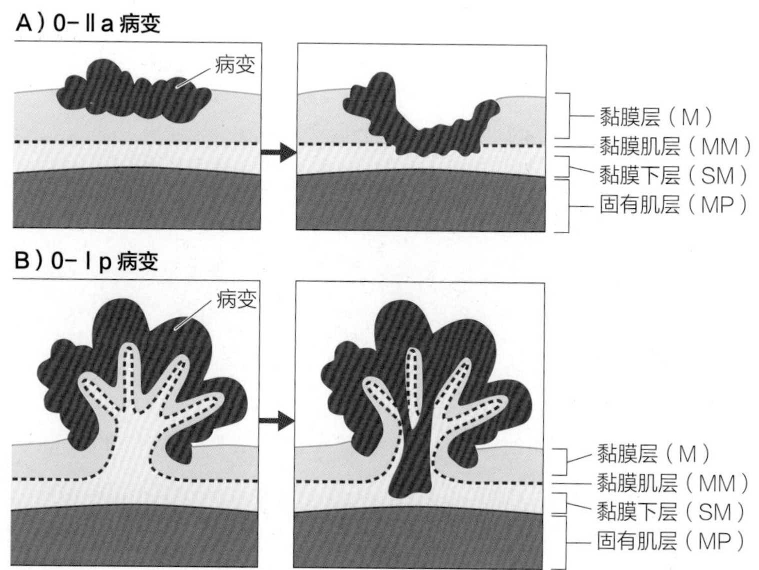

图片右侧部位深深地浸润至 SM 内，黏膜肌层也出现多处断裂，但黏膜肌层呈纵向走行的部分已经失去了原本作为地板的作用。相反，纵向延伸的**黏膜肌层作为骨架将病变撑起，表面没被“削掉”**。

笔者将其比喻为一个**地板不会塌陷的树屋的形象（即使一些树枝折断，房子仍然卡在树上）**。

对于 0-Ⅰp 病变，除了需判断 M/SM 以外，还要根据修订版的《Haggit 分类》来判断头部浸润（head invasion）和蒂部浸润（stalk invasion），否则无法确定治疗策略。但是，本书并没有详细解释修订版的《Haggit 分类》(具体见相关指南)。

上述说明有点冗长，现在让我们来重新解读一下这个病例。

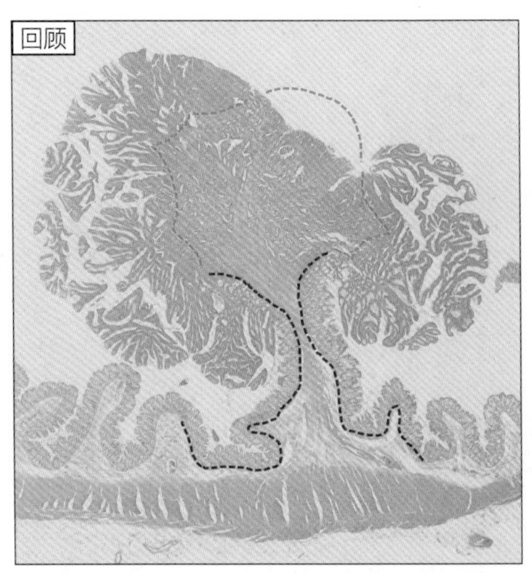

重新解读病变图像。这个病变实际上是 0-Ⅰs 而不是 0-Ⅰp。黏膜肌层**虽然抬起，但仍然为地板**。**它不是 0-Ⅰp，黏膜肌层不具有树枝状的走行。**一旦地板升到 2 楼甚至 3 楼，就会被“削掉”并发生凹陷。这种情况下，我们可以简单地理解为“地板塌陷”。

如果你能读懂黏膜肌层是否为树枝状，就可以提高对大体像的认识和理解程度，诊断水平就会提高。

经典病例

24 小型 0-Ⅱa＋Ⅱc 病变

大体像▶p.23

大体精进之路中的解读

回顾

乙状结肠的病变。由于病灶埋在皱襞里，用福尔马林固定时，特意延展周围的黏膜，以便易于观察。右侧的主要病变大小约为 7mm×7mm，有细小的分叶，表面可见反光，整体上呈细小的颗粒状。推测表面有腺管残留。比较左右两个病变，发现右侧的病变有膨胀感，分叶的形态也稍有些不规则。

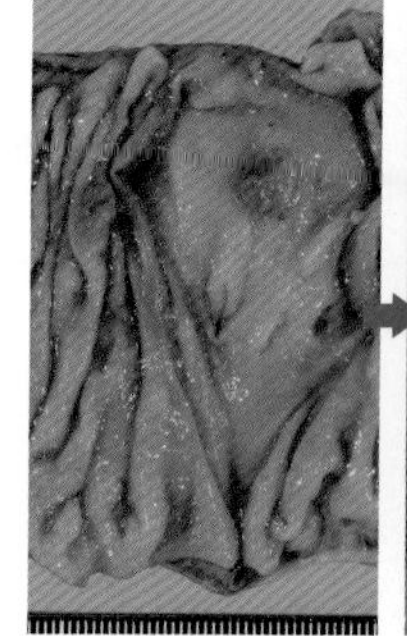

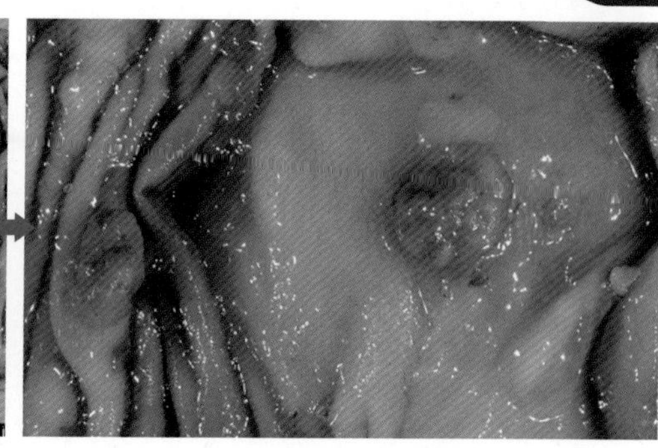

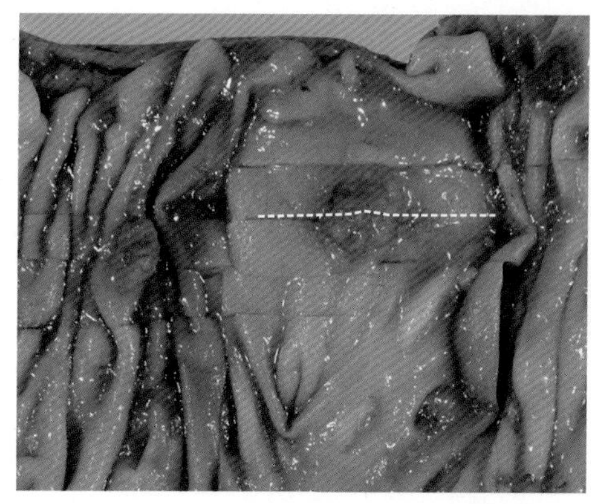

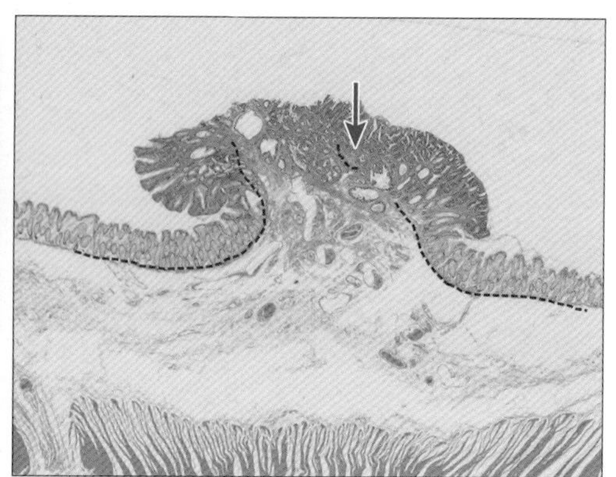

左侧较小的病灶是位于皱襞上的 0-Ⅱa 病变。我们感兴趣的病变在右侧，大小顶多为 7mm 左右。病变虽小，但由于黏膜肌层消失，因此考虑为 SM 浸润。由于切片不够薄，很遗憾有些部分的表面结构未能展示出来，但在大部分区域可以看到腺管开口于表面。尽管为 SM 浸润的肿瘤，表面仍保留了细颗粒样结构。如果地板塌陷使高低差更清晰，或者出现结构消失，那么解读大体像会更容易。

仔细观察这个病灶就会发现，**病灶内残留了少量碎片样的黏膜肌层**（➔）。这可能是因为癌细胞的破坏能力仅发挥了一半，没有完全破坏黏膜肌层；或者是在浸润初期，有一段时间表现为黏膜肌层间隙内的浸润。由于尚有黏膜肌层存在，因此表面还残留了少量黏膜内癌。

仔细回顾一下这个病例的大体像，就能看出**右侧的病变具有一些紧满感**（光线照射偏向病变边缘，内部未见明显沟槽）。虽然表面结构中还多少残留了一些黏膜内癌的成分，但无名沟并未显现。**基于这种轻微的违和感，笔者更加确信这个病变是 SM 癌而不是黏膜内癌**。

经典病例 25

凹陷面呈星芒状和弧形的 0-Ⅱa+Ⅱc 病变

大体像▶p.24

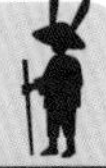

大体精进之路中的解读　　回顾

乙状结肠，7mm × 5mm 大小的病变。周边皱襞纠集，病灶边界向外凸出，呈分叶状，内侧有凹陷，凹陷的轮廓线左半边为星芒状。右半边怎么看都像是弧形。由于黏膜肌层（地板）塌陷部分的轮廓大多呈向外凸出的弧形，因此，虽然这个病灶很小，但右侧的黏膜肌层已经消失了吧。

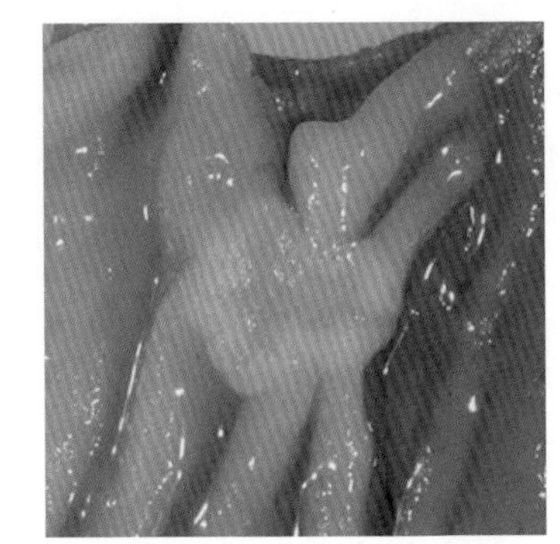

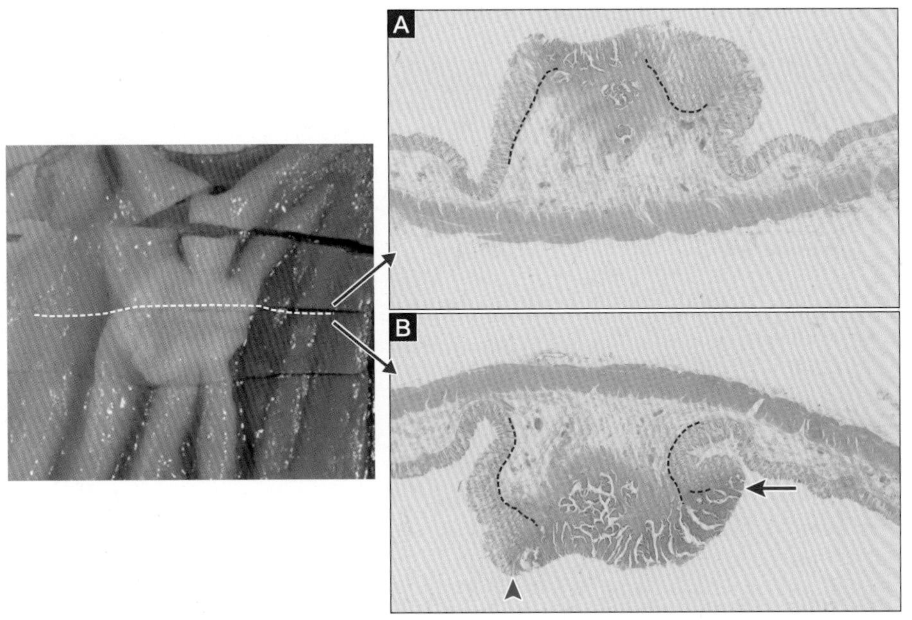

对于这么小的病变，标本改刀的轻微偏差都会对诊断产生很大影响。从白色虚线（┈┈）向下改刀制作的切片好像更适合诊断（**B**）。向上进行改刀制作的切片（**A**）边缘处存在非肿瘤性黏膜覆盖。

再看看黏膜肌层的走行，在病灶左侧边缘处残留了少量黏膜内癌成分（►），这种表现对应于呈星芒样的凹陷面边缘。另一方面，病灶右侧的黏膜肌层向上挑起，黏膜内癌成分不明显（➔），这种表现与呈圆弧状的凹陷边缘相对应。

这是一个 SM 深部浸润的病变，浸润区域伴有粉红色促纤维组织增生反应，使病变具有一定厚度和硬度，造成周围皱襞的牵拉纠集。

经典病例 26

混合隆起型 0-Ⅱa + Ⅰs 病变

大体像▶p.24

大体精进之路中的解读

回顾

ESD 切除标本，直径为 32mm×30mm。红线（—）范围内黏膜增厚。此外，中央还有一个稍大的结节。病变边缘隆起较低的部分，即所谓的0-Ⅱa。除了中央的结节外，0-Ⅱa 部分的高度基本一致。仔细观察发现，病灶内沟槽结构相互交织的部分略显偏薄（黄线：═）。而中心有隆起结节的部位沟槽结构较少。使人感觉“啊，中央那个结节太饱满了”，即所谓的**紧满感**。

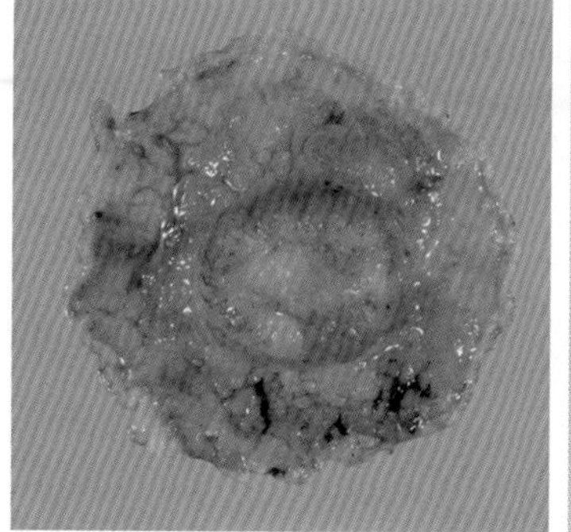

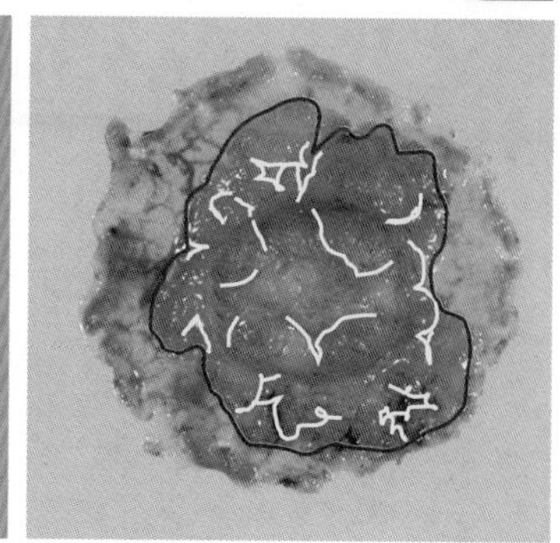

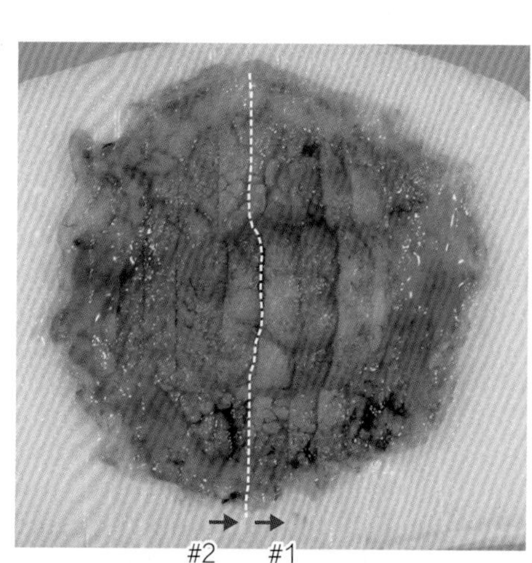

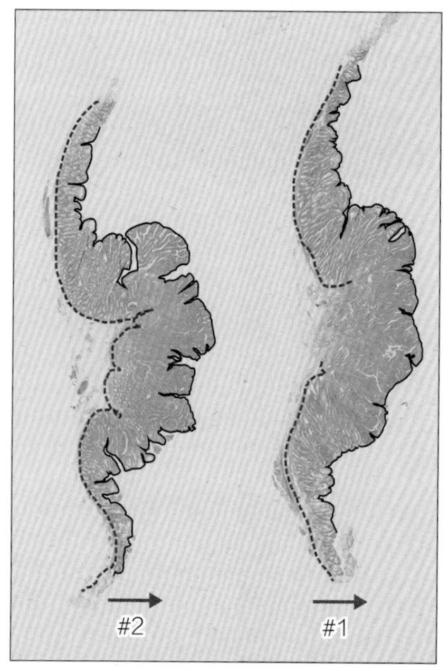

对于该例，笔者觉得相较于三维的大体像，二维的低倍组织学图像包含的信息较少。白色虚线（┅）的切割面“#1”对应于右侧的组织学图像，相邻的左侧切片为 #2。用棕色虚线（----）沿黏膜肌层标记，可见在切片 #1 的中央存在黏膜肌层中断，该部位诊断为黏膜下层浸润。由于局部黏膜肌层消失，因此癌的浸润深度应从表面测量（距离表面 4000μm）。换句话说，若根据指南，该病变肯定应诊断为 SM 深部浸润癌。但如果只是粗略观察组织学图像的话（未用辅助线勾勒黏膜肌层），切片 #1 和 #2 几乎没有差别。尽管地板已经塌陷，但是黏膜表面并未受到太多破坏。

那么，我们怎样才能从大体像中评估是否存在 SM 浸润呢？即使非常仔细地观察病变表面，也不能清楚地看到“削掉”或“断崖状凹陷”。但**在 SM 浸润的部位，形似无名沟的凹槽数量略有减少**，例如，用黄线（═）画出来的沟在结节中央部（SM 浸润部）明显减少。

但组织学图像却很难理解。即便用黑线描绘出黏膜的表面轮廓并进行计数，也几乎无法分辨出分叶数量在 SM 浸润部略有减少。

沟槽的区别用组织学图像很难理解，但通过大体像观察却较容易理解。**本例就是大体像比组织像更具说服力的一个例子**。

另外，本例也属于**虽然地板塌陷，但是表层并未破坏**的病例，虽然沟槽发生了变化，但是变化很轻微。这是继 **8 号和 17 号经典病例**之后第三次出现的一种模式，**即虽然黏膜肌层消失了，但表面仍可见颗粒残留的模式。**

虽然黏膜肌层消失，但是表面仍有颗粒残留的模式

①肿瘤腺管延伸（如乳头状 / 绒毛状结构），从黏膜肌层以下向上生长、延伸并开口于表面的模式 。

②黏膜肌层呈树枝状，部分破坏后仍有骨架残存的模式。

③黏膜肌层消失，但表面仍可见颗粒残留的模式。

④原有结构由于化疗等原因被破坏后再生修复，不适合采用常规方法分析的模式。

本例考虑适用于第②种情况，让我们再回顾一下 **23 号经典病例**中提到的“树屋理论”，如下图所示。

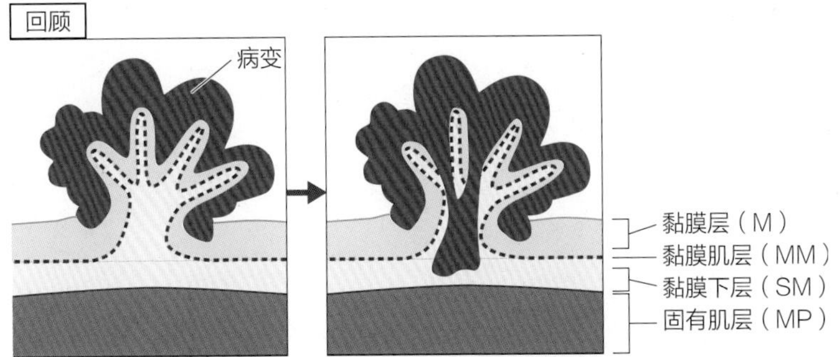

再看这个病例的 **#2** 部分，黏膜肌层蜿蜒起伏。虽然不是 0-Ip 病变，但可以看出病变的黏膜肌层呈帐篷样走行，上下往复。这种**帐篷样走行的黏膜肌层起到了类似“钢筋骨架”的作用**。据此推测，即使部分黏膜肌层发生小灶浸润破坏，由于周围的钢筋骨架尚存在，黏膜形态能够得到保留。

经典病例 27

颗粒大小不一的 0-Ⅱa 病变

大体像▶p.26
高倍放大像▶p.119

大体精进之路中的解读

回顾

位于盲肠，标本直径 41mm × 36mm，病变直径 36mm × 34mm。表面被沟槽分割，表现为一个个颗粒分明的样子，仅红色箭头（➔）所指的一个部位有较大的结节，结节内还有细小的沟槽，但没有紧满感。

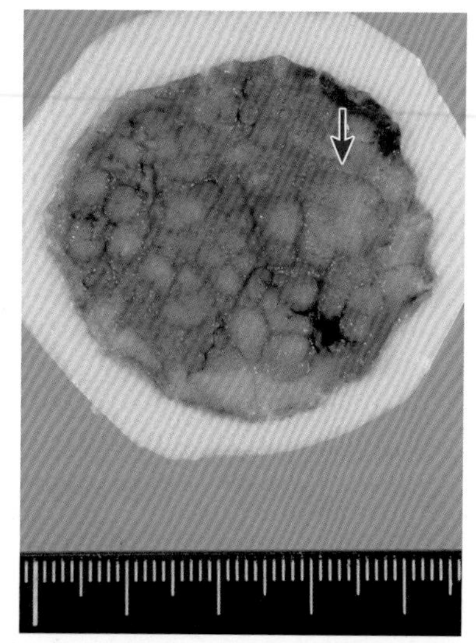

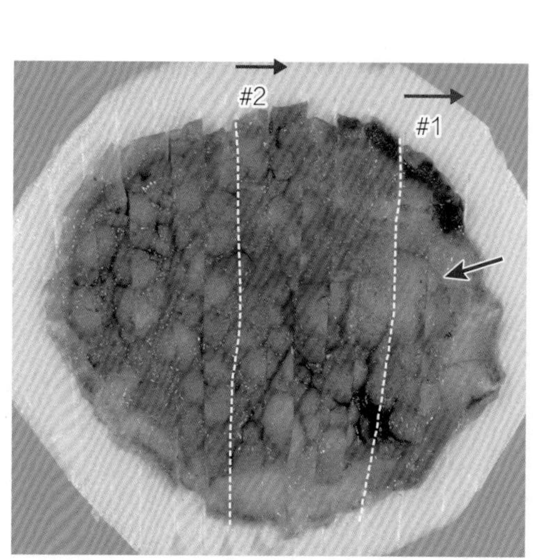

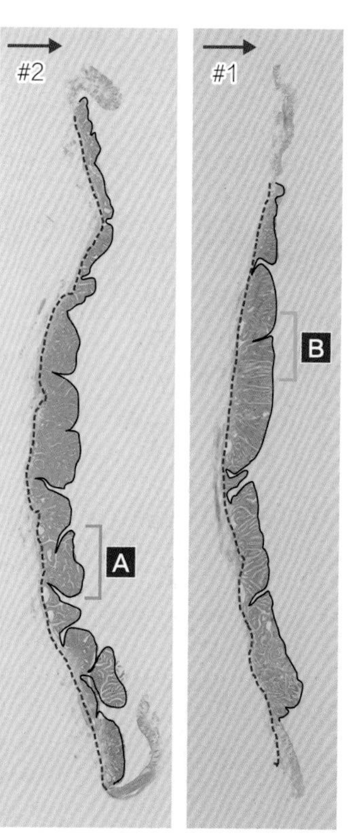

这是着眼于沟槽和分叶的一组病变，本例为腺瘤癌变（carcinoma in adenoma）。这是一个具有多发细小颗粒状隆起的病变，其内可见稍大的结节。观察组织像，箭头（➔）对应切片 #1 的正中部稍微靠上的部分，沟槽很少。

在**26 号经典病例**，表面的沟槽几近消失的结节部考虑为 SM 浸润。但在本例中，并未观察到 SM 浸润。那么为什么这个病灶的沟槽较少、结节较大呢？

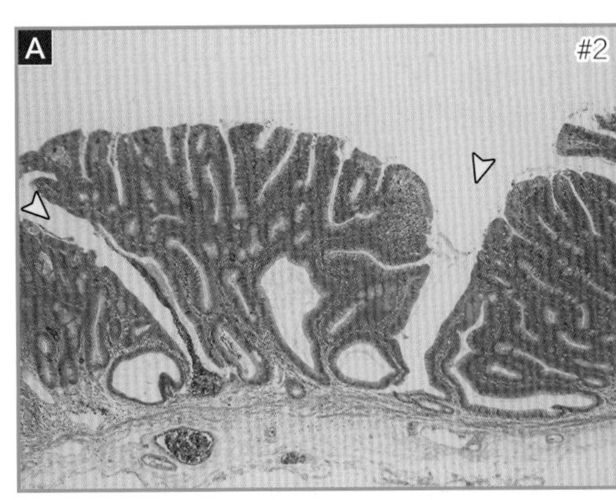

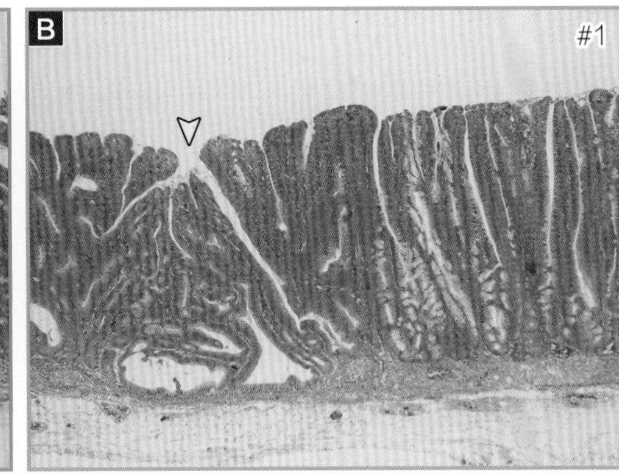

在本章中，我们未对显微图像进行详细探究，原则上只进行组织像的解读，但组织像无法解释“沟槽数量减少的原因”（即使看组织像，也看不出所以然）。因此，我们将展示一张低倍放大图像。

A 代表较密集的分叶部分（切片 #2），**B** 为较大的结节内部（切片 #1），箭头部分对应沟槽（▷）。

两者相比，肿瘤腺管的结构是不同的，比较白色管腔的长度就很容易理解，其走行和密度都不同。**B** 的腺管密度较高，腺管与腺管之间存在形态差异。**A** 的腺管密度较低、腺管和腺管之间的差异较小。

在体积较大、沟槽较少的结节内，肿瘤腺管呈更为复杂的密集生长。在本例中，**该病变不是 SM 浸润，而是黏膜内肿瘤成分的结构差异影响了肉眼形态**。**B**（#1）的腺管不规则性显著，**A**（#2）的腺管不规则性较小。

本例是腺瘤癌变，其中一部分具有与癌相同的细胞异型性和结构异型性。在大结节以外的多个部位，也存在从细胞学上可以诊断为癌的成分。单纯从大体图像上很难推测出细胞的异型性，但是，**当同时存在细胞异型性与结构异型性时，就可以从大体像上看出异型度的差异了**。

请注意该病例与**26 号经典病例**的区别。**当大结节内的沟槽消失时，应考虑是由于黏膜肌层消失（= SM 浸润）造成沟槽消失所致，还是由于恶变导致腺管密度增加或结构的异型性**。区分这两者，仅用肉眼观察是不够的，**还需对表面结构进行放大观察，了解肿瘤腺管本身**。

当开始讨论浸润深度为 M~SM 的病变时，需要提高放大倍数。但在拍摄特写镜头并进行比较以前，还是让我们再看看低倍组织像吧。无论对低倍组织像进行怎样的深入研究都为时不晚，让我们享受这种乐趣吧。

经典病例
28
高度不均匀的 0-Ⅱa 病变

大体像▶p.27
高倍放大像▶p.123

大体精进之路中的解读

回顾

升结肠，标本直径 36mm × 34mm，病变直径 22mm × 22mm，与非肿瘤黏膜的边界处可见陡然的隆起。病变内隆起的高度似乎略有差别，即所谓的 LST-NG 病变。推测黏膜肌层是沿着平面水平走行的吧。

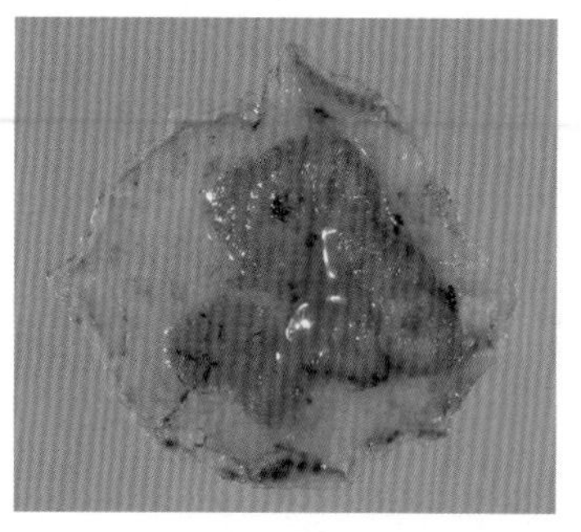

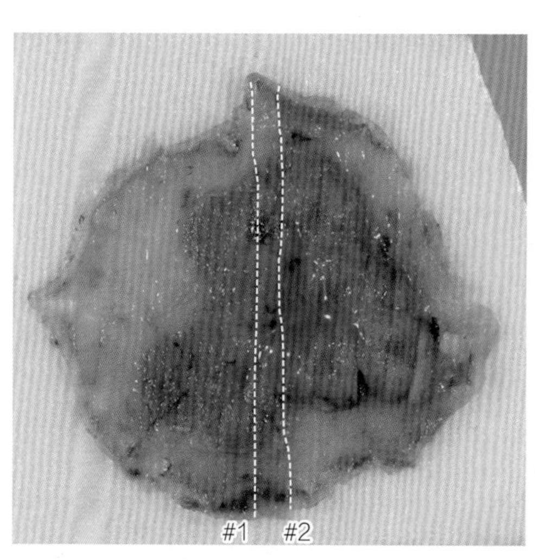

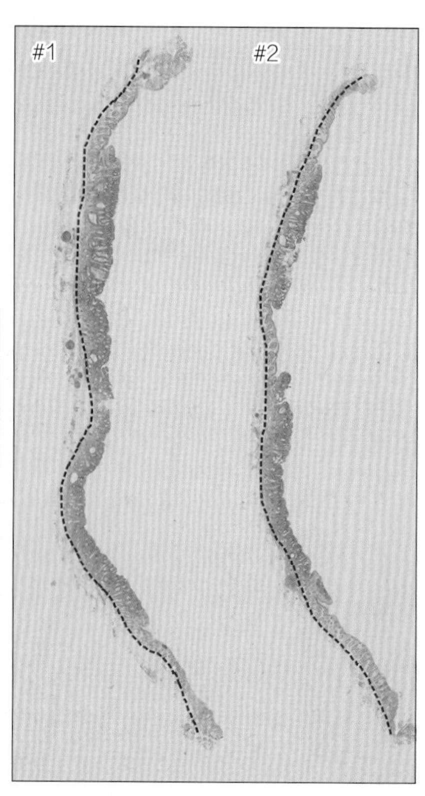

正如预想的那样，黏膜肌层是平整的，几乎看不到帐篷样的隆起，且血管分散于黏膜肌层以下（小的圆形粉红色结构）。这是典型的 LST-NG 的放大图像，在 LST-G 中，可以看到滋养血管集中在帐篷状的黏膜肌层的下方（参见 **13 号和 14 号经典病例**）。**LST-NG 和 LST-G 的黏膜肌层模式是完全不同的**。

几乎没有病理医生会关注不同类型 LST 病变中血管分布上的差异，它与指南中所涉及的内容无关。但进行 ESD 操作的内镜医生可能会对此感兴趣。对 LST-NG 行 ESD 时，内镜医生可能会认为黏膜下层有网状分布的平滑肌组织，但笔者推测那可能是分散在黏膜肌层下面的血管或血管神经丛。

肉眼观察该病例的沟槽并不那么明显，但是看组织像时，就会发现其内存在很细的沟槽。此外，许多肿瘤腺管增生达到黏膜表面，而深部的非肿瘤腺管呈扩张状态（所谓的双层结构）。因此，在组织像中可以依稀看到黏膜深处稀稀疏疏扩张的腺腔。

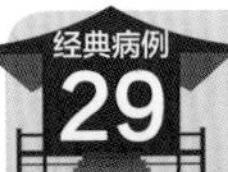

高度不均匀的 0-Ⅱa 病变

大体像▶p.27

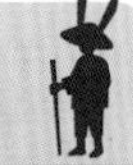

大体精进之路中的解读 回顾

升结肠，标本直径 26mm×25mm，病变直径 12mm×11mm。透光后呈蓝色的部分为非肿瘤黏膜，不透光的部分为病变。表面虽有细小的沟槽，但整体为平坦隆起型，即 LST-NG。黏膜为什么会增厚呢？是肿瘤腺管很高，还是另有原因？病灶内淤血程度不一，估计是由什么原因引起的吧。这个病例还有许多细节存在疑问。

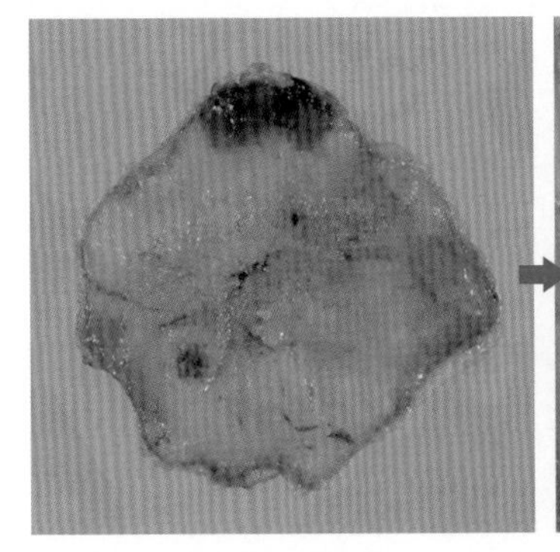

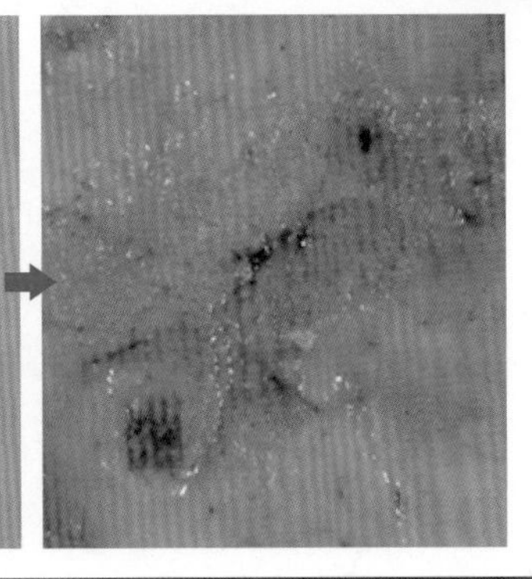

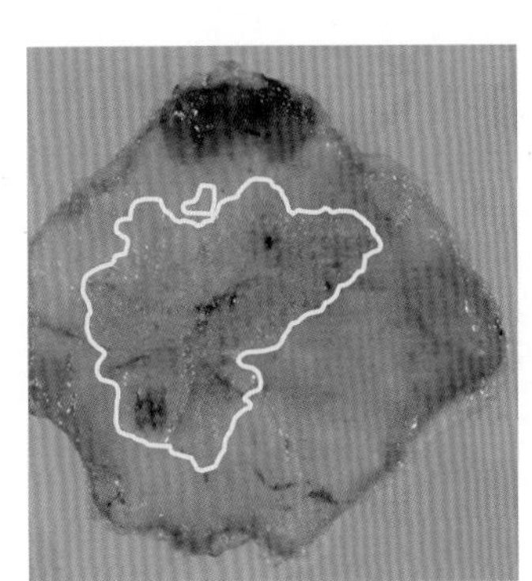

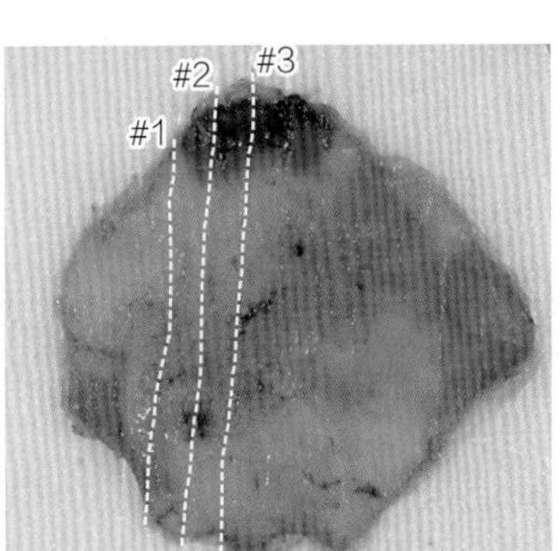

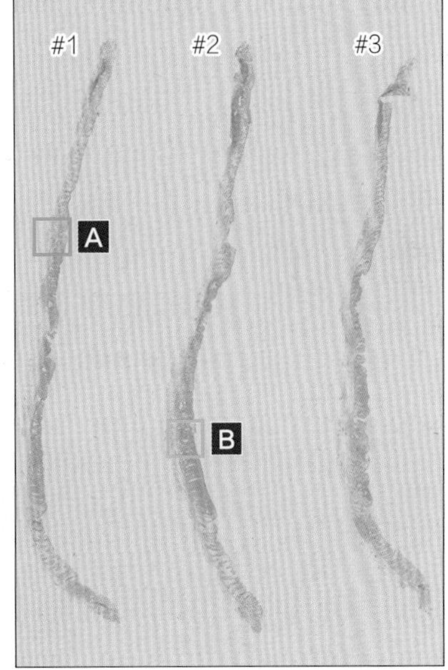

本例中，与使用**蓝色背景相比，使用泡沫塑料板为背景时，改刀后的标本上病变范围变得难以辨认**。使用蓝色背景时，可以通过透光程度清晰地看出病变厚度的差异。但用泡沫塑料板时很难分辨精细的结构，特别是在病变 10 点至 12 点方向。仅靠高度和亮度的差异很难捕捉到这种细微的变化，只有充分利用透光才能看到常规方法下无法看到的病变。拍摄表浅型病变的大体像时，需要多下功夫。

在泡沫塑料背景下，病灶范围观察较为容易的部分（位于切片的下方）在组织像中颜色稍深，估计是由于肿瘤腺管的密度增加所致。

另外，泡沫塑料背景下病灶边界无法辨认，而在蓝色背景下可以大致显示出病灶边界（位于切片的上部），在这个放大倍数下不容易显示病变。

下面，让我们分别放大观察切片中相关的区域（**A**，**B**）。

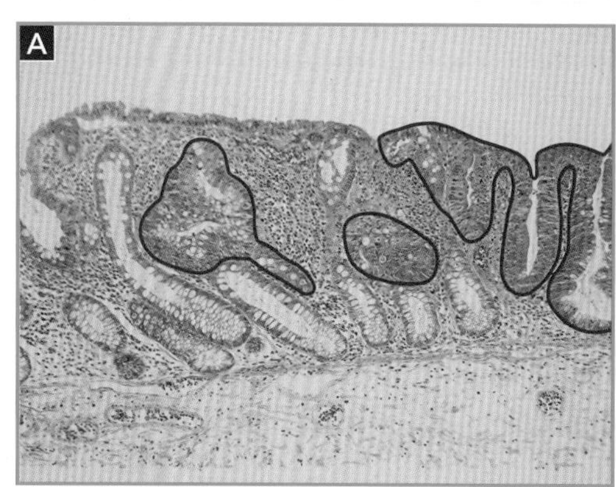

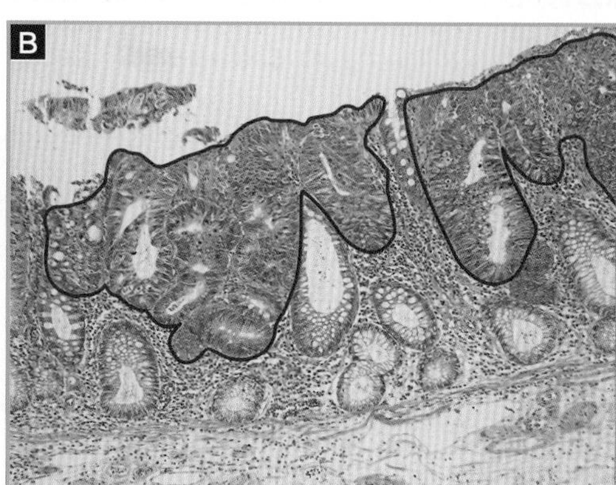

在泡沫塑料背景下无法观察边界的部位（**A**），可见非肿瘤腺管和肿瘤腺管混杂（红线：—），肿瘤腺管密度低，黏膜厚度与正常部位几乎相同。

在泡沫塑料背景下也能找到边界的部位（**B**），可见腺管密度增高，图片整体呈蓝紫色。虽然也混杂有非肿瘤腺管，但由于肿瘤腺管的数量较多，黏膜的厚度也有所增加。

经典病例 30

颗粒间存在间隔的 0-Ⅱa 病变

大体像▶p.28
高倍放大像▶p.110

大体精进之路中的解读 **回顾**

这是同一患者的3处病变。最左侧为升结肠病变，中间和右侧均为横结肠病变。病变都很相似，是具有颗粒聚集的LST-G隆起型病变。但通过透光观察发现，结节与结节间存在许多间隔。单个结节大多为2～3mm。结节间距不等，最左侧病变标本的右下方可见密集的结节聚集。中间和右边的标本结节聚集程度不一。

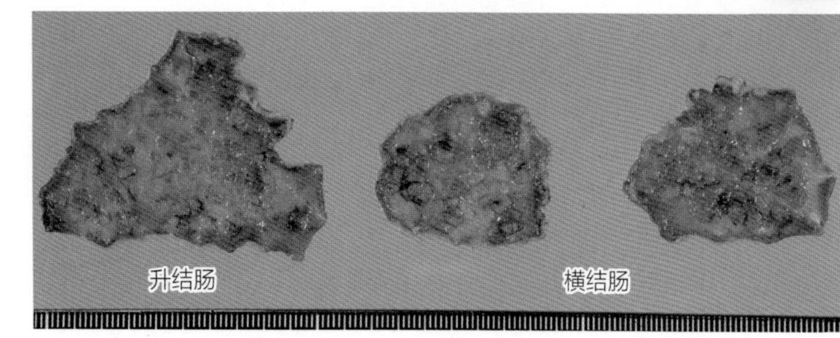

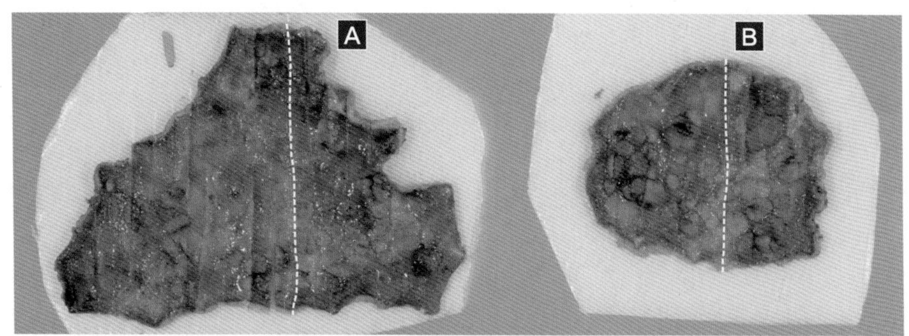

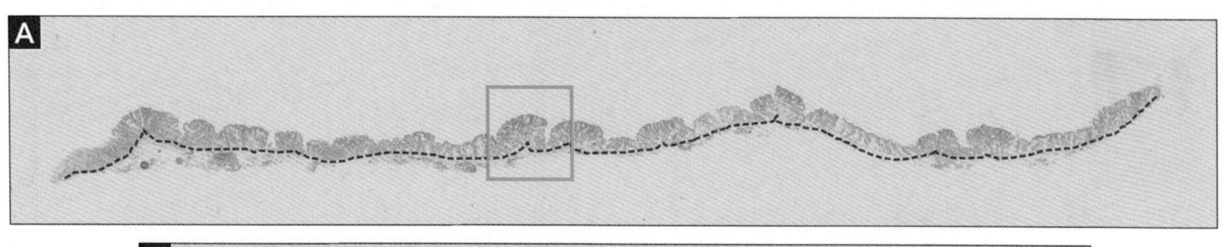

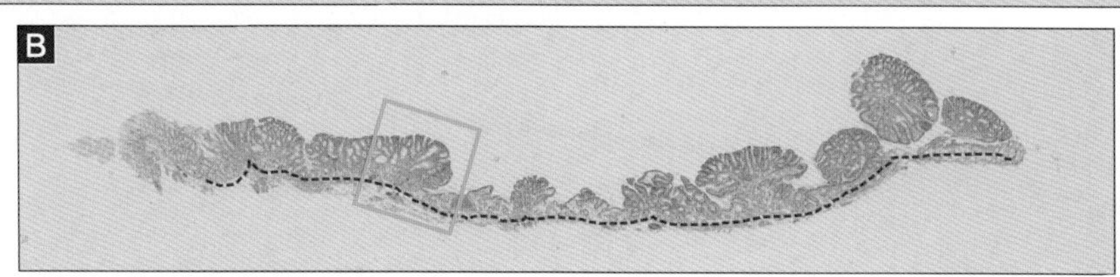

首先描绘出黏膜肌层。可能是因为结节之间有点距离，肿瘤病灶是散在分布的，所以黏膜肌层的走行没有明显起伏。但如果仔细观察，就会发现黏膜内部分黏膜肌层向上牵拉，呈现出**帐篷样向上凸起**的样子。

接下来，让我们对每个部分放大观察。首先看 **A**。

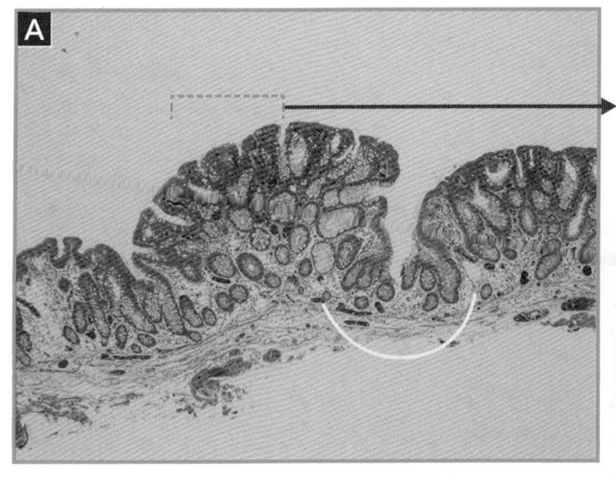

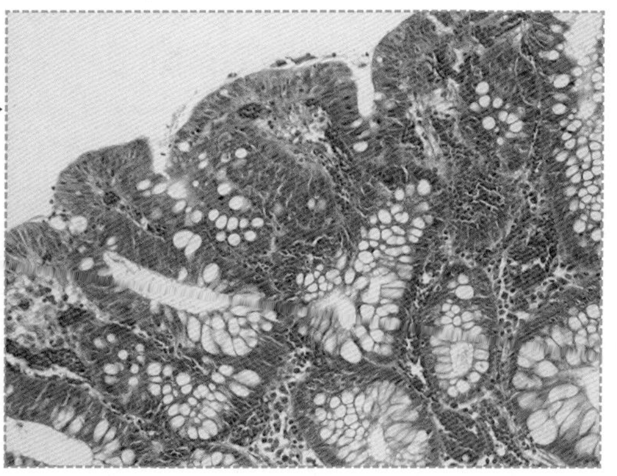

结节之间确实有间隔，其内可见非肿瘤性隐窝（黄线：═），结节表面可见肿瘤腺管。从大体像上看，病灶呈“岛状”分布，其微观表现也是相同的。

接下来看 **B**。

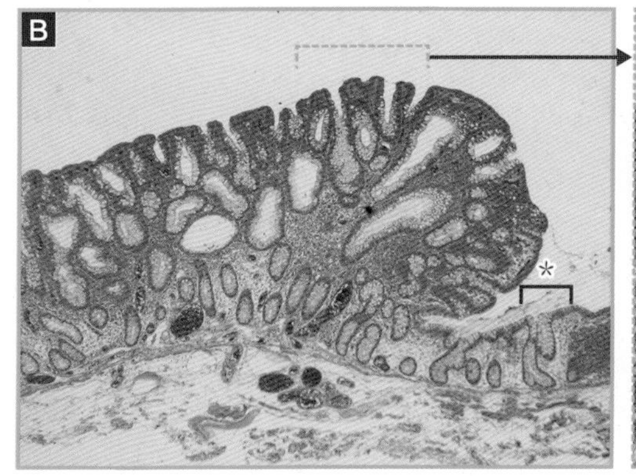

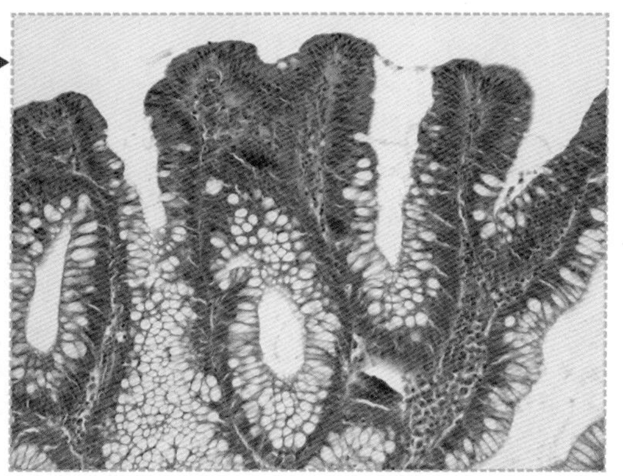

与 **A** 相比，**B** 的黏膜更厚，但细胞异型性并未增高，核浆比和极性也都不高，关于这部分内容会在**第 3 章**“细胞异型性”中详细说明。

换句话说，造成 **A 和 B“黏膜厚度”的差别并不是由于细胞的异型性**。如果比较相同放大倍数下的照片，就可以看出是腺管结构大小不等造成的。

对于这个病例还有一个疑问，就是为什么病变会呈岛状分布？一般来说，肿瘤的生长应该具有一定的区域性，一般呈单克隆（Monoclonal）生长，病灶内部具有一定的连续性。然而在这个病例中，肿瘤呈同时性多点发生，复原图也必须分散描绘，简直是太不可思议了。

由于不可思议，让我们对切片中肿瘤之间的非肿瘤黏膜进行放大观察（**B** ✲）。

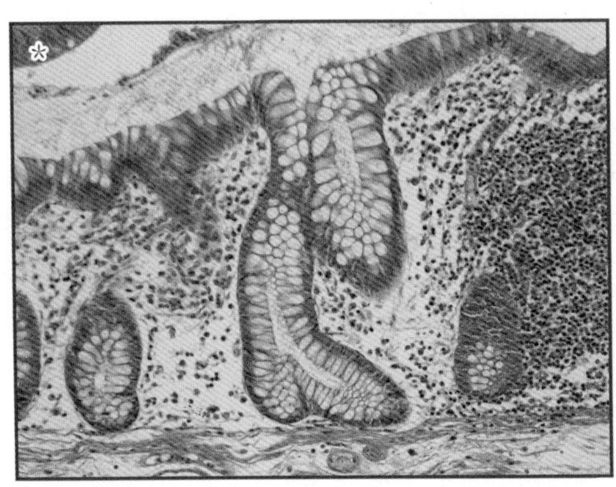

从形态上不能诊断为肿瘤，也不是锯齿状病变，连最起码的微泡型（microvesicular type）或杯状细胞丰富型（goblet cell rich type）的增生性息肉（hyperplastic polyp：HP）也算不上。但不知为何，隐窝底部可见 Y 形分支，腺体密度也有点奇怪。

这是由于附近存在肿瘤而引起了反应性的改变吗？也许是这样的。但也可能是因为该例的背景黏膜虽然不是腺瘤或典型的 HP 的形态，但可能存在基因突变。不算是完全正常的黏膜，而是有一点点“改变”。如果是这样的话，那么在大体像上看起来散在分布的肿瘤可能实际上是在相同基因突变的基础上有不同的形态变化罢了。当然，这种推测尚未得到证实。

若仔细观察大体像，由于病灶间有正常黏膜，本例也可以看作是“无数小息肉碰撞的病例”。不过，应该不会有人把这个病例解读为“许多单个病变恰巧聚集在一个小区域内以致相互碰撞”吧。无论是谁都会认为它是一个病变。

如果是这样的话，可以像 **10 号或 14 号经典病例**一样，把它当成碰撞性病变么？

对于“碰撞”“不同病变”，或者是“相同病变”和“一系列病变”这些术语，必须非常谨慎地使用，这比想象中要难得多。

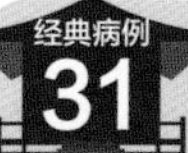

病变边界不清的 0-Ⅱa 病变

大体像▶p.28
高倍放大像▶p.125

大体精进之路中的解读

回顾

横结肠，标本直径 41mm×37mm，病变直径 30mm×18mm。稍微发黑的区域存在病变（**黄线**：═）。仔细观察可见病变周边存在黏膜稍增厚的区域。

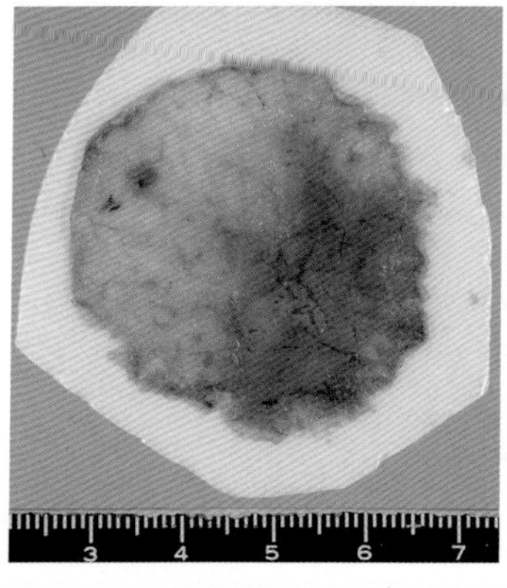

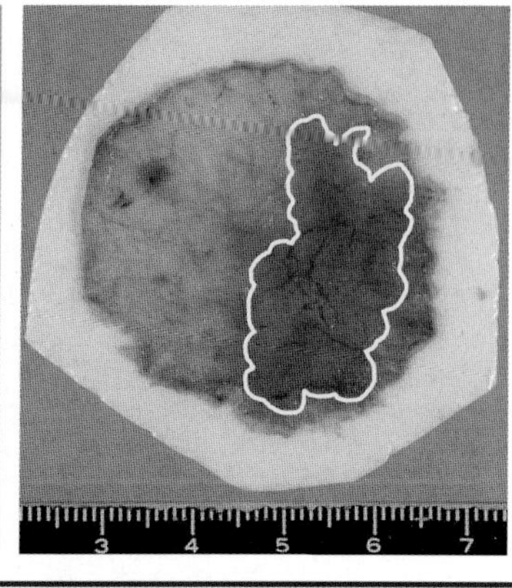

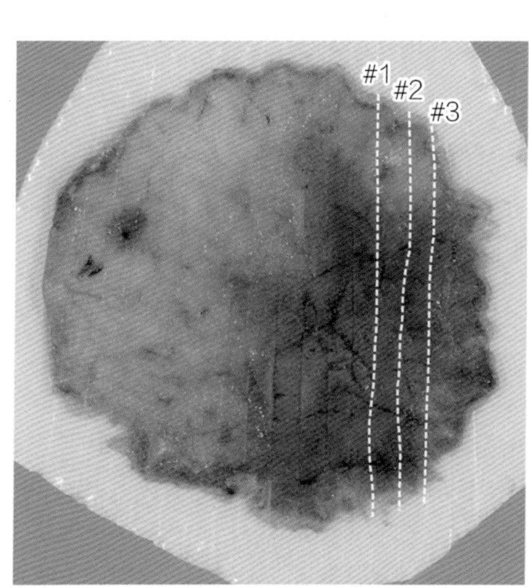

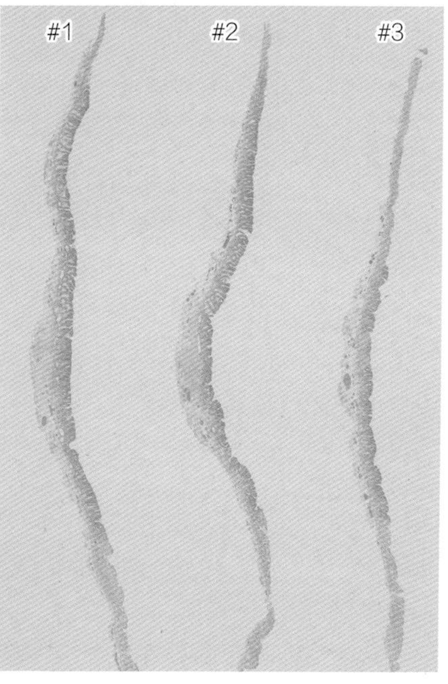

这是一个内涵丰富的病变，仅通过组织像并不能传递它的含义，仅用病变厚度的差异和黏膜肌层走行的变化并不能充分解释大体像的多样性。稍后再解释这个病变。在精进之路的后半程，自从开始研读 ESD 标本以来，笔者曾多次提到"仅用组织像无法认清"和"必须提高放大倍数"。的确，那种黏膜肌层平坦或仅有轻微起伏的病变仅通过组织像是不能准确解读的。具有这种特点的病变可以概括为**具有无蒂锯齿状腺瘤 / 息肉（SSA/P）特性的病变，而 SSA/P 的对比观察必须通过高倍放大图像**。

在撰写书稿时（2019 年上半年），笔者认为**肉眼诊断和组织学图像诊断中最为困难的下消化道病变是与 SSA/P 相关的病变**。在 2019 年 WHO 的分类中，该类病变更名为"无蒂锯齿状病变（sessile serrated lesion, SSL）"，但很多人还不习惯使用，因此，本书将继续使用 SSA/P 这种表述方式。顺便说一下，在上消化道中，除菌后胃癌是比较难的，不过关于这方面的内容我们今后将会继续讲述。

经典病例 32 隆起与沟槽混杂的 0-Ⅱa 病变

大体像▶p.29
高倍放大像▶p.120

大体精进之路中的解读 回顾

乙状结肠，标本直径 39mm×35mm，病变直径 26mm×25mm。病变左上方可见细小的分叶，右下方可见粗大的结节。仔细观察右下方的结节，其内可见细小的纹理。这个结节有紧满感吧？而且可以看到由于肿瘤腺管形态不同，左上方的表面结构发生了改变。

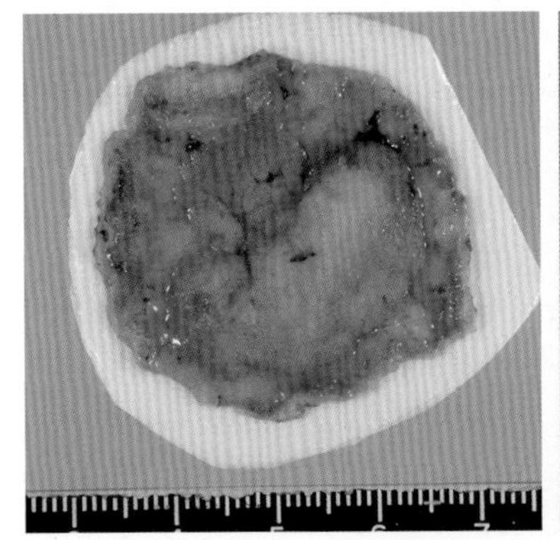

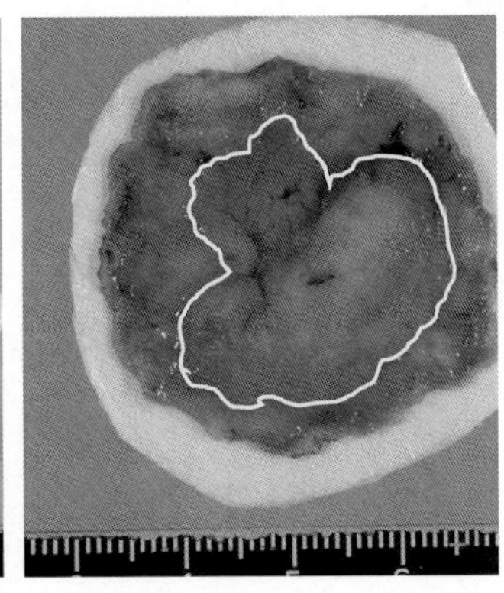

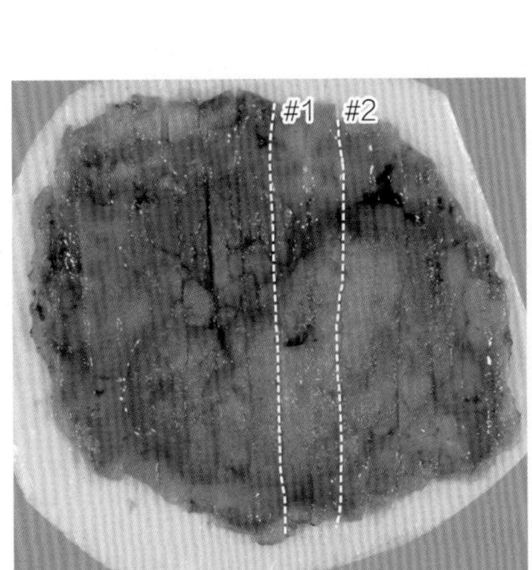

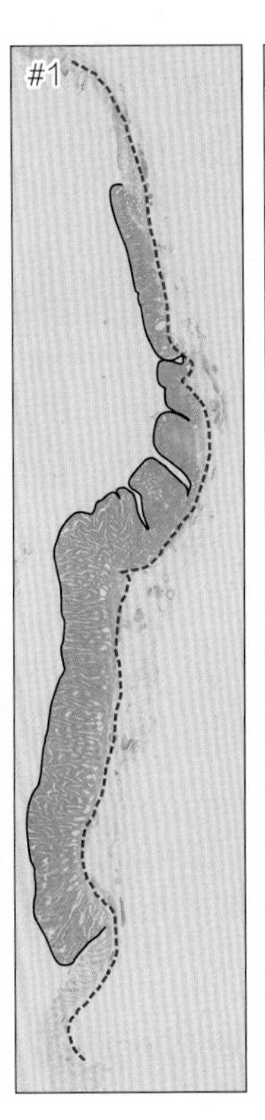

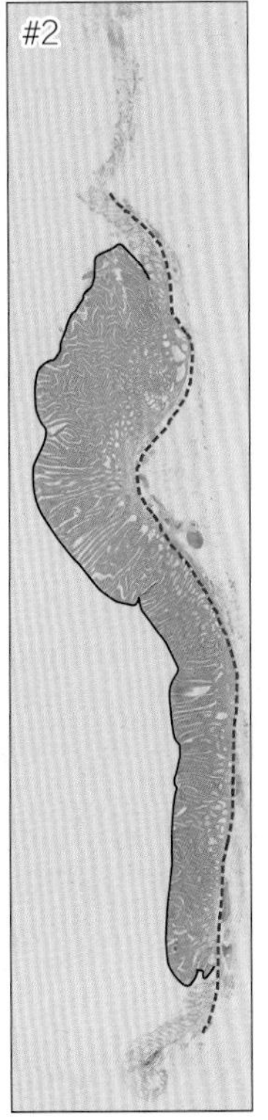

与前面的病例不同，请注意此处组织切片将“从右边看”。即使在粗大的结节区域，黏膜肌层依然保留。也就是说，结节的形成与浸润无关。那么为什么会形成结节呢？这是**由于肿瘤腺管高度不同造成病灶的大体像存在差异**，这样看来，“结节区域就是恶性度最高的部分”这句话并不完全正确。本例中，结节区域的确有部分癌变，但隆起不明显的部分也有癌变。隆起明显和隆起较浅的部分都有癌变，但从组织学图像上根本看不出它们的区别。在低倍镜下观察时，可以看到结节表面有细小的沟槽和纹理，无紧满感，因此考虑这些改变是因为腺管结构差异所致，而不代表结节处存在浸润。估计腺管结构异型性可能也不同，结节部分恶性度最高。但是，当笔者在高倍镜下观察时惊讶地发现，异型度的差异与大体像下病灶高度的差异根本不相关，关于这一点也将在后面的章节中阐述。

在组织学图像精进之路的后半程，我们只介绍那些仅通过组织学图像无法确诊的病变。

经典病例

33 略微向中央纠集的 0-Ⅱa 病变

大体像▶p.29
高倍放大像▶p.122

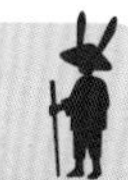

大体精进之路中的解读 回顾

横结肠，标本直径 25mm × 24mm，病变直径 18mm × 14mm。在病变边缘表面可见细小的沟槽，而在中央部沟槽消失，不同部位的色调也稍有变化。注意病变边缘的沟槽看起来似乎略向中央纠集。估计黏膜肌层好像并未被破坏（表面没有明显的高低差）。

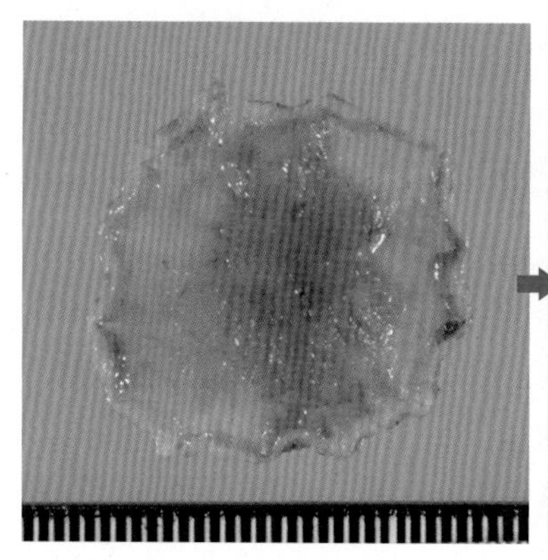

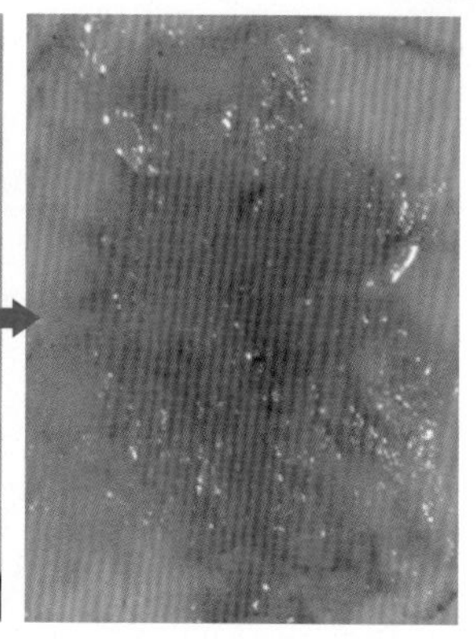

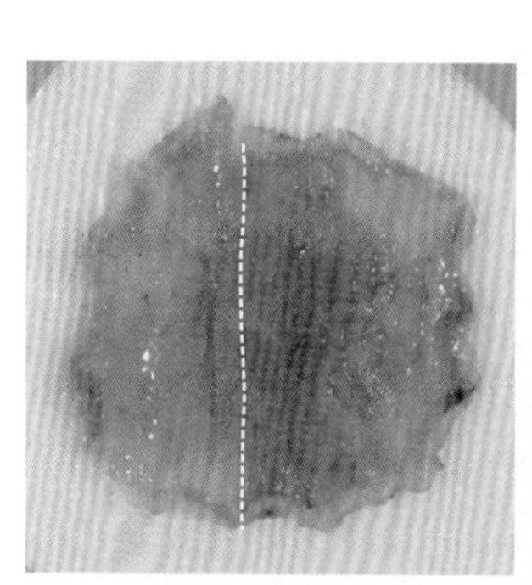

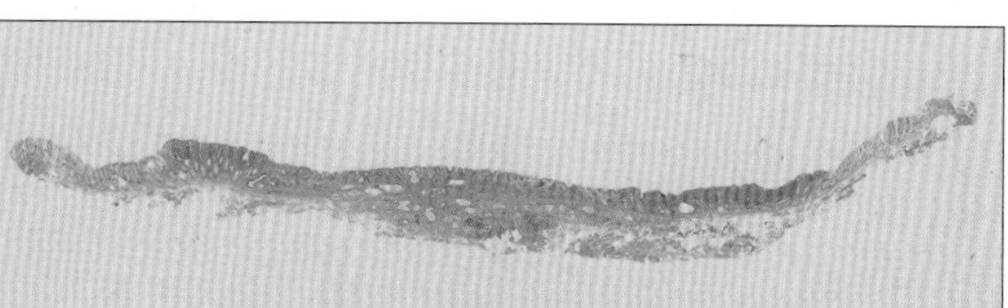

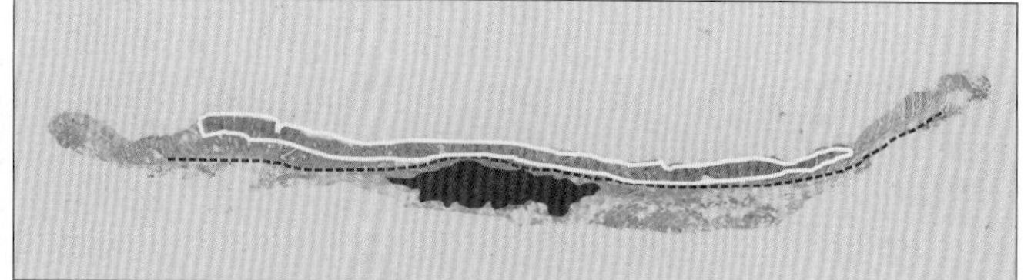

我们将做标记和不做标记的同一张切片放在一起进行观察。

可以看到黏膜肌层并未中断，但癌灶已经通过黏膜肌层间的缝隙浸润至黏膜下层（红色：▇）了。周边黏膜向病灶纠集，病灶内部轻微凹陷，凹陷内又有轻微的隆起，所有这些表现都是由于 SM 浸润造成的，**本例是黏膜肌层依旧保留的 SM 浸润癌**。这种病例**没有黏膜肌层破坏所造成的高度差**，也没有**黏膜下层的促纤维组织增生反应**。因此，从黏膜表面很难解读出存在 SM 浸润（也看不到 V_N 型腺管开口）。

经典病例 34

中央部高低不平的 0-Ⅱa 病变

大体像▶p.30

大体精进之路中的解读 回顾

降结肠，标本直径 29mm×26mm，病变直径 24mm×22mm。表面呈细颗粒样，色调多样，混杂不均。虽然有沟槽，但不是一个个结节隆起分明的模样。推测这是 LST-NG（flat elevated type，平坦隆起型）病变吧（不过，判断肉眼形态应以内镜表现为准）。未出现病变受到牵拉、结节大小不一等表现，也没有明显的高低差，仅仅觉得隆起的高度稍有不同。

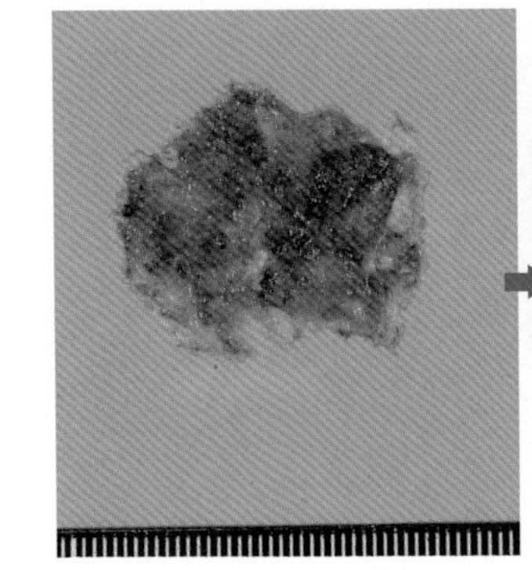

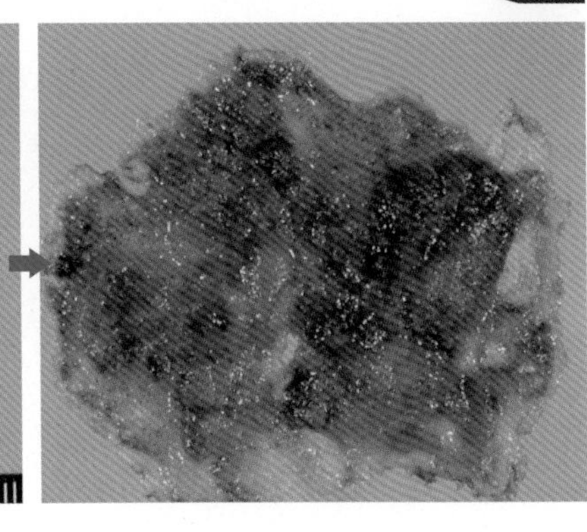

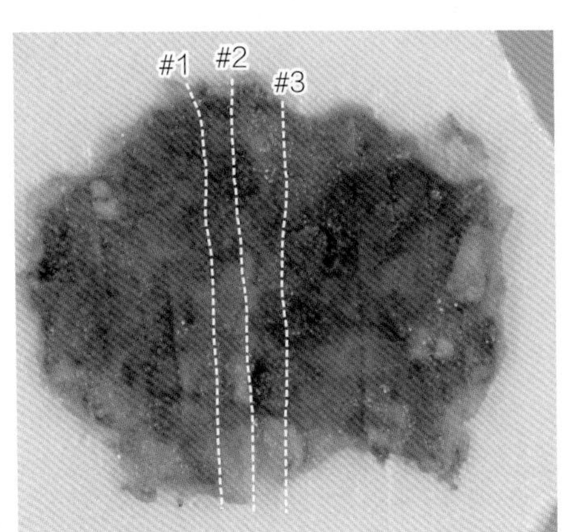

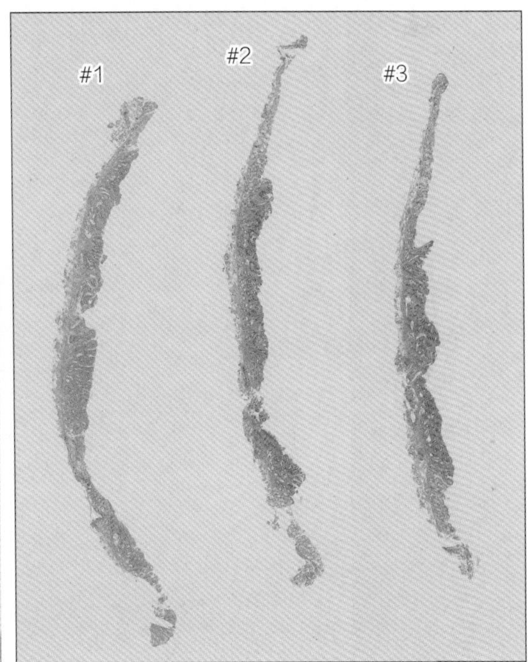

这是一个色调发污得有些莫名其妙的病灶。病变深处可见黏膜肌层被烧灼的痕迹（大体像上也有一个洞），可以想见 ESD 的操作过程相当辛苦。

顺便说一下，尽管在切片中可见一定程度的色调不均，还是需要进行放大观察。为什么这个病变的色调显得这么污秽呢？是由于不同分化度的成分混杂所致吗？然而，病灶表面的细颗粒状结构仍有保留，说明分化程度的差异似乎并不那么明显。

当观察组织像时，发现**腺管结构异常多样**，但细胞本身并无明显异型性改变。继续提高放大倍数时（＊），出现了令人惊讶的发现。

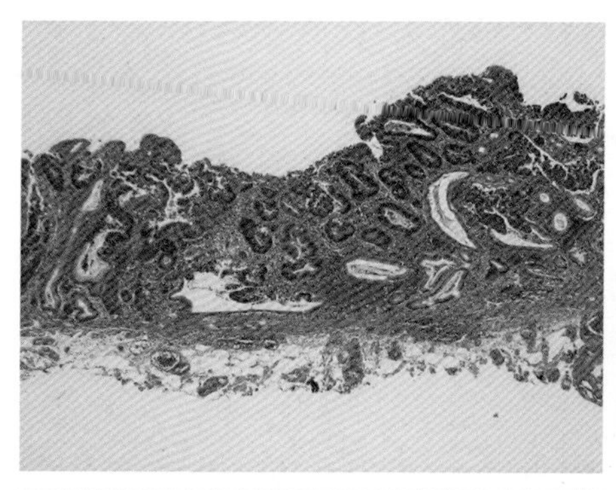

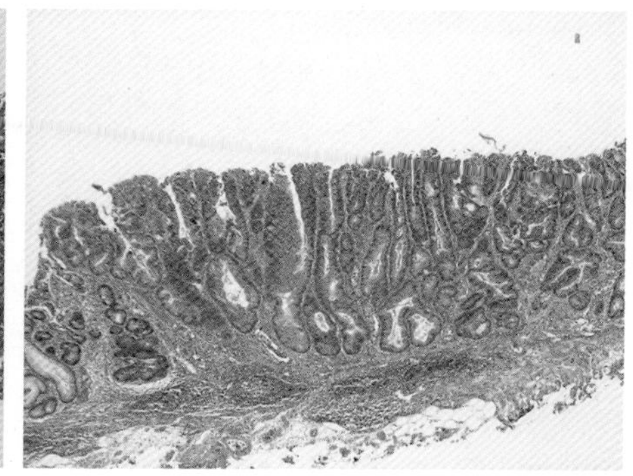

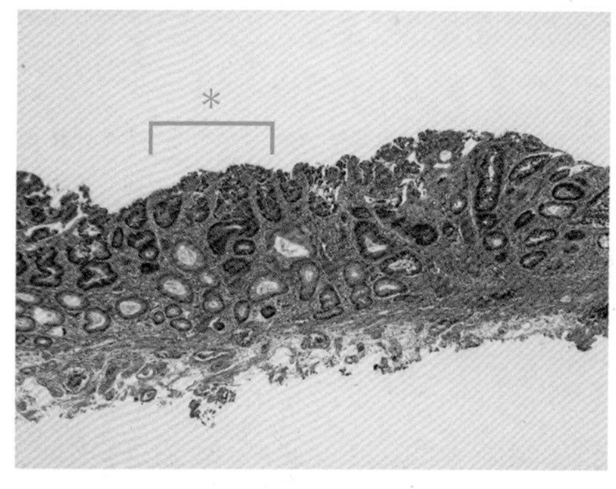

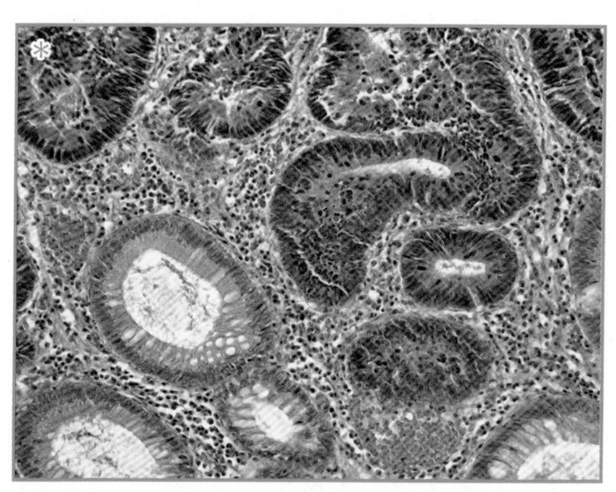

这其实是**炎症性改变**。肿瘤腺管周围的炎症非常显著，伴有严重的充血、淤血。**不仅肿瘤腺管呈多样性，间质成分也随之发生显著改变，以致大体像呈现多样化**。ESD 标本上的破损，可能是由于炎症导致纤维化大大增加了手术难度造成的。与胃不同，大肠病灶内发生严重炎症反应的概率并不高，但据报道，进展期癌（如发生在高龄患者右半结肠的髓样癌）肿瘤周围常伴随炎症反应。不过，关于早期病变伴随炎症的发生率，目前尚无统一报道。本例为何会合并如此严重的炎症反应还是一个未解之谜。本例的背景肠道中没有炎症，即使在上图中，非肿瘤腺管中的炎性细胞浸润也并不明显。

经典病例
35 病灶内呈不均一变化，但边界清晰的 0-Ⅱa 病变

大体像▶p.30

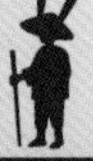

大体精进之路中的解读

回顾

横结肠，标本直径 42mm×35mm，病变直径 24mm×13mm。隆起较低的病灶考虑为 LST-NG，但是黏膜表面呈多样性。色泽、表面细颗粒样结构、边缘和内部均有较大差异。黄色箭头（⇨）所指的结节究竟是由哪种成分构成的呢?

虽然呈多样性，但是四周黏膜并无被强烈牵拉的表现，既没有隆起显得特别高的部分，也没有具有边界、明显凹陷的部分。这些大体像虽不足以诊断 SM 浸润，但还是应关注结节部分和病变的多样性。

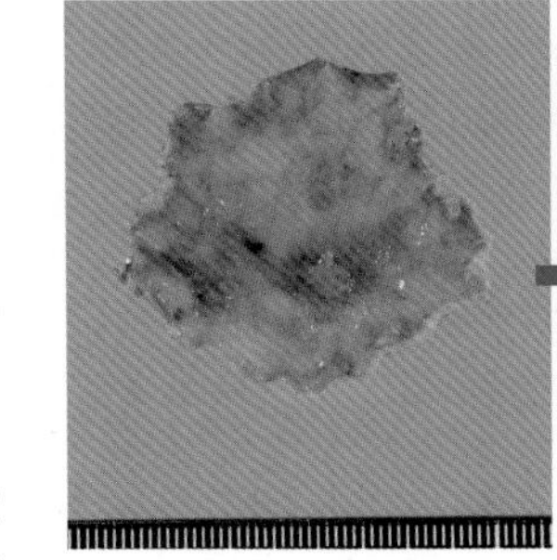

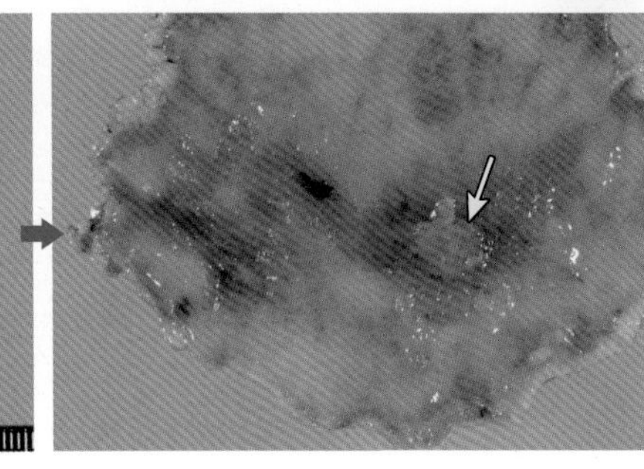

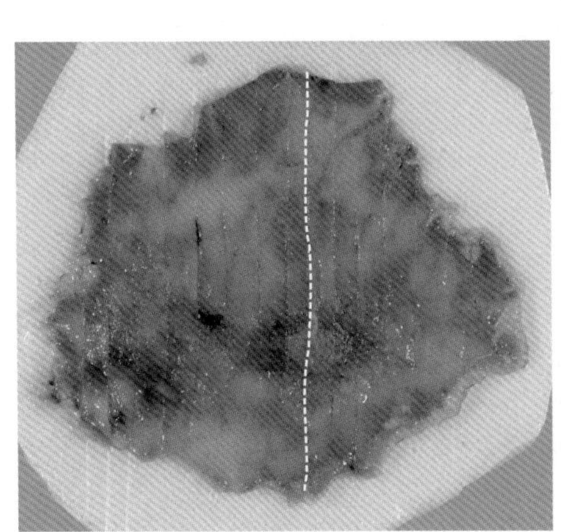

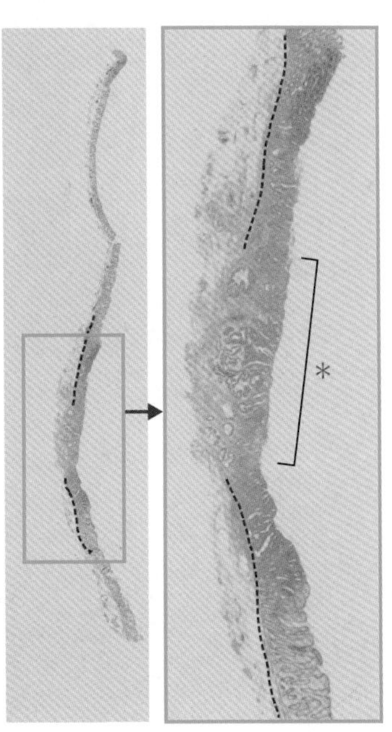

黄色箭头（⇨）部分是由于 SM 浸润所引起的改变，可见黏膜肌层呈小灶中断（范围 3 ~ 4mm），肿瘤腺管浸润至黏膜下层。如果仔细观察切片，浸润部分的表层略微平坦（ * ）。这种倍数的放大图像很难发现病变表层有渗出物附着。

如果黏膜肌层断裂后产生一些黏膜的高低差就更容易观察了，但正是由于在黏膜内癌尚存的情况下，肿瘤浸润至黏膜下层，病变就变得有点难以理解了。在大肠癌中，偶尔会观察到**黏膜内的腺管结构密集，但是癌性腺管向深部生长、破坏黏膜肌层的情况**。如 **8 号、17 号和 26 号经典病例**所示，我们将再次揭秘**“黏膜肌层消失，但表面尚有颗粒样结构残留的模式”**。

虽然黏膜肌层消失，但是表面仍有颗粒残留的模式

①肿瘤腺管延伸（如乳头状 / 绒毛状结构），从黏膜肌层以下向上生长、延伸并开口于表面的模式。

②黏膜肌层呈树枝状，部分破坏后仍有骨架残存的模式。

③黏膜肌层消失，原黏膜内癌成分呈密集残留的模式。

④ 原有结构由于化疗等原因被破坏后再生修复，不适合采用常规方法分析的模式。

本例相当于第③种模式。这种模式在 SM 浸润的病变中偶尔会出现，但在浸润深度达到固有肌层的进展期癌中很少见。

经典病例 36

颗粒间存在间隔的 0-Ⅱa 病变

大体像▶p.31

大体精进之路中的解读

回顾

升结肠，标本直径 32mm×27mm，病变直径 22mm×18mm。可见多发的直径约 3mm 的结节聚集。每个结节的形状虽然相似，但是色调呈现微妙的深浅混杂，也就是所谓的 LST-G-H 病变。周围黏膜无牵拉，也未见粗大结节处牵拉的表现（没有大结节）。至少可以推断为黏膜内病变，但很难鉴别是癌还是腺瘤。

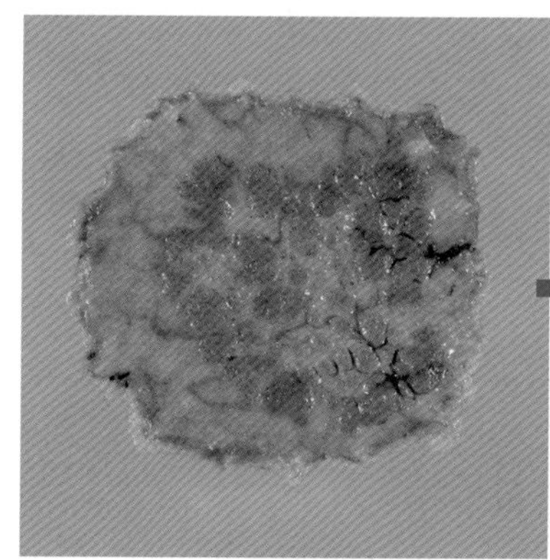

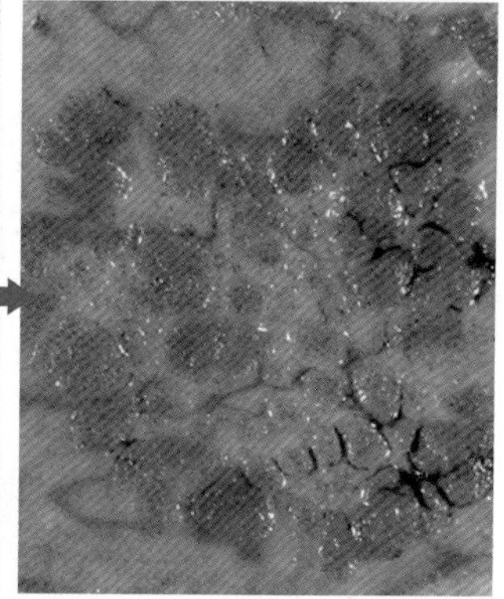

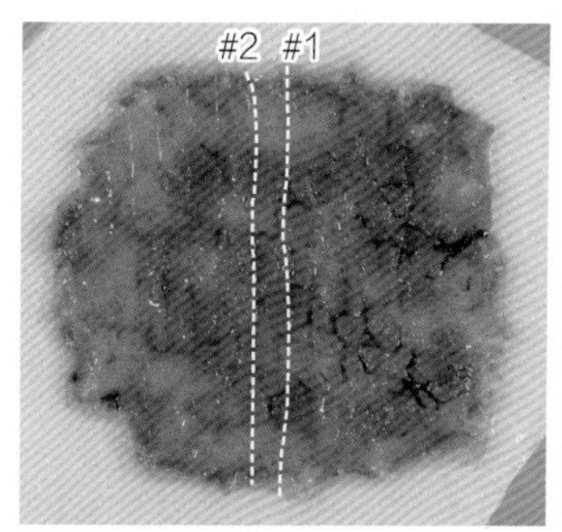

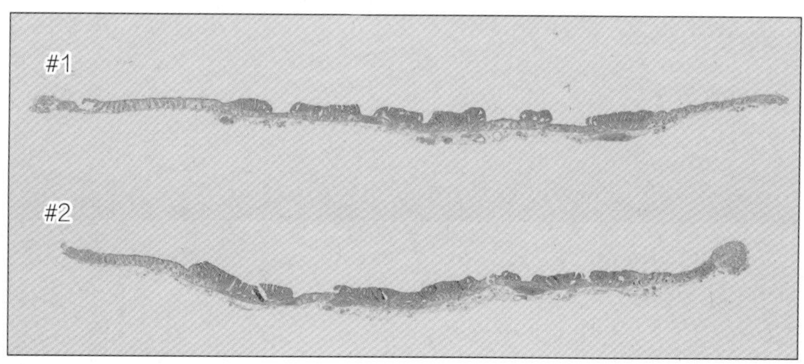

这个病变与 **30 号经典病例**属于同一类型。对于组织像没有什么特别需要添加的解析内容。值得注意的是，结节之间存在明显的间隔。多说一句，如果用泡沫塑料作为背景来观察，它看起来就像是另一个不同的病例！因此，笔者觉得透光观察对大体像的影响还是很大的。

经典病例 37

具有粗大隆起的 0-Is（+IIa）病变

大体像▶p.31

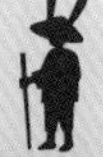

大体精进之路中的解读 **回顾**

直肠肛门部（RbP）的病变。标本直径 29mm×22mm，病变直径 12mm×8mm。左侧隆起较高的部分与其他部分相比，颜色更深，凸起更明显。结节从隆起处直接向上抬起，但从上方到右下（1点至5点方向）和左上区域（9点至0点方向）的隆起形态不同。另外，中央有一圈呈圆形，看起来变低了一些。对于这种隆起较高的病变，根据大体像"解读黏膜肌层"是很困难的。

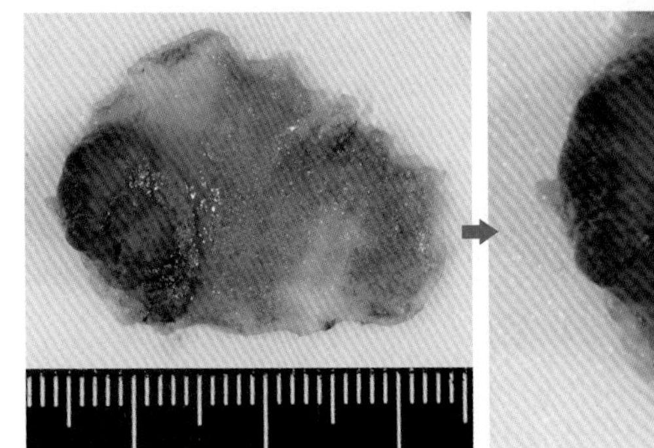

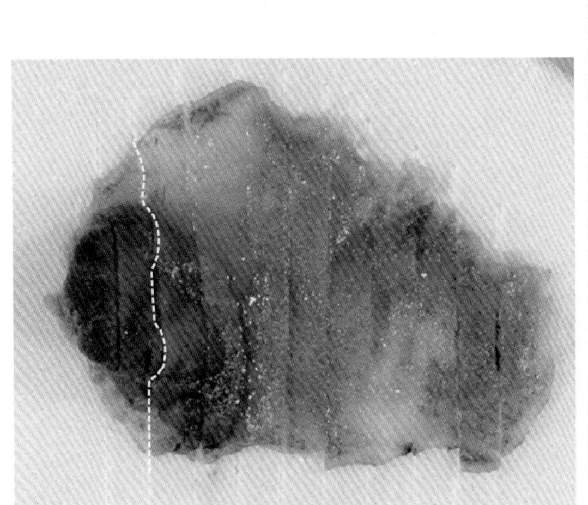

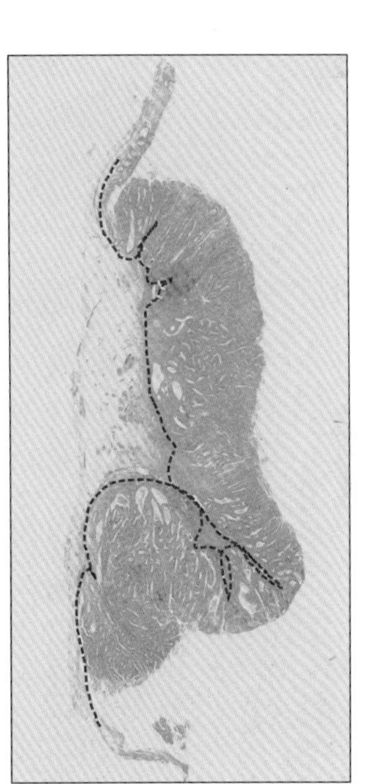

病灶内有粗糙的隆起，不一定就表明肿瘤增殖能力不同，也并不一定表明存在浸润，追踪黏膜肌层的变化后就一目了然了。该病变部分区域黏膜褶皱、形成隆起，呈现出类似 0-Ip 样的结构。

需要重申的是，**与平坦病变相比，在隆起的病变中解读黏膜肌层是非常困难的**。该病变的结节表面具有较为规则的分叶状结构，**每个分叶对应于"黏膜肌层与黏膜一起发生褶皱的部位"**。如果仔细观察每个具有粗大分叶的结节，其内可见细小的无名沟，它替代并模拟了大肠原始的黏膜结构。

经典病例 38

高度隆起内部有正常黏膜残留的病变

大体像▶p.32

大体精进之路中的解读

回顾

升结肠，标本直径 18mm × 11mm × 11mm，病变直径 17mm × 11mm × 11mm。边缘隆起较低的“裙边”部分与从表面凸起的“Is”部分平滑过渡，但这些部分都有色泽的改变。隆起处可见具有细小沟槽的黏膜样结构。高度隆起的部分略微皱缩，但并未看到类似 LST-G 那样的“分割结节的沟槽”。

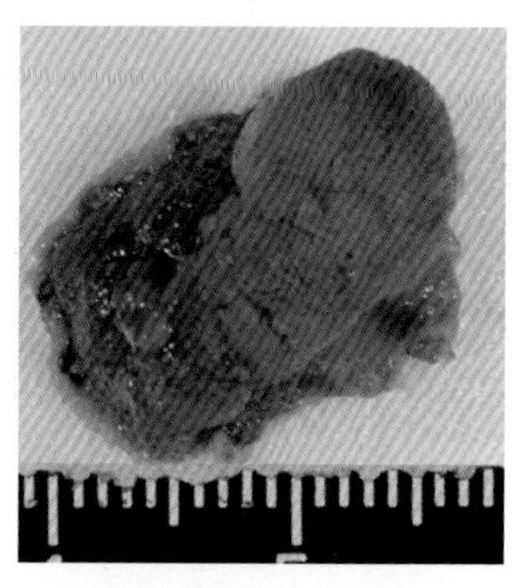

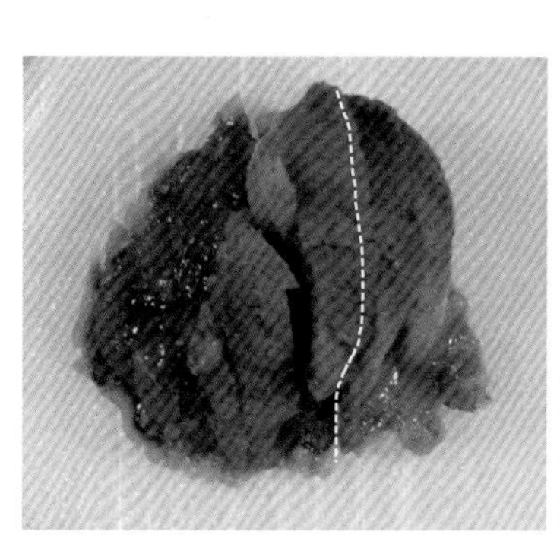

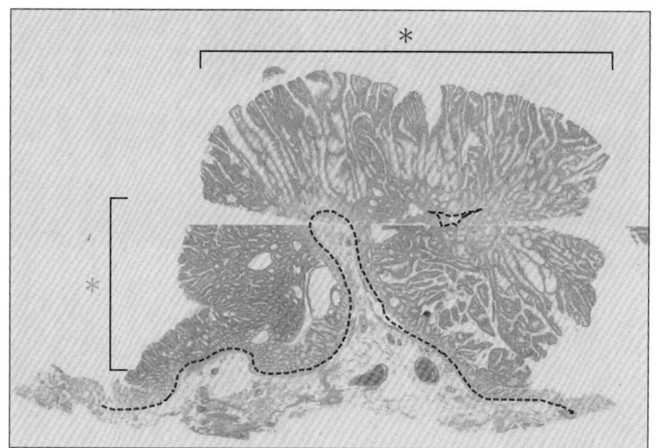

比较黏膜肌层和位于其上的黏膜内病变的厚度，可见粗大隆起部（ * ）的腺管拉长明显。而在边缘的 0-Ⅱa 部分（ * ）中，腺管的拉长并不明显。换句话说，就是结构混杂。本例结构呈现多样化，但细胞异型度总体较低，维持在低级别腺瘤的水平。

下面，我们来总结一下**“大肠病变内形成粗大结节的原因”**

结节粗大的原因

①黏膜肌层堆叠在一起。

②肿瘤腺管呈规则的细长结构（虽然是低级别腺瘤，但结构巨大）。

③肿瘤腺管呈不规则的细长结构（高级别的成分，合并癌变）。

④肿瘤腺管下方有非肿瘤腺管残留，并呈现囊性扩张。

⑤由于 SM 浸润伴有促纤维组织增生反应（desmoplastic reaction，DR）。

为了对上述情况加以鉴别，必须认识表面细微结构的差别。比如，癌或绒毛状肿瘤（villous tumor）中就很难出现类似无名沟样的沟槽。此外，如能对每个腺管的结构进行精读那就更好了。

对于沟槽，即使仅通过大体像也能在一定程度上识别出来，但对于腺管结构则很难识别，必须在切片中进行放大观察。

对大肠的大体标本和病理切片的解读终于接近尾声了，是时候进入通过显微镜研究肿瘤的阶段了，大家是不是很期待呢？

经典病例 39

充分伸展的 LST-G 与内卷的 0-Is 病变

大体像▶p.33

大体精进之路中的解读　　回顾

左侧（**A**）为升结肠的 EMR 标本，标本直径与肿瘤直径大致相同，为 17mm × 16mm。**A**（升结肠）病变看起来像 LST-G，3mm 大小的结节被沟槽分割。不过，由于病变很小，结节之间的间隙较窄。

右侧（**B**）为乙状结肠 EMR 标本，长径为 12mm 的 0-Ⅰs 病变。无法观察到蒂部。结节不是独立的大结节，具有分叶。

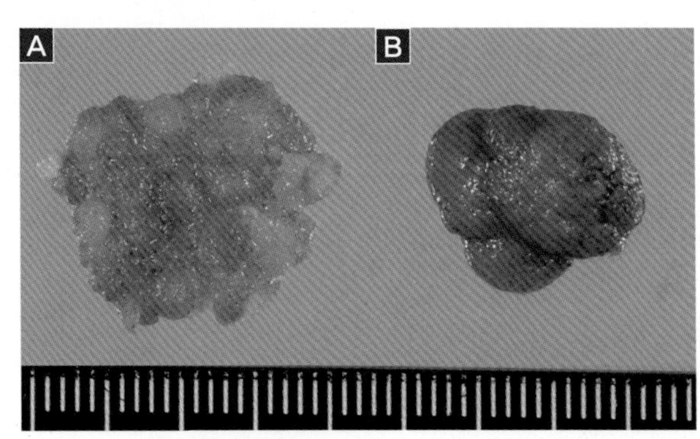

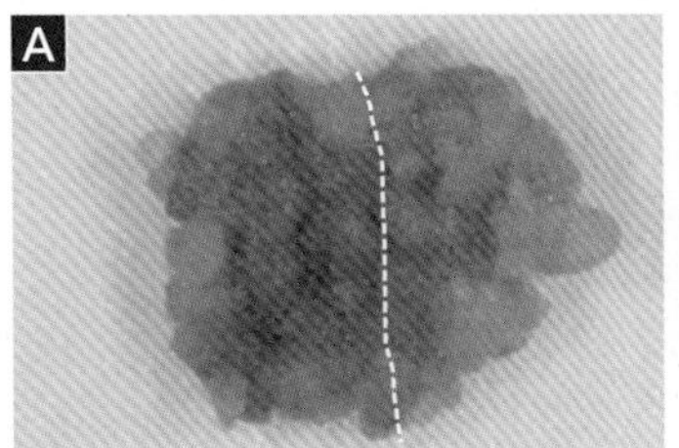

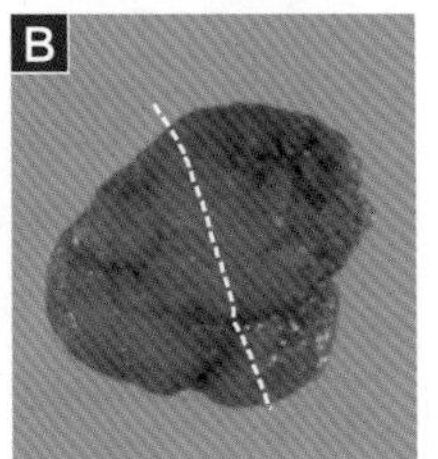

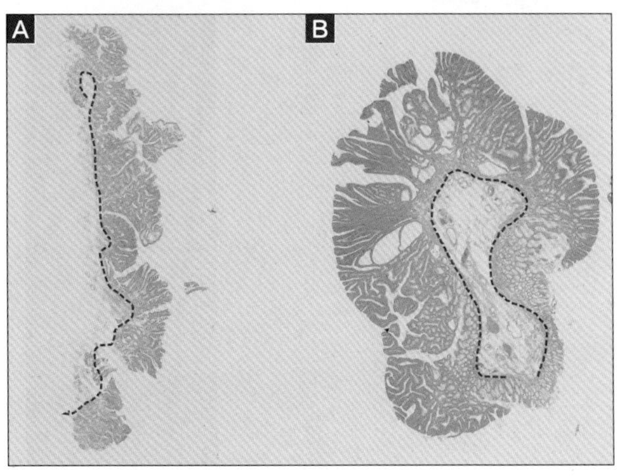

在 **A** 的 LST-G 病变中，黏膜肌层随结节的形状高低起伏，**黏膜层随着黏膜肌层的起伏而呈现分叶状改变**。将 **B** 的 0-Ⅰs 病变部分剖开，可见黏膜肌层在黏膜下方呈平滑的走行。实际上，它更接近于 0-Ⅱa 病变。

经典病例 40 病变表面高低不等与 SM 有关吗?

大体像▶p.34
高倍放大像▶p.113

大体精进之路中的解读

回顾

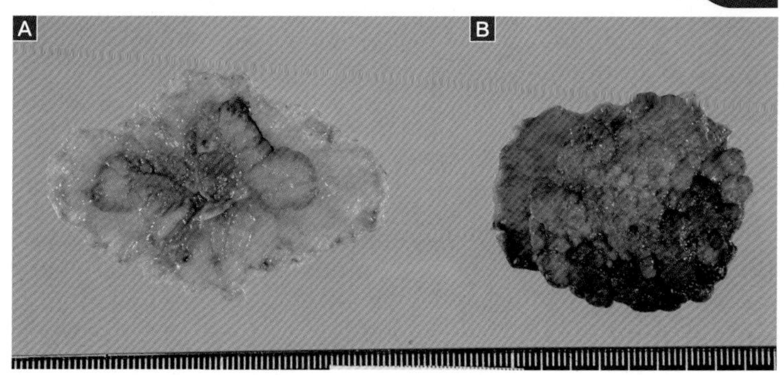

左侧（**A**）为降结肠的 ESD 切除病变，标本直径 60mm×40mm，病变直径 38mm×25mm。右侧（**B**）为直肠（Rb）的 ESD 切除病变，标本直径 40mm×35mm×11mm，病变直径 37mm×37mm×11mm。

A 推测诊断为 SM 癌。在病灶边缘的结节表面可以看到黏膜纹理向中心纠集，估计病变已浸润至黏膜下层并伴纤维化，因此，病变具有一定的硬度并造成牵拉。

与周边相比，中心部的纹理结构显得更加细小，但结构应该并未消失。从病变左上（10 点至 0 点方向）区域至中心部，与周边隆起相比高度较低。该区域与右上方和左边的结节之间存在高低差，但与左上方的背景黏膜（正常黏膜）之间并没有高低差。如果是由于 SM 浸润导致肌层被破坏，周边与凹陷处的高低差应该出现在全周，但此例的高低差并不是全周性的，估计肌层依然存在。

B 病变的浸润深度判断困难。隆起部分看起来像是由许多颗粒汇聚而成，乍一看，像是一个“小颗粒聚集”的病灶。但请注意，虽然每个颗粒的直径只有 2~3mm，但病灶整体隆起较高（高度接近 10mm）。

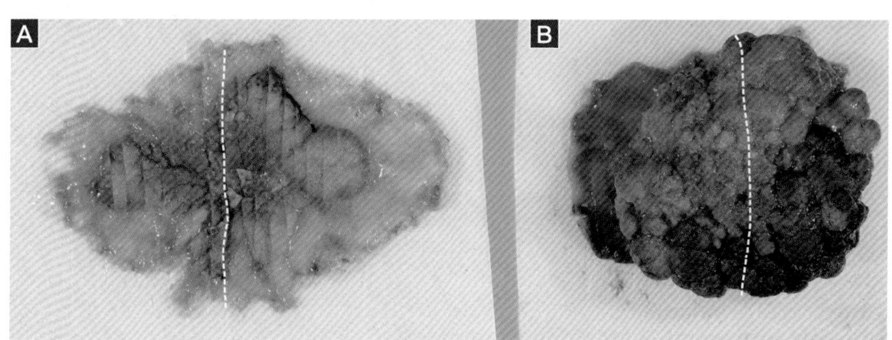

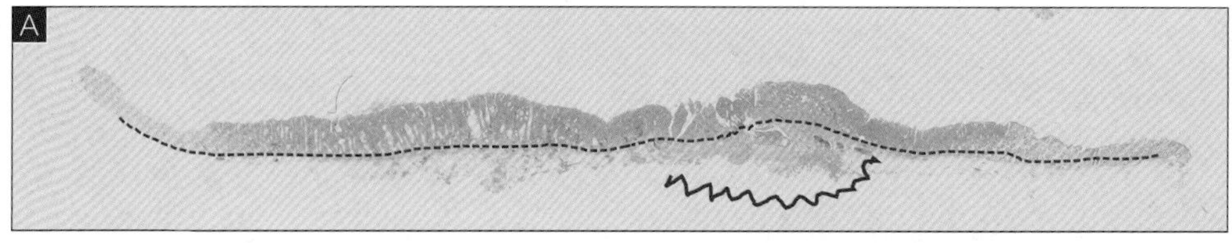

首先看病变 **A**，可见黏膜向病变中心聚集，黏膜下层的组织似乎偏硬，而组织像显示**黏膜下层存在癌浸润和 DR（红线：—）**。另外，**大部分区域的黏膜肌层保持完整**（尽管部分变得模糊）。通过反复研读，我们就可以越来越正确地解读图像。

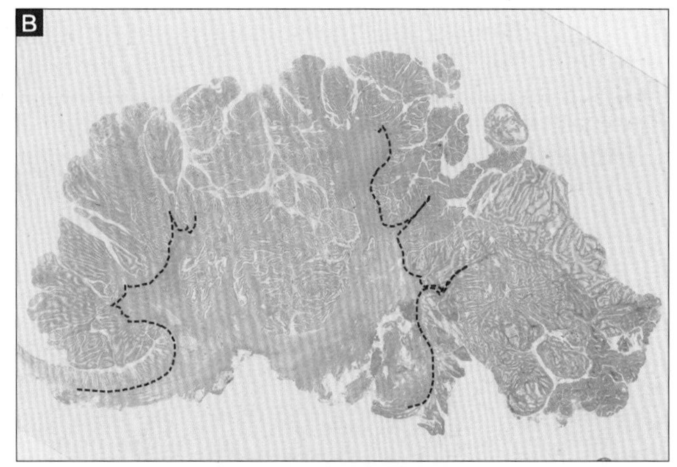

接下来看病变 B，可见黏膜下层大部分消失，但**即使在地板塌陷的部分，腺管依然上上下下地生长，因此即使地板塌陷了，表面也不会发生凹陷**。如果这种情况较为频繁，就会导致浸润深度很难判断。

让我们再次回顾一下在 8 号、17 号、26 号和 35 号经典病例中见到的模式。

虽然黏膜肌层消失，但是表面仍有颗粒残留的模式

①肿瘤腺管延伸（如乳头状 / 绒毛状结构），从黏膜肌层以下向上生长、延伸并开口于表面的模式。

②黏膜肌层呈树枝状，部分破坏后仍有骨架残存的模式。

③黏膜肌层消失，原黏膜内癌成分呈密集残留的模式。

④ 原有结构由于化疗等原因被破坏后再生修复，不适合采用常规方法分析的模式。

本例是第①种情况。肿瘤腺管拉伸明显，呈乳头状或绒毛状，从塌陷的基底直接延伸到表面。

笔者在观察大体像时提了一点相关内容，但在本例中与表面所看到的“颗粒的细小程度”相比，病变的高度显得过高，这种不相称的感觉让人感到别扭，这正是本例最值得注意的地方。**如果病变表面结构细小，高度却很高，需要怀疑存在乳头状腺癌（pap）和 / 或绒毛状肿瘤（villous tumor）的结构**。

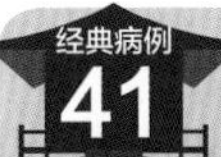

颗粒大小不均一的 0-Ⅱa 病变

大体像▶p.35
高倍放大像▶p.119

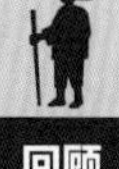

大体精进之路中的解读

回顾

横结肠，标本直径 45mm×40mm，病变直径 40mm×35mm。LST-G。多数结节 2 ~ 3mm 大小，但下方（6 点方向）可见明显的 1 ~ 2mm 的细小颗粒；反之，上方（11 点方向）则有稍大的颗粒。

仔细观察发现大颗粒中也有细小的沟槽。病变的高度随颗粒大小而发生改变。颗粒越大，隆起越高；颗粒越小，隆起越低。

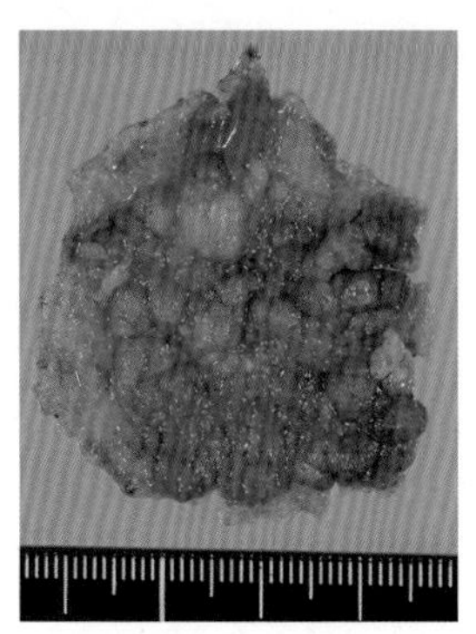

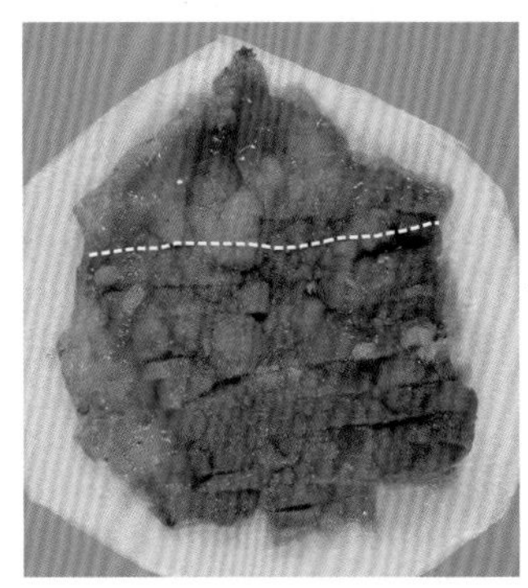

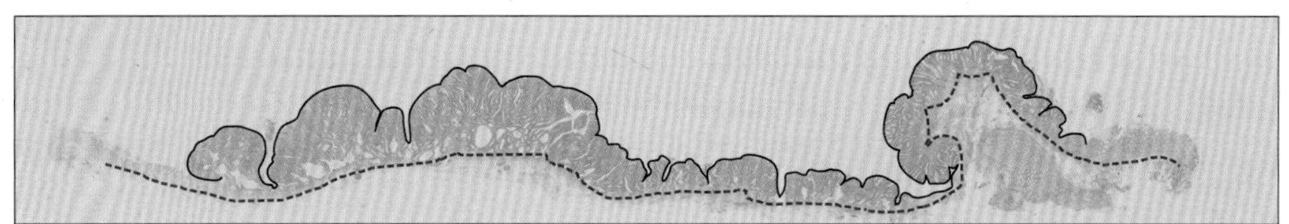

与之前的 **40 号经典病例**相比，这也是一个有意思的病例。我们可以清楚地看到，**结节大的部分黏膜较厚，结节小的部分黏膜较薄**。还记得在黏膜肌层保留完整的情况下，黏膜变厚的原因吗？我在 **38 号经典病例**中总结过。

结节粗大的原因

①黏膜肌层堆叠在一起。
②肿瘤腺管呈规则的细长结构（虽然是低级别腺瘤，但结构巨大）。
③肿瘤腺管呈不规则的细长结构（高级别的成分，合并癌变）。
④肿瘤腺管下方有非肿瘤腺管残留，并呈现囊性扩张。
⑤由于 SM 浸润伴有促纤维组织增生反应（desmoplastic reaction，DR）。

本例是原因①（黏膜肌层像帐篷一样高低起伏）和原因④（非肿瘤腺管在深部残留）都有。如果是原因③和原因⑤所致，就可能会出现 V_I 型和 V_N 型腺管。另外，V_I 型腺管还可能会出现在仅为原因③所致的病变中。组织像的观察有助于预测放大内镜图像的表现，这方面的内容会在后续章节中介绍。

经典病例 42

高度不等的0-Ⅱa病变

大体像▶p.36

大体精进之路中的解读

回顾

直肠（RS），标本直径25mm×20mm，病变直径16mm×12mm。乍一看，图片右半部分可见明显的高约1mm的扁平隆起，但从蓝色背景的透光度看，在（═）包绕的范围内，病变也进展到了左侧，两者之间存在明显的高低差。病变左侧平坦的部分与正常黏膜连续，并无高低差。也就是说，地板并无改变，推测这可能是由于黏膜内的组成成分“高度”不同所导致的。这种黏膜厚度的差异是什么原因造成的呢？

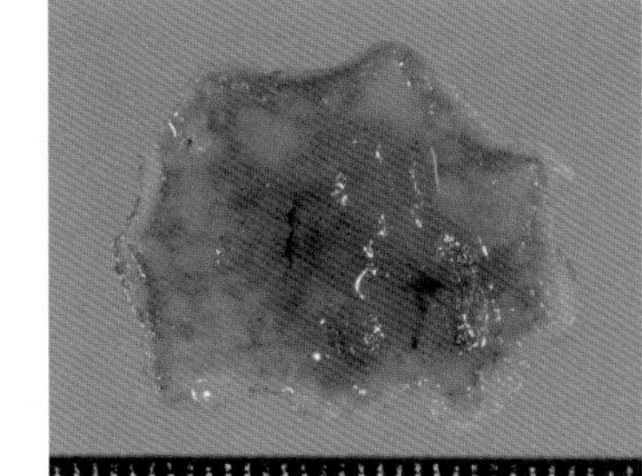

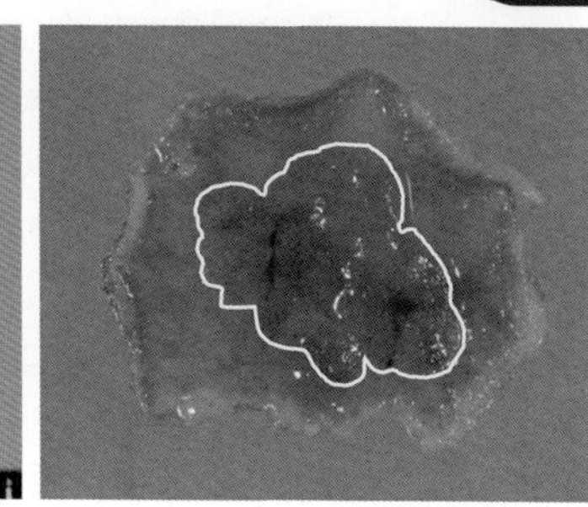

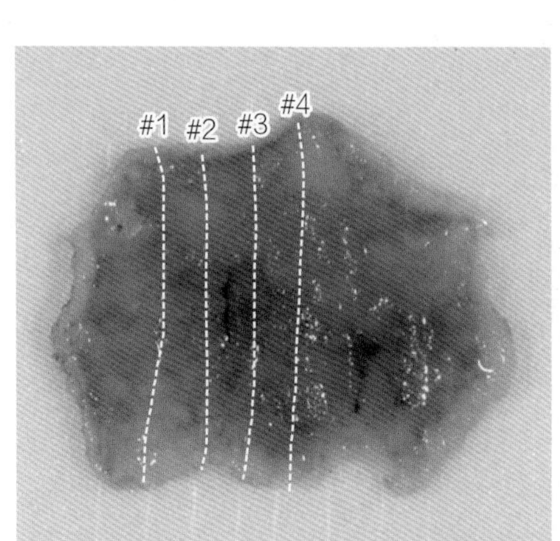

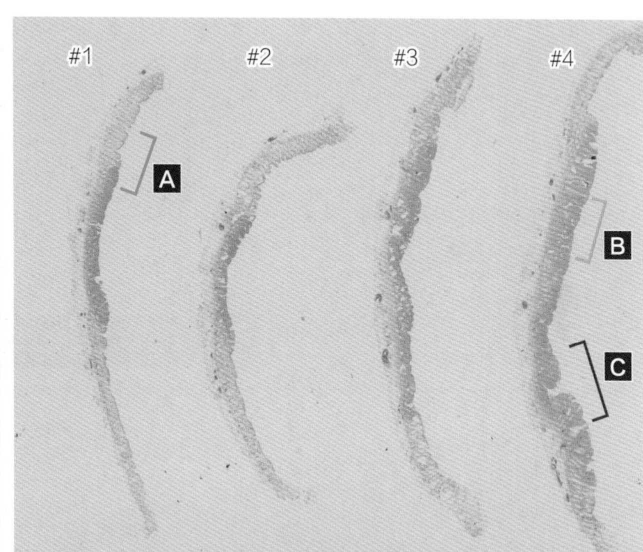

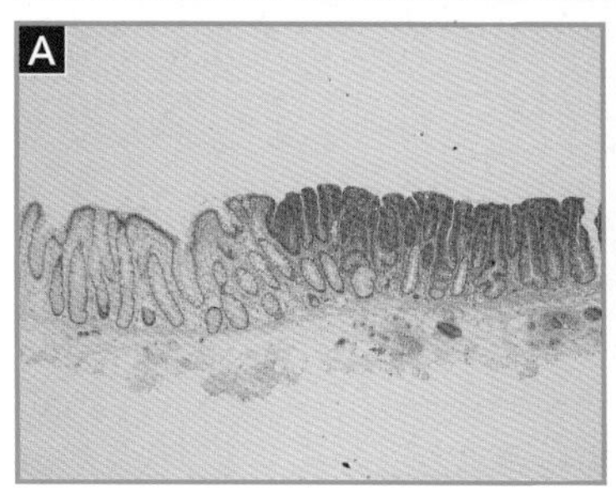

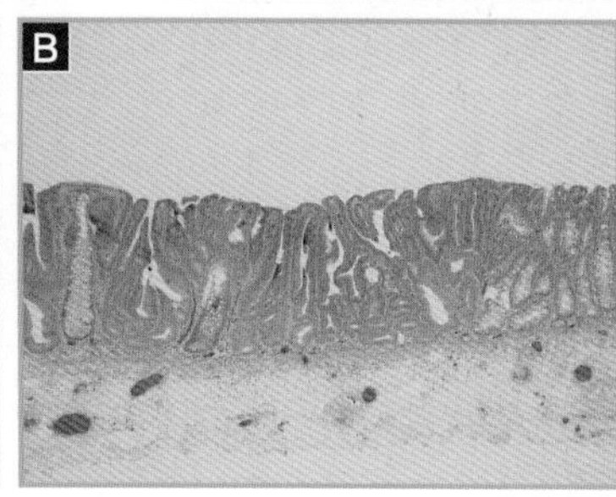

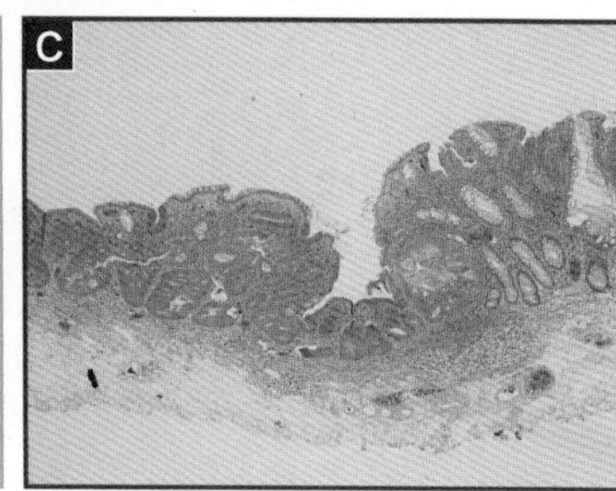

仅依靠组织学图像可以看出病变厚度的差异，但看不到其深层的含义。当提高放大倍数后，可见病灶内黏膜薄的部分肿瘤腺管体积较小，黏膜表面的腺管开口较为细密（放大图A）。而在**较厚的黏膜中，肿瘤腺管拉伸更明显，且腺体结构更加不规则，其中一部分呈tub1~tub2癌，充满于黏膜内**（放大图B，C）。如图所示，即使单纯依靠观察黏膜的厚度，也可以认识到组织学图像的多样性。

结节粗大的原因

①黏膜肌层堆叠在一起。
②肿瘤腺管呈规则的细长结构（虽然是低级别腺瘤，但结构巨大）。
③肿瘤腺管呈不规则的细长结构（高级别的成分，合并癌变）。
④肿瘤腺管下方有非肿瘤腺管残留，并呈现囊性扩张。
⑤由于 SM 浸润伴有促纤维组织增生反应（desmoplastic reaction，DR）。

本例是由于原因③导致的黏膜厚度存在差异所致。

经典病例 43

向中央纠集的 0-Ⅱa 病变

大体像▶p.37

大体精进之路中的解读　回顾

横结肠，标本直径 60mm×38mm，病变直径 53mm×28mm。看似沟槽向中心聚集。病灶正下方看起来是有一定硬度的。不知道为什么，中央部色调发白好似覆有白苔，估计此处的黏膜被蹭掉了。
其他部位的表面结构基本上为细颗粒状，病灶整体看起来似乎变化不大。

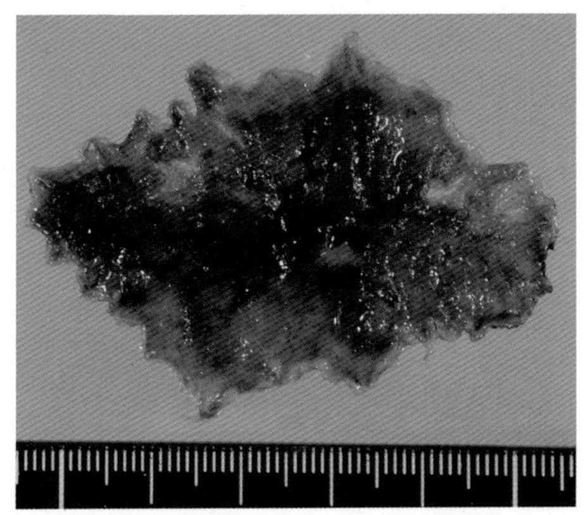

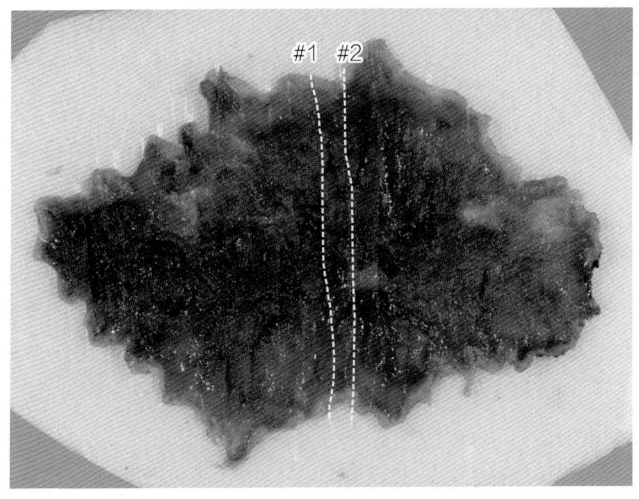

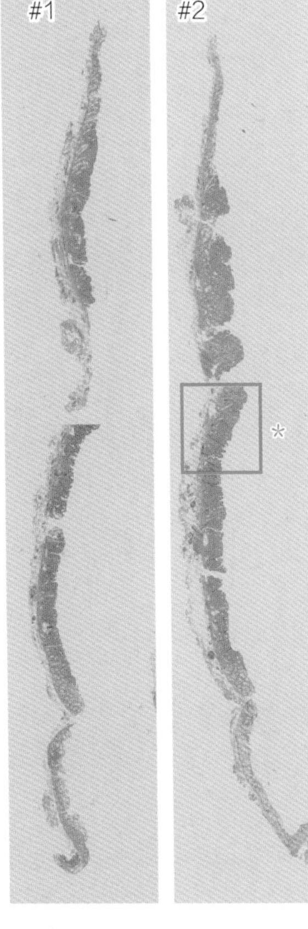

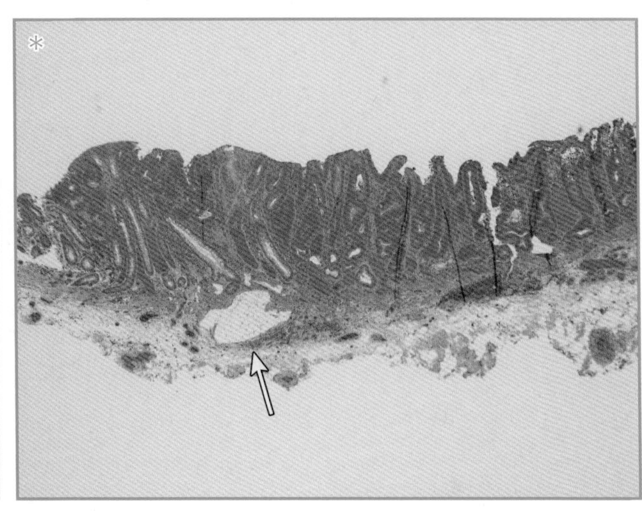

病变局限在黏膜内，且黏膜肌层呈直线走行，但黏膜内可见明显的充血、淤血，蓝框部（—）黏膜下层可见黏液潴留（⇨）。**这是病变受到物理性牵拉后经常出现的深部黏液湖样改变，与浸润无关**。与胃不同，大肠肿瘤很少伴随炎性改变，但也不是完全没有。当根据病变色调和表面性状疑似合并炎症时，病变解读就会变得更加复杂。

经典病例 44 隆起高度略微不等的 0-Ⅱa 病变

大体像▶p.37

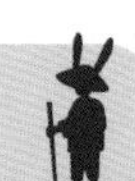

大体精进之路中的解读 回顾

盲肠，标本直径 34mm×26mm，病变直径 28mm×15mm，左侧结节小而低，右侧结节大而高，均被沟槽明显地分隔。可能是 LST-G 吧。最大的结节也就 5mm 大小。

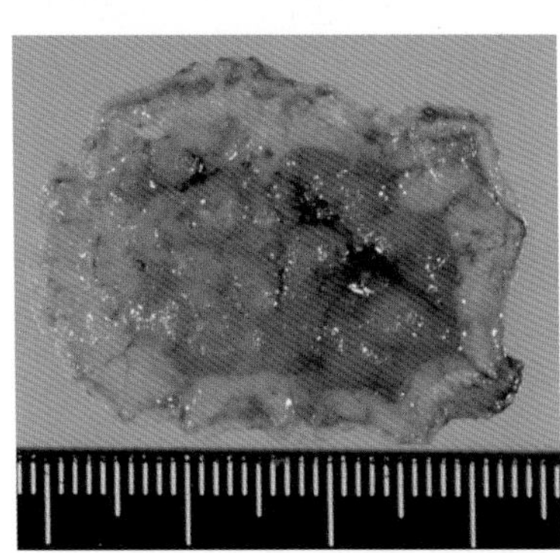

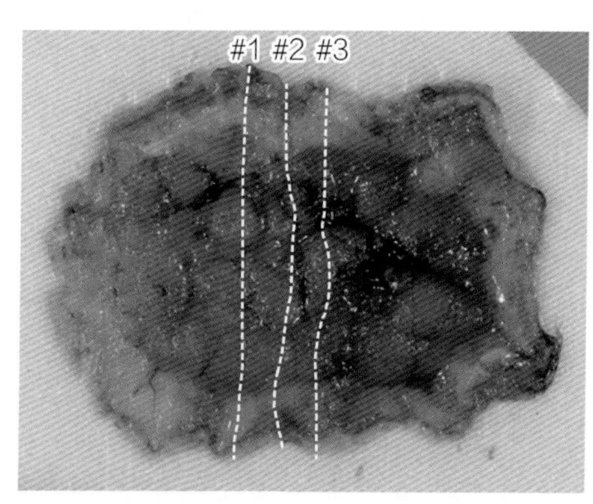

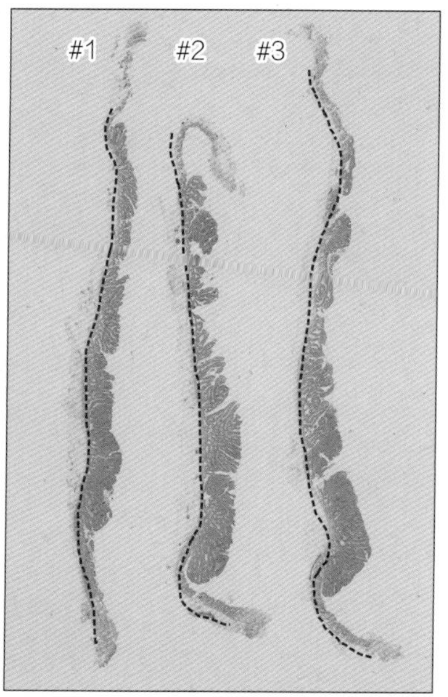

这个病例是表面残留沟槽状纹理的LST-G，但是黏膜肌层相当平滑，并无帐篷状的隆起。这个病变不仅大体像具有多样性，组织学上也显示出多样性。总之，这个病变的一部分合并癌变。

结节粗大的原因

①黏膜肌层堆叠在一起。

②肿瘤腺管呈规则的细长结构（虽然是低级别腺瘤，但结构巨大）。

③肿瘤腺管呈不规则的细长结构（高级别的成分，合并癌变）。

④肿瘤腺管下方有非肿瘤腺管残留，并呈现囊性扩张。

⑤由于SM浸润伴有促纤维组织增生反应（desmoplastic reaction，DR）。

此病例考虑是由②和③所致。然而，这些改变在组织学图像中很难得到证实。这就让人真的很想提高显微镜的放大倍数一探究竟。

◆　◆　◆

大家终于来到44号经典病例了。

但是，至此为止，我们所获得的却是“两种相互矛盾的经验”。

①**仅通过大体像**，我们可以识别病变表面的沟槽和结节的形态，是否存在无名沟样的纹理，还能**通过观察黏膜肌层的走行**进而推测浸润深度和大致的分化程度。

②**仅通过大体像，很难**判断黏膜增厚和病变的多样性是由于肿瘤腺管浸润所致，还是由于腺管结构不规则或结构多样性所致。

这就是所谓的大体像的有用性和局限性。

大体像解读的关键是观察**黏膜肌层是否消失**，表面出现高低差（凹陷）是解读黏膜肌层的重要线索。但是这里也存在一个陷阱，即虽然黏膜肌层消失，但是表面仍有正常结构残留，这些可以归纳为以下几个模式。

虽然黏膜肌层消失，但是表面仍有颗粒残留的模式（8号、17号、26号，35号，40号经典病例）

①肿瘤腺管延伸（如乳头状/绒毛状结构），从黏膜肌层以下向上生长、延伸并开口于表面的模式。

②黏膜肌层呈树枝状，部分破坏后仍有骨架残存的模式。

③黏膜肌层消失，原黏膜内癌成分呈密集残留的模式。

④原有结构由于化疗等原因被破坏后再生修复，不适合采用常规方法分析的模式。

随着关注点逐渐从进展期癌转移到浅表性病变，我们与正常黏膜的“距离”变得越来越近。这时，大家开始关注结节粗大的原因。在组织像精进之路的后半部分，笔者总结了结节增高的原因。

结节增高的原因（38号、41号、42号，44号经典病例）

①黏膜肌层堆叠在一起。

②肿瘤腺管呈规则的细长结构（虽然是低级别腺瘤，但结构巨大）。

③肿瘤腺管呈不规则的细长结构（高级别的成分，合并癌变）。

④肿瘤腺管下方有非肿瘤腺管残留，并呈现囊性扩张。

⑤由于SM浸润伴有促纤维组织增生反应（desmoplastic reaction，DR）。

在解读病变时，我们已经多次在想“组织像已经看不懂了”。终于到时候了，接下来，让我们提高放大倍数，更加细致地观察肿瘤腺管吧。

参考文献

[1] 三森功士：大腸癌における腫瘍内 heterogeneity と進化　変異による腫瘍内多様性の意義は？ 病理と臨床，36（11）. 1052-1058, 2018.

[2] Haggitt RC, et al : Prognostic factors in colorectal carcinomas arising in adenomas: implications for lesions removed by endoscopic polypectomy. Gastroenterology, 89 : 328-336, 1985.

[3] 「大腸癌取扱い規約 第9版」（大腸癌研究会／编），金原出版，2018.

[4] 河内 洋，笹島圭太：内視鏡切除検体の組織診断.「腫瘍病理鑑別診断アトラス 大腸癌」（八尾隆史，藤森孝博／编），pp196-207，文光堂，2011.

[5] Pai RK, et al : Colorectal serrated lesions and polyps.「WHO Classification of Tumours, Digestive System Tumours 5th ed.」（Who Classification of Tumours Editorial Board），pp163-169, World Health Organization, 2019.

第3章

隆起、凹陷、厚度、硬度的原因 ~从低倍镜到高倍镜

现在，让我们深入了解病变的组织学图像吧。笔者从大体精进之路中得到的启发是：

· 仅通过黏膜肌层和表面的沟槽即可大致解读病变；

· 若想寻找导致黏膜厚度变化和多样性的原因，还需要提高显微镜的放大倍数。

基于这两点，让我们现在就开始讨论显微镜下的高倍放大像。

在《处理规范》和各种图谱中，描述了癌的分化程度和组织学类型，包括 tub1、tub2、pap、por1、por2，也解释了关于低级别和高级别腺瘤之间的差异。由于本书也是一本病理学教科书，因此可能需要像以往的书籍一样准确地描述组织学分类。

但是，我认为**“内镜图像、病理对比的精髓已经超越了像 tub1 和 tub2 这样的文字”**。

当然，我并没有淡化组织学分类的意思。毋庸置疑，遵循《处理规范》和 WHO 分类，对肿瘤的恶性程度和分化程度进行分类具有重要意义。区分 tub1 和 por2 是很重要的。**但是，在《处理规范》和组织学图谱中并未包括以下情况，如“III_L 型 pit 的腺瘤与 III_S 型 pit 的腺瘤有何不同？”**

在研讨会上，当内镜医生热情洋溢地解读了 pit pattern 的图像后，病理医生也有病理方面的解释。此时，如果病理医生最终只用一个词“tub1-pap”来解释病变的话，内镜医生会感到非常恼火。

“tub1 是可以的，但究竟是什么类型的 tub1 呢？腺管是高是低，开口是不整齐的还是规则的，是锯齿状的还是光滑的？”这些都是内镜医生想要了解的信息。

比较内镜图像和病理时，最好能找出那些肿瘤腺管结构变异、分类不明确、在普通教科书中还没有记录的特殊情况。

1 显微镜分类之前
~管状病变的组织学评价

从现在开始，我们将仔细研究大肠浅表病变的病理，在尊重现有分类方法的基础上，笔者想更仔细地研究形态本身，而不是过分依赖于文字解释。

首先，讲解非肿瘤性大肠黏膜，以便与肿瘤进行对照。

非肿瘤性大肠黏膜

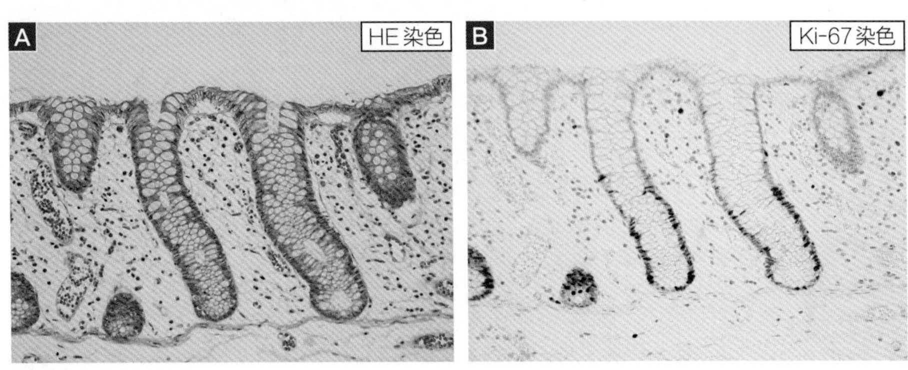

图1

这是横结肠的非肿瘤黏膜（**图1**），可以观察到大肠黏膜中存在隐窝结构（像试管架一样），腺体下部有增殖区（**图1B**：抗 Ki-67 免疫组化染色，当细胞周期处于非 G0 的增殖周期时呈阳性染色）。形成隐窝的上皮细胞首先在隐窝下部进行细胞分裂，然后沿基底膜向上生长，最后在表层脱落，并不断重复这样的循环。

1）腺管结构的基本概念，以及如何观察 Ki-67

当细胞在隐窝底部呈左右对称生长时（三个维度上看呈全方位对称），可以形成整齐的、笔直的腺管。

这就好比当汽车的左右两个轮胎以相同的转数旋转，汽车就可以直线行驶，观察腺管的诀窍也是如此。如果 Ki-67 阳性细胞分布偏左或偏右，腺管就会扭曲。左右两侧的细胞增殖程度不同就代表**增殖异常**（+ 分化异常），这是肿瘤中常见的现象。因此，在观察肿瘤腺管时一定要关注“腺管是否笔直”这个要点。

（观察肿瘤时的）检查要点①：腺管偏离整齐、笔直腺管的程度

其次，虽然不能过于凭借经验，但正常隐窝的主要特征是它恰好能延伸至黏膜肌层。准确地说，**增殖细胞所处的位置紧邻黏膜肌层，隐窝从这里向表面延伸**。

检查要点②：腺管是否从黏膜肌层延伸而来

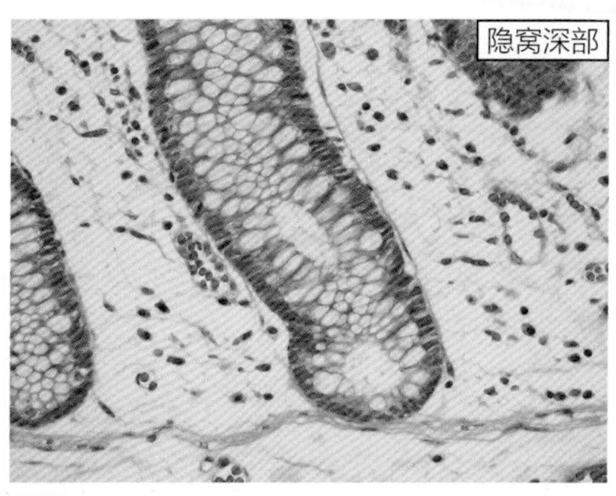

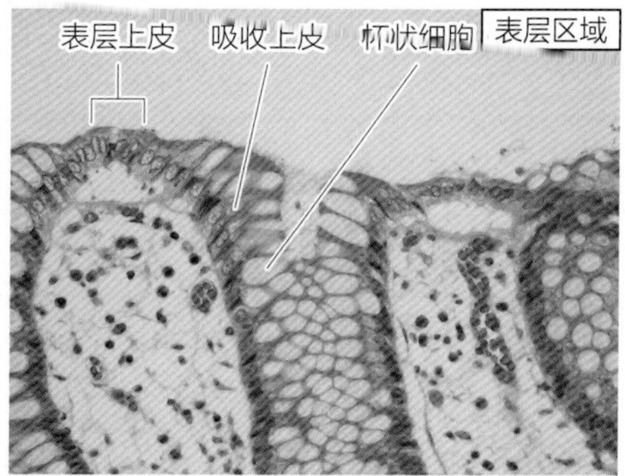

图2

分裂的上皮细胞向表面分化，因此，在隐窝的深部和表层的细胞其特性略有不同（**图2**），如：细胞核颜色（深或浅）、细胞核形状（立方形、圆形、柱状）、细胞质中的黏液含量（白色的缺失部分）= 黏液量，以及从深部至表层，含黏液细胞的比例变化。病理医生若能发现这些细节当然更好，但首先需要发现同一隐窝的深部和表层之间的差异，即所谓的**分化梯度**。

检查要点③：是否形成分化梯度?

针对细胞中富含黏液以及黏液量较少的情况，分别进行详述。HE 染色发白的区域是**富含黏液的细胞，称为杯状细胞，其肠型黏液标记物 MUC2 表达呈强阳性**。而黏液不明显，**整体看起来呈粉红色的细胞称为吸收细胞**（**图2**）。

覆盖在黏膜最外层的细胞称为**表层上皮细胞**。如果仔细观察，就会发现它兼具杯状细胞和吸收上皮细胞的特征，统称为表层上皮。

杯状细胞与吸收细胞的比例因大肠部位不同而有所区别。大体上来说，离回肠越近，吸收细胞数量越多；离直肠越近，杯状细胞越多。**图2** 展示的是横结肠中段偏左的部分。

2）非肿瘤黏膜的变异

那么，教科书式的非肿瘤黏膜的解说就到此结束了。但实际上，在 ESD 标本的边缘看到的非肿瘤黏膜具有更加多样的表现。

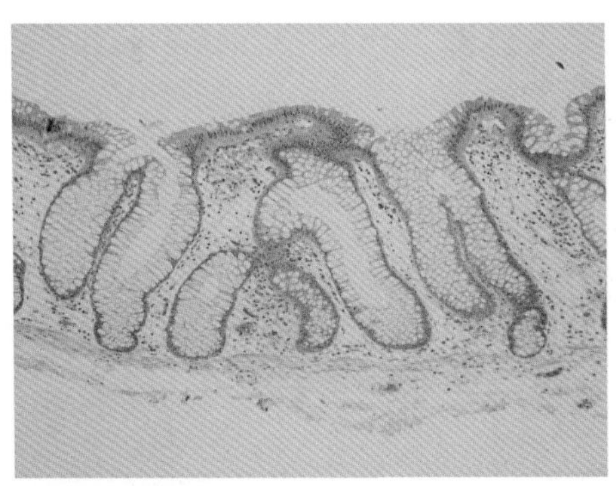
图3 直乙交界部

例如，**图3**是直乙交界部的非肿瘤黏膜。不知什么原因，它呈蜿蜒起伏的样子，而且隐窝大小似乎也略有不同。

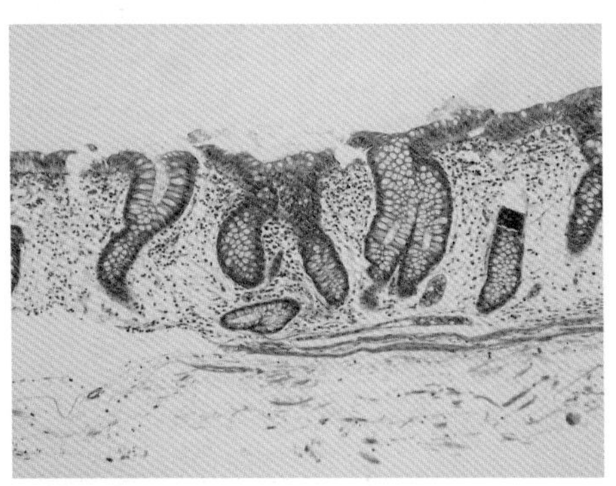
图4 升结肠

另外，**图4**为升结肠，它与**图3**的放大倍数相同，但隐窝的大小无论在长度还是在厚度方面都有所不同。

其中杯状细胞的比例（白色区域的细胞数量）、表层上皮的厚度、间质的量也不同，腺管的密度也有差异。

看上面两张图时，不免会想到，"哦？虽然它不是肿瘤，但也不呈笔直的腺管结构，而是具有分支。"实际上，这些隐窝并非真的具有分支，**真正具有分支的隐窝仅在特殊的情况下才能看到，在正常的大肠黏膜中是看不到的**。接下来，我将用自己的方式来解释在"组织学经典教科书"——《Histology for pathologists》中令人特别感兴趣的内容。

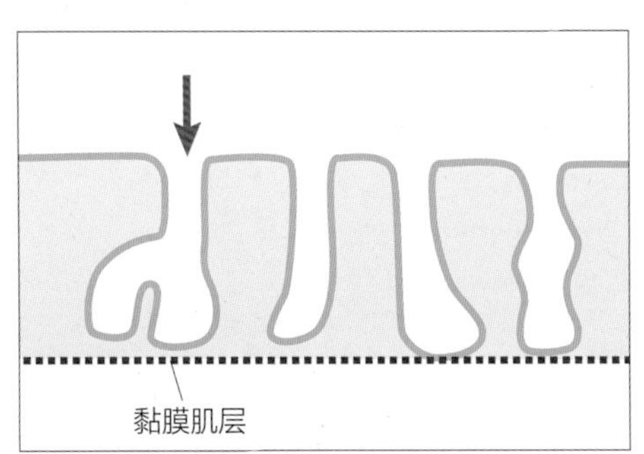

图5 真正具有分支的隐窝

首先，用模式图来描述何谓真正具有分支的隐窝（**图5**）。它是指隐窝在一个开口的中间分叉，底部分成两部分。这种情况可能存在于发生炎症和再生时间较长的黏膜（如溃疡性结肠炎）以及肿瘤腺管中，并不会出现在正常的非肿瘤黏膜中。

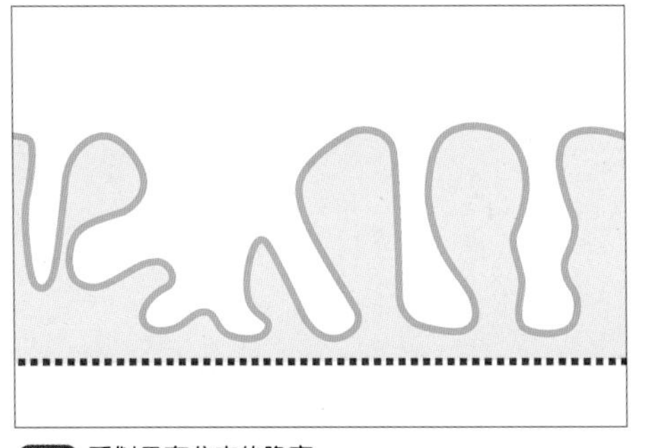
图6 看似具有分支的隐窝

接下来，是正常大肠组织中常见的"看似具有分支的隐窝"（**图6**）。确切地说，这种情况下隐窝并没有分支，而是**黏膜表层的隐窝开口凹陷形成沟槽**，画一条辅助线就能看清楚了。

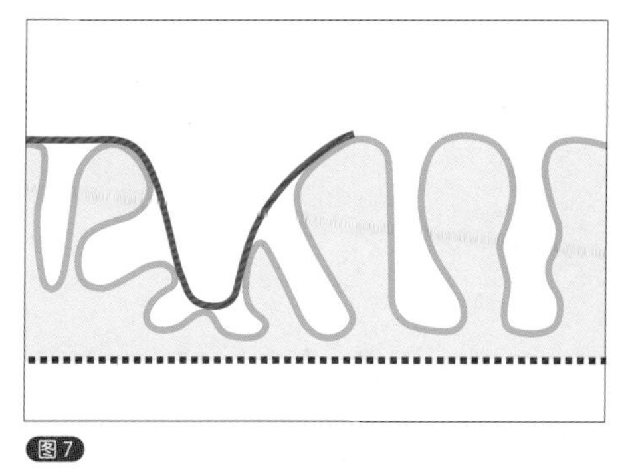

图7

红线描绘的部分是沟槽，可以看到每个隐窝都朝着沟槽的位置开口（**图7**），这需要大家在脑海中给切片画一条辅助线。

红线描绘的沟槽是内镜医生都熟悉的**无名沟**，但大多数病理医生在切片上都不会去辨认无名沟。很惭愧地说，到目前为止，我也没想过要在切片上辨认无名沟。

如果将刚才所展示的直乙交界和升结肠部分的隐窝（**图3，图4**）解读为“分支”，就会偏离与 pit pattern 的一致性。不管怎样，在Ⅰ型 pit 的黏膜中，寻找具有（伪）分支的隐窝是一件痛苦的事，恐怕只有真正的资深的医生才能理解。

不仅在非肿瘤腺管，在肿瘤腺管的阅片过程中，判断切片上的分支也会有些困难，因此需要掌握一些技巧。这可能就是不同病理医生看相同病理图像时，对结构异型性的判断存在差异的原因。

◆ ◆ ◆

接下来，将分析肿瘤腺管的结构。在这一章中，我们将按照病理教科书那样，认真地分析 HE 染色。而与内镜图像对比的部分，将在**第 4 章“全面对比（大肠）”**中逐渐展开。

肿瘤腺管的结构

1 30号经典病例

大体像▶p.28
组织像▶p.85

首先观察 30 号经典病例。

此例为低级别管状腺瘤（low grade tubular adenoma）（**图8**）。

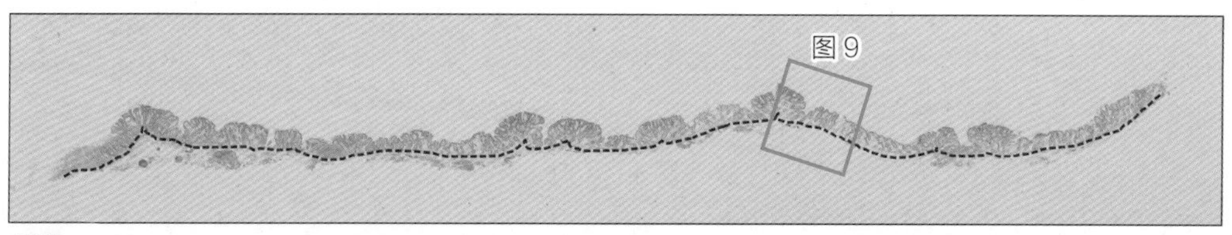

图8

这是一个在“大体精进之路”中曾展示组织学图像的病例，但在本文中，我们将更多地关注肿瘤腺管。

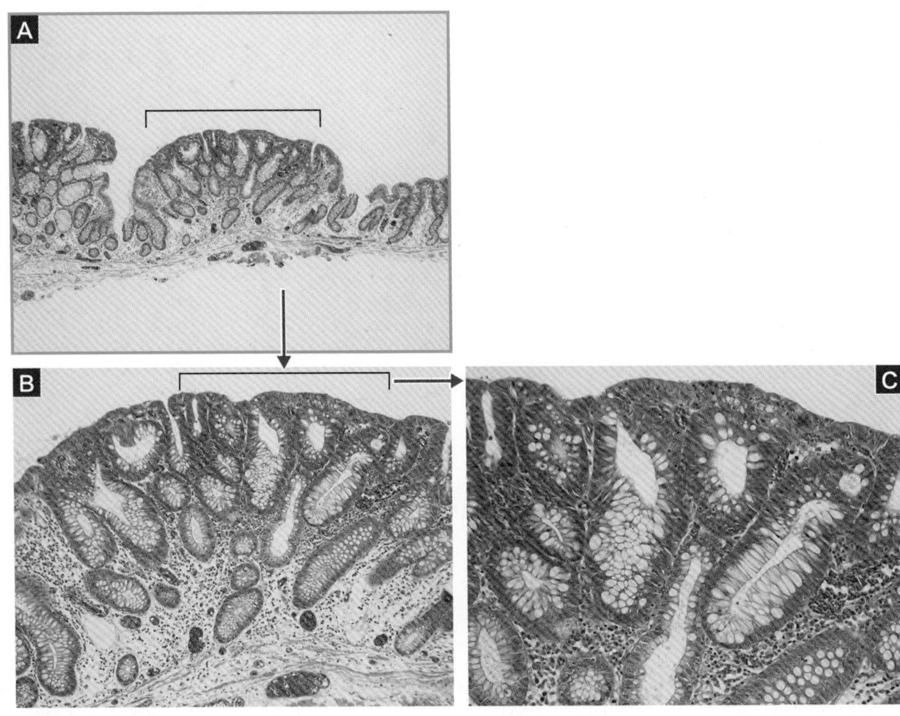

图9

低级别管状腺瘤基本分布于黏膜的最表层，在低倍镜（**图9A**）下，可见黏膜表面深染，但深部的深染并不明显。

深染的原因一般有两个：

- 肿瘤的区域腺管密度高。
- 肿瘤细胞的胞核增大，核浆比（N/C 比）增高。

针对这两点，我们将仔细地观察表层。

让我们参考之前学习的腺管结构的检查要点来进行分析。

检查要点①：腺管偏离整齐、笔直腺管的程度

本例中腺管相当笔直。

开口部基本没有分支，开口也无扩大。需要注意的是，肿瘤腺管的外侧缘（基底膜）呈较光滑的椭圆形，无分支或锋利的边缘。

如果腺管是笔直的，那么随着它的密度增高，腺管会在黏膜内紧密排列。若腺管呈凹凸不平的分支状，那么即使腺体密度增加，腺管之间也容易形成间隙。

检查要点②：腺管是否从黏膜肌层延伸而来

这种肿瘤仅分布于表层，不会到达黏膜肌层。为什么呢？**这是因为管状腺瘤的增殖区靠近表层**，也就是说它不从底部生长，而是从表层向下生长。**对于自上而下而不是自下而上生长的肿瘤，腺管不深入生长并不奇怪**。看看 Ki-67 染色就一目了然了（**图10**）。

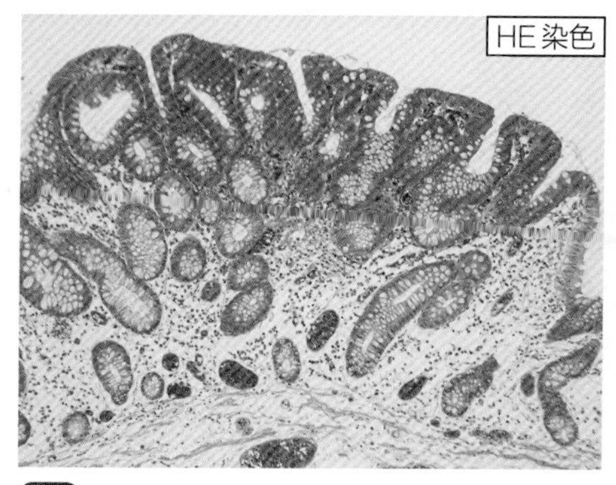

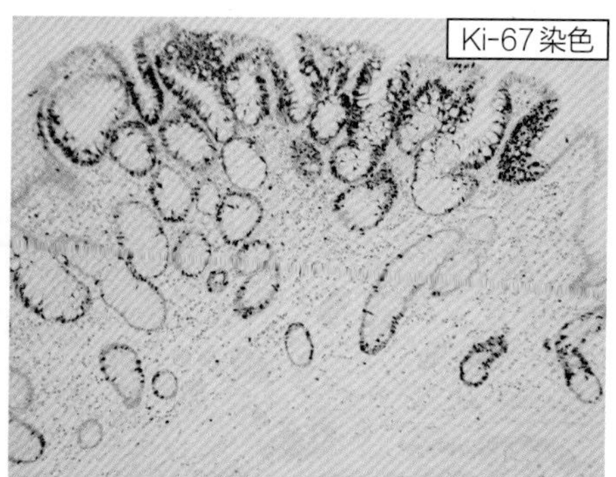

图10

右图为 Ki-67 染色，完全呈自上而下分布（即增殖细胞集中在黏膜表层）。

左侧的 HE 染色图片与**图 9B** 为同一位置，但腺管形状略有不同。这是因为在进行 Ki-67 染色时，HE 切片是同步**深切**的，因此与上一个切面会略有不同。

如果 HE 染色阅片后要求进行免疫组化染色，由于“深切”，切面会发生较大的错位，那么原先的 HE 染色图片和之后的 Ki-67 免疫组化染色图片在评估腺管时会略有不同。**感觉偏差会达到 100μm 以上**，运气不好时，甚至会达到 500μm（0.5mm）。如果想仔细研究免疫组化染色，**需要在进行免疫组化染色时，重新做 HE 染色的切片，以便通过连续切片来进行评估**。这点非常重要，因此我会反复强调。

现在，让我们再回到原点。

可以看到这个管状腺瘤是自上而下生长的，主要在黏膜表层增殖，与黏膜肌层之间存在间距。此外，**若自上而下生长型肿瘤深达黏膜肌层，就可以认为该肿瘤具有较强的替代非肿瘤腺管的能力**。

检查要点③：是否形成分化梯度？

在低级别腺瘤中，如果仔细观察，就会发现靠近表层（靠近增殖区）和黏膜中间层的细胞核大小不同，这说明分化梯度尚保留。这种梯度在高级别腺瘤和癌中会逐渐消失。

另外，对于该病变，笔者将尝试性地描绘肿瘤腺管和非肿瘤腺管是如何混杂的 [使用原来的 HE 染色图片（**图 9B**）]。

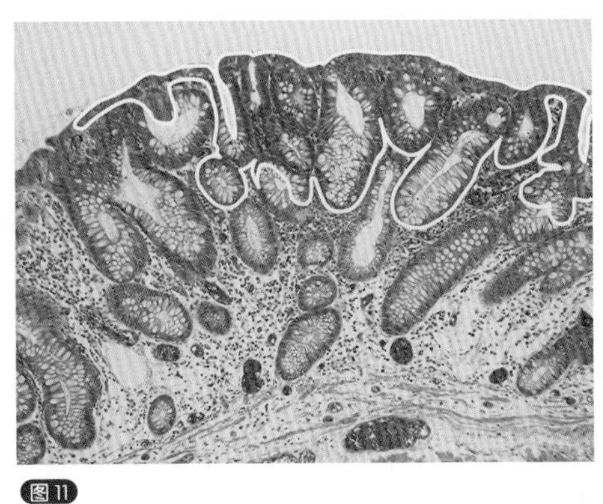
图11

这里黄线勾勒出的区域是可以明确诊断为腺瘤的腺管（**图 11** ═）。是不是和预想的有些不同？尤其是左侧，如果仅根据色调评价的话，那么勾勒出的腺瘤范围似乎有些偏大了。但如果提高放大倍数观察细胞的话，仔细观察细胞核的异型性，并将其作为肿瘤的侵袭前锋（front）和非肿瘤的边界（demarcation line），就会发现这条线的确应该画在这里。

对于低级别管状腺瘤，非肿瘤腺管常常不像预想的那样被肿瘤腺管取代。有时还会出现在腺管的中间位置，肿瘤与非肿瘤细胞相“碰撞”的情况。

根据该病例，部分非肿瘤腺管可能会夹杂在肿瘤性腺管之间开口于表层。这种情况下，**pit pattern 的表现类似于 $Ⅲ_L$ 型和Ⅰ型相混杂的状态**。

2 40号经典病例

大体像▶p.34
组织像▶p.98

接下来观察 **40 号经典病例**（**图 12**）。此例存在 SM 浸润。

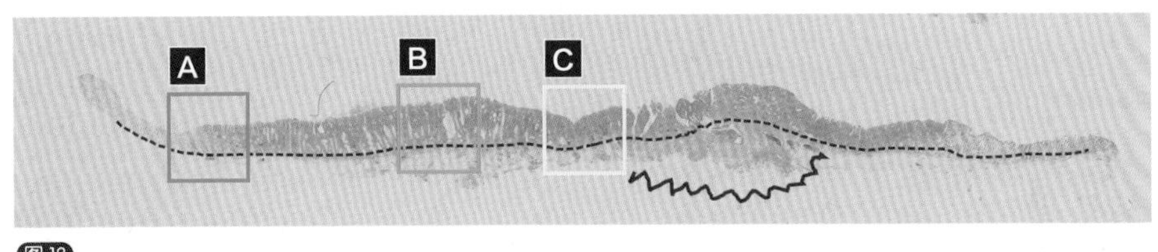

图12

从左侧开始依次观察，直到靠近 SM 浸润部。首先看病变的边缘部，最左侧的部分（**图 12A**，**图 13**）。

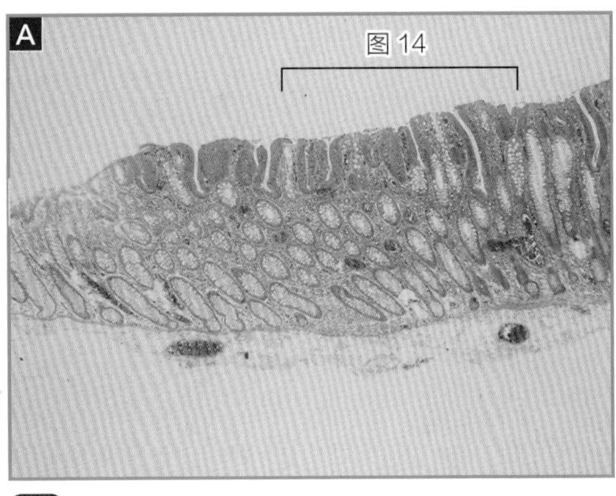

图13

肿瘤腺管位于非肿瘤腺管之上。另外，可以观察到深染的肿瘤腺管之间有**非肿瘤腺管残留，并开口于表层**。侧向发育型肿瘤（LST）中，可以在病变进展过程中观察到非肿瘤腺管的残留。非肿瘤腺管不仅残留于深部，而且表层也可见到。让我们进一步放大观察（**图 14**）。

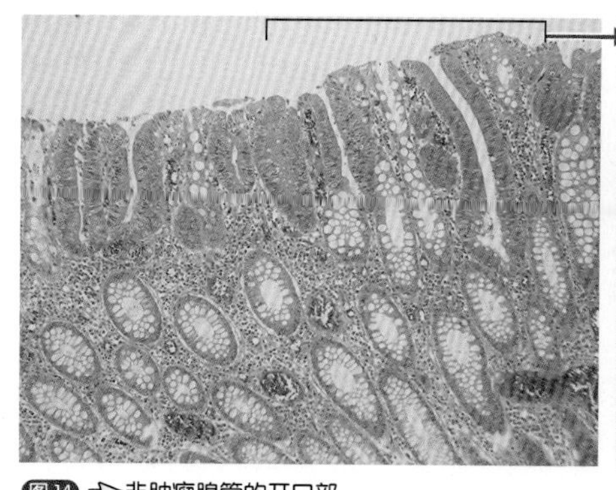
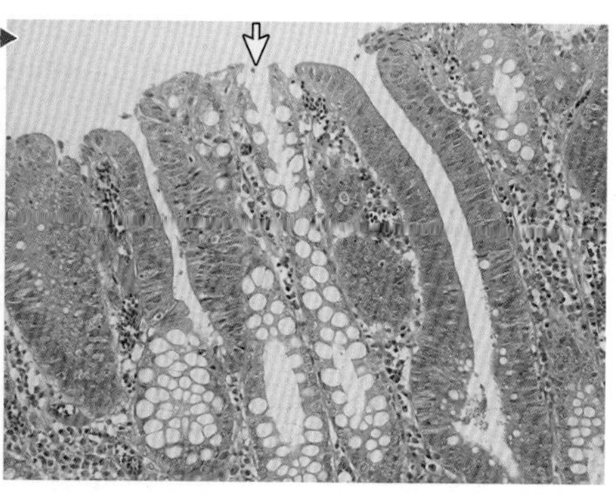

图14 ⇨非肿瘤腺管的开口部

仅根据这张图的范围，估计多数病理医生会诊断为低级别～高级别管状腺瘤。

“估计这种人很多吧？无法明确是癌（黏膜内癌）还是腺瘤？”

虽然有些抱歉，但这就是现实。对于癌和腺瘤的区分，病理医生诊断的一致率比我们预想的要低很多，可重复性和 κ 值很差。因此，不同病理医生做出不同的诊断是很平常的。

据说进展期癌的基因突变在 50 个或 100 个数量级（即使有意义），但在腺瘤等癌前病变中已经存在相当数量的基因突变和易感性。那么，究竟要积累多少突变才能获得浸润能力似乎根据病例不同而存在差异，目前还无法准确划定其界限。组织学诊断也是如此，与正常黏膜有多大差异才能诊断为癌，多大则考虑为腺瘤，目前还没有确切的答案（因此，在美国若无明确的浸润就不能诊断为癌）。抛开典型病例，疑难病例中的腺瘤和癌的区别就是“言出必胜（谁说谁有理，译者注）”的世界。

这对于内镜医生来说是一个棘手的问题。病理医生能做的就是把“10 人中 10 个都诊断为腺瘤”的病例与“无论谁看都诊断为癌”的病例，以及介于两者之间的病例区分开来，并将那些中间地带的病例无法确诊的原因准确记录下来。一些机构尝试自己进行分类也是个不错的办法，比如进一步详细地划分低和高，或者严格划分轻 / 中 / 重度非典型性（atypia），即使与**其他机构、其他病理医生的诊断不一致**，只要不仅仅拘泥于低级别和高级别这两个概念，如实而认真地描述所观察到的组织学形态就行（尽管我没时间做这么详细的诊断）。

闲话少说，我们继续。

稍微向病变的中间部推进（**图 12B**），就会发现外观发生了巨大变化。首先，我们来分析可以通过低倍镜观察的部分（**图 15**）。可以看到位于上部的深染的肿瘤腺管与周边是相同的。然而，位于深部的扩张的淡染的非肿瘤腺管则形状变化多样。

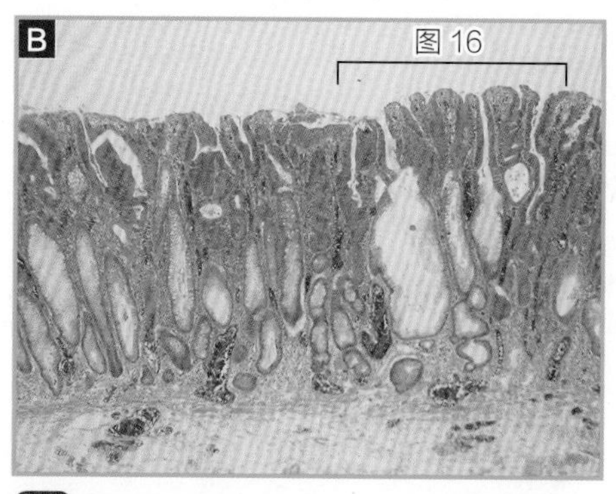

图15

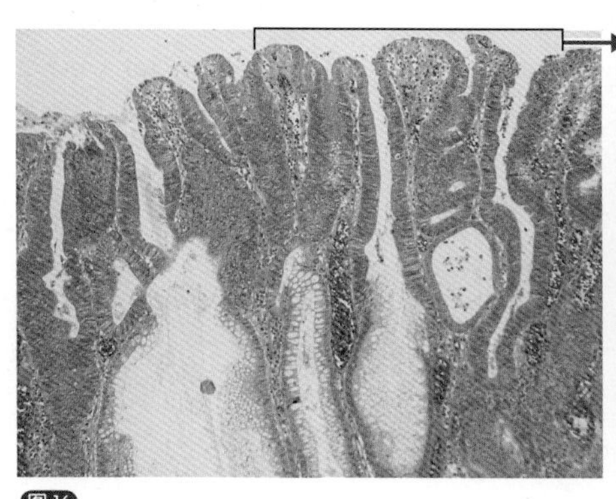

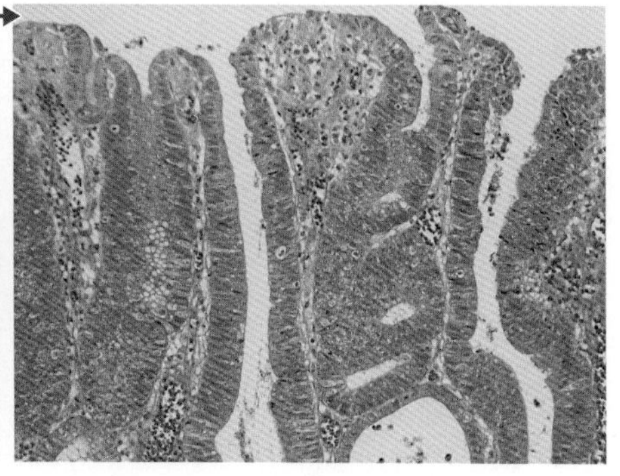

图16

开口部的形状完全不同（**图 16**），表层的平整度已基本消失，变成了略圆的“乳头状”（指尖状）。让我们回忆一下检查要点。

检查要点①：腺管偏离整齐、笔直腺管的程度

虽然基本上是笔直的腺管，但开始出现一些明显弯曲的腺管，还有一些不规则的分支。

检查要点②：腺管是否从黏膜肌层延伸而来

未达到黏膜肌层。生长方式也是自上而下型的，与边缘部的腺管没有差别。然而，**肿瘤腺管达黏膜肌层的距离却存在差异**，似乎增殖速度越快，越不一致。

检查要点③：是否形成分化梯度?

观察高倍放大像发现，细胞核仍以椭圆形为主（保持正常的形状，位于柱状上皮细胞内），但 N/C 比增加。从腺管的顶部到底部形状变化不大，仅在最表层细胞核相对较小。只有少数腺管保留了分化梯度，但与非肿瘤黏膜相比，这种分化梯度已大部分丧失。

让我们靠近病灶的中心看看（**图 17**），它对应于**图 12C** 最右侧的黄线框的部分。

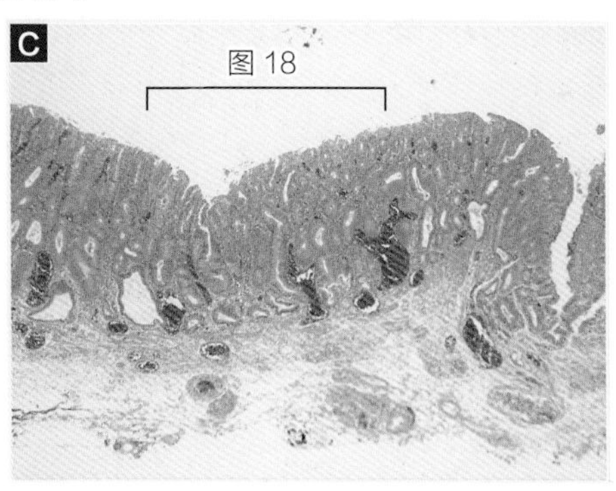

图17

最终，几乎黏膜层全层都被深染的肿瘤腺管所取代，自上而下生长的肿瘤腺管“挤走”了自下而上生长的非肿瘤腺管。让我们进一步提高放大倍数（**图 18**）。

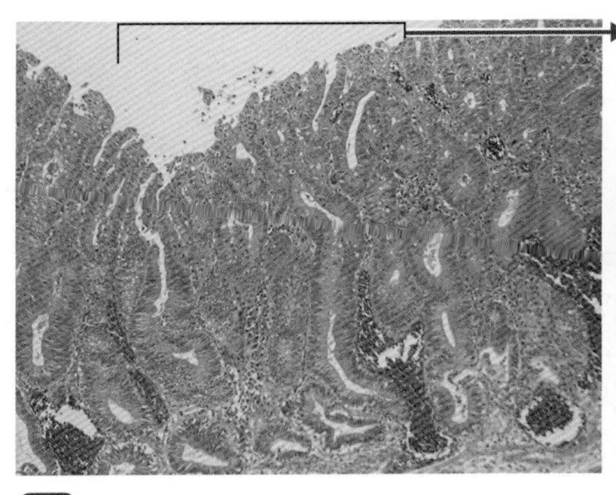
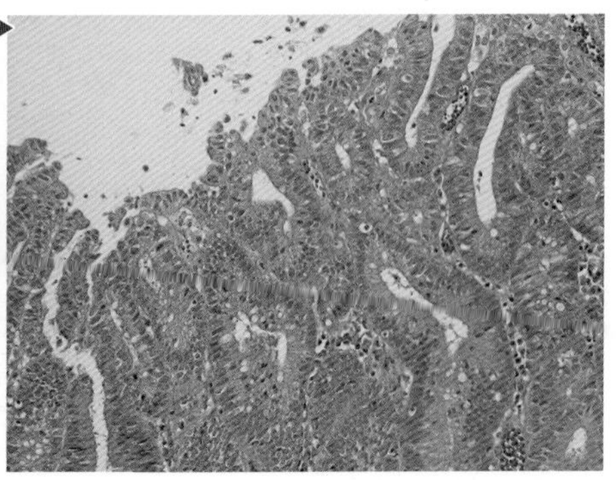

图18

回顾一下检查要点。

检查要点①：腺管偏离整齐、笔直腺管的程度

肿瘤腺管的形状基本上还保持着管状，但可见不自然的弯曲和迂曲，腺管开口部也有这种表现。

检查要点②：腺管是否从黏膜肌层延伸而来

肿瘤腺管刚好到达黏膜肌层上方。**自上而下生长的肿瘤细胞已经到达底部**。

检查要点③：是否形成分化梯度?

分化梯度明显消失。**最表层“屋顶”处的上皮中也观察到了核异型性**。另外，向杯状细胞分化的“白圈”几乎消失，肠化也没有那么明显。

在这里，需要稍微解释一下细胞核的状态。在这个区域，**细胞核呈肿大的圆形**。最初，形成隐窝的上皮称为柱状上皮，位于基底膜之上，呈细长、直立状。通常，细胞核为了避免干扰细胞原本的生长形状，会与细胞形状相配合变成细长的雪茄形~椭圆形。但在这个病变中，细胞核呈圆形，也就是说，**细胞核并不配合细胞的形状**，真可谓是一个“任性”的核。

许多病理医生用“细胞核从椭圆形到近正圆形的表现”作为**癌变的诊断依据**。癌的评估标准还有很多，包括：细胞核肿大、核膜厚度不规则、染色质深染和排列异常、核仁明显等改变，但核的形状是否为圆形是比较容易评估的，特别是对于观察核分裂象较为困难的病例尤为重要。

综上所述，本例诊断为：

- 边缘部为腺瘤。
- 越往病变中央，细胞异型性越高。其中，黏膜中层和深部部分非肿瘤黏膜富含杯状细胞。
- 中央为癌（黏膜内癌）。

通常情况下，简单地诊断为腺瘤伴有癌变（carcinoma in adenoma）的情况比较多见。但是，在放大内镜检查中，腺瘤和癌（黏膜内癌）之间的区域则可以出现各种不同的 pit pattern 表现。换句话说，**如果病理医生将这个病例简单地诊断为腺瘤伴有癌变也没有错，但是内镜医生还是会感到病理诊断有些欠缺**。

在本例中，应关注接下来发生 SM 浸润的部分。不过，由于这张切片的质量不是很好，笔者采用了与其相邻的切片。

相邻切片看到的 SM 浸润是这样的（**图 19**）。

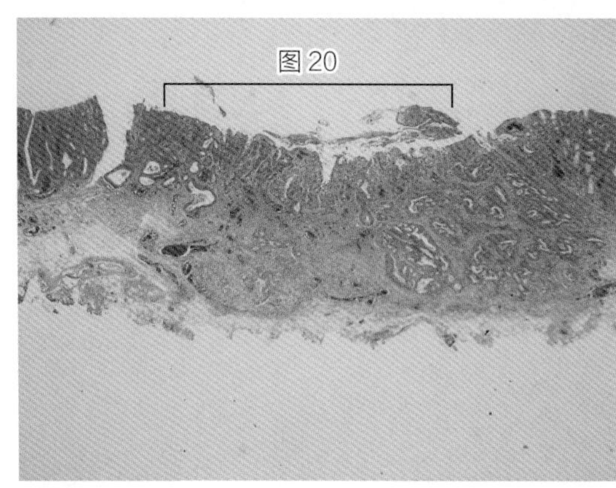

图 19

癌细胞已浸润到黏膜下层，但由于黏膜肌层尚勉强保留（也就是地板获得了一定程度的保留），因此黏膜还未塌陷。让我们提高放大倍数（**图 20**）。

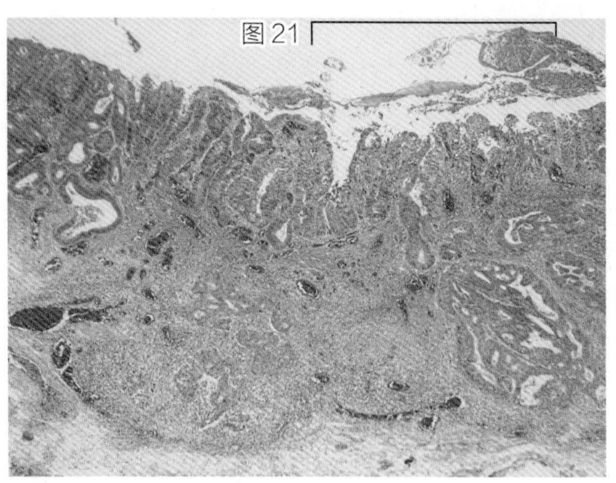

图 20

肿瘤腺管的结构是目前所看到的最为混乱的，腺管开口处的结构有时开放，有时闭塞，十分混乱。让我们进一步提高放大倍数（**图 21**）。

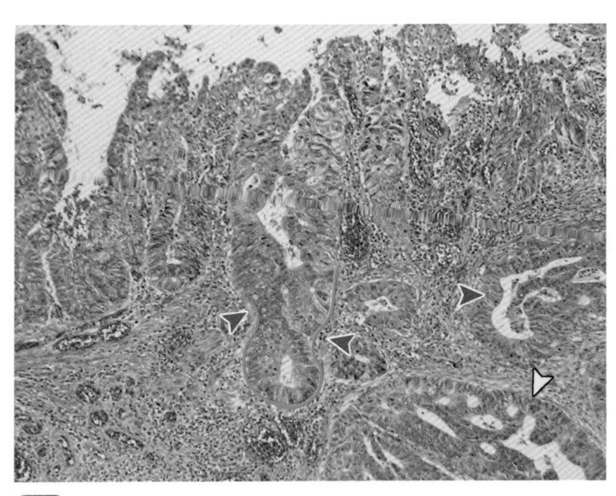

图21

黏膜内的腺管呈奇怪的分支状穿透黏膜肌层（MM）（**图 21** —►）。此外，在右下角处，已经有癌巢侵入黏膜下层。**大家是否注意到一个由基底膜包围的区域含有多个腺管（▷），其结构既不笔直也不呈管状**。隐窝原本是腺管管腔的开口，可同时进行吸收和分泌，若癌巢内有多个管腔，呈筛孔样，就无法进行吸收或分泌。这是明显的分化异常。病理医生将这种改变诊断为中分化腺癌(tub2)。

让我们确认一下检查要点。

检查要点①：腺管偏离整齐、笔直腺管的程度

偏离严重，已失去笔直的腺管构造。如果尚可辨认管状结构（≈基底膜包围单个管腔），诊断为 tub1（高分化），如果腺管结构呈莲藕样（≈基底膜呈筛孔状）则诊断为 tub2。tub2 中还有一些其他类型，这里先省略。

检查要点②：腺管是否从黏膜肌层延伸而来

癌巢突破了黏膜肌层。由于基底没被完全破坏，故黏膜本身仍有残留，但与之前的“腺瘤和非肿瘤腺管共存的黏膜”（**图 13，图 14**）相比更薄一些。

检查要点③：是否形成分化梯度？

已丧失原有的大肠隐窝的分化。

基本的组织学评价方法，以及从低级别管状腺瘤到癌变的情况大致就是这样。下面，我们将开始简要介绍各种肿瘤腺管的组织学特征。

3 41号经典病例

大体像▶p.35
组织像▶p.100

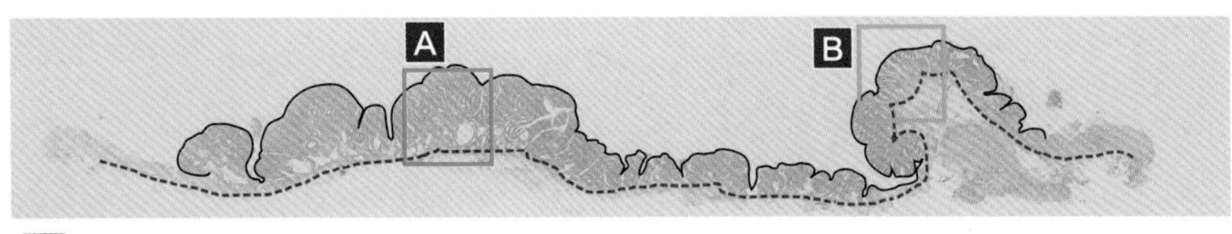

图22

左侧（**图22A**）的黏膜部分增厚，右侧（**图22B**）的黏膜肌层向上隆起，那么，它们的腺管结构有何不同呢？

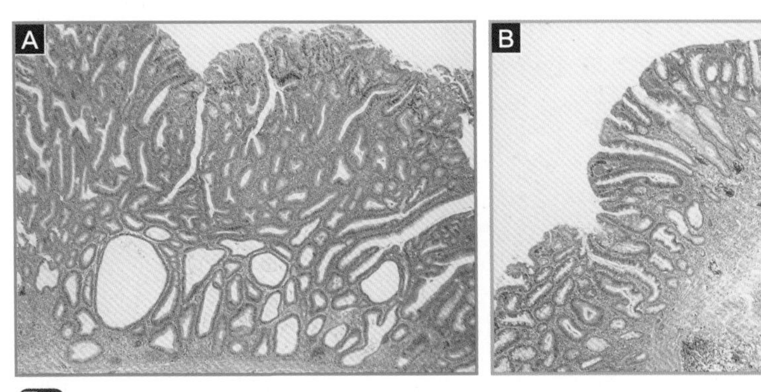

图23

A 在保持黏膜肌层平坦的基础上，黏膜厚度增加，与黏膜肌层向上隆起的 **B** 相比，肿瘤腺管整体上显得更大，管腔走行的距离更长（**图23**），腺体密度也更高一些，且肿瘤腺管的确延伸到了黏膜肌层附近。另一方面，右侧部分（**B**）肿瘤腺管与非肿瘤腺管混杂存在，无名沟样结构被清晰地保留。

4 27号经典病例

大体像▶p.26
组织像▶p.80

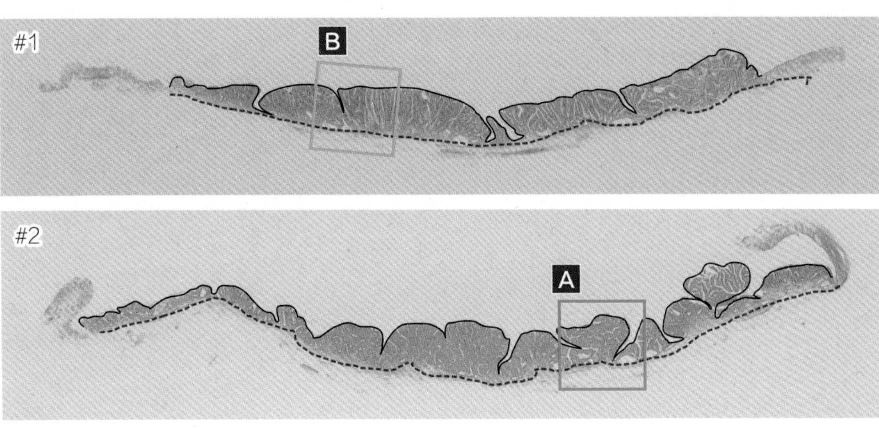

图24

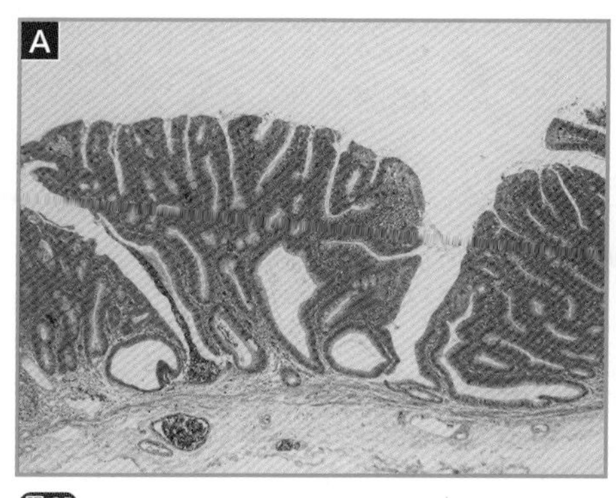

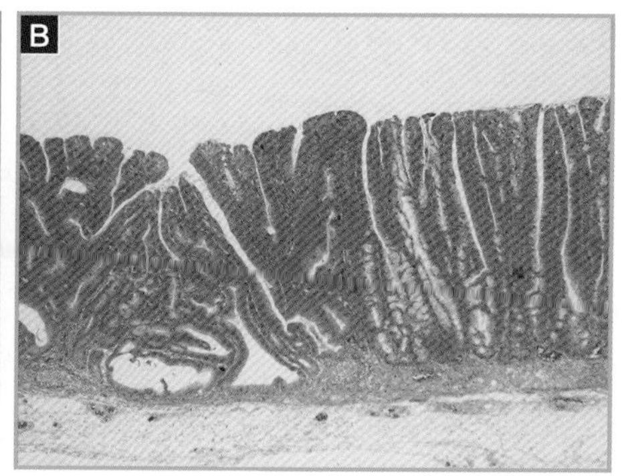

图25

该标记与“大体精进之路”中的图片相匹配。

在形成粗大结节的左侧部分中（**B**），可见肿瘤腺管从表面延伸至深部。一部分呈所谓的绒毛状结构。而在分叶显著的 **A** 部分，肿瘤腺管也很长，在追踪管腔时，却在大约黏膜厚度一半的地方出现了中断。**B** 中的一部分呈**绒毛状**，隆起较高。**A** 是管状的。一般认为**具有绒毛状结构的消化道肿瘤比单纯呈管状的肿瘤恶性程度更高**。

5 32号经典病例

大体像▶p.29
组织像▶p.89

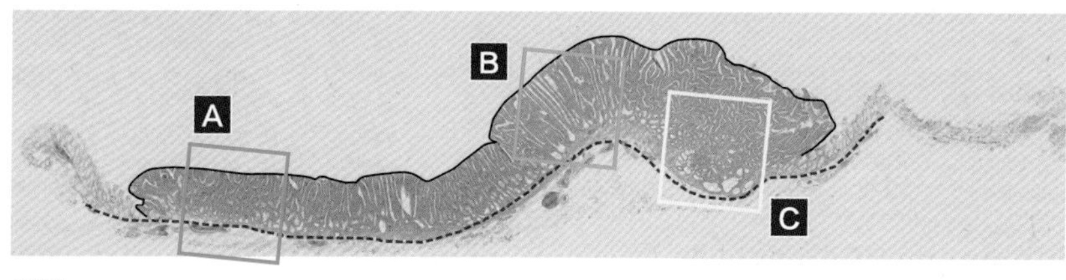

图26

让我们放大观察以下 3 个部分：底部相对平坦的部分（**A**）；隆起稍显著的部分（**B**）；隆起的内部（**C**）（**图 26，图 27**）。

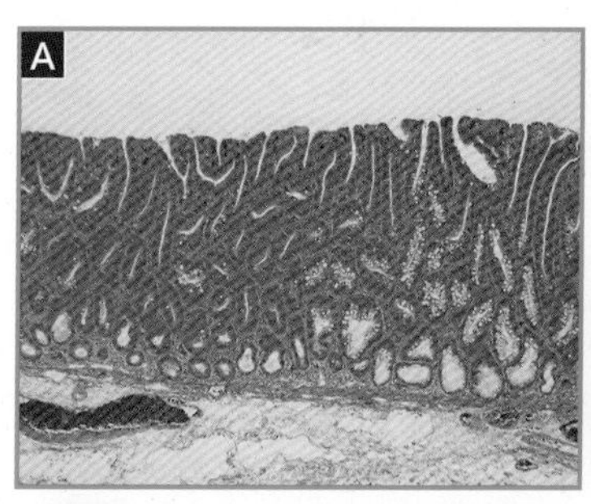

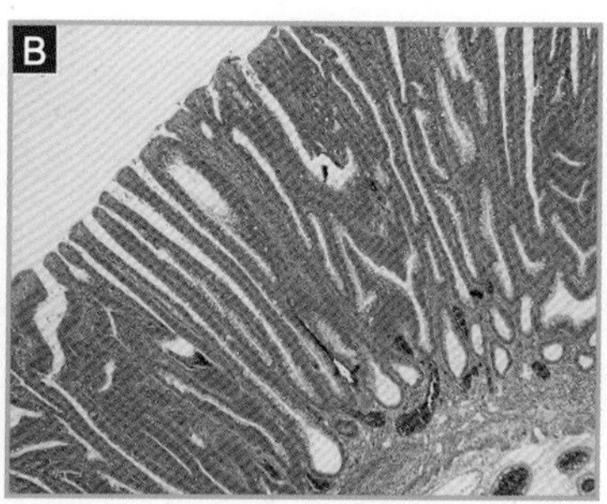

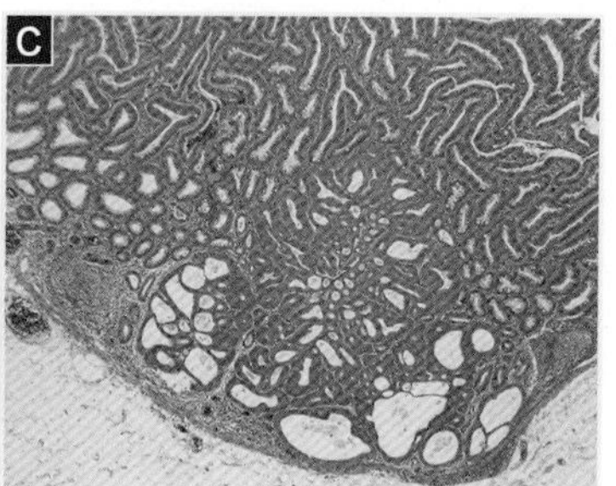

图27

最左边的部分（**A**）呈现出**典型的管状腺瘤的组织学像**。管腔比较直，而表层平坦。

在隆起稍显著的中央处（**B**），可以观察到腺管拉长。

仔细想想，这是不是很酷呢？我们可以清楚地看到从基底部到顶端的腺腔是直立向上的，否则切面不会这么整齐。如果切片时稍微偏斜一点，切面就会呈椭圆形。换句话说，这种结构是“与黏膜肌层垂直，笔直地站立的形状”。

但是，这真是“隐窝”吗？仅根据二维平面图是无法明确的，但其实可以推断B中的结构并不是隐窝（洞穴），而是像**稻穗一样的绒毛状结构**。不知不觉间，我们的认知已经从隐窝变成了绒毛状结构。切片中央部（B）通常被诊断为**（管状）绒毛状腺瘤**。

不管是隐窝还是绒毛，被整齐地截断后就变成了山峰和山谷。因此，鉴别两者会比较困难，但实际上也可以用简单的办法进行区分，就是注意观察表面结构。

隐窝结构其表面是平坦的，而绒毛状结构在表面呈指状（图28）。

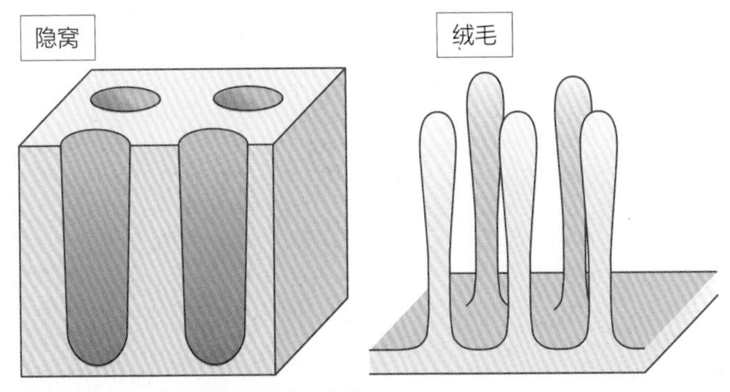

图28 腺瘤表面结构的差异（隐窝 · 绒毛）

理解这种横断面结构细微差异的最简单方法是**确定屋顶是否平坦**。正如笔者之前在**27号经典病例**中所写的那样，具有绒毛状结构的肿瘤恶性程度更高。

最右边的图像（**图27C**）中有**一部分合并癌**。观察可见在黏膜深部裂隙状的管腔消失，异型腺管密集生长，组成这些腺管的细胞与周围腺体相比颜色发红。该例诊断为管状、绒毛管状腺瘤内癌（carcinoma in tubular and tubulo-villous adenoma）。但在常规的临床工作中，包括该例在内的类似病例大多仅简单地诊断为腺瘤内癌。在常规诊疗中，病理医生很少会详细地描述这些腺管的结构差异，虽然它们在内镜下的表现确实有所不同，但病理医生会更多关注“是否合并癌，癌是否浸润至黏膜下层”，而往往忽略这些结构上的细微差异。

33号经典病例

大体像▶p.29
组织像▶p.90

我们继续讲述典型的腺瘤癌变（adenoma-carcinoma sequence）的病例。

接下来，我们来看 33 号经典病例（**图 29**）。

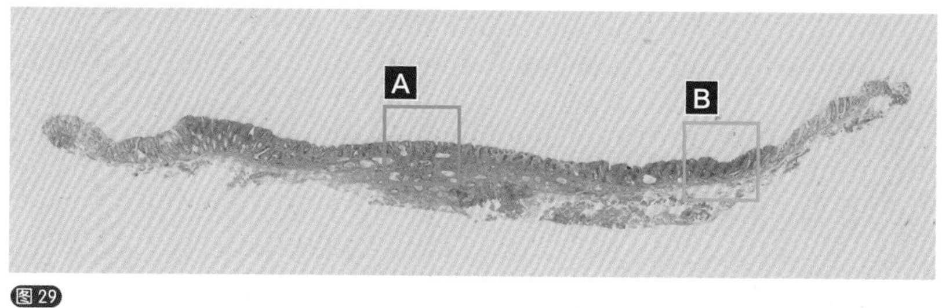

图 29

本例为 SM 浸润癌。推测黏膜内腺体密度较高，提高放大倍数观察（**图 30**），但是……

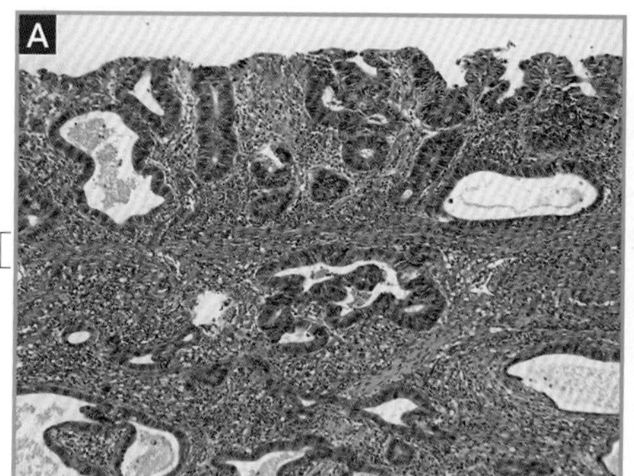

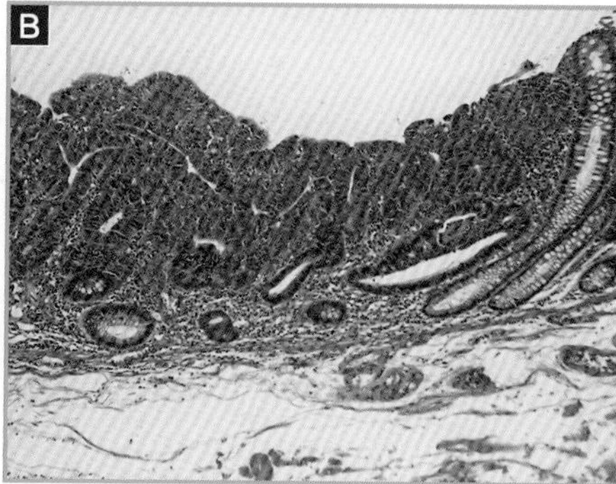

图 30

实际上，腺体密度并不是很高。在黏膜肌层尚保留的浸润中心部（**A**），腺体密度相当低。反而是边缘部呈现 LST 样延伸的部分（**B**）腺体密度较高。但是，这两者都具有较高的细胞异型性，N/C 比高，核呈圆形。病变整体都可以诊断为癌。

根据细胞核所见诊断该病变整体为癌，在此基础上，还需要进一步仔细地评估以结构观察为重点的检查要点。

检查要点①：腺管偏离整齐、笔直腺管的程度

仔细观察，就会发现它并不是一个非常漂亮的笔直的腺管，而是呈迂曲或横向走行。由于每处基底膜只包围一个管腔，因此诊断为 tub1。

请注意开口部的形状。开口的数量和方向都大不相同，腺体密度虽然不高，但是符合 V_I 轻度至高度不规则的模式。

检查要点②：腺管是否从黏膜肌层延伸而来

肿瘤增殖呈自上而下型，表层细胞具有较高的细胞核异型性，且肿瘤已达到黏膜肌层附近，存在 SM 浸润，可见增殖能力是相当强的。

检查要点③：是否形成分化梯度?

与正常的隐窝不同，完全没有分化梯度。

本例病变整体均诊断为癌。

7 28号经典病例

大体像▶p.27
组织像▶p.82

接下来是28号经典病例（**图31，图32**），病变位于升结肠。年轻病理医生也许会感到厌倦了，但可不要放松警惕。估计只有10%的人会认真思考即将讲述的这个病例的组织学像。

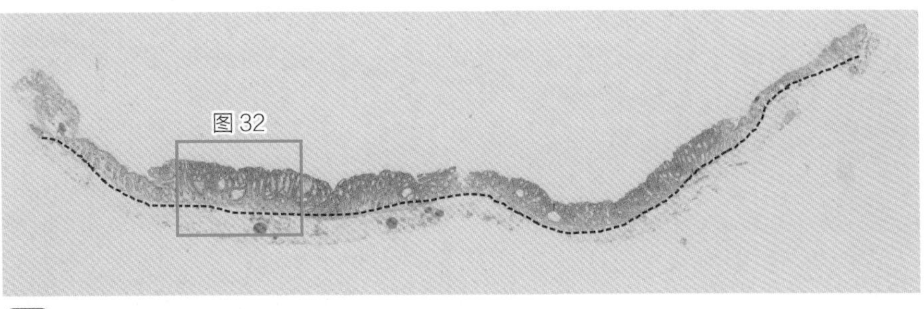

图31

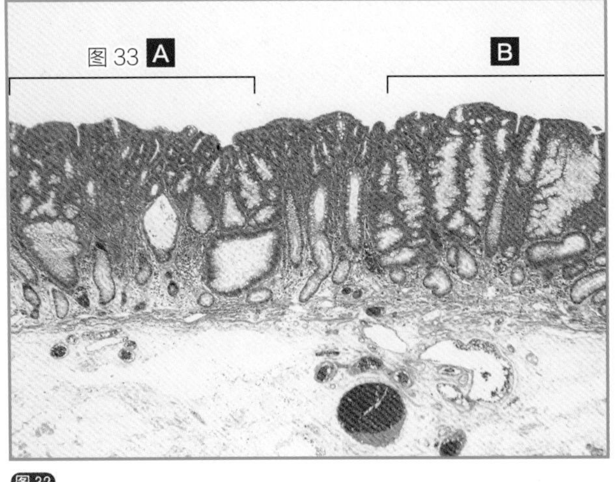

图32

肿瘤靠近黏膜表层，这从表层颜色较深这一点就可以看出来。让我们进一步提高放大倍数（**图33**）。

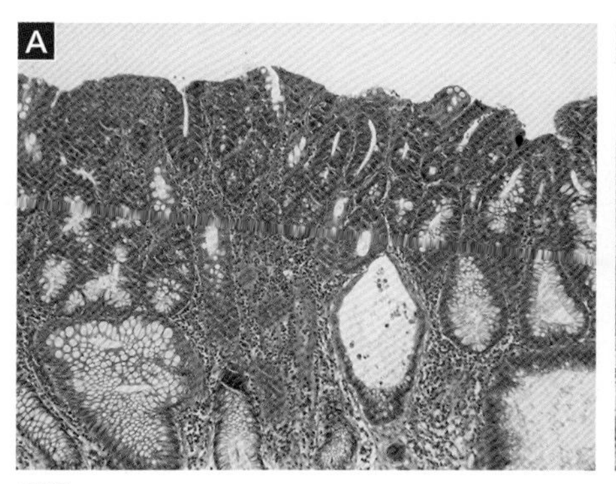
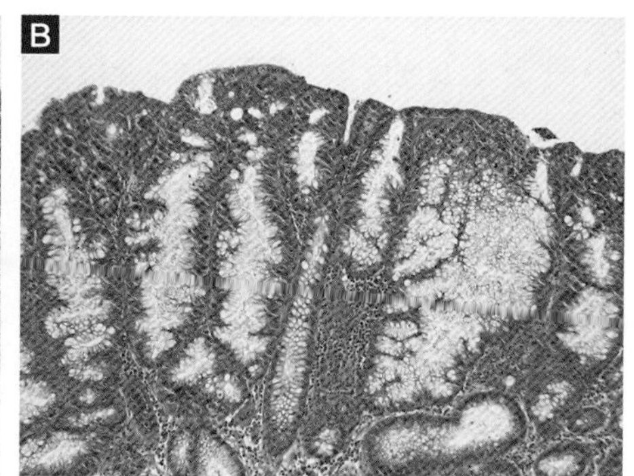

图33

左侧（**A**）肿瘤腺管可以称为管状，深染的部分基本上都呈直线样结构。但右边的呢（**B**）？仅黏膜表层的 N/C 比值较高，**但中层的胞浆内含有非常明显的白色黏液，且腺管外缘（基底膜）卷曲、不规则**。

虽然将这种病变称为管状腺瘤，但是，“许多部分看起来并不像管状”。

大多数病理医生认为：

- 表面深染 = 病灶呈自上而下生长型。
- 尽管细胞的异型性不足以诊断为癌，但具有假复层核，一看就像是肿瘤腺管，这种病变可**直接诊断为管状腺瘤**。这个病例多数病理医生会诊断为管状腺瘤。

但是，如果完全抛开病理医生的经验，仅单纯地评估病变的形态，是不是可以说是**在管状腺瘤的基础上，肿瘤细胞发生泡沫样变了呢？**

与一般的$Ⅲ_L$或$Ⅲ_S$相比，这类腺瘤有时具有略微紊乱的 pit pattern。因此，临床医生认为它是V_I轻度不规则，并且会行 EMR 或 ESD 将它切除。病理医生看到这样的病变，即使认为它是“泡沫样改变”，也会将其诊断为低级别和高级别管状腺瘤(low and high grade tubular adenoma)。“至少是高级别管状腺瘤”这样的诊断，临床医生基本上也能接受。**这样诊断起码不至于犯大错，但并非完全正确**。虽说对患者的预后不会造成很大影响，但**内镜诊断就混乱了**。

事实上，对于这种**泡沫丰富的腺瘤**，目前尚无明确的组织学分类。有观点认为，如果表层和深层均无典型的锯齿状改变，就可以归类为管状腺瘤（tubular adenoma)。但是，如果内镜医生关注此问题，病理医生就应适当地补充说明“黏膜中层富含杯状细胞，且基底膜走行略微不规则”，否则就无法很好地应对日后进行的放大内镜与病理的详细对比（说实话，否则笔者也不需要写这么多)。

还要评估 Ki-67 的表达（**图 34**)。

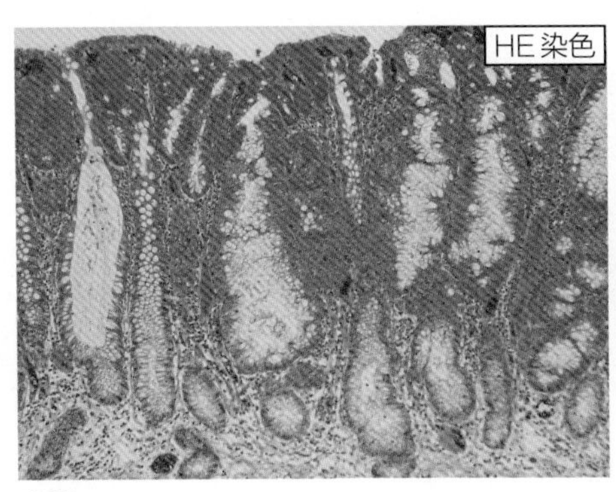

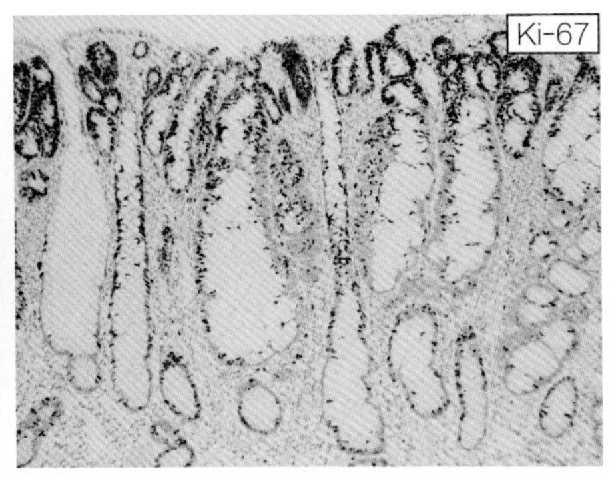

图34

增殖细胞（Ki-67 阳性细胞）是自上而下生长的。但即使在泡沫样结构的部分，也可以看到增殖细胞散在分布。此外，在肿瘤间隙中延伸的非肿瘤腺管本身也很奇怪。在正常情况下，由于是自下而上生长，增殖带应该在底部，但该病例的中间层附近又出现了一个增殖带。

非肿瘤黏膜是不是被肿瘤“激活”了呢（引起一些反应性变化）？与肿瘤连续的那些染色较浅看起来像是增生，实际上还是肿瘤组织吧？笔者未曾对这种病例进行过基因检测，因此无法给出确切的结论，但总觉得它和常见的管状腺瘤相差甚远。

8 31号经典病例

大体像▶p.28
组织像▶p.88

接下来是 31 号经典病例，位于横结肠左侧，其表现具有多样性。我们将对以下 4 个部位进行放大观察（**图 35，图 36**）。

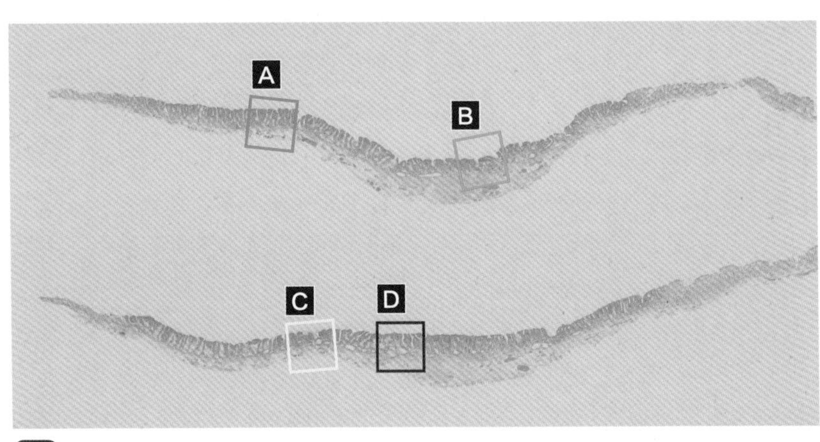

图35

腺体开口部的形状因位置不同而形态各异，有的地方开口笔直（**A**），有的地方呈波浪状（**B**），有的地方呈明显的乳头状（**C**），还有的地方开口显著扩大、变化显著（**D**）。但是，如果只看 Ki-67，它还是自上而下型的。正如在第 3 章 -2 中将会详细解释的那样，由于它不是自下而上型的，因此它不是典型的锯齿状病变。那么，它是管状腺瘤吗？也不是，因为它根本就不是管状的。

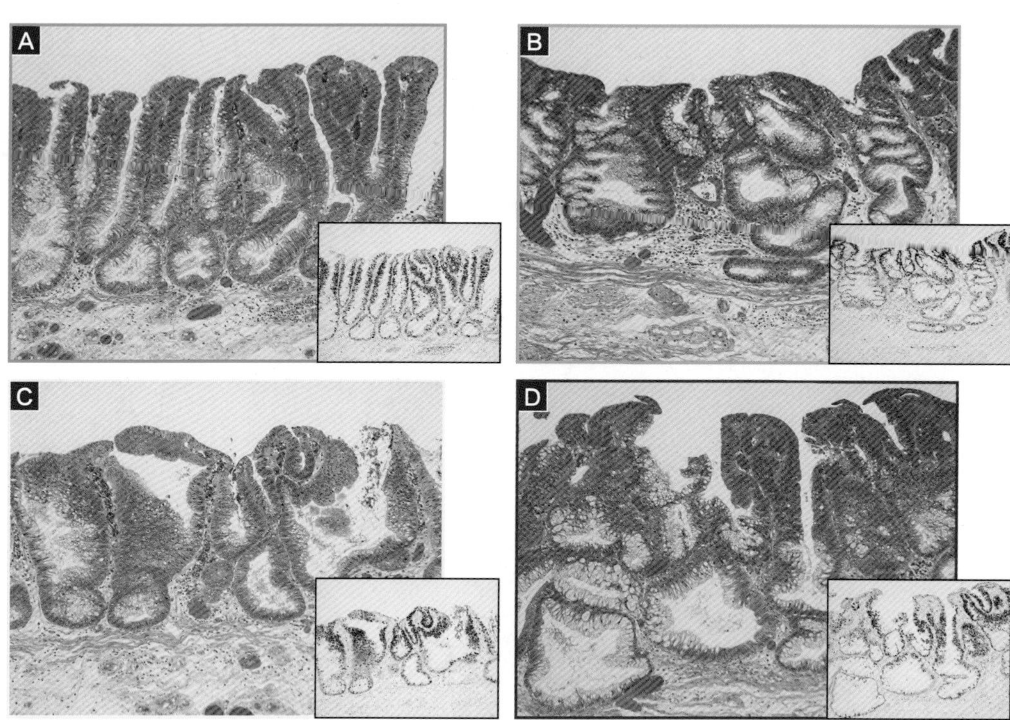

图 36

深层可见泡沫样结构，有点像第 28 号经典病例（**图 31～图 34**）中所看到的“从中层至深层，谜一样存在的杯状细胞（？）增生”。仔细观察 Ki-67 就会发现，中层和深层可见散在染色阳性的细胞。

虽然结构如此怪异，多数病理医生给出的诊断依然会是低级别和高级别腺瘤（low and high grade adenoma）（或者部分病理医生给出 tub1-pap 的诊断）。但是，笔者认为它不应该与一般的管状腺瘤混为一谈。在写这篇文章时，尚无任何一篇有说服力的论文发表，但我认为这应该是一个值得关注的具有价值的病变。

在诊断大肠肿瘤性病变时，一般情况下，笔者**很少使用免疫组化染色（如 Ki-67 或 p53）作为常规诊断方法**，觉得这有点多余。虽然免疫组化染色可以清楚地显示增殖带并描绘腺管的形状，但在日常工作中，很少有病例会根据 Ki-67 的结果推翻初始诊断，因此常被省略。

相当多的病理医生参考 Ki-67 来诊断大肠病变，并在很大程度上依据“自上而下型即诊断为管状腺瘤”。我也觉得这并没错，但对于本例这种不典型病变，仅凭 Ki-67，根据“自上而下型”，就粗略地将其归为“管状腺瘤”，这样的结论还是有争议的。

◆　◆　◆

综上所述，我们学习了从管状腺瘤到癌，还有看似像管状但还是有疑问的病变的组织学像，在接下来的**第 3 章 -2** 中，我们将进入锯齿状病变的解读。

参考文献

[1] 「Histology for Pathologists, 5th ed.」（Mills SE, ed), pp642-643, Wolters Kluwer, 2020.

[2] Sugai T, et al：Comprehensive molecular analysis based on somatic copy number alterations in intramucosal colorectal neoplasias and early invasive colorectal cancers. Oncotarget, 9：22895-22906, 2018.

2 重新定义迫在眉睫
~锯齿状病变的组织学评价

从这里开始，我们将讲述大家期待已久（是这样吗？）的锯齿状病变。

仅通过病理组织学特点讨论锯齿状病变是很困难的，如果不对基因突变等进行分析，就无法理解它们对分类的重要性。

对于普通的病理医生来说，仅通过常规的 HE 染色来诊断锯齿状病变，难度是很大的。因为锯齿状病变的病理诊断有很多令人苦恼的潜在因素。

仅靠病理切片的二维图像，可能还无法完全理解锯齿状病变的结构，如果不熟悉，就无法很好地掌握这种结构的本质。这与在**第 3 章 -1** 中笔者曾经解释过的非肿瘤黏膜的分支和无名沟所致的假分支是相似的，对于具有绒毛状结构的肿瘤也同样如此。

那我们该怎么办呢？

依靠从表层观察到的内镜图像补充信息是一种有效的方法。在进行消化道病理阅片时，如果对内镜图像有一定认识，就易于想象其组织结构。实际上，内镜图像和病理结果的详细对比可以使我们对锯齿状病变的分析更加准确。Ⅱ-open 型 pit 概念的提出具有非常大的影响力，笔者至今记忆犹新。

在**大体精进**中没有涉及锯齿状病变，这是因为在大体观察中不适合应用这一理论，因此我们将在本章中讨论一个新的病例。

1 SSA/P 的组织像和基因突变

首先，我们来观察**无蒂锯齿状腺瘤 / 息肉（sessile serrated adenoma/polyp, SSA/P）**。由于在《大肠癌处理规范》中也有这个疾病名称，因此逐渐广为人知，但即使专攻消化道病理的医生对此也尚未充分认识。本文所展示的第 1 个病例位于升结肠。

● 病例①：升结肠 SSA/P（图 1）

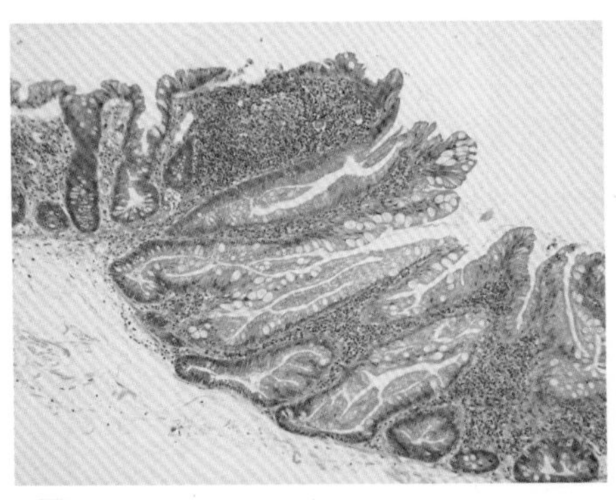

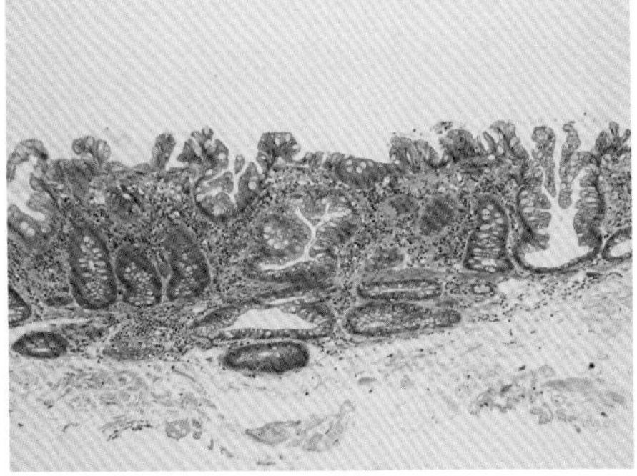

图1 升结肠 SSA/P 的典型病例

SSA/P 因大肠癌研究会项目研究提出的诊断标准[2]而闻名。

SSA/P 的诊断标准[2]

隐窝处伴有锯齿状变化，但根据细胞的异型性还不足以诊断肿瘤的病变：

① 隐窝扩张（全层，译者注）。

② 隐窝具有不规则分支。

③ 隐窝底部在水平方向出现形状改变。

具有 3 个条件中的至少两个，且占病变的 10% 以上，则可诊断为 SSA/P。

SSA/P 的特征已有广泛报道，很多特点在本质上与①、②和③中的内容是重叠的。因此，现在以《大肠癌处理规范》为基础的诊断图谱一般都不涉及上述 3 项以外的表现。但由于细微的组织学表现对诊断具有实用价值，因此，将它们列举如下：

- 增殖带从隐窝深处上移到中层乃至表层 = **隐窝深部以外的区域也有 Ki-67 阳性细胞分布**。
- 隐窝上部可见绒毛状或乳头状结构。
- 隐窝深部杯状细胞明显，可见锯齿状结构。
- 隐窝陷入黏膜下层。
- 表层上皮下的胶原带不增厚，黏膜肌层较薄。

八尾隆史教授基于这些表现，揭示 **SSA/P 的本质是无序的"隐窝区室化（crypt compartmentalization）"（所谓的隐窝分化梯度）**。SSA/P 的细胞增殖发生在隐窝深部以外，是细胞分化梯度朝向表层以外发展的一种病理状态。

增殖 / 分化特征与组织像的差异

- 正常隐窝：

  深部增殖 → 向表层分化 → 表层无锯齿状改变。

- 增生性息肉（hyperplastic polyp，HP）：

  深部过度增殖 → 向表层分化 → 从中层至表层呈锯齿状改变，分支状改变，杯状细胞增加，黏液产生异常。

- SSA/P：

  在深部以外的区域过度增殖 → 向表层和深部分化 → 不仅在表层，在深部也出现锯齿状改变，杯状细胞增多，黏液产生异常，最终引起黏液积聚和隐窝扩张。

● 病例②：横结肠SSA/P（图2）

在上一个病例的基础上，再看另一个病例。病变位于横结肠，同样给大家展示Ki-67染色情况。

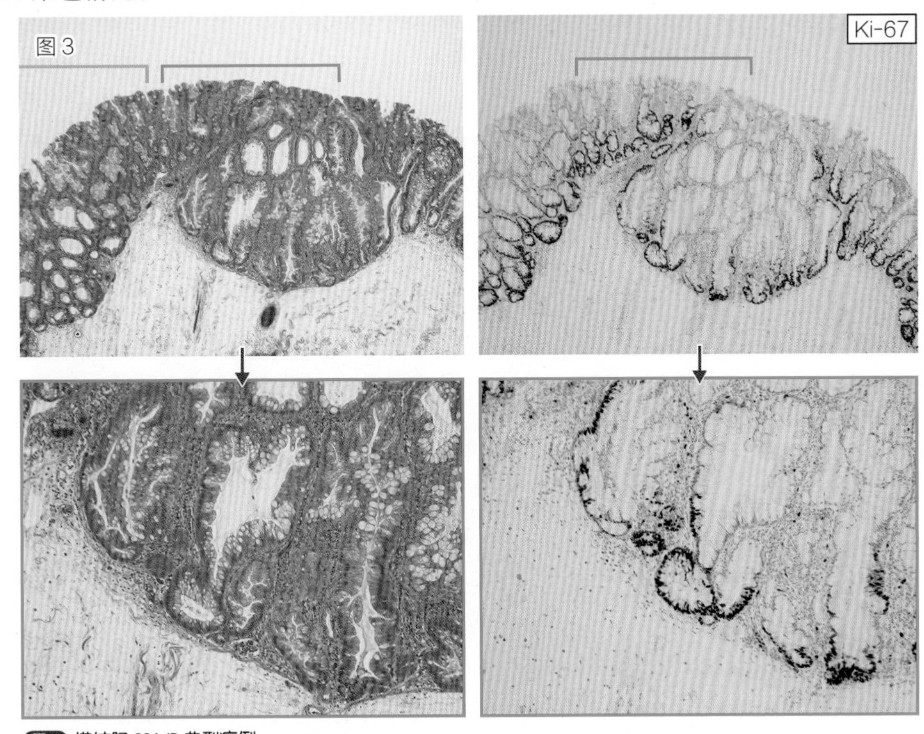

图2 横结肠SSA/P典型病例

这是一个内翻性（inverted growth）（向黏膜下层方向进展）的SSA/P。黏膜肌层很薄，病变容易向黏膜下层方向发展。

增殖带位于深部，并不像管状腺瘤那样呈自上而下型。杯状细胞分布于隐窝各处，锯齿状变化也不仅限于表层，而是随处可见。由于具有“无序的隐窝分化梯度”，隐窝深部也出现了原本只存在于隐窝表层附近的表现。

虽然有些人会误解，但实际上，SSA/P的变化并非仅仅发生在深部。**重点是表层和深部都会发生增生性改变**。如果不是这样，内镜下更难捕捉到它的变化。SSA/P表层的变化相当多样，其表面轮廓简直就像里阿斯式海岸（一种崎岖复杂的海岸线形态，译者注）一样错综复杂（**图3**）。

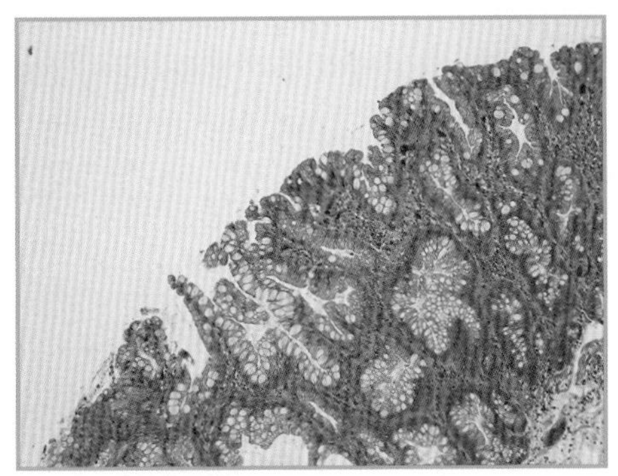

图3 与图2相同病例的表层

● 病例③：升结肠SSA/P（图4）

接下来我们将展示伴有少量黏液的 SSA/P，该病变位于升结肠。

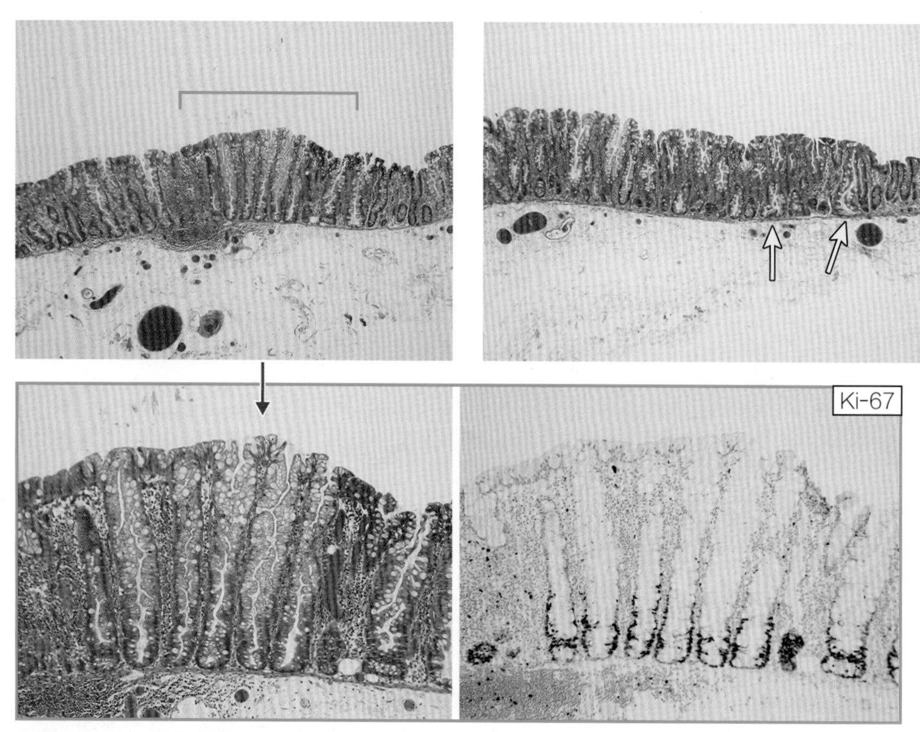

图4 升结肠，密度高、黏液较少的 SSA/P

如果仔细寻找就会发现典型的“倒 T 形”和“L 形”隐窝（⇨）。Ki-67 阳性细胞的分布不仅限于隐窝底部，还呈不规则样上升至黏膜中层附近。但是，在某些地方，隐窝的扩张并不显著。提高放大倍数后，感觉与微泡型增生性息肉（microvesicular type hyperplasticpolyp，MVHP，后述）很容易混淆。病灶内出现增生性息肉样结构等多种表现，在 SSA/P 中是很常见的，因此，观察时不要一上来就使用高倍镜观察，应先使用低倍镜观察，了解病变的多样性，这样才能做出准确的诊断。

正如每位内镜医生所熟知的那样，当对病变进行长时间的高倍放大观察时，随着时间的推移，隐窝开口的形状可能会发生改变，这是因为“黏液排出后，Ⅱ-open 型 pit 关闭了”。**由于 SSA/P 中的隐窝扩张仅仅是由于黏液积聚导致隐窝受到挤压、扩大所致**，因此，隐窝的扩张可能会根据产生的黏液量和黏液排出的时间点而有所改变。

在本例中，**若能准确把握 SSA/P 的本质，即原本在表层所见的分化现象（内腔呈锯齿状和出现杯状细胞）在深部也能发现的话，**则可以诊断为 SSA/P。如果不熟悉这个诊断要点，就会感到困惑。

● 病例④：MVHP（图5）

在这里，为了进行比较，让我们先看一下典型的 MVHP 病例（位于乙状结肠）。

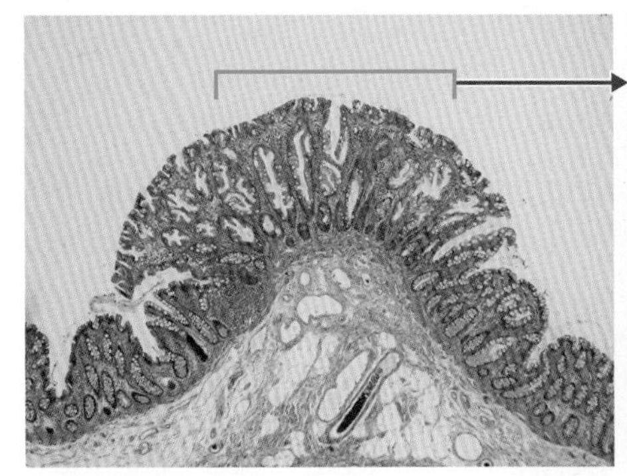
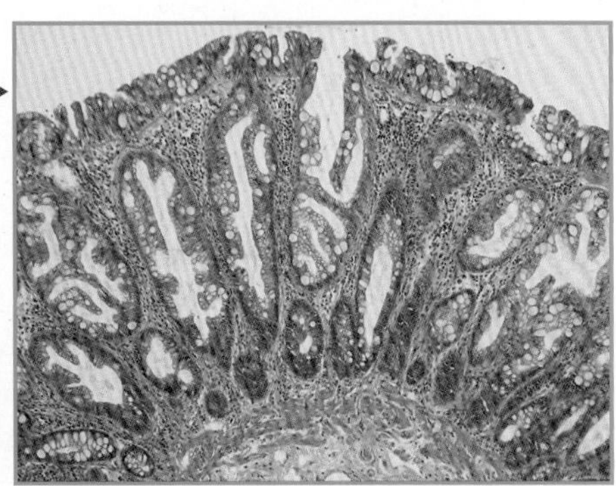

图5 乙状结肠 MVHP

MVHP 是最常见的增生性息肉，与 SSA/P 不同，其特征是**隐窝深部的杯状细胞数量较少**。虽然有点牵强，但可见**黏膜肌层和表层上皮正下方的胶原纤维有增生的倾向**。现在，让我们来看这张切片的对侧切面图（**图 6**）。

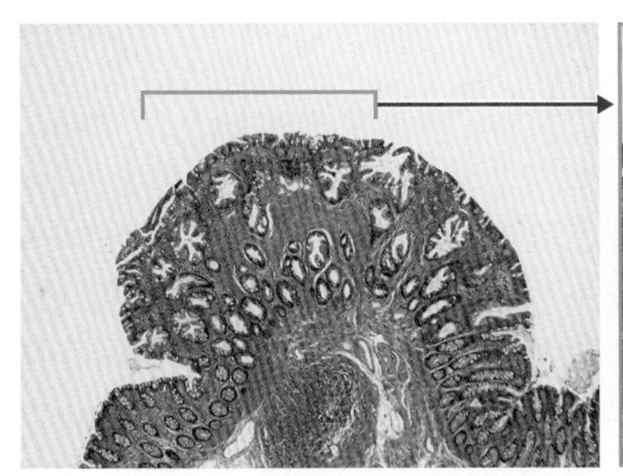
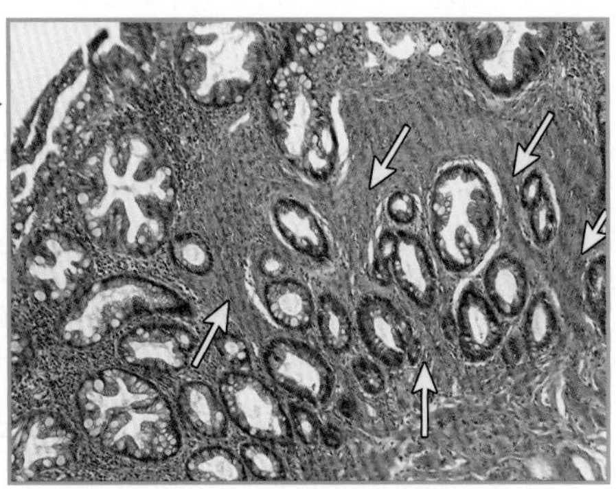

图6

由于是对侧切面，故展示的是同一病灶，但如果只看**图 6** 的两张照片，隐窝深部似乎看起来略有扩张。但与 SSA/P 不同，从**隐窝周围黏膜肌层延伸出的胶原纤维和平滑肌组织大量增生**（⇨）。在 HP 的深部，黏膜肌层增厚时，隐窝深部可能被纤维结缔组织包绕，**造成 SSA/P 样的隐窝扩张**。Fenoglio-Preiser 的教科书中也曾这样描述，“注意不要误诊为 SSA/P”。如果看到隐窝扩张便做出“噢，是 SSA/P”这类的诊断，那么基因突变的结果可能会渐渐偏离我们的预期，虽然有点夸张，但切记不要忽视这种令人困惑的表现。

● 病例⑤：直肠 SSA/P（图7）

现在，让我们回到 SSA/P。

一般来说，右半结肠的 SSA/P 形态特点较为典型，不易混淆。而左半结肠的病变诊断起来就很困难。下面这个病例是直肠的病变。

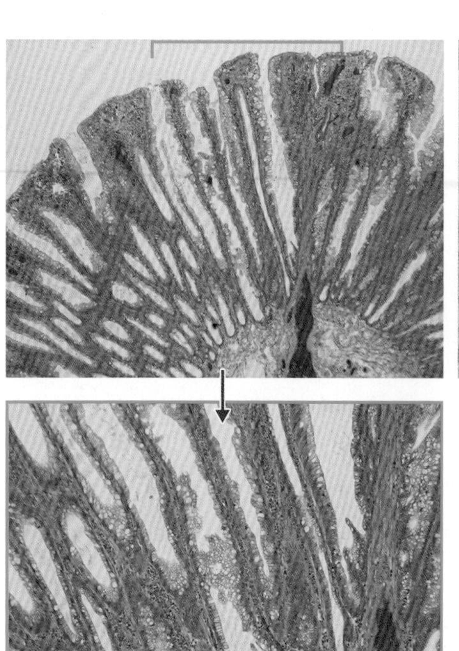

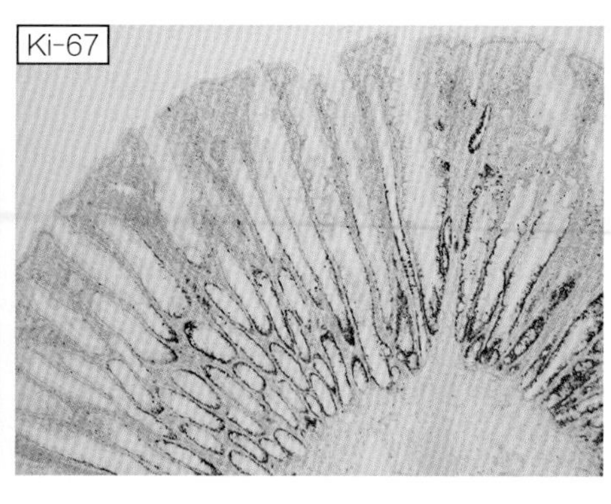

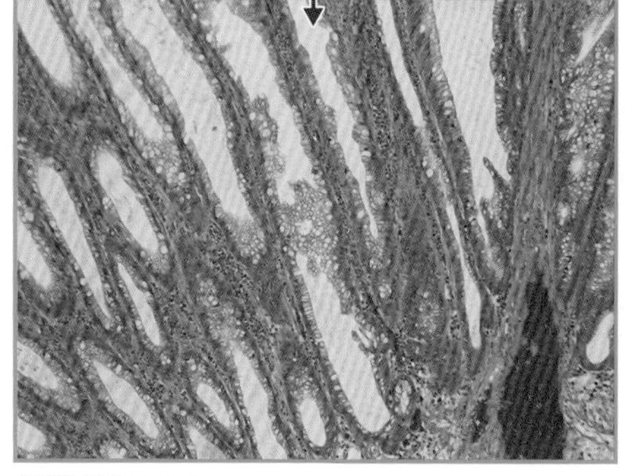

图7 直肠 SSA/P

对于该病变，其他病理医生诊断为传统锯齿状腺瘤（traditional serrated adenoma,TSA）（的确很难）。重新阅片时发现虽然隐窝深部结构和走行均无改变（沿水平方向进展或倒 T 形结构），但在更深处仍可见隐窝扩张和不规则分支。从隐窝深部至表层 Ki-67 阳性细胞呈不规则分布。隐窝的外侧缘（基底膜）平直，但管腔内侧则伴有不规则的锯齿状改变，隐窝深部可见丰富的杯状细胞，黏膜肌层菲薄。以上所见满足 SSA/P 的特点。由此可见，本应发生在表层的变化也出现在了病变深部，这正是 SSA/P 的本质性改变（分化方向异常），而这些变化与 HP 或 TSA 是不同的。

这个病例可能是“黏液未在深部积聚的 SSA/P”。**多数病理医生（包括我自己）一提起“SSA/P，就会联想到隐窝深部呈倒 T 形或 L 形”，这虽然没错**，但类似本例这样的病变，如果草草地诊断为 TSA 或 MVHP，感觉还是有些武断了。

在左半结肠和直肠中，不知为何，总感觉有许多类似本例这样的“黏液排出顺畅的 SSA/P”。这是为什么呢？是由于机械性刺激、肠内容物不同导致的吗？还是与肠道菌群的差异有关？或者是因为基因背景不同？

根据多位研究者的观点，**发生于不同部位的 SSA/P（右半结肠或左半结肠），其性状特点可能略有不同**。需要记住的是，左半结肠很难发现典型的（或印象中）SSA/P 表现，并且结肠右侧和左侧的基因突变结果 [*BRAF*、CIMP、MMR（错配修复）相关的异常] 会略有不同。

还有一种观点认为，对于不完全符合 SSA/P 诊断标准，且与 HP 难以区分的病例，可以诊断为“不完全型 SSA/P”，并且可以将其作为待研究的问题留在今后探讨。但是，由于还有一些新的病变类型，例如后面将要讲述的表浅锯齿状腺瘤，诊断将会变得更加复杂。

由于在《大肠癌处理规范》中曾经介绍过SSA/P，因此“每一个日本病理医生都知道这个诊断名称”。但在临床实践中，并不是每位医生都会诊断。右半结肠和左半结肠病变的差别也令人感到苦恼。

尽管如此，病理医生还是应掌握SSA/P的正确诊断。要知道，这并不是只有很牛的消化道病理学家才需要认识的疾病，之所以这么说，是因为诊断和切除SSA/P**可以一定程度上降低微卫星不稳定性（microsatellite instability，MSI）相关的大肠癌的发生率**。

可能有些人一听说是与基因相关的部分就想跳过去，但这个话题是不能回避的。大肠癌具有几种基因突变的形式。根据关注的基因不同，分类方法也不同。建议还是将MSI相关的癌与其他类型的癌［microsatellite stable，MSS（微卫星稳定）癌］区分开来比较好。MSI相关的癌在流行病学方面，存在着部位、年龄、性别等方面的差别，免疫治疗的效果可能也存在差异，这已成为近年来在各类脏器恶性肿瘤中关注的热点话题。

根据2012年的《Nature》杂志报道，大肠MSI癌的发生率为16%，并不多，但也不算少。据说这种MSI癌中可能就包含起源于SSA/P的癌。

现在，在许多被诊断为SSA/P的病例中，发现了一种称为CIMP（CpG island methylator phenotype，CpG岛甲基化表型）的状态，即DNA很少发生甲基化。当DNA发生甲基化时，可能会导致蛋白质表达停止。如果CIMP状态持续时间很长，可能会造成甲基化不断积累，**最终导致*MLH1*等错配修复基因无法正常表达**。

错配修复基因是避免DNA复制错误的“维修店”。如果该机制不起作用，则无法修复DNA的错误复制，**导致微卫星重复的异常碱基序列频繁发生**，这种癌被称为MSI癌。

并不是所有的MSI癌都发生于SSA/P。即使没有CIMP，例如*MLH1*基因突变也可以导致MSI癌的发生［Lynch综合征，以前称为遗传性非息肉病性大肠癌（hereditary non-polyposis colorectal cancer，HNPCC）］。因此，虽然SSA/P衍生的癌并不等同于MSI癌，但毫无疑问，正确诊断和去除SSA/P是可以消灭一些处于萌芽状态的MSI癌的。

● 病例⑥：SSA/P癌变病例（图8，图9）

基于以上介绍，我们来看一个SSA/P癌变的病例。

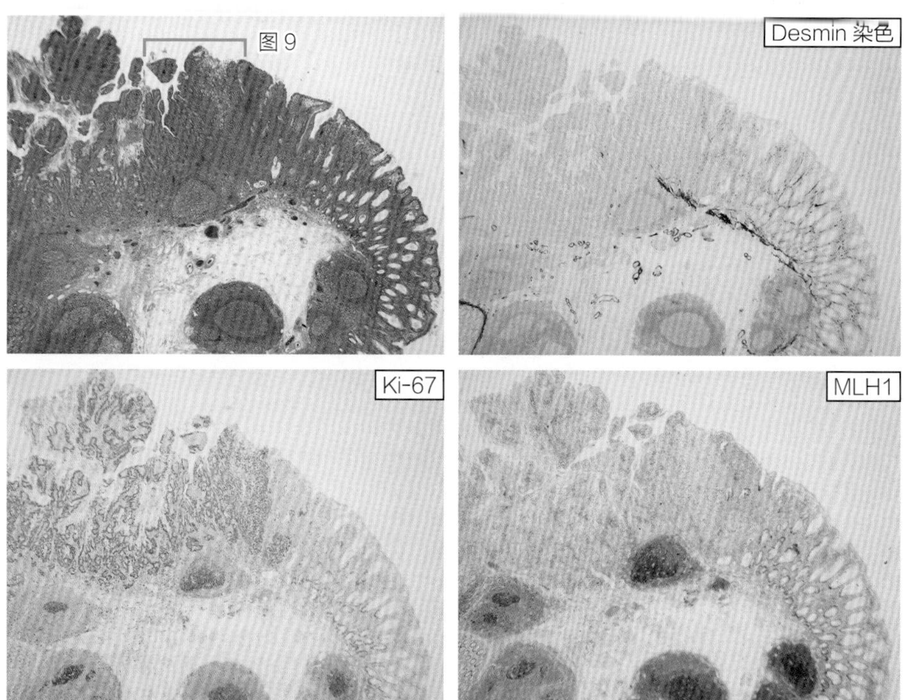

图8 升结肠癌伴SSA/P

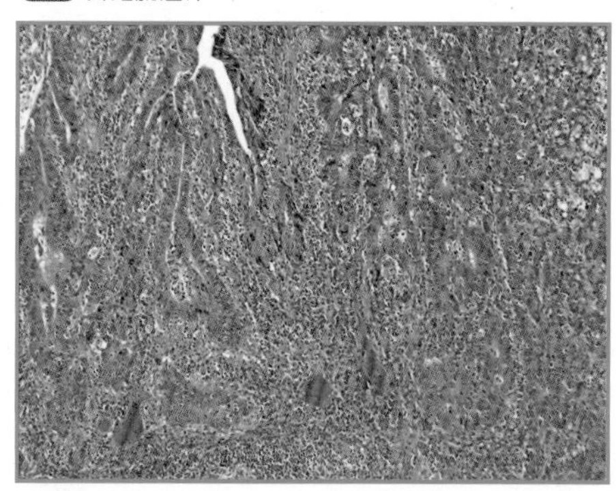

图9

在SSA/P的背景下，癌生长并侵入黏膜下层。在本例中，Ki-67染色阳性的区域是癌巢，其错配修复蛋白MLH1并不表达。

这是典型的**SSA/P**→CIMP，甲基化蓄积→**MLH1表达减少**→癌变的病例。

MSI癌具有下面几个特征，但并不是全都能看到。

MSI癌的特征

- 肿瘤内浸润性淋巴细胞（tumor infiltrating lymphocytes，TILs）数量显著增加。
- 浸润区域的DR较少。
- 癌巢周围（癌巢外）淋巴滤泡形成，克罗恩样（Crohn样）炎症反应。
- 分化程度不仅限于高分化型，有时也伴有低分化成分，可见黏液癌（muc）、印戒细胞癌（sig）或**髓样癌**的形态。

本例中上述表现均可见，但这些特征并不是在任何时候都能看到。

目前认为 **TILs 是最有力**的提示 MSI 癌的组织学表现，突破肿瘤的淋巴细胞主要是 T 淋巴细胞。一般认为，MSI 癌的预后优于 MSS 癌，其主要原因可能是因为 MSI 癌中 TILs 出现的频率更高（推测体内的免疫机制可有效地攻击癌细胞），但目前尚无定论。

2 TSA 的组织像和基因突变

随着基因检测的进展，病理医生所诊断的传统锯齿状腺瘤（TSA）也开始分成多种类型，**包括 *BRAF* 基因突变和 *KRAS* 基因突变**。SSA/P 中，多数都具有 BRAF 基因突变（特别是右半结肠的 SSA/P 通常有 *BRAF* 突变），如果 TSA 只有 *KRAS* 基因突变，就会变得简单很多，但实际上区分起来并不容易。

近年来，在 TSA 中报道了一种称为**富黏液型的 TSA（mucin-rich TSA），多数 mucin-rich TSA 含有 *BRAF* 基因突变，但很少有 *KRAS* 突变**。幸运的是，可以通过 HE 染色在一定程度上识别 mucin-rich TSA。因此，在研究 TSA 时，最好能将 mucin-rich TSA 亚型单独区分出来进行研究。

● 病例⑦：直肠 TSA（图10）

首先，笔者将介绍一个经典的 TSA 病例。它既经典又传统，不得不感慨它竟然如此“保守”。

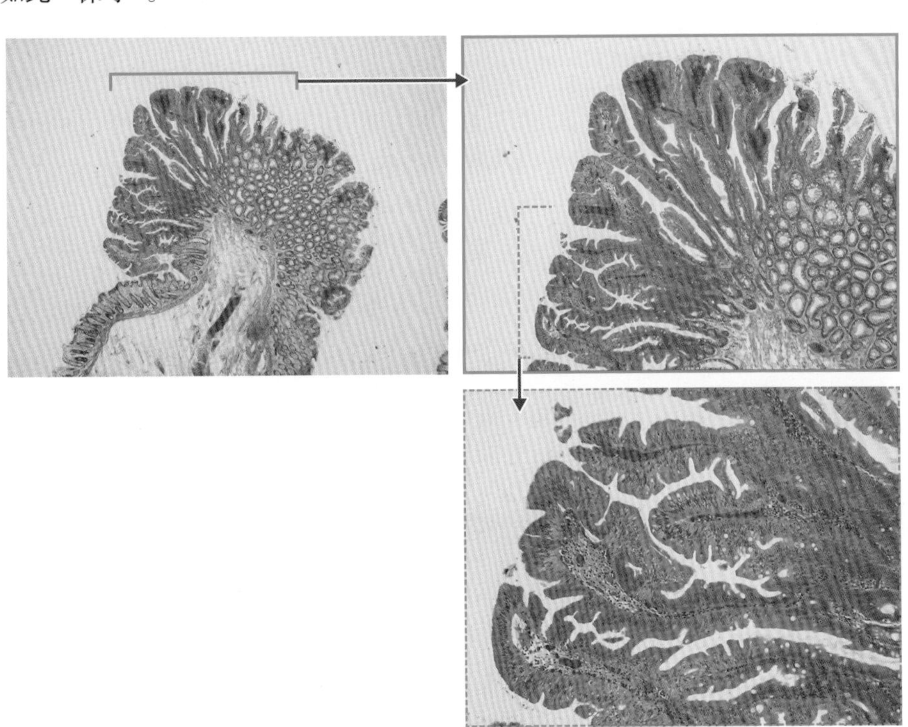

图10 直肠 TSA

经典和传统的 TSA 表现如下：

经典 TSA 的表现

①隐窝表层具有核异型性，可诊断为肿瘤（如果是 HP，则在表层具有分化，异型性下降）。
②表层上皮正下方的胶原带（基底膜）无增厚（HP 常增厚）。
③胞浆嗜酸性，细胞核为类似“笔杆状（pencil-like）”的长椭圆形。
④隐窝内侧呈锯齿状，隐窝外侧（基底膜侧）有时向外突出 [微隐窝向间质方向出芽（budding）：异位隐窝（ectopic crypt foci）]。
⑤病灶最表层的“屋顶”有时显得特别平坦。
⑥有时病灶底部伴有类似 MVHP 的表现 [部分为表浅锯齿状腺瘤（superficially serrated adenoma，SuSA)]。

其中有两个表现以前就很有名，即：③胞浆嗜酸性，细胞核呈笔杆样；④隐窝内侧呈锯齿状，隐窝外侧（基底膜侧）有时向外突出（微隐窝向间质方向出芽），形成异位隐窝。正如其字面上的含义，这是一种传统的锯齿状腺瘤。但如果细胞的嗜酸性较弱或杯状细胞较多，就容易发生混淆。

另外，⑥中提到的表浅锯齿状腺瘤（superficially serrated adenoma，SuSA）的概念还比较新，在本书中我就不进行详细讨论了。

● 病例⑧：直肠富黏液型 TSA（图 11）

接下来，将介绍 1 例富黏液型 TSA（mucin-rich TSA）病例。

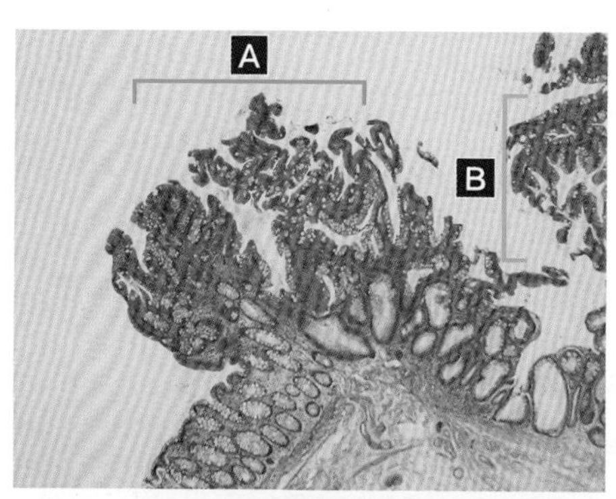

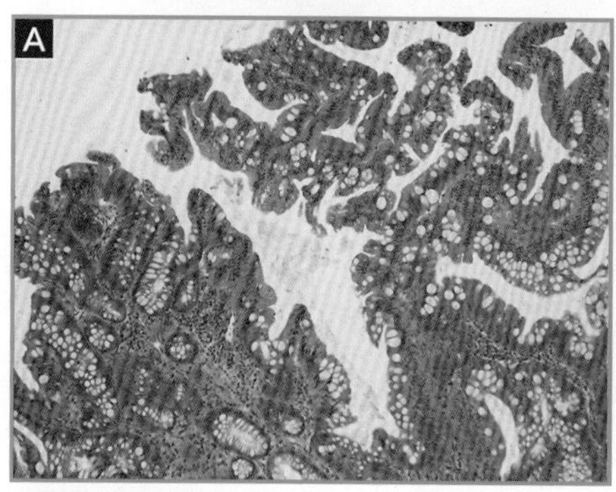

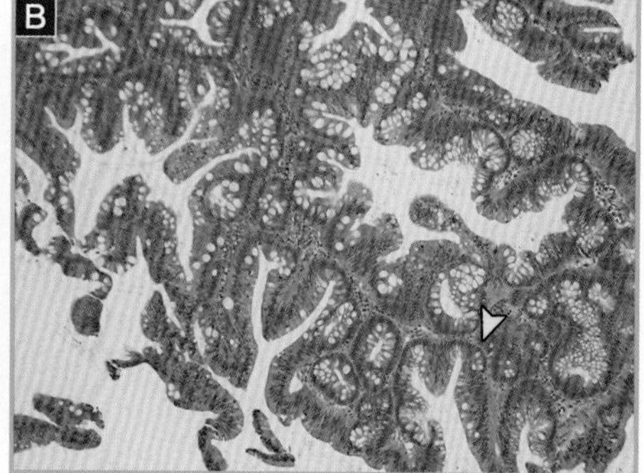

图 11 直肠富黏液型 TSA

这个病变既具有 TSA 的特性，又富含杯状细胞，因此在低倍镜下观察时，看起来出奇地发白。尽管只要我们知道 TSA 的概念，就能做出正确诊断，但若不了解 mucin-rich TSA，就会在诊断时感到困惑。因为它既与教科书中经典的 TSA 相似，又略有差异。

很抱歉，虽然是笔者个人的经验，但这个病例可能会被一些病理医生诊断为（富含黏液的）TSA，伴有锯齿状结构的管状腺瘤（tubular adenoma with serration），偶尔也有仅诊断为管状腺瘤的情况。

如果认真分析这些表现，就会发现除了富含杯状细胞、产生大量黏液以外，还伴有锯齿状改变、异位隐窝（**图 11B** ▷）。因此，应该诊断为锯齿状腺瘤。但多数病理医生会将这类 TSA 诊断为管状腺瘤，造成诊断混乱。

回过头来再看一下，就会发现富黏液型 TSA 似乎是一种 *BRAF* 突变率很高的病变，因此，我认为应该对这些病例进行准确的分类。

◆　◆　◆

在本节内容中，我们首先讲述了 SSA/P 和 TSA 的诊断。但实际上，容易与其相混淆的还有一种称作锯齿状管状 - 绒毛状腺瘤（serrated tubule-villous adenoma, serrated TVA）的病变。这类锯齿状病变或者说是类似的病变，其概念还在逐年增加和重新定义，一直没有定论。称为腺瘤伴锯齿状结构（Adenoma with serration）或表浅锯齿状腺瘤（superficially serrated adenoma，SuSA）的病变也需要进一步探讨。

目前，关于大肠癌的癌前病变正在重新编写中。

到现在为止，对于大肠的小病变，只要先判断是“腺瘤、癌变还是增生”，然后再评估“切缘”就可以了。在众多的病理诊断中，大肠息肉被认为是最容易诊断的。从很早以前，就经常可以看到一些病理专业的研究生，在检查中心担任兼职，专心致志地诊断息肉。直到 2019 年以前，大肠息肉一直是从事病理 AI 开发的风投公司具有价值的研发目标（只要能诊断出良恶性和切缘就行）。

但是，随着放大内镜的广泛使用，内镜医生开始关注起小息肉。**病理医生也无法再忽视小息肉中的细微差异**，然而正如我们所知道的，大肠中小病变的组织学诊断也是异常困难的。

特别是对于 SSA/P，很多报道都使用免疫组化染色，但由于使用的抗体较罕见，导致阳性率差异较大，因此**诊断上更多的还是依靠 HE 染色**。笔者医院也没有 ANNEXIN A10 抗体（打算尽快购买）。另外，有 BRAF V600E 抗体也行（我们已经买了）。但是实际上，对所有大肠息肉都进行免疫组化染色是非常困难的。

若能克服人力和财力方面的困难，对大肠息肉进行尽可能多的免疫组化染色，就能获得许多发现。例如：通过 CK20 阳性表达的不同发现隐窝区室化（crypt compartmentalization）的改变，通过 MUC5AC / MUC6 诊断胃型黏液等。同样，Ki-67 的分布模式也不容忽视。根据 MLH1、MSH2、MSH6 和 PMS2 的表达可以有效地诊断 MSI 癌。

免疫组化染色的确是一个有用的工具。但不能把那些单纯为了治疗（cleaning colon，结肠清除，指对大肠的肿瘤性病变全部切除，译者注）而切除的数量庞大的息肉都进行免疫组化染色，只能通过 HE 染色进行诊断。因此，笔者认为还是形态学诊断最重要。

参考文献

[1] Kimura T, et al：A novel pit pattern identifies the precursor of colorectal cancer derived from sessile serrated adenoma. Am J Gastroenterol, 107：460–469, 2012.

[2] 八尾隆史，他：大腸 SSA/P の病理組織学的特徴と診断基準—大腸癌研究会プロジェクト研究から—. 胃と腸，46：442-448，2011.

[3] 八尾隆史，村上 敬：鋸歯状病変の病理診断. 日消誌，112：669-675，2015.

[4] 菅井 有，他：大腸鋸歯状病変の臨床病理と分子異常. 日消誌，112：661-668，2015.

[5] 「Fenoglio–Preiser's Gastrointestinal Pathology, 4th ed.」(Noffsinger AE), pp879–881, Wolters Kluwer, 2017.

[6] 田中義人，他：大腸鋸歯状病変に左右差はあるのか—局在からみた大腸鋸歯状病変の臨床病理学的，分子生物学的特徴. 胃と腸，50：1697–1707，2015.

[7] Cancer Genome Atlas Network：Comprehensive molecular characterization of human colon and rectal cancer. Nature, 487：330–337, 2012.

[8] Hiromoto T, et al：Immunohistochemical and genetic characteristics of a colorectal mucin–rich variant of traditional serrated adenoma. Histopathology, 73：444–453, 2018.

[9] Hashimoto T, et al：Superficially serrated adenoma: a proposal for a novel subtype of colorectal serrated lesion. Mod Pathol, 31：1588–1598, 2018.

[10] Hafezi–Bakhtiari S, et al：Histological overlap between colorectal villous/tubulovillous and traditional serrated adenomas. Histopathology, 66：308–313, 2015.

3 Dr. DR!

~浸润部的促纤维组织增生反应及其诊断

到目前为止，大家已经知道了管状病变和锯齿状病变的基础知识。以上主要都是发生在“黏膜肌层以上”的变化。

接下来，我们将简要介绍一下当肿瘤发生浸润并浸润至黏膜下层以深时会发生什么。现在所讲的这个概念不仅适用于大肠癌，也适用于所有在管腔内生长的其他癌，包括胃癌、乳腺癌、胰管癌、胆管癌等。

1 浸润部的促纤维组织增生反应（DR）

图1 再次展示的病例是第 2 章 -1 中作为 1 号经典病例介绍的病例。

这个病例考虑存在癌的浸润和**浸润处的促纤维组织增生反应**（desmoplastic reaction，DR）。

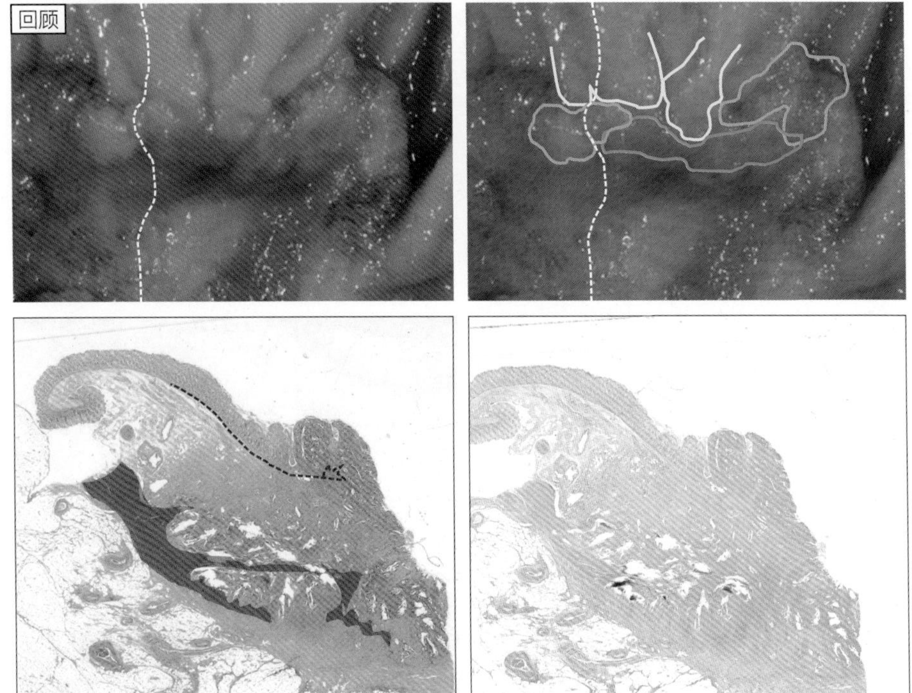

图1 1号经典病例

本来上皮细胞一旦离开它原来的部位（发源地）就无法生存。上皮细胞的“家”在黏膜内（更准确地说，在基底膜包裹的腺管中）。这个规律，对于癌，即对于异常分化和异常生长的上皮细胞也不例外。因此，**当癌细胞浸润到黏膜肌层以外，即达到黏膜下层以深 = 它们本不该存在的地方**（远离家乡的地方）**的时候，就需要采取特殊的辅助手段**。

将癌细胞引诱到“远离家乡的地方”（黏膜下层），并在其周围建立基础设施（诱导血管形成，为癌生存提供场所）的推手，正是以**癌相关成纤维细胞（cancer associated fibroblast，CAF）为主**的基质[3)]。在癌巢周围，与癌组织协同，并起到诱导和支持癌的发展作用的间质称为**肿瘤微环境**。在肿瘤微环境中，通过 HE 染色，最容易显示的纤维化就是我们熟知的促纤维组织增生反应（DR）。

当癌从发源地侵入“远离家乡的地方”时，就会发生 DR。

- 对于大肠癌或胃癌，当癌细胞浸润至黏膜下层时。
- 对于乳腺癌，当癌细胞浸润至导管周围的间质时。
- 对于胆管癌，当癌细胞浸润至胆管周围间质和肝细胞时。
- 对于胰腺癌，当癌细胞侵入周围的胰腺实质 / 腺泡时就会发生 DR。

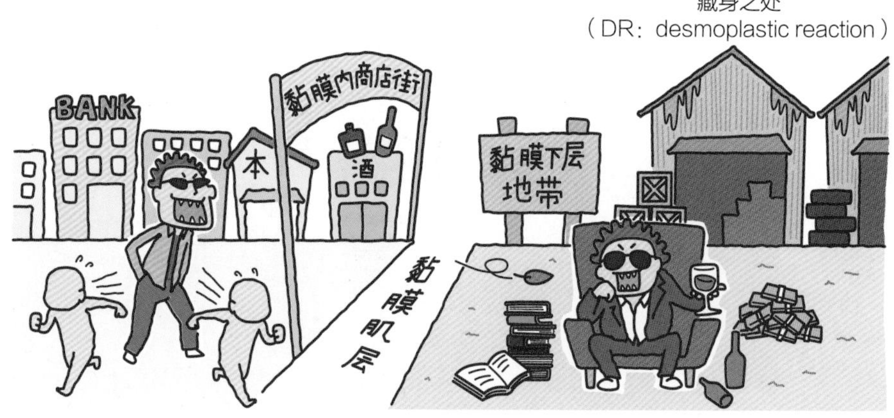

起源于上皮细胞的癌，在从“家乡”的黏膜层浸润到“远离家乡”的黏膜下层的过程中，通过改变肿瘤微环境（癌的藏身之处，DR 等）来得以存活。

2 如何观察DR

让我们用 **1 号经典病例**（**图 2**）来具体看一下 DR。

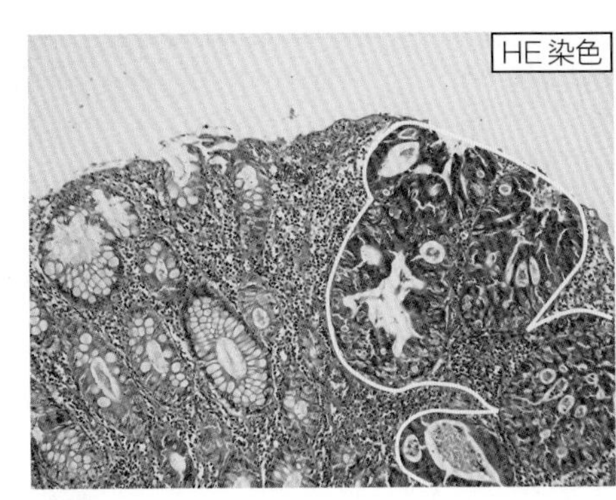

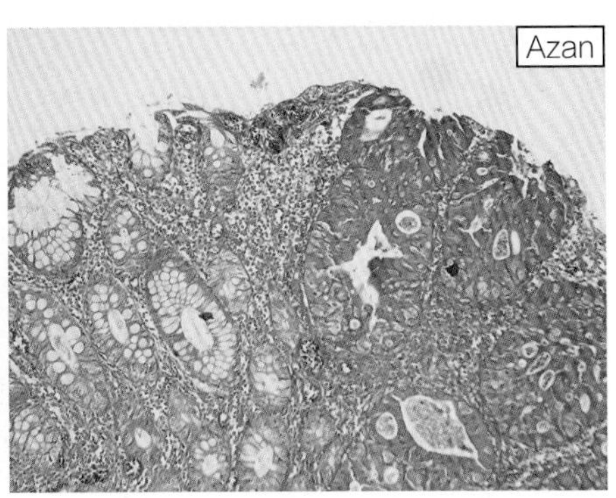

图2

首先，将展示黏膜内癌的成分。左侧为 HE 染色，右侧为 Azan 染色（胶原纤维染色为蓝色）。黏膜内是癌的发源地，癌腺管（═）的腺体密度比非肿瘤腺管高，但黏膜固有层的间质并无特殊变化。

接下来看浸润的部分，让我们放大观察 2 型病变凹陷的中央处（**图 3**）。

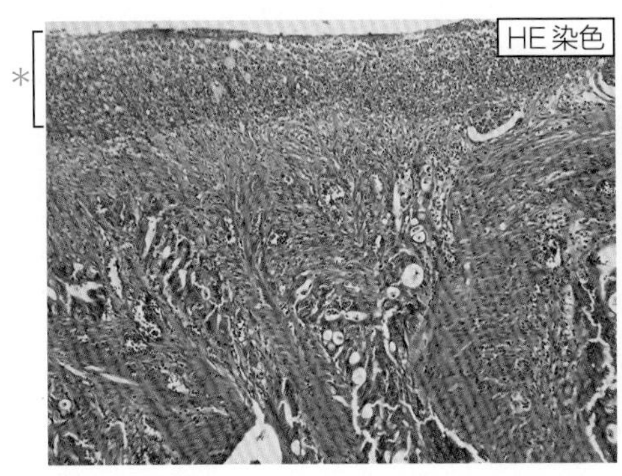

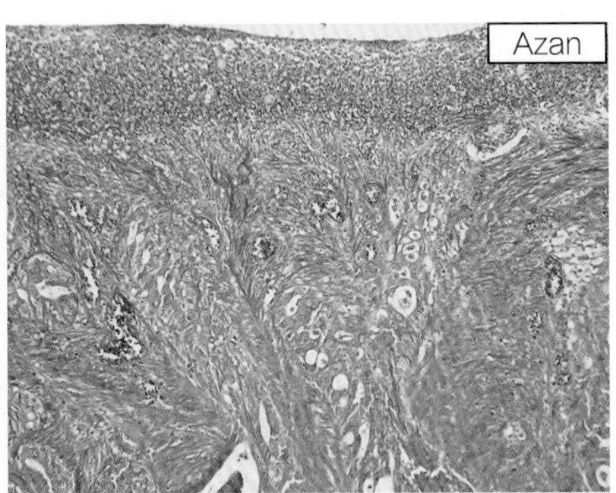

图3

表层可见带状分布的渗出物（＊），而真正的“最表层”位于从画面顶部向下约 1/4 的位置。在同等放大倍数下，**癌腺管的密度很低，间质中充满了 Azan 染色呈蓝色的胶原纤维，**这就是 **DR**。SM 浸润区出现 V_N 型 pit 的“稀疏、消失”就是纤维增生和腺管密度降低的表现。

现在，请观察一下侵袭前锋（**图 4**）。

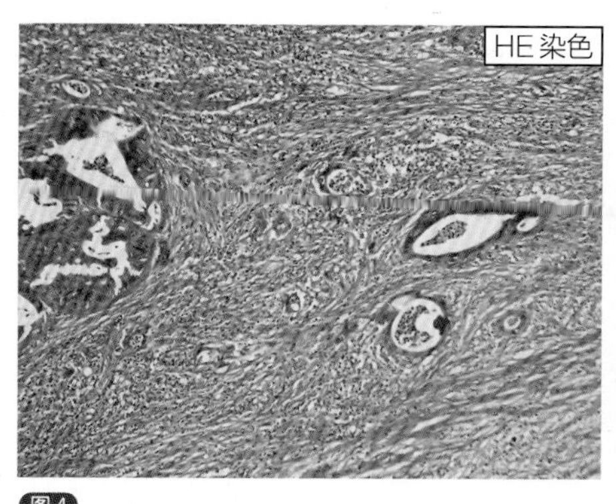

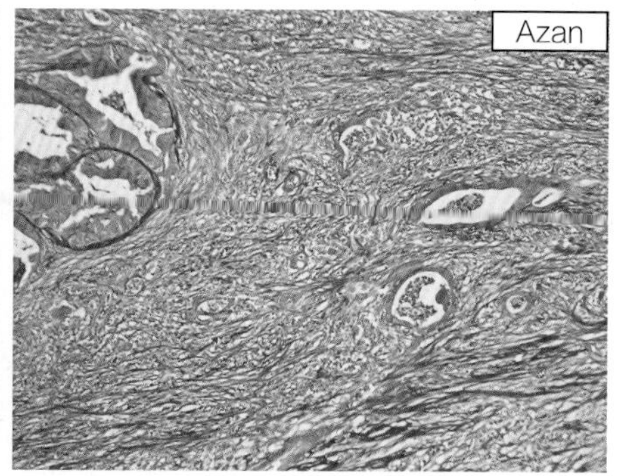

图4

癌腺管的分化程度在左侧为 tub1，但从中央至右侧则存在上皮间质转化（epithelial-mesenchymal transition，EMT）。癌细胞的形态呈肉瘤样改变，可见梭形细胞和单个癌细胞相混杂。癌有时在发生浸润时，可能还保持着细胞间的黏附性，但它也会**失去一些上皮的形态，像肉瘤一样黏附性降低**。

肿瘤微环境似乎因癌的浸润方式而略有不同。但**原则上，无论哪种浸润方式都伴有 DR**。正如图4 所示，虽然画面左右两侧的癌细胞分化程度略有差异，但整个画面都被 Azan 染成了深蓝色。

◆　◆　◆

不同病例的 DR 在数量和范围上会存在差异。近年来，也出现了一种称为 DR 分类的诊断方法，将 DR 分为成熟（mature）、中间（intermediate）、未成熟（mature）3 类。DR 等肿瘤微环境的话题是非常流行的，对于搞基础研究的人来说，现在已经成为一个常识性的概念，对于像笔者这样的病理医生和内镜医生来说，这个概念同样也很重要。

在“大体精进之路”和“组织学精进之路”中，我们曾经看到过很多关于受 DR 影响、肉眼形态发生改变的病例，在这里，笔者将再次进行总结。我们的目标是成为精读 DR 的医生：“Dr. DR”。

当发生 DR 时

- 肿瘤腺管密度各不相同。
  →出现 V_N 型 pit。
- 纤维增生导致硬度和厚度增加，造成牵拉。
  → 病变的紧满感，周围黏膜向上隆起，皱襞连接、融合，以及肠管短轴方向的牵拉。
- 诱导微血管引起血流状态发生改变。
  →（尽管在消化道癌中不必特别关注）淤血 + 血流速度降低 + CT/MRI造影剂渗入间质导致显像延迟。

参考文献

[1] 石井源一郎，落合淳志：がん間質線維芽細胞の起源と特徴．病理と臨床，32：10-16, 2014.

[2] Karagiannis G, et al.：Cancer-associated fibroblasts drive the progression of metastasis through both paracrine and mechanical pressure on cancer tissue. Mol Cancer Res, 10：1403-1418, 2012.

[3] 梶原由規，他：大腸癌の浸潤先進部のバイオロジー．病理と臨床，36：1088-1097, 2018.

[4] Ueno H, et al：Histologic categorization of fibrotic cancer stroma in the primary tumor is an independent prognostic index in resec 表 colorectal liver metastasis. Am J Surg Pathol, 38：1380-1386, 2014.

大肠

第4章

全面对比（大肠）

第 4 章为“全面对比”，笔者将对早期大肠癌的内镜图像至病理图像进行全面解读。本来打算多举几个例子，但是考虑到篇幅有限，只能介绍两个病例。不过，对这两个病例的分析会非常细致，也希望大家能认真学习，有所收获。那么，让我们开始吧。

1 疑似 SM 浸润的早期大肠癌的对比

V_N 型pit不明显，是否为SM浸润癌？

（病例提供：勝木伸一先生）

70余岁的男性患者。因便潜血试验阳性行下消化道内镜检查，发现升结肠病变。

1）白光观察

首先，让我们在白光下顺序进行观察。

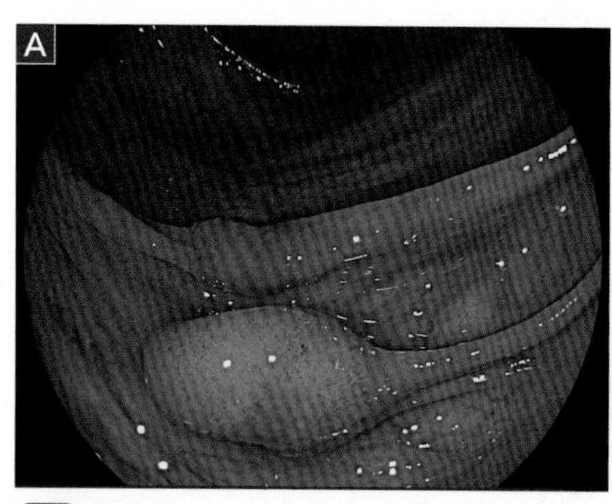

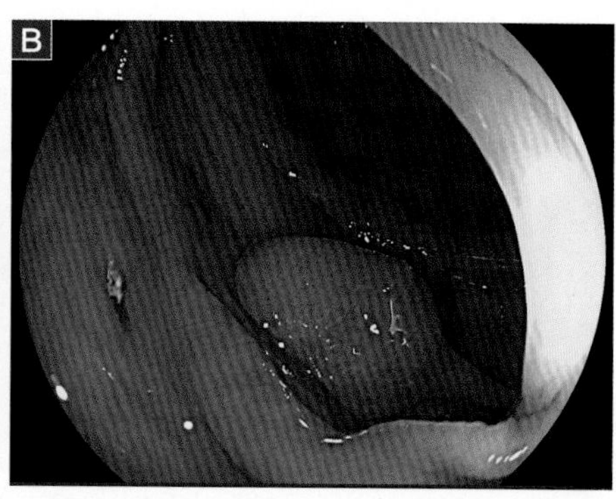

图1

这里有2个病灶，前方为（肛侧）隆起较高的病灶，后方（口侧）为隆起较低的病灶。先来分析前边的那个病变。

在吸气状态的远景像（**图1B**）中，未见病变明显变形。

在病变的右侧，可见一条皱襞向病变集中。

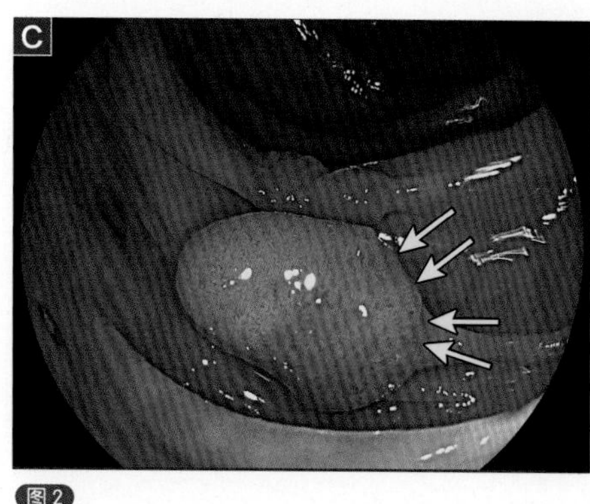

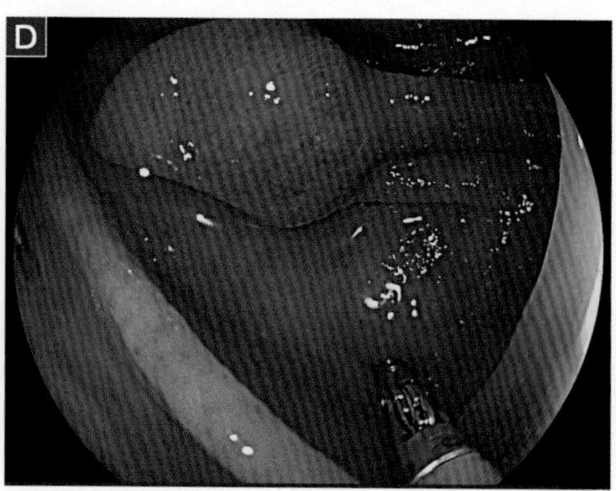

图2

病灶内部由两种不同色调的成分组成，左侧略发白，右侧略带红色。红色的部分是不是看起来有些紧满感？

仔细观察和分析就可以发现，病变的边缘有一道淡淡的微微发红的镶边（图 2C ⇨），**隆起的部分表面为正常黏膜，当内部病变挤压将正常黏膜顶起来时，常会在病变的边缘看到这种红色的镶边**。

用活检钳按压病变的肛侧可以发现，实际上向病变集中的皱襞并非一条而是两条（**图 2D**）。

根据目前所观察到的表现：病灶由两种成分组成（多样的而不是单一的）；发红的区域略显紧绷；病灶边缘可见红色镶边；病灶右侧可能存在从内部向外挤压的倾向；有两条皱襞集中；即使改变注气量，病变形状也基本不发生改变等。因此，推测发红区域的周围可能存在黏膜下层浸润，以致病变的厚度和硬度有所增加。然而，黏膜是否存在地板塌陷尚不清楚，可能黏膜肌层尚在一定程度上得到保留。

2）染色放大观察

● 靛胭脂染色

接下来，将展示靛胭脂染色后的图像。

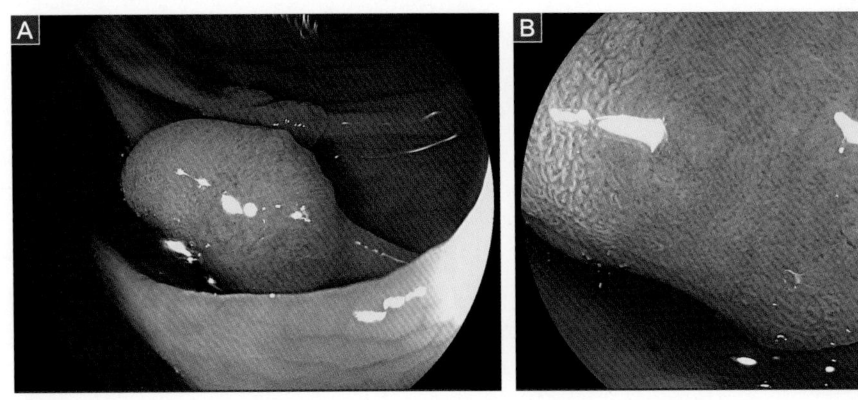

图3

喷洒色素后，我们可以发现每种成分的色调不同（**图 3A**）。右侧发红的区域隆起更明显，看起来非常饱满。

右侧图像是发红部分的放大像（**图 3B**）。与画面左侧看到的黏膜纹理相比（推测为Ⅲ_L- Ⅳ型 pit），靛胭脂在发红的部分不易着色且光泽度有所不同。根据这些表现可以断定，病变左右两侧的腺管形状和性质是不同的。此外，病灶的隆起部看起来有点像Ⅰ型 pit，但是，这些Ⅰ型 pit 的部分好像也被向外挤压，不知道是不是笔者的判断有些过于主观了？

在靛胭脂染色图像中，病变内部没有明显的高低差，也没有明显的地板塌陷样表现，仅内部似乎有些凹陷，但是……

● BLI观察

现在，让我们来看一下蓝激光成像的图像（blue laser imaging，BLI）（**图 4**）。

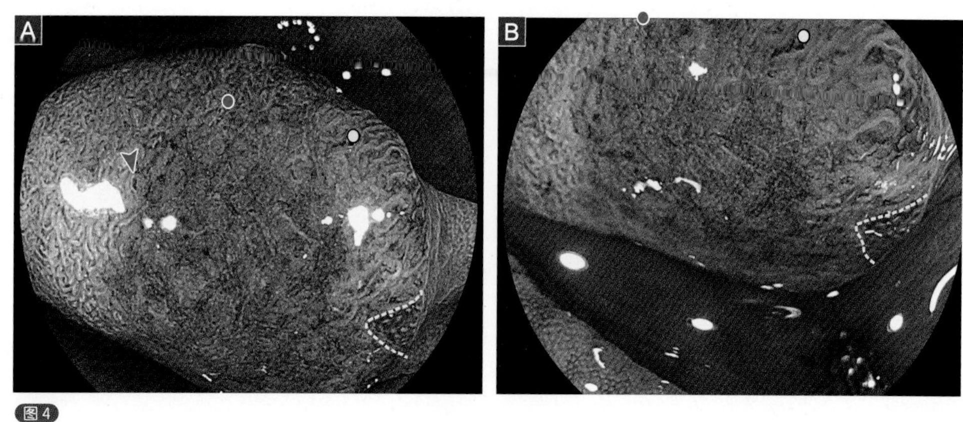

图4

首先看远景像，病变左右两侧形态不同。右边是白光下发红的部分。我们将能够看见血管的蓝点（●）和黄点（○）的位置，以及被黄色虚线（┈）标识的非肿瘤黏膜部分都放大两倍来进行观察。

在白光观察下发红的部分可见许多粗细不均、走行不规则的血管。乍一看，表面纹理并不清晰，但仔细观察可以看到非常细小的结构。也就是说，这部分并不是单纯的结构消失，推测可能存在非常细小的腺管开口。在病变的右侧还可以看到扩大的白区。

与既往的观察模式相比，在 BLI 下可以更加清晰地显示病变边缘受到非肿瘤黏膜的挤压。另外，病变边缘仿佛被勾勒一样，白区的背景颜色呈很深的茶褐色，推测可能与充血有关。这就是白光下所观察到的发红的镶边的部分。

● 结晶紫染色

接下来，让我们看看结晶紫染色图像（**图 5**）。

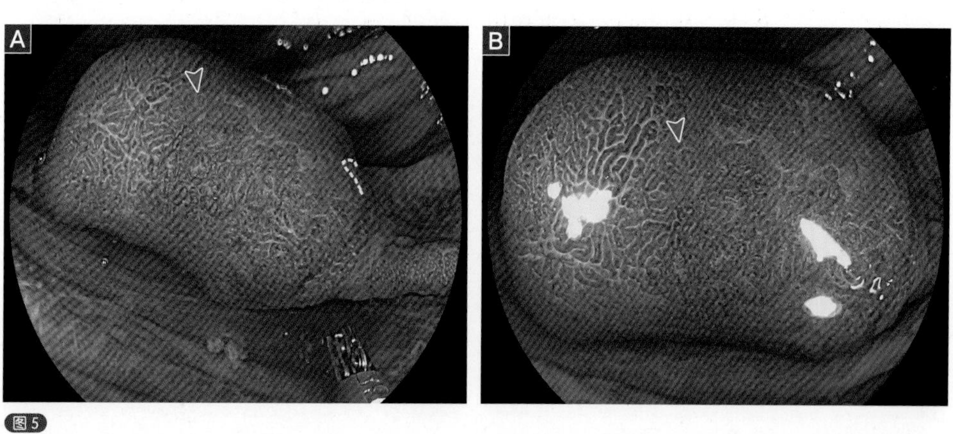

图5

在病变的左侧，可以看到相对规整的Ⅲ$_L$ 型 pit，染色也比较均匀。与之相对，从病灶中心至右侧，与 BLI 所见相比，可以看到小型且排列不规则的 pit。虽然混杂了一些大型 pit，但部分区域 pit 散在缺失，总体来说，右侧部分的表现更加多样化，与之前所述的形态类似，邻近病灶右侧边缘可见一些I型 pit。但是，在 BLI 下显示最为明显的还是非肿瘤黏膜向外侧受到推挤。

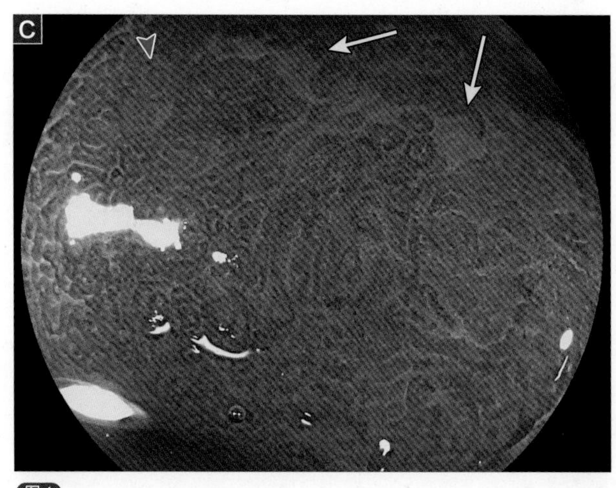

图 6

将病变右侧进一步放大观察（**图 6**）可以发现，远景观察中看似结构消失的部分，此时却依稀可见腺管结构。由于未见明确的具有区域性的 V_N 型 pit，因此考虑肿瘤为黏膜内癌。但可以看到腺管和腺管之间（⇨）存在着微细的间隙，此外，发红的区域似乎较周围黏膜略凹陷。在靛胭脂染色下观察并不是很明显，但是……有地板塌陷吗?

根据这种结构不规则、复杂多样、走行紊乱的表现，推测病变在这个部位的恶性程度较病变左侧更高。

综上所述，将该病变的内镜下表现总结如下：病变具有紧满感、挤压像、皱襞集中，而且没有空气变形，因此高度怀疑存在黏膜下浸润。但没有看到明确地提示黏膜肌层断裂的地板塌陷样表现，也未见 V_N 型 pit，特别是当观察病变发红处的病理图像时应特别注意这些细节。基于种种原因，我们对这个病变先进行了黏膜下剥离术（ESD)。

3）病理图像

在实体显微镜下，我们在关注的区域，即经过两个色调不同的部位设定改刀的切割线。此外，还通过实体显微镜对隆起和沟槽进行标记，分析它们与非肿瘤黏膜、皱襞之间的关系，并对内镜所见和病理图像进行复原，准确地进行对应。但由于篇幅有限，很抱歉，笔者将省略掉那些有关详细对比的内容。

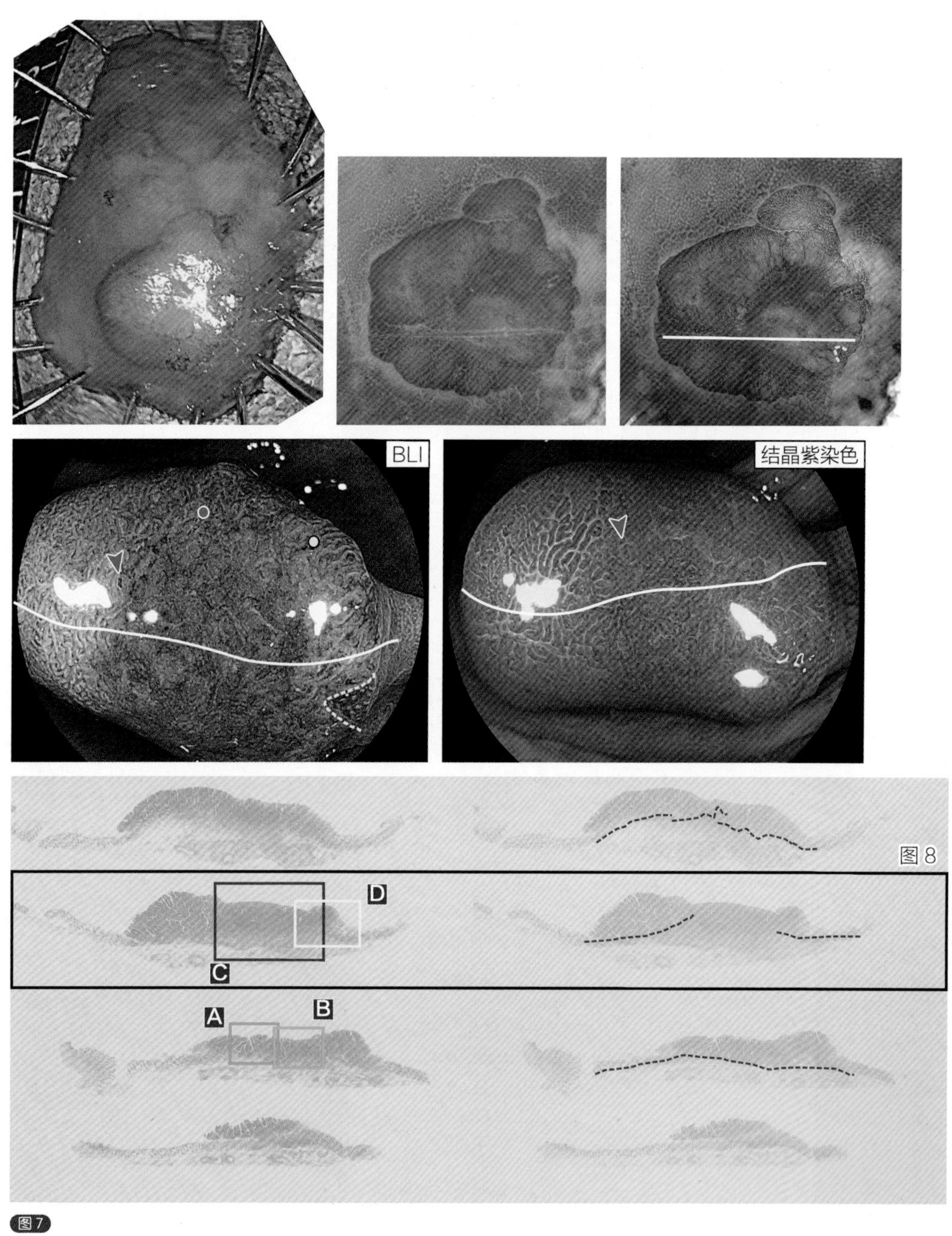

图7

我们将展示关注区域及其周边黏膜的组织学图像，以及黏膜肌层的模式图（**图7**）。黑框（□）中的病理切片对应于内镜图片中白线（═）所示的部位。

首先，展示黑框部分的病理图（**图 8**）。

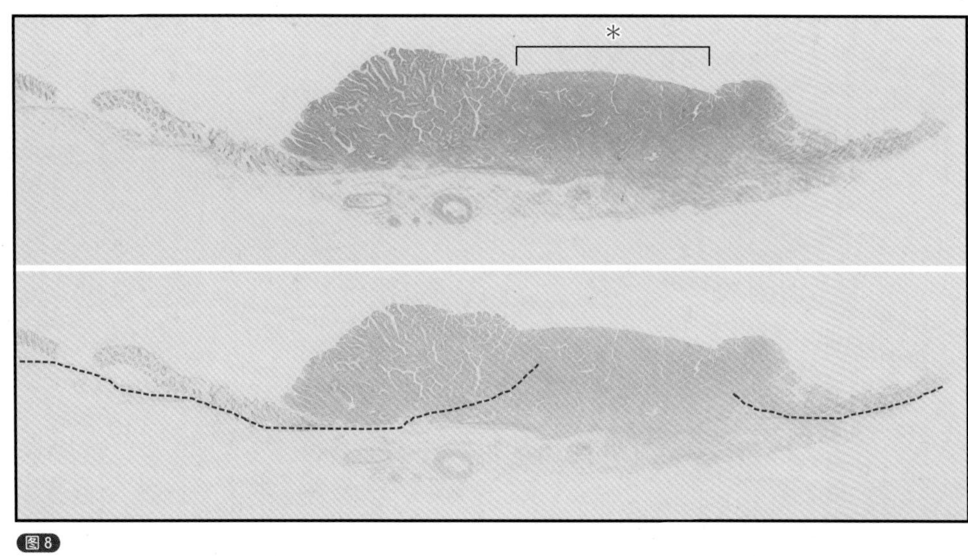

图 8

病变表面略微凹陷（ * ）。由于靛胭脂染色不均匀，使得该凹陷不太容易被发现，但在结晶紫染色中呈轻微凹陷的部分则表明黏膜肌层消失，即地板塌陷。

接下来，让我们提高放大倍数。

首先看病变左侧的Ⅲ型pit 部分，即 **A**（**图 9**）。

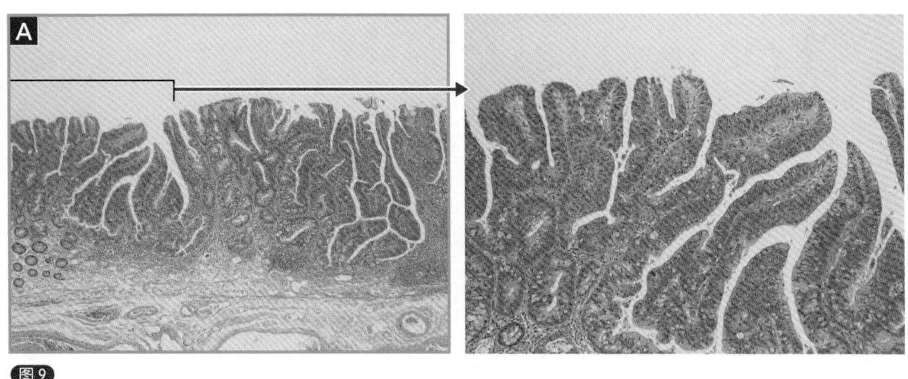

图 9

可以看到肿瘤腺管呈管状，结构比较规则。但细胞核呈类圆形且极性消失，结合细胞的异型性可以诊断为 tub1。该病变几乎整体都表现为相当于 tub1 的细胞异型性。

然后看病变的右侧，即**B**（**图10**）。在内镜图像中对应于白线稍微偏下的部分。

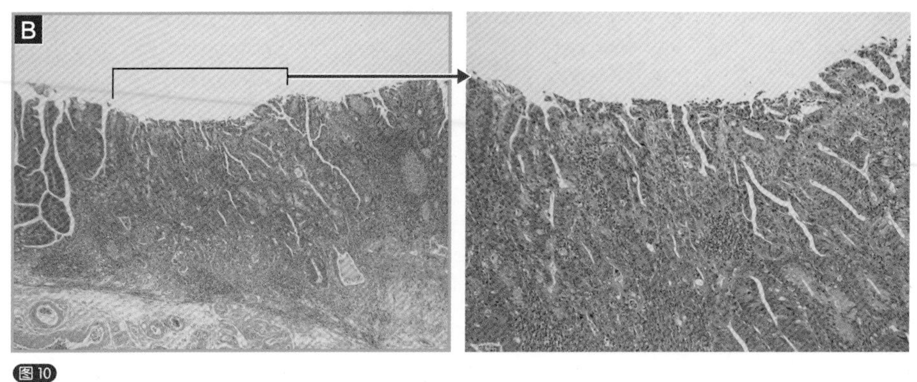

图10

病变表面开始出现轻微的凹陷。病变表层腺管高度密集，开口与正常黏膜相比非常细小（隐窝开口小型化）。在腺管之间可见粉红色的血管，在黏膜中层附近明显充血（血管内充满红色的红细胞）。

接下来，我们对关注区域，即发红的凹陷部放大观察，即**C**（**图11**）。

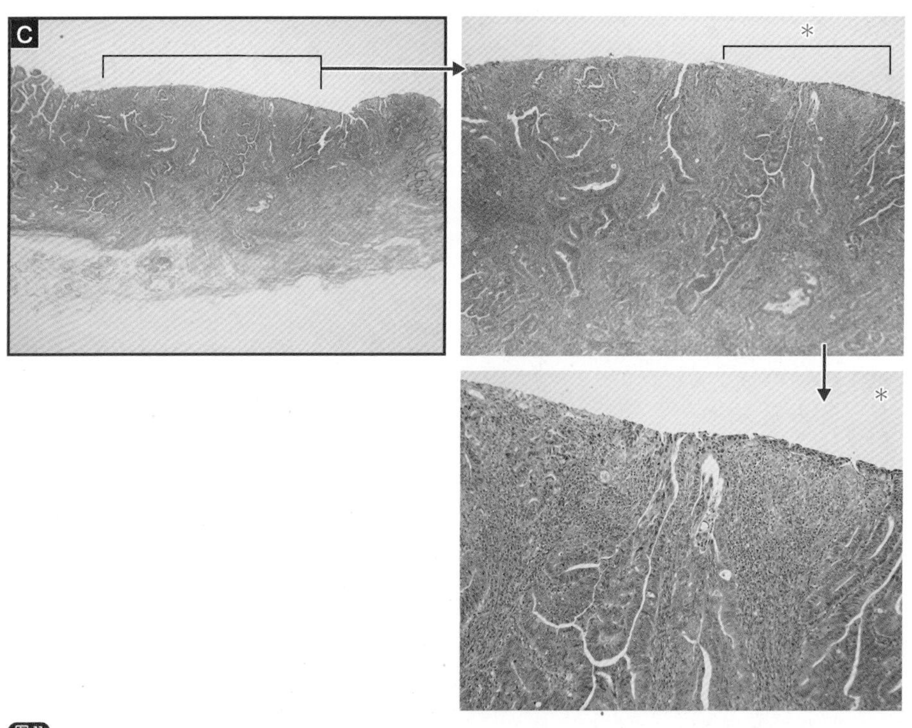

图11

此处为SM浸润部分，表面结构更加稀疏，似乎浸润部分的促纤维组织增生反应应在表面显露，但是……因为肿瘤腺管呈自上而下的生长模式，而且黏膜肌层（MM）消失的范围不大，所以表层也存在肿瘤腺管开口。估计是由于这个原因，内镜下未能看到具有一定区域的V_N型pit。但如果用最高倍数放大进行观察（＊）可以看到开口与开口之间存在明显的肉芽组织增生，表明腺管的间隙增大。这个发现对应于结晶紫染色未能着色的部分（**图6** ⇨）。

最后展示**D**部分，即内镜图像中邻近右侧边界的部分（**图12**）。

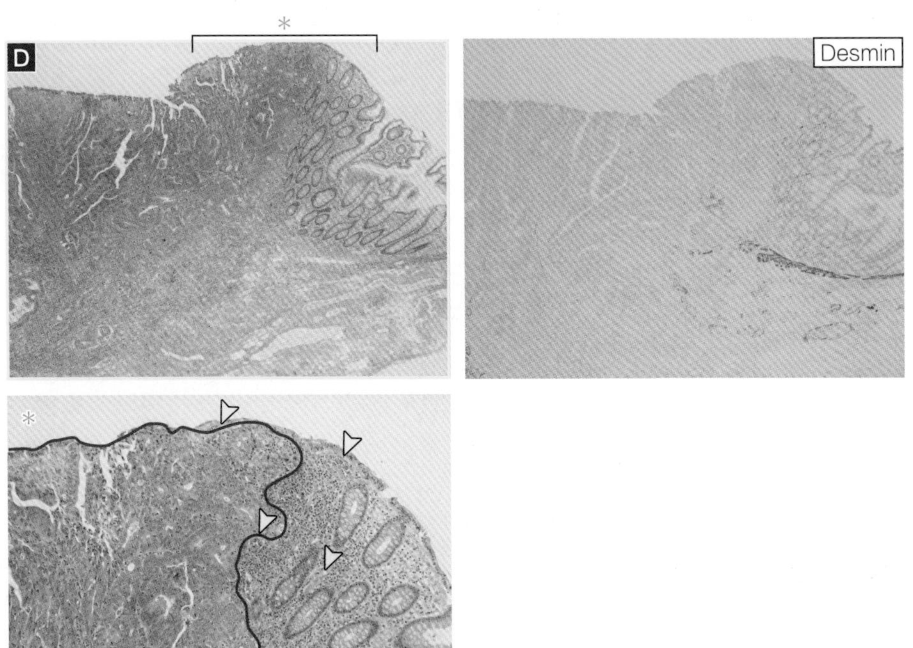

图12

同时展示病变的Desmin染色图像。病灶隆起的部分可见非肿瘤黏膜。

无论低倍还是高倍，我们都可以看到非肿瘤腺管向外受到推挤。在肿瘤（红线内：—）与非肿瘤黏膜的边界附近，非肿瘤黏膜的间质增宽。除了炎症以外，还可以看到间质中扩张的血管（**图12** ▷）。笔者认为肿瘤诱导的血管变化也会影响非肿瘤黏膜，或者是由于肿瘤的膨胀性生长导致非肿瘤部分充血，即对应于白光和BLI下病变边缘发红的部分。

由于本例病变的中央是tub2分化程度的癌（carcinoma），伴SM深层浸润及脉管侵犯，因此追加了外科手术切除。

◆　◆　◆

全面对比的第1例，是解读和对比都较为容易的SM深浸润（SM massive）癌。接下来，我们将进行有一定难度的对比。

LST 病变的对比

病例 2 轻度不均一且具有多样性的LST

（病例提供：勝木伸一先生，读片：参考山野泰穂先生及原田 拓先生的解读）

40 余岁女性，病变位于结肠肝曲。既往曾行大肠黏膜内癌的息肉切除术及 EMR 治疗各一次。有结肠癌家族史。

1）白光观察

首先，进行白光观察（**图 1**）。

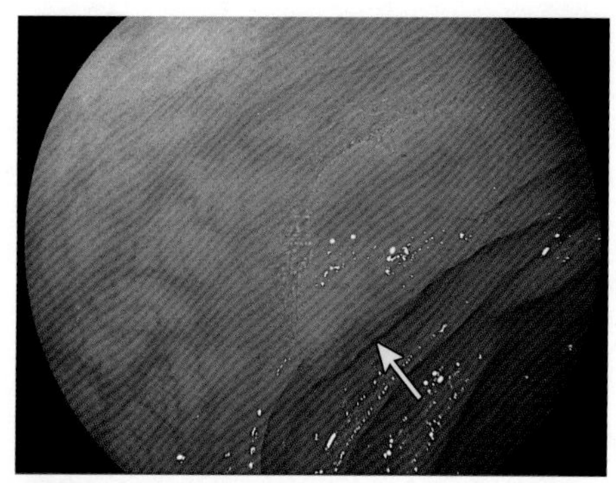

图1

病变呈平坦隆起型、与周围颜色相同、直径约 10mm（**图 1** ⇨）。由于病变全周边界均清晰可见，因此首先考虑为上皮性肿瘤。病变周围隐约可见黏膜白斑，其内有略微发红的隆起，另一部分看起来稍微凹陷。画面下方的区域显著发红、隆起。

将**图 1** 逆时针旋转 90° 进行观察（即**图 2**），内镜表现稍有改变。由于篇幅有限，无法展示不同充气量状态下的照片，但是可以看到，即使持续注气将病灶充分展开，仍可在肠管短轴方向看到一条皱襞向病变集中（▷）。

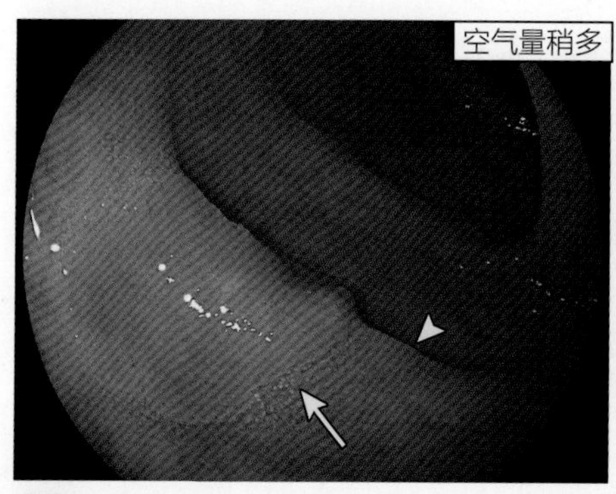

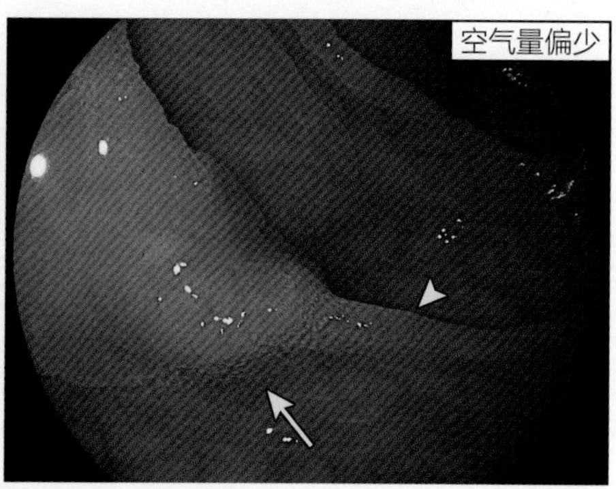

图2

发红、隆起的部分在病变的右侧。很明显，发红的部分比病变其他部分略增厚，病变与背景黏膜的边界处也表现为从下方隆起的形态（**图 2** ⇨）。

本例似乎并不是均匀的同心圆样的 0-Ⅱa 病变。沿病变外侧缘进行观察，可见多个形似伪足或花瓣的分叶状凸出。该病变就像伸出伪足侧向生长一样，因此考虑为侧向发育型肿瘤（laterally spreading tumor，LST）伴局部增厚、变硬。

接下来，让我们观察病变的正面像（**图 3**）。

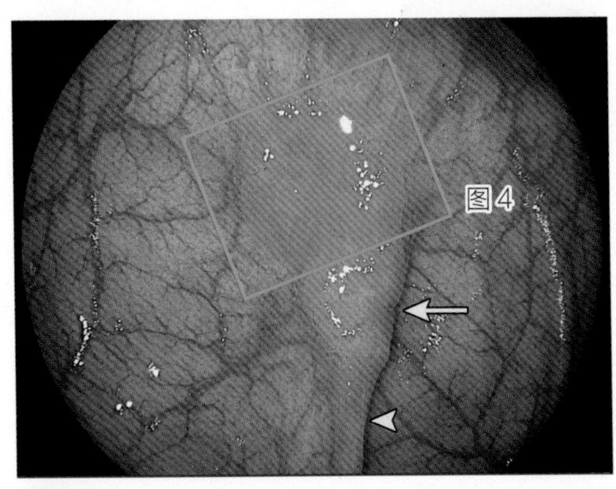

图3

在注气量充足的情况下，将隆起的部分（**图 3** ⇨）仅描述为“轻微隆起”是不全面的。可以看到隆起很明显，而且病变边缘有奇怪的皱缩和凹凸不平。由于黏膜内该处的腺管高度不同，因此仅根据隆起程度还不能确定病变的边界。隆起的部分估计就是肿瘤（Mass）。虽然充分注气使病变伸展，但仍可看到朝向明显隆起处的皱襞纠集（**图 3** ▷），给人的印象是病变的这部分不仅增厚、偏硬，可能还伴有牵拉。

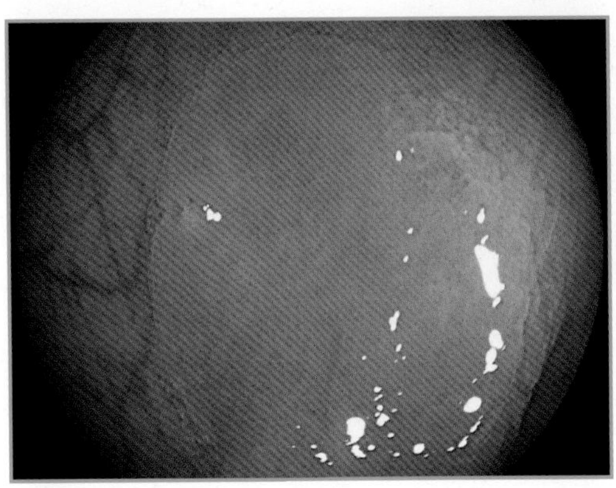

图4

接下来，在白光下稍微放大观察（**图 4**）。在正面像（**图 3**）中，上方的部分非常平坦，提高放大倍数后可以看到边界不如想象的那么清楚。正常背景黏膜的边界在哪里呢？借助淡淡的辅助线可以看到，与病变的中心部相比，边界线和内部仍然保留着略微发白的色调。**需要注意的是，尽管该病灶从远处看像边界清晰的 0-Ⅱa 病变，但仔细观察却意外发现，边界内部的成分“混杂”**。正如后面讲述的那样，由于肿瘤腺管和非肿瘤腺管在 LST 的边缘部混杂，因此在内镜上才会看到这种成分混杂的表现。

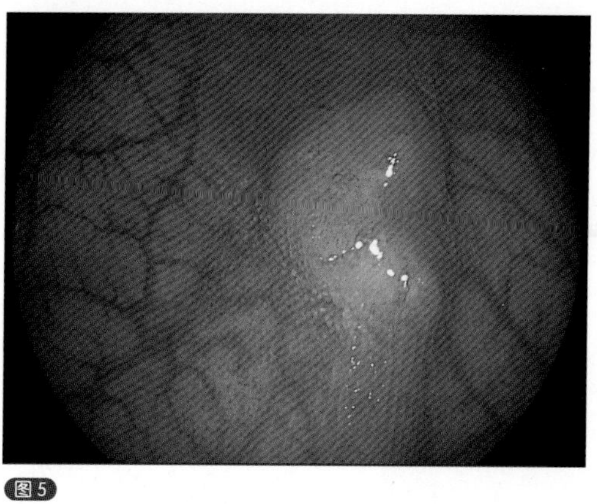

图5

在隆起部的内镜放大像（**图 5**）中，可以看到伴有皱襞集中的隆起。隆起内部轻微凹陷。这是隆起内的凹陷吗？

2）染色放大观察

● **靛胭脂染色**

让我们来看看靛胭脂染色的图像（**图 6**）。靛胭脂染色是一种对比染色的方法，它可以凸显隆起、凹陷和沟槽等，还可在一定程度上显示黏膜表面的腺管结构。

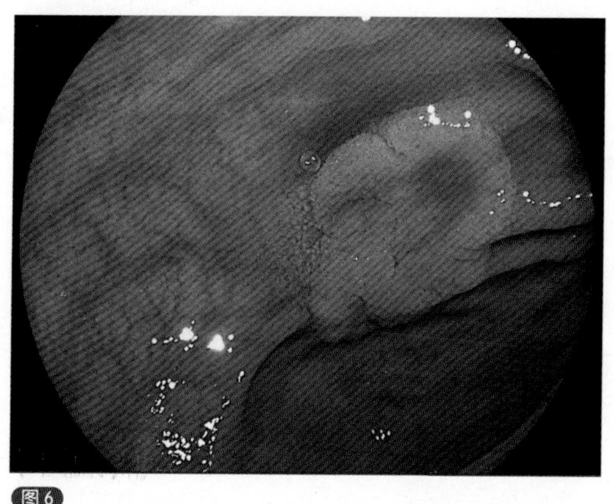

图6

可以看到此处靛胭脂颜色较浅，但相对凹陷的地方看起来有少量液体沉积。虽然有凹陷和液体沉积，却未形成明显的高低差。

在大肠病变的肉眼形态诊断中，如果像上面这个病变那样，**有黏膜下陷但不伴明显的边界、高低差时，不使用凹陷或 0-Ⅱc 这些术语来进行描述**。上图中所看到的靛胭脂沉积处，边界模糊不清，无法画出明确的边界线，因此不能诊断为凹陷，而应看作是“无临床诊断意义的凹痕”。

在大肠的内镜诊断中，可以称为凹陷的情况见于以下 3 种模式：

① 棘状凹陷。

② 星芒状凹陷。

③ 面状凹陷。

其中，棘状凹陷并不是真正的凹陷，只是单纯的沟槽。因此，仅后两者，即星芒状凹陷和面状凹陷才能在内镜下诊断为 0-Ⅱc。在大肠内镜中，0-Ⅱc 一词表示预测可能为癌或 SM 浸润，是一种具有临床意义的术语。对于一个病变，如果仅凭形态隆起就诊断为 0-Ⅱa，凹陷就诊断为 0-Ⅱc，是毫无意义的。

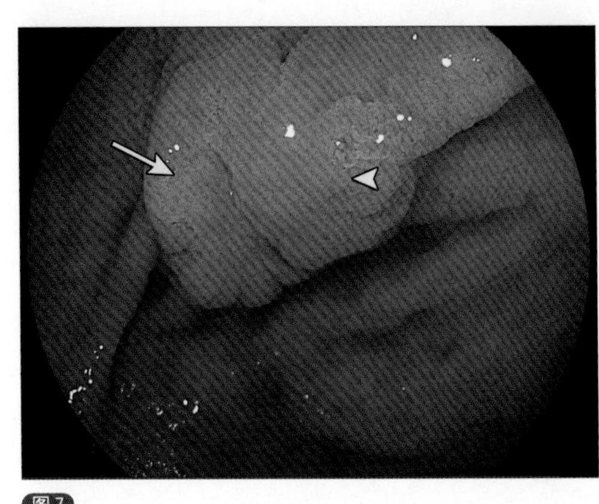

图7

这是隆起部的靛胭脂染色图像（**图 7**）。在箭头处（▷）看不到色素沉积的表现（细小的沟纹），色素无法沉淀下去，也就是说病变具有饱满感。

如果病变厚度的变化是由于黏膜内腺管的高度改变所致，那么染色后黏膜上应该还保留着表面结构。但箭头所指的部位染色后结构消失、黏膜受到推挤，估计是由于**黏膜肌层（地板）以下存在较硬、较厚的组织挤压所致**。也就是说，推测是由于病变的 SM 浸润部向上推挤、抬高所造成的。

此外，仅箭头（⇨）所示的部分色调不同，边界处存在明显的凹陷，具有高低差，并且可以画出明确的边界线。此处面积虽小，但仍考虑为**真正的凹陷**，也许只有这部分黏膜肌层（地板）消失。推测凹陷周围发红、饱满的部分，黏膜肌层尚有残留，箭头所示的凹陷处可能存在 SM 癌显露。

另外，根据现有的观察来看，由于至少在隆起处存在从下向上的推挤，因此预测可能有 SM 浸润癌，但无法预测向周围伸展的 LST 部分是由什么成分构成的。如果因为它位于癌灶周边就认为是腺瘤，那就有些武断了。虽说靛胭脂染色有点浅，但根据目前的观察所见，腺体结构并不清晰。而实际上，在一般情况下，这些腺体结构应该是可以看清的。

除非进一步提高放大倍数，否则就无法根据组织学图像来推测周围平坦隆起型病变的性质。因此，目前只能判断隆起较明显的部分为癌；另一部分虽判断不清，但由于具有明确的边界，推测很可能也是肿瘤。

● BLI 观察

接下来，将展示 BLI 图像（**图 8**）。BLI（blue laser imaging）和 NBI（narrow band imaging）是否可以给出相同的解释，目前尚无定论，但在本书中，将进行相似的解读。希望通过这些观察方法获得更多信息，帮助判断组织学类型。

一看到 NBI 和 BLI 图像，有些人立刻就会根据 J-NET 分型“对号入座”，比如 Type

2A 或 Type 2B 等。当然，这种分类方法在临床工作中使用起来确实比较方便。但如果希望像本书那样，在预测病理组织学表现的同时精读大体形态学，就应该先关注病变的肉眼所见并进行文字描述，而不只是简单地与现有分类一一对应。

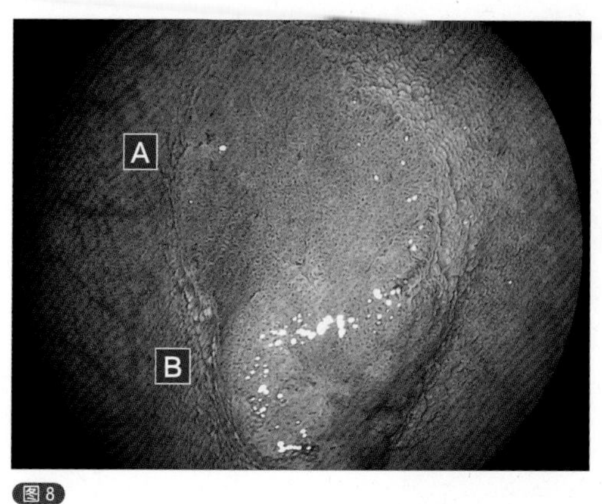

图8

首先，让我们观察病变的全貌。与白光发现相同，在 BLI 观察下，病灶也可以分成两个部分。把上方平坦的部分称为A，下方隆起的部分称为B。首先，A和B的色调不同，茶褐色圆点的数量和形状也各不相同。A由相似的点状结构组成，而B看起来有些发白且点状结构的数量与A不同。放大观察可以看到血管形状似乎也是不同的。**这些病变内不均一的表现说明该病变内混杂着恶性程度不同的成分**。

让我们进一步放大观察。

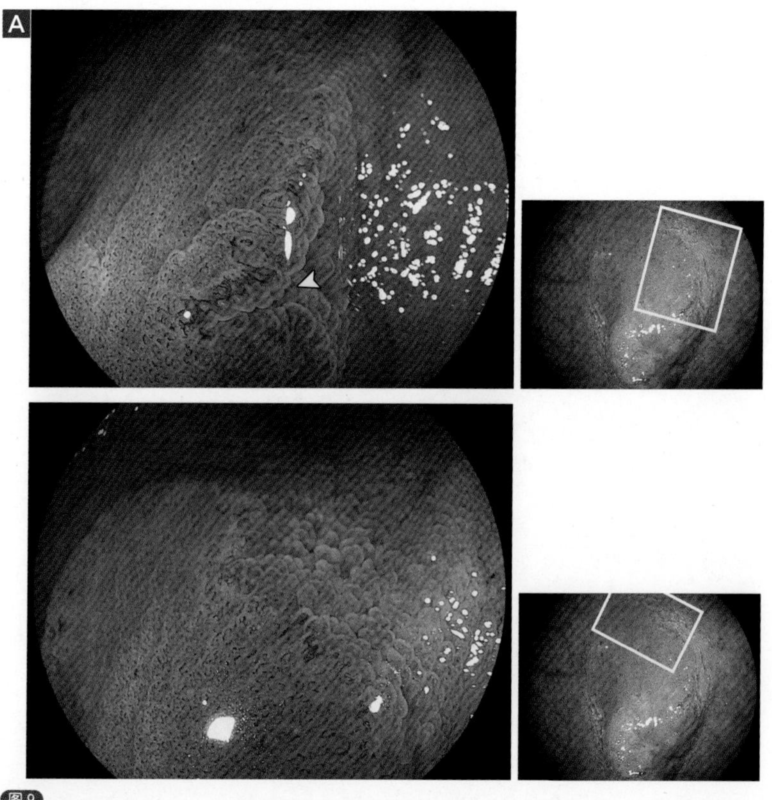

图9

首先观察A部分（**图9**）。白光和靛胭脂染色可以判断B部分是癌，而A部分并不太明确。那么，可以预测出A部分的组织学图像吗？

这部分血管呈点状分布，且似乎被白色的表面结构所包围。想象一下，**上皮呈指状向上伸展，血管在它们之间穿行**。由于A部分几乎没有结构差异，因此考虑结构是均一的。

通常来说，使用NBI或BLI观察隆起型腺瘤时，多数情况下可以看到网状血管残留。腺瘤不具有浸润或破坏能力，也不破坏原本存在于正常黏膜中的网状血管，即使形成腺管，网状血管也能得以维持。因此，有些医生会有这样的印象，即**完整的网状血管 =J-NET分型Type 2A = 腺瘤或腺瘤内局灶癌变**。但在本例中却没有网状血管。那么，这能算是J-NET分类2B型的表现吗？

请仔细观察病灶的边缘处，从隆起的起始部至中央处，可以看到茶褐色、表面结构稀疏的区域（**图9** ▷）。可以判断这个病灶不是从开始隆起的部分就是癌，不属于息肉样生长型（PG）病变。该病灶的隆起部覆盖着非肿瘤黏膜，并逐渐向肿瘤移行，因此属于非息肉样生长型（NPG）病变。**在NPG型病变中，即使为腺瘤，多数情况下血管网也会模糊不清，仅能看到点状的血管**，这一点在《日本消化内镜学会杂志》的论文中也有描述。

那么这个病例是否仅为J-NET分类2A型呢？

嗯，表面结构还是非常细小的。

究竟是2A型，还是2B型？其实，对这个病变并不适合进行这种“对号入座”。在这里，我们可以把它解读为均一的“密集生长的乳头状隆起的肿瘤”。

顺便说一下，箭头所指（▷）处的非肿瘤部分的色调与病变周围的非肿瘤黏膜相比更偏深褐色，其内还可见增粗的血管。似乎在邻近肿瘤的区域发生了循环障碍或**血运增强**。这是怎么回事呢？稍后再进行讨论。

接下来看B部分（**图10**）。

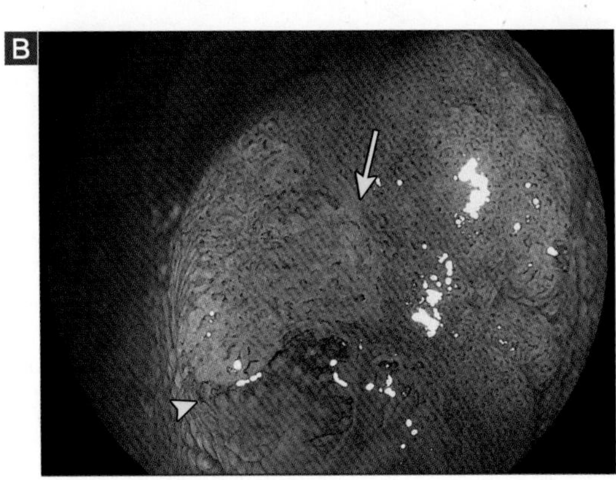

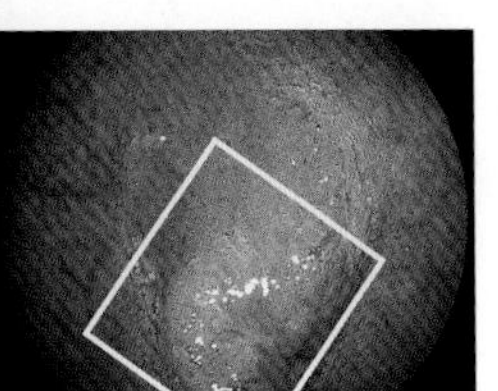

图10

在隆起较高的部分，可以看到发红的非肿瘤黏膜向上延展（**图10** ▷）。在其正上方，表面的白色结构突然变模糊的区域边界较为清晰（**图10** ⇨）。箭头（⇨）以外的隆起部（图片右上角）覆盖的黏膜与A中所看到的表面结构并无太大差别。

箭头（➪）部分对应于靛胭脂染色中所见的凹陷（0-Ⅱc）（**图 7**）。靛胭脂染色后考虑为边界清晰的面状凹陷，估计黏膜肌层已经消失了，因此，此处所见到的可能是黏膜下层的成分。其表面结构（surface pattern）比周围要复杂得多。若套用 J-NET 分型的话，它是属于 2B 型，还是属于 3 型呢？其实，没必要用 J-NET 分型来进行诊断。因为已经观察到黏膜肌层消失、病变深部有癌组织了，所以不需要参考分型就能对浸润深度进行准确的判断了。

- **结晶紫染色**

让我们再来看看结晶紫染色图像（**图 11**）。

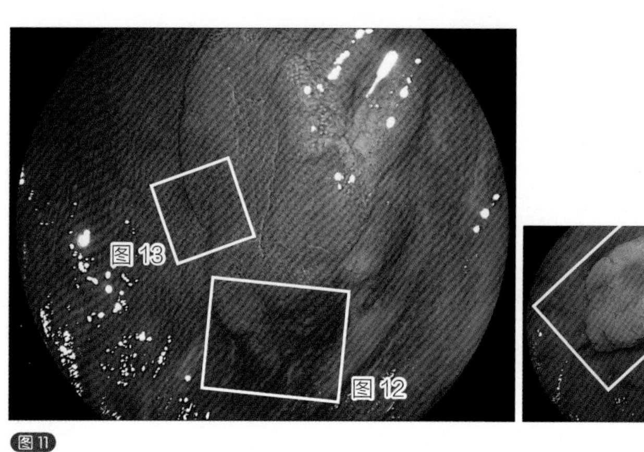

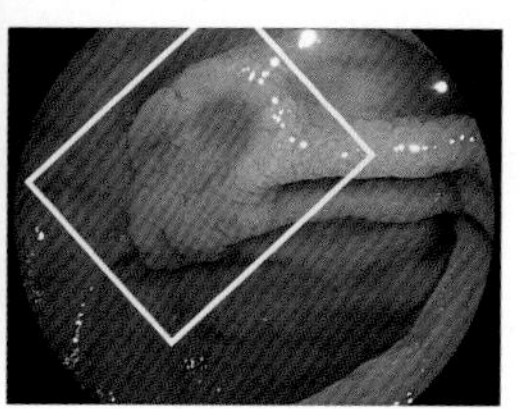

图 11

首先，从远景观察，可以看到病变的腺管开口非常细小，几乎看不见。当然，如果提高放大倍数还是可以看到的，但是“腺管开口细小”这件事本身就具有诊断意义。推测它可能是一个腺管密度增高的病变。

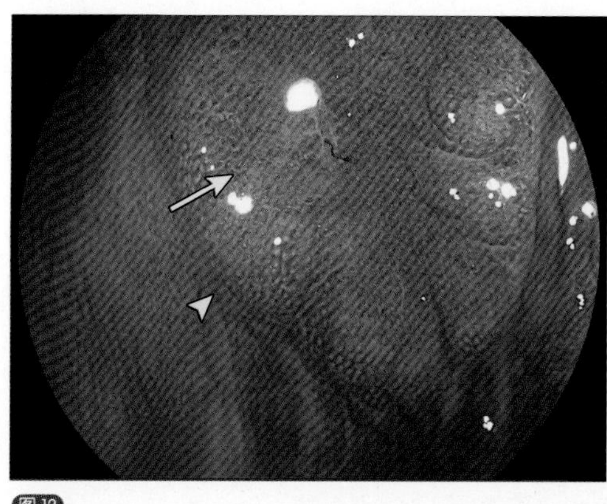

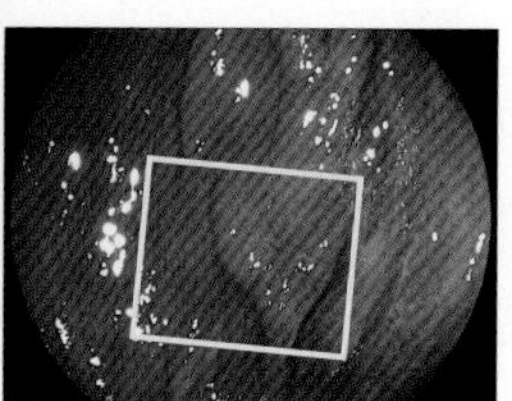

图 12

让我们从病灶的下部来进行观察（**图 12**），箭头（➪）所指的部分为凹陷。在其右侧，BLI 观察下所示的从**A**处一直延续的部分表面结构非常细腻。在隆起的边缘，BLI 下呈茶褐色的部分（▷），可以看到正常黏膜的圆形 pit。相比之下，在病灶内，表面（➪部分除外）只能看到更加细小、粗糙的点状结构。

将以上部分进一步放大后进行观察（**图 13**）。

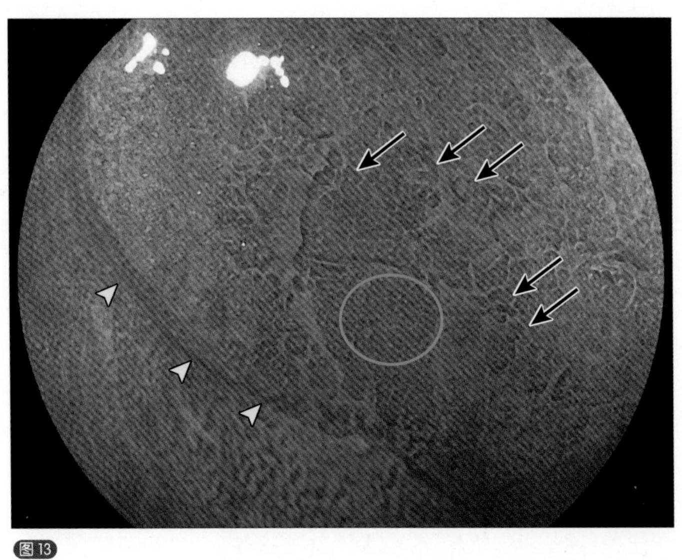

图13

箭头处（**图13** ▷）隆起的部分表面黏膜正常。啊！诊断真是越来越难了。

画面右侧的腺管开口非常小，一定存在可疑的地方。但更奇怪的是，**结晶紫染色的表现与背景黏膜并无太大差别**。一般情况下，**普通的肿瘤由于结晶紫进入细胞核，N/C比增加，应该更易染色**。相反，浸润部的纤维化（desmoplastic reaction，DR）会造成结晶紫染色不易着色。该病例的染色既不增强也不减少。换句话说，表明其N/C比与正常黏膜并无太大差别。这就令人感到疑惑了。

本例中，病灶具有明确的边界，边界内外的结构明显不同，至此，可以推断病变内存在肿瘤，而且该病变还有一种由肿块效应（mass effect）所致的像是肿块造成从下向上推挤所致的紧满感。凹陷的部分是面状的0-Ⅱc，考虑为黏膜肌层消失，黏膜下层暴露所致。笔者认为这就是癌巢。但如果将凹陷以外的部分放大观察，看起来仅仅像是**正常的pit缩小了而已**（例如，○部分）。

另外，我们还能观察到病变的一些部分呈肿瘤样。例如，**黑色箭头（➔）所指的部分是由指状增宽的染色部和裂隙状的开口组成的**，这可能是呈管状的肿瘤腺管。换句话说，“黑色箭头（➔）所指的部分更像是肿瘤”。

但是，蓝色圆圈（○）中的部分却大不相同。○内可见细小的pit聚集（且结晶紫染色变化不大），它代表哪种组织学图像呢？如果是普通的tub1，或是从tub1至tub2，腺管开口应该与正常的pit有些不同，存在一些改变，如裂隙状、不规则的裂隙状和锯齿状。此外，还应具有表示N/C比增加的结晶紫染色增强的表现。

该病灶内真有低分化腺癌的成分吗？病变表层为非肿瘤黏膜，那么是不是由于黏膜固有层内充满低分化癌，导致非肿瘤性pit的形状发生改变了呢？如果只根据pit来判断的话，是有这种可能的。但是，在白光或BLI下都看不到有哪个部分与正常黏膜的色调和结构具有明显差异。实际上，如果低分化腺癌从非肿瘤腺管的间隙露出，那么在白光下就能够看到病变与背景黏膜的差异。当然，最重要的一点是这种呈LST-NG样的低分化腺癌是非常罕见的。

让我们进一步放大观察凹陷（0-Ⅱc）的部分（**图14**）。

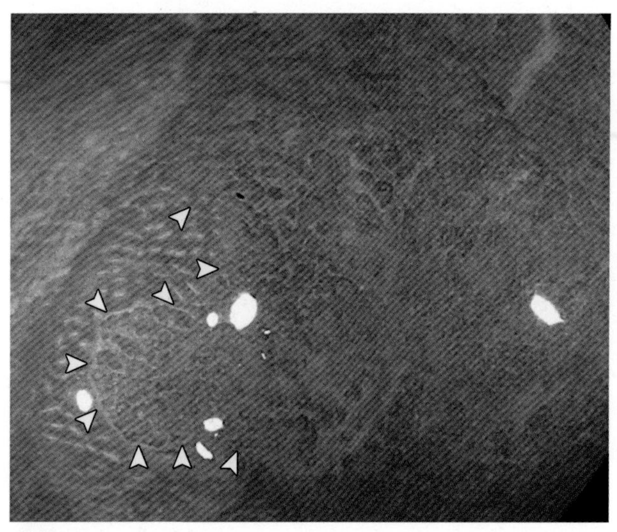

图14

左侧存在正常的Ⅰ型 pit，与结构突然改变的区域具有清晰的边界（**图14** ▷），这点确实很奇怪。笔者认为这是肿瘤，但又有一种违和感，**如果黏膜肌层消失，地板塌陷，那么腺管结构也应该消失**。由于可以看到很多结晶紫染色表现为不规则的结构，**说明原有的腺管被保留了下来**，因此，推测这可能是一种**黏膜内癌成分尚残留，但黏膜肌层（地板）却消失并形成高低差的模式**。

至少对于凹陷的部分，**还能够看到不规则的腺管增殖**，癌还是具有癌的表现的。

◆　◆　◆

初次进行白光常规观察时，肉眼判断这可能是一个较为简单的 LST 病变。由于存在肿块导致的皱襞纠集，考虑部分可能存在 SM 浸润，小型、平坦的Ⅱc 部分应该存在从下面显露出来的癌灶。

但是，当观察结晶紫染色图像时，各种奇奇怪怪的表现就暴露出来了。那么，这个肿瘤病变的组织学图像究竟是怎样的呢？

3）病理图像

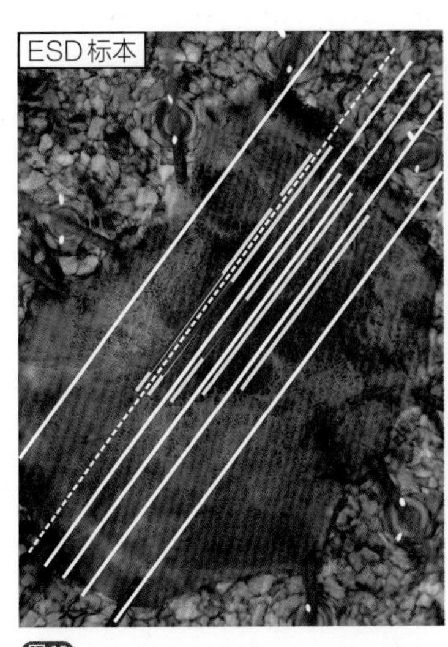

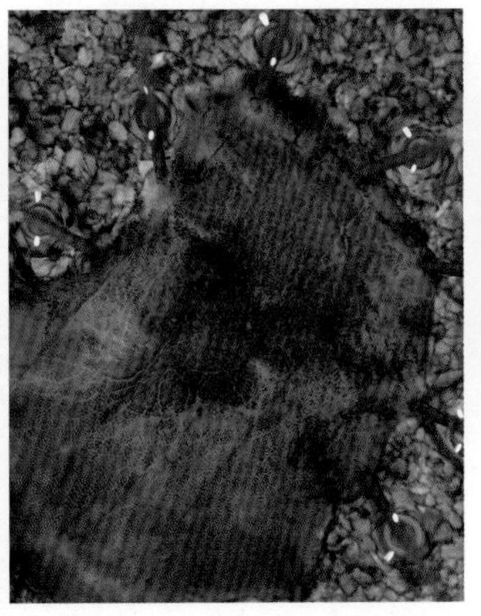

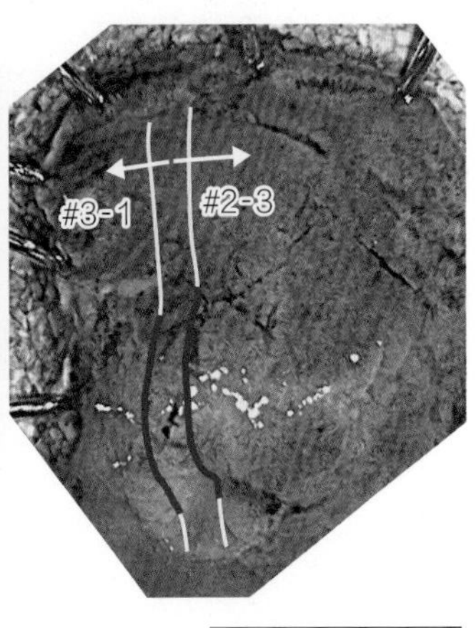

图15

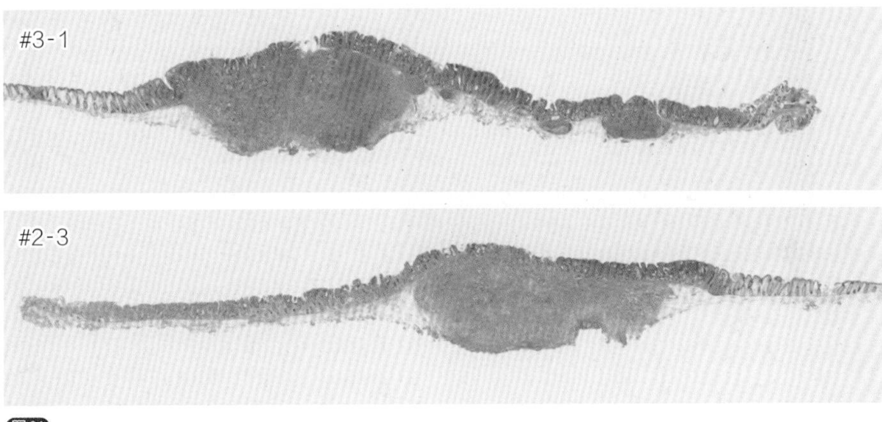

图16

将 ESD 标本行结晶紫染色后并进行实体显微镜观察，同时对所关注的区域仔细进行改刀（**图 15**）。用白色虚线（----）将病变对称剖开并进行分析（**图 16**）。正如所预想的那样，在隆起的部分（**图 15** 的—部）可以看到 SM 浸润。另外，还通过实体显微镜对作为标记的隆起和沟槽等结构进行了分析，从而将内镜图像与组织切片一一对应。但由于篇幅有限，非常抱歉，我不得不省略掉详细对比的内容。

接下来，让我们回顾一下前面的内镜图片。

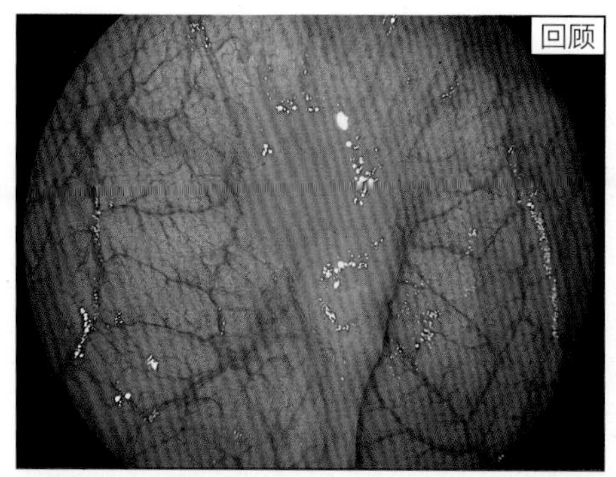

图17 白光常规观察（同图 3）

在白光常规观察（**图 17**）下，这种形态（病变的隆起）的改变是由于黏膜下层存在肿块造成的。

那么，病灶上方的平坦延展的部分（和相对凹陷）（**图 18**）是什么呢？

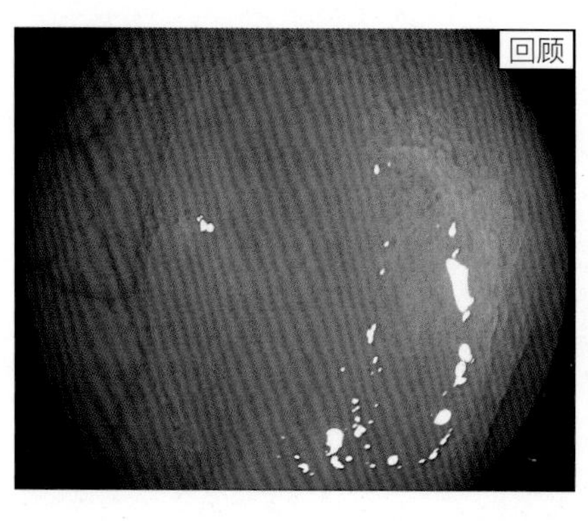

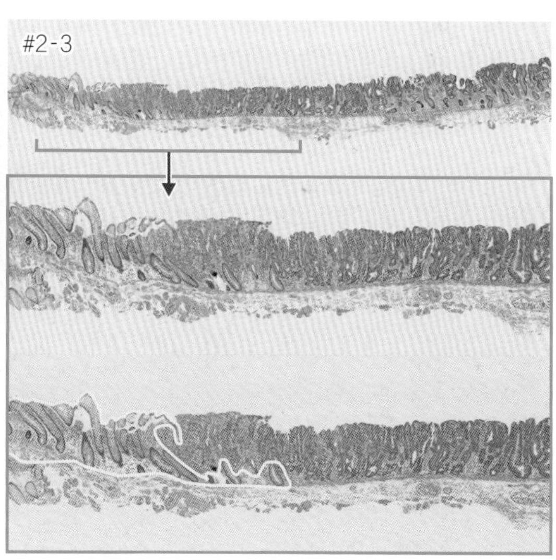

图18 内镜图像为白光观察（同图 4）

这是病变的延展部分。颜色较深的肿瘤部分平坦延展，在病变的边界部，其上可见非肿瘤腺管（黄色：═）。一般来说，在 LST 的边缘处，可见非肿瘤黏膜与肿瘤相混杂，肿瘤腺管开口与非肿瘤隐窝开口交替出现，或者在肿瘤腺管内残留非肿瘤隐窝，黏膜略增厚。病变中央由于非肿瘤隐窝减少，从而使非肿瘤隐窝所维持的黏膜厚度变薄，出现相对的凹陷。

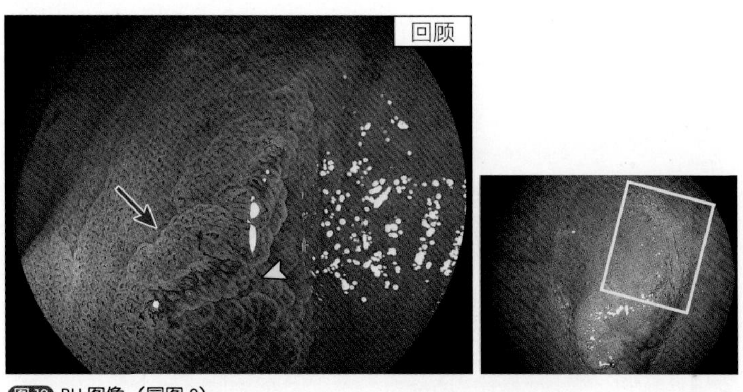

图19 BLI 图像（同图 9）

接下来，看看病变平坦部分的 BLI 图像（**图 19**）和边界附近的非肿瘤黏膜的色调改变（▷）。

虽然内镜图像与组织切面无法完全对应，但还是可以通过切片 #1-3（**图 20**）的表现来体会这种对应关系。

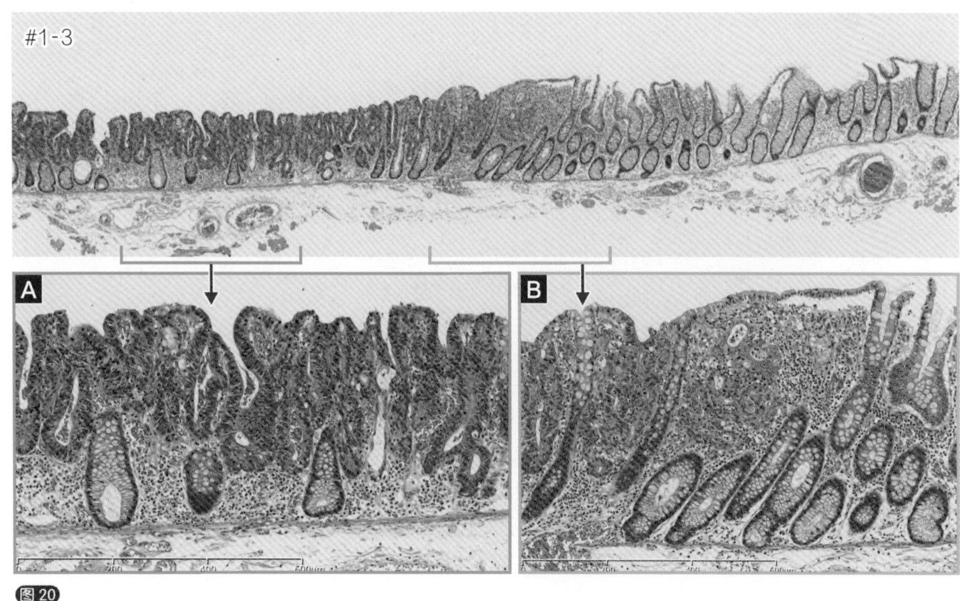

图20

在 BLI 下观察到的手指状结构（**图 19** ➔），在组织学上也呈手指样（**图 20A**）。它不是一个顶部平坦的试管样结构，而是呈多个指状的山峰样形态［用二维病理切片很难区分两者，请回顾**第 3 章 -1** 图 28（p.121）的示意图］。

此外，该病变与正常腺瘤和 tub1 相比，腺体密度增加，结构差异明显，所以无论从哪里看，结构都是不一样的，即结构的异型性增高。病灶边缘不再是简单的管状结构，而是变成突然破坏的 tub2 样结构（**图 20B**）。

再仔细观察一下 tub2 部分的图像（**图 21**）。

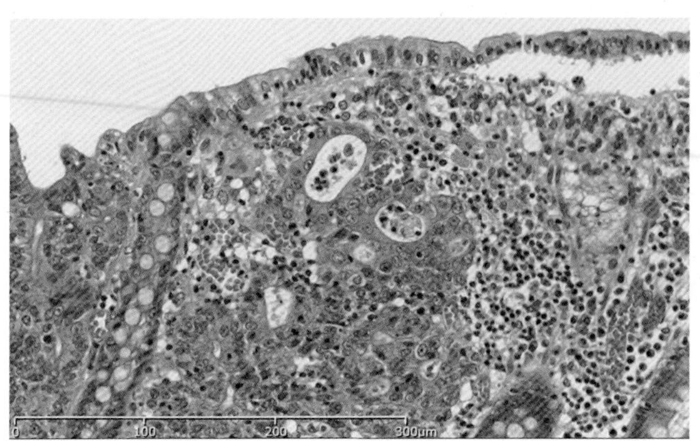

图 21 图 20B 的高倍放大像

该处表层上皮是非肿瘤黏膜，癌灶位于其下。换句话说，在病变的边缘部，癌（及其炎症反应）已经浸润至黏膜固有层了，而表层还是非肿瘤成分。模式图如下（**图 22**）。

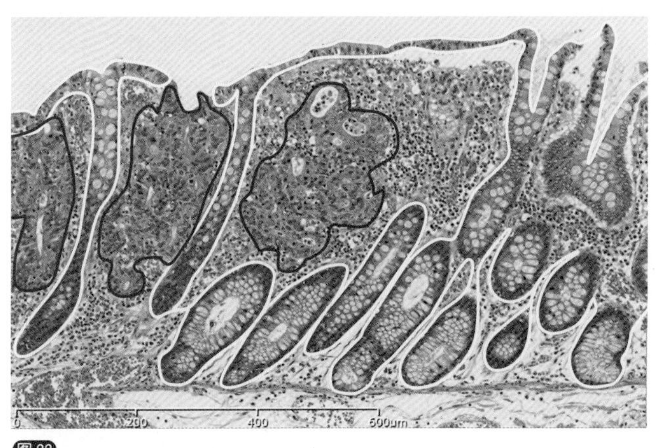

图 22

黄色（═）是非肿瘤隐窝、非肿瘤上皮，红色（—）是癌的部分。请注意，**图 20A** 中原本为指状的癌在这里已经变为 tub2 了，而且非肿瘤隐窝的腺体密度略有下降（可能是由于癌和炎症所致）。即使在无癌巢的地方，间质内也可见较为严重的炎症反应。

癌在黏膜中层生长的情况并不多，除了在异型性较高的癌巢周围可见炎症等间质反应以外，在癌巢的边界附近并未发现带状的、发红的黏膜。

—*—

接下来，让我们分析一下病变结晶紫染色的图像（**图 23**）。

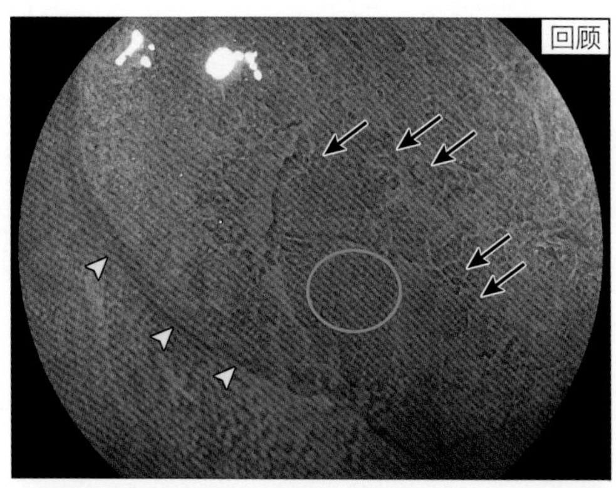

图23 结晶紫染色图像（同图 13）

黑色箭头（➔）指示的部分考虑存在肿瘤腺管。那么，蓝色圆圈部分（○）如何呢？

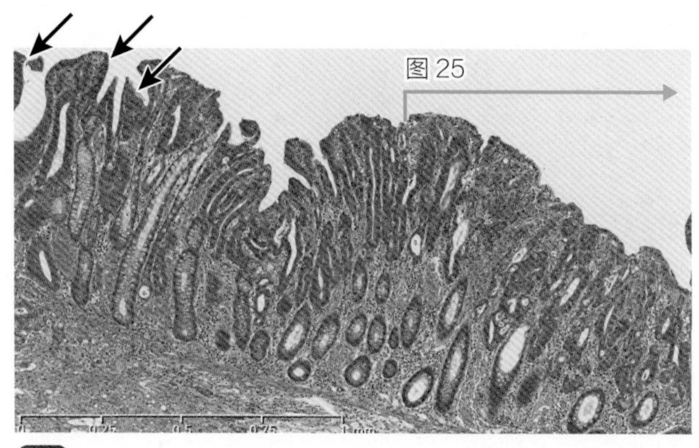

图24

让我们来看看**第 2-2 号切片**（**图 24**）。画面左侧的肿瘤腺管直接开口于黏膜表面，相当于 tub1 的腺癌，与结晶紫染色的黑色箭头处（➔）相对应。那么蓝色圆圈（○）的部分又是怎样的呢（组织学图像的右侧，**图 24** ➔）？

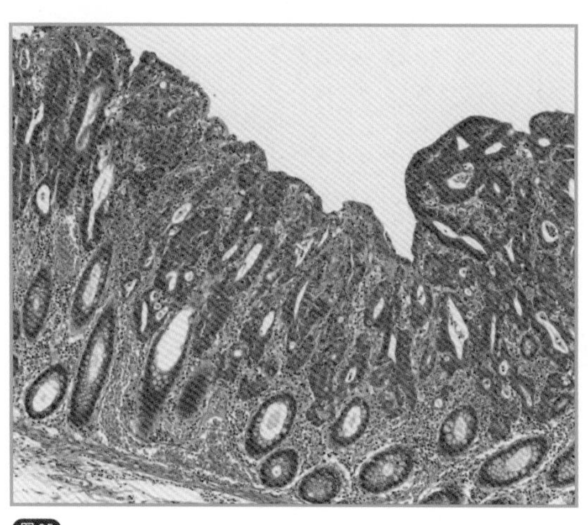

图25

大致地观察蓝圈部分（**图 25**），好像只有 tub1 和 tub2 成分的癌，但是如果只把非肿瘤上皮仔细标识出来后，它呈这样的表现（**图 26** ■）。换句话说，我们可以看到癌组织并没有将从表层至深部的结构完全破坏并填充，而是保留了许多非肿瘤隐窝，它们像细细的柱子一样开口于黏膜表面（需要依靠一些想象，与表层的非肿瘤上皮不连续）。

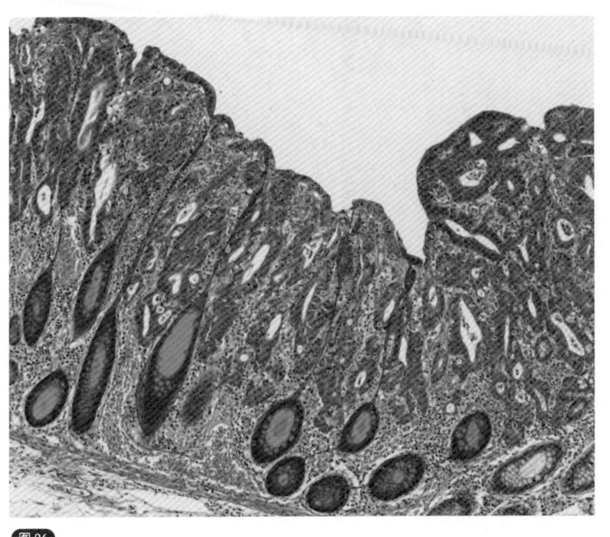

图 26

在结晶紫染色图像中用蓝圈标识的部分，未见肿瘤腺管增殖取代表层黏膜，而可见小型的非肿瘤腺管的开口残留，表层变化不大，肿瘤仅在中层生长。与非肿瘤黏膜相比，每个 pit 的开口差异很小，但是保持一定的间隔，表面的被覆上皮中也有非肿瘤成分存在，因此结晶紫染色显示这部分与非肿瘤部分差别不大。

最后，让我们来分析一下在白光观察下所见的“凹陷”的 0-Ⅱc 部分的病理（**图 27**）。

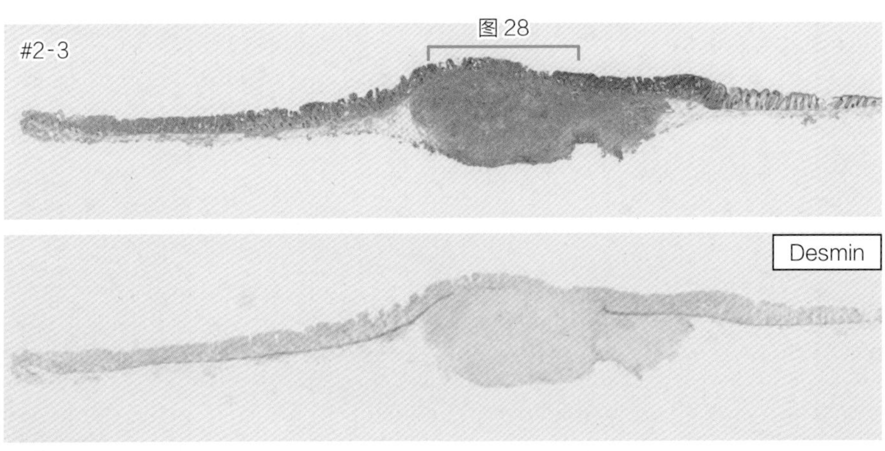

图 27 同图 16

图 27 的下图是抗 Desmin 免疫组化染色，可以看到黏膜肌层在中间中断。

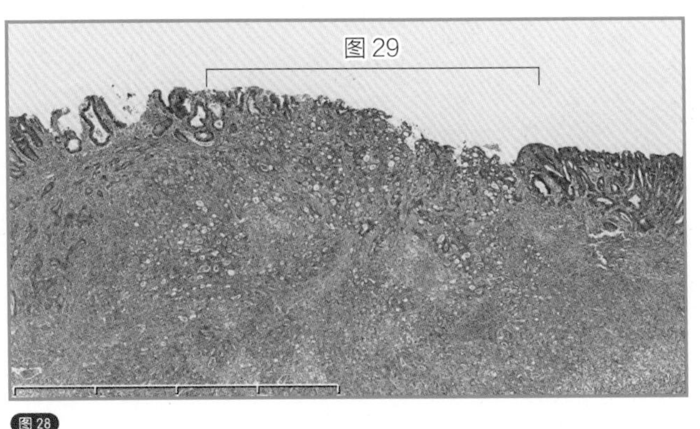

图 28

当放大观察 0-Ⅱc 部分时（**图 28**），可见黏膜肌层消失，但分化度低的癌自黏膜下层向邻近表层连续生长。奇怪的是，在本例中，表层仍残留了部分正常结构。

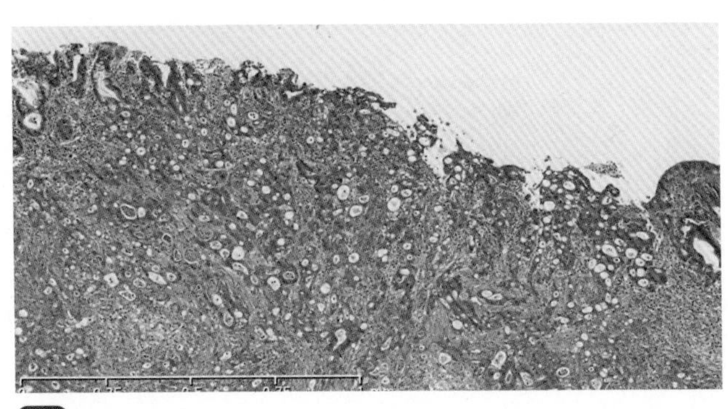

图 29

将表层进一步放大观察，可以发现黏膜内的结构尚有一些残留，但黏膜肌层（地板）消失，呈“坍塌”的状态（**图 29**）。虽然对于大肠来说，这种组织学表现非常罕见，但到目前为止，可以看到它与内镜图像基本相符。与周围相比，其结构显得更加不规则，黏膜肌层消失，失去支撑，但尚未完全塌陷，表层还残留了部分结构。

◆ ◆ ◆

笔者对于这个病例用了 16 页的篇幅来进行分析，通过各种不同角度的比对，发现很多信息。其实在白光观察时曾建议此例患者行外科手术治疗，但由于该患者合并其他疾病等许多原因，最终还是先实施了 ESD 治疗。

参考文献

[1] 「早期大腸癌—平坦・陥凹型へのアプローチ」（工藤進英 / 著），医学書院，1993.

[2] 斎藤 豊，他：The Japan NBI Expert Team（JNET）大腸拡大 Narrow Band Imaging（NBI）分類の紹介．日本消化器内視鏡学会雑誌：58, 2314–2322, 2016.

第5章

有更多角色参与的胃的病理

接下来，让我们开始谈谈胃。

当从病理组织学的角度来考虑大肠与胃之间的差异时，以下 3 点是最重要的。

1. 存在于胃黏膜中的细胞种类繁多、分布广泛（例如主细胞、壁细胞、小凹上皮细胞、颈黏液细胞等）。
2. 即使同样在胃内，不同部位的黏膜所包含的细胞类型和各种细胞的比例也存在差异（例如在胃底腺和幽门腺黏膜中，细胞的构成是不同的）。
3. 幽门螺杆菌感染可能导致胃部产生多种多样的病理改变（例如炎症、假幽门腺化生、肠上皮化生等）。

尽管笔者把上述内容分为 3 个部分，但是希望表达一个意思，即在胃的病理组织学中，有**更多的角色参与发挥作用**。

在诊断大肠癌时，肿瘤背景中的非肿瘤黏膜是由简单的隐窝构成的，只需记住这时存在的细胞类型基本上都是吸收上皮和杯状细胞即可。对于锯齿状病变以外的病变，不需要过多地考虑背景黏膜中可能存在的细胞种类也能做出诊断。

与此不同的是，当诊断胃癌时，就需要充分理解病变背景中胃黏膜表现的多样性。

1 胃
~胃黏膜与肠黏膜的根本区别是什么？

1 胃黏膜的构成

首先，根据胃的部位不同，其登场人物也各异。

大部分胃黏膜由“产生胃酸和胃内特殊黏液”的细胞组成。图1中的粉色部分标注了“胃内固有腺体”所在的位置，将其称为**胃底腺黏膜**。胃底腺黏膜产生强酸和胃蛋白酶（统称为胃酸），负责粉碎、消化食物。此外，**表达MUC5AC（一种黏蛋白核心蛋白）的小凹上皮**具有防御作用，可以保护黏膜表层，防止胃酸对其溶解、破坏。

图2是图1中的粉色部分，即胃底腺黏膜中腺管的放大图。

最表层的黄色细胞是小凹上皮。主细胞分泌胃蛋白酶原，是消化酶胃蛋白酶的前体。壁细胞分泌质子（H^+），维持胃内的强酸环境。一个腺管中包含了多种多样的功能，**真可谓是高效能的体内试管**。

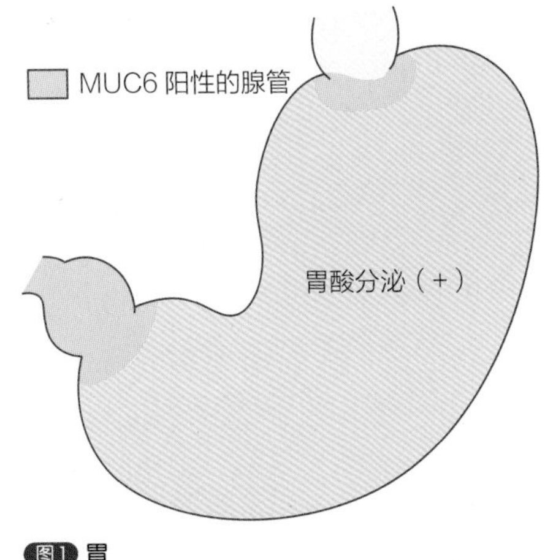

图1 胃

细胞	标记用的免疫组化抗体
小凹上皮（黏膜防御作用）	MUC5AC
颈黏液细胞（所谓的储备细胞）	MUC6
壁细胞（分泌 H^+，即胃酸）	质子泵（Proton pump）（H^+/K^+-ATPase）
主细胞（分泌胃蛋白酶前体）	Pepsinogen Ⅰ

图2 胃底腺黏膜

这种体内试管产生的胃酸应仅存在于胃内。胃蛋白酶在脱离强酸环境后会立刻失去活性。因此，即使发生胃食管反流，或大量胃酸进入十二指肠，造成正常生理环境被破坏的风险也非常小。但是，**强酸漏到胃外却会产生问题**。因此，大量具有中和胃酸作用的 **MUC6 阳性细胞**存在于胃的入口和出口处。这些腺体被称为**贲门腺**（胃入口）和**幽门腺**（胃出口），分布在**图 1** 中浅蓝色部位。

图 1 中粉色和浅蓝色部分，构成其黏膜的腺管结构是有差异的。

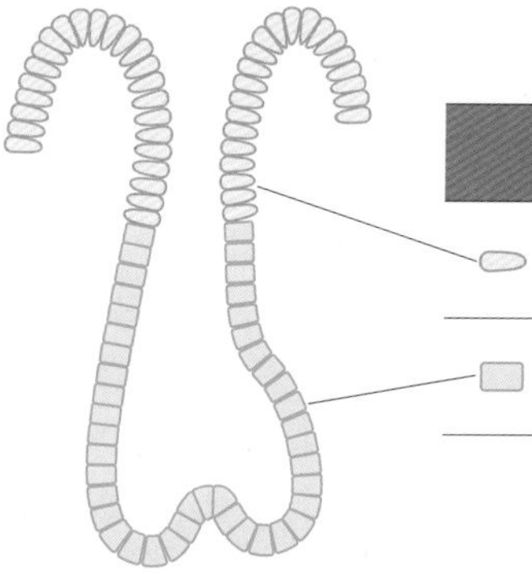

细胞	标记用的免疫组化抗体
小凹上皮（黏膜防御作用）	MUC5AC
幽门腺（贲门腺）上皮（同 Brunner 腺）	MUC6

图 3 贲门腺和幽门腺

图 1 中浅蓝色部位分布的腺管如**图 3** 所示。在胃底腺中仅有少量 MUC6 阳性细胞存在于试管的颈部。相比之下，在贲门腺和幽门腺却分布着大量的 MUC6 阳性细胞。此外，贲门腺和幽门腺与胃底腺的腺管构成还有其他差别。看起来两种腺管的结构好像从一开始就各不相同。与胃底腺相比，在贲门腺和幽门腺中，腺管的开口有些不规整，而且**腺管和腺管之间的小凹上皮呈田垄样**。这些结构上的差异对于分析放大内镜下的表现非常重要。

在胃的入口与出口处分别存在贲门腺和幽门腺，但与在胃的出口处一定存在幽门腺不同，贲门腺仅出现在一小部分人群中（在一部分人群中，贲门腺几乎无法辨认）。这种现象，一是由于食管胃结合部存在物理性的括约肌，二是由于唾液等会将食管内容物向胃内推进。因此，人体可能就不那么依赖 MUC6 阳性细胞对胃酸的中和作用了。

分布在幽门环附近的幽门腺大量生长至十二指肠内。与胃相比，十二指肠分布着更多的幽门腺。尽管在十二指肠内由 MUC6 阳性细胞组成的腺管被称为布氏腺（Brunner 腺），但实际上，其细胞特性与幽门腺并无差异。只是布氏腺和胃幽门腺在消化道管壁内的分布存在细微的差异（前者也分布于黏膜肌层以下）。

2 胃的起源

图 1 中产生胃酸的胃底腺被富含 MUC6 阳性细胞的腺管夹在中间，这种类似三明治的结构着实令人感到惊讶。可以想象胃黏膜组织的分化过程应该是非常精细而微妙的。实际上，一旦了解了关于胃的胚胎学知识，就会觉得这个过程是非常有趣的。

有一种观点认为，在胃发育的最初阶段，胃内全部被 MUC6 阳性细胞所覆盖。也就是如**图 4** 所示的那样，MUC6 阳性腺管分布于全部胃内。

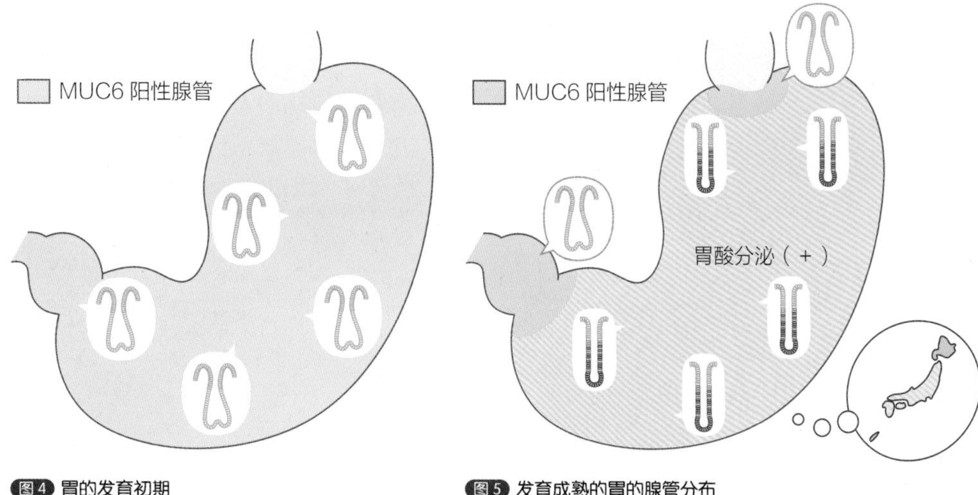

图4 胃的发育初期

图5 发育成熟的胃的腺管分布

这些 MUC6 表达阳性的细胞，可能先作为所谓的**祖细胞**而发挥作用，继而在以后的发育过程中逐步分化为壁细胞和主细胞。

由此可见，胃的结构最终表现为仅在入口和出口处残留 MUC6 阳性的腺管，而在胃体则布满了胃底腺（**图 5**）。

知道上述有关胃的起源学说后，笔者联想到“日本的起源学说”。

据说在日本，最初只有原住民，后来逐渐加入从欧亚大陆迁徙而来的人。随着反复的种族融合，这些人逐渐分布、定居于日本各地。由此可见，很多日本人可能都携带了朝鲜人和中国人的遗传基因。但也有另外一种说法，在冲绳和北海道居住的部分人群当中，并没有来自欧亚大陆的遗传基因（各种假说）。

在笔者看来，胃中的 MUC6 阳性腺管就像是日本的原住民。随着“来自大陆的刺激”(sonic hedgehog 信号通路等)，胃的中央部被具有功能的胃底腺所占据。而在胃的入口和出口处仍旧保留着最初产生中性黏液的原住民（MUC6 阳性腺管）。不知道我这么描述是不是说清楚了呢?

下面，请注意**图 2** 中的红线部分（—）(**图 6**)。

细胞	标记用的免疫组化抗体
小凹上皮（黏膜防御作用）	MUC5AC
颈黏液细胞（所谓的储备细胞）	MUC6
壁细胞（分泌 H^+，即胃酸）	质子泵（proton pump）（H^+/K^+-ATPase）
主细胞（分泌胃蛋白酶前体）	Pepsinogen Ⅰ

图6 胃底腺黏膜（同图 2）

即使在粉色的胃底腺黏膜中，MUC6 阳性细胞也并未完全消失。它们作为一种**具有多种分化方向的祖细胞**少量残留于腺管的颈部。

这正是我们理解幽门螺杆菌等引起胃黏膜变化的关键所在。

参考文献

[1] Owen DA：Cardiac and Pyloric Mucosa.「Histology for Pathologists, 5th ed」(Mills SE, ed), pp604–605, Wolters Kluwer, 2020.

[2] Turner K, Genta RM：The Nonneoplastic Stomach.「Fenoglio–Preiser's Gastrointestinal Pathology, 4th ed」(Noffsinger AE, ed), pp136–223, Wolters Kluwer, 2017.

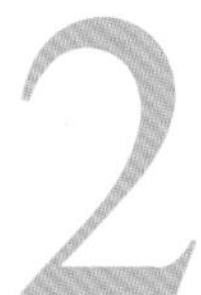

登场人物介绍

~一起梳理胃黏膜的分化和多姿多彩的肿瘤分类

1 幽门螺杆菌所致的胃底腺黏膜的变化

在第 5 章 -1 中，我们了解了正常的胃底腺和幽门腺黏膜（或贲门腺黏膜）。与大肠不同，胃黏膜即使正常，也不是仅由一种黏膜构成。这对理解后边有关胃的病理知识会造成很多困难。

幽门螺杆菌感染后，黏膜性状会发生改变，尤其是组成胃底腺黏膜的细胞成分会产生很大变化（**图 1**）。

幽门螺杆菌定居在腺管表层的黏液中，造成腺管周围和上皮内发生炎症反应，从而引起腺管破坏。这会造成 **MUC6 阳性细胞**的比例增加，并在胃小凹深处形成类似幽门腺的腺管（MUC6 阳性），这种现象就是大家熟知的**假幽门腺化生**。

还记得在第 5 章 -1 中曾经介绍过在胃发育的初期，**先出现 MUC6 阳性细胞，之后才出现壁细胞和主细胞吧**。在已完成正常分化的胃底腺黏膜中，仅腺管颈部才能看到少量的 MUC6 阳性细胞（颈黏液细胞）。但如果感染幽门螺杆菌，就会在胃小凹中观察到大量的 MUC6 阳性细胞。特别是在黏膜深部，可以形成类似幽门腺的结构（因此被称作假幽门腺化生）。

此外，在胃小凹的表层附近，可逐步发生**向小肠黏膜的分化**，这包括出现小肠吸收上皮和杯状细胞、向绒毛状结构转化、形成 CD10 阳性的刷状缘。当胃小凹深部出现潘氏细胞时，原有的胃黏膜结构就消失不见了。

之所以发生这种变化，是由于为了对抗幽门螺杆菌在胃酸环境下对胃黏膜的破坏，胃不再发挥它原本的功能，而是专注于攻击幽门螺杆菌只能在强酸环境中生存的这个弱点。尚未分化为壁细胞和主细胞的 MUC6 阳性细胞数量增加，逐渐向小肠

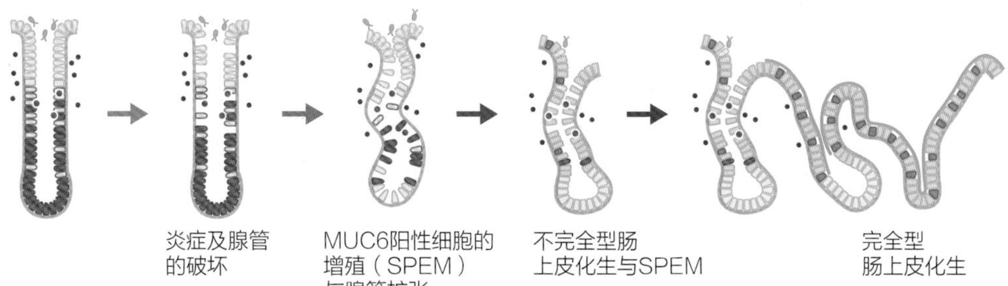

图1 萎缩性胃炎与肠上皮化生
SPEM：解痉多肽表达化生。

黏膜转化的同时产生中性黏液，提高周围环境中的 pH 以接近中性环境。这样一来，幽门螺杆菌就无法在胃中生存了。

以上这些变化是在未发生肿瘤的情况下产生的。此时的病理变化被称作**萎缩性胃炎或肠上皮化生**。为了对抗幽门螺杆菌感染，胃改变了腺管细胞的组成，使得胃内原有的强酸被中和，这样的排兵布阵让胃从一个幽门螺杆菌容易生存的环境转变成类似肠道的难以生存的环境。这种改变是不是一种很棒的机制呢？

但是，这可不一定就是好事。在大量的细胞转化背后，**发生恶性肿瘤的风险也会增加**。当然这并不奇怪，因为炎症、结构破坏以及化生会导致细胞分裂增加，并且控制细胞分化的开关也变得更加复杂。

在胃底腺黏膜向肠上皮化生转变的过程中，各类细胞的比例也会发生变化，不同类型的细胞纷纷出现。相应地，构成**胃癌的细胞成分也是丰富多彩的**。

在有关胃癌的教科书中经常出现“胃型”“胃肠混合型”和“肠型”这样的表述。以胃型和肠型来划分胃癌的分类方法，是基于胃癌细胞更类似于胃上皮还是小肠上皮来定义的。但是，如果能利用可以精确区分细胞类型的免疫组化染色抗体，就能对胃癌进行更细致的分类。

接下来，将和大家一起讨论各种不同类型胃癌的病例，有时也会涉及有关免疫组化染色的话题。在本书中，为了让大家对胃肿瘤的分型先有一个整体的概念，笔者借助模式图试着对胃肿瘤进行了更直观的分类。

2 胃肿瘤的分类

1）胃肠混合型胃癌

当对胃的高分化至中分化管状腺癌进行免疫组化染色时，大多数病例表现为**胃的特异黏蛋白核心蛋白（MUC5AC，MUC6）和小肠的特异黏蛋白核心蛋白（MUC2）双染色**，而且在不同病例中，两种蛋白染色的比例具有多样性。这就是胃肠混合型胃癌的免疫学特征。

胃肠混合型胃癌，可以被看作是类似于非肿瘤黏膜结构中细胞最多样化的阶段（对应**图 1** 中左起第 4 个结构）（**图 2**）。

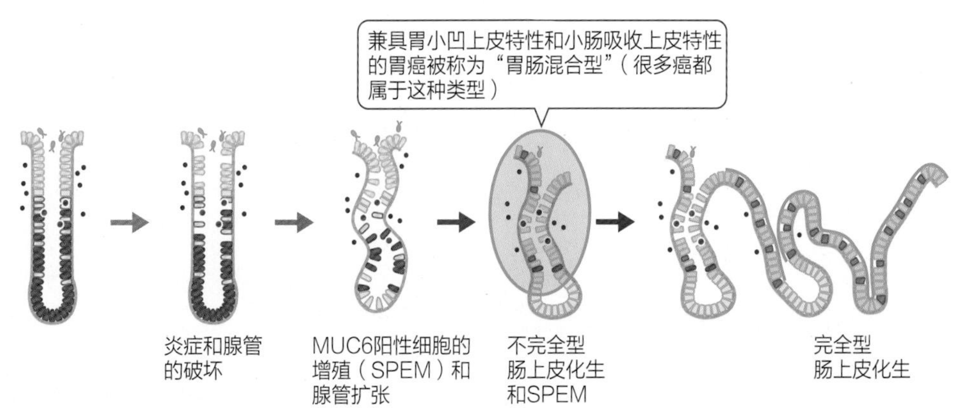

图 2 胃肠混合型胃癌

2）完全小肠型胃肿瘤

其次，临床上一些直径 10mm 左右、扁平隆起型的 0–Ⅱa 型病变，**很难鉴别是腺瘤还是癌。这种病例大多显示为完全小肠型的免疫表型**。免疫组化染色可见 MUC2 阳性的杯状细胞和 CD10 阳性的刷状缘。CDX-2，一种可激活小肠分化的核蛋白也呈染色阳性。但是，在这类肿瘤中并没有发现胃的特异黏蛋白核心蛋白（**图 3**）。

完全小肠型胃肿瘤并不总是“温和的”。虽然发生率很低，但是也存在完全小肠型的进展期癌。单纯依靠免疫表型来评估肿瘤的恶性程度是非常困难的，有必要结合传统的 HE 染色，以获得如细胞分化程度和肿瘤浸润深度这些信息。

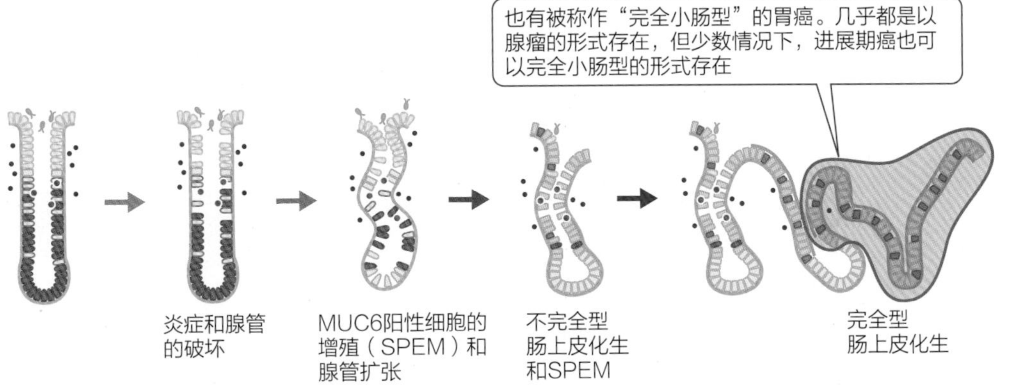

图 3 完全小肠型胃肿瘤

3）完全胃型胃癌

接下来就要说一说完全胃型胃癌了（**图 4**）。近 10 年来，这种类型的胃癌越来越受到人们的关注。

最初，以（MUC5AC 阳性）小凹上皮改变为主要特征的恶性肿瘤被称为（完全）胃型胃癌。它具有管状或乳头状结构，有时伴分化度差的细胞成分，常常难以判断肿瘤的范围和浸润深度。

也正是由于这个原因，完全胃型腺癌的诊断成为人们关注的焦点之一。对于 MUC5AC 阳性的胃癌，有时会出现内镜下病变范围判断错误，或混合存在造成预后差的细胞成分的情况，这些现象引起许多人的关注。由于某种原因，肿瘤浸润至黏

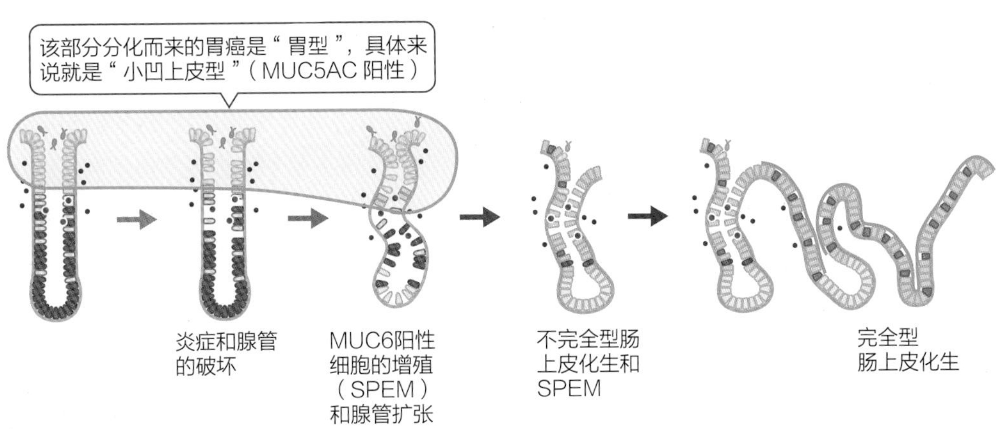

图 4 完全胃型胃癌

胃型胃癌中，有些细胞呈 MUC5AC 或 MUC6 单染色阳性，
也有些细胞呈双染色阳性

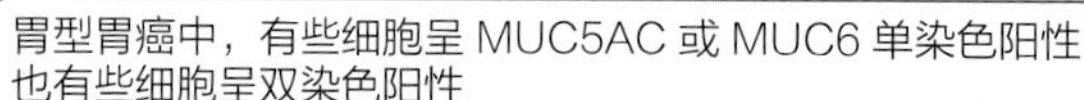

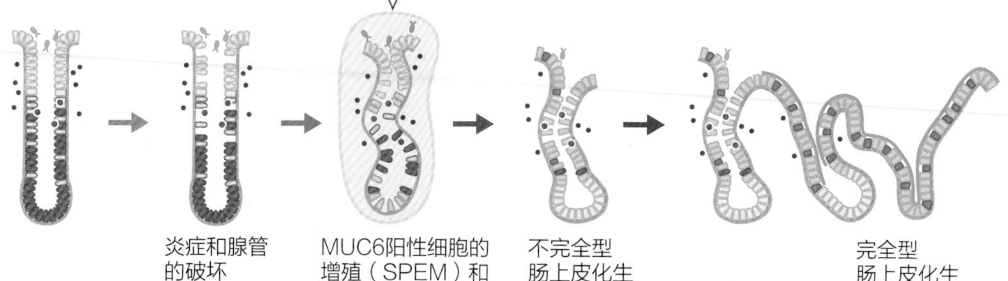

图5 胃底腺黏膜型胃癌

膜下层更深处后，促纤维组织增生反应（desmoplastic reaction，DR）较少，从而造成肿瘤的浸润深度评估困难。也正是由于这个原因，通过内镜图像来识别胃型胃癌的特征对于诊断具有非常重要意义。

● 胃型胃癌的变体

也正是从那时起，“胃型胃癌”的表述发生了变化。目前已知的完全胃型胃癌就有多种变体，这给并非专攻消化道病理的医生带来困扰。

例如，**有些胃癌不仅具有 MUC5AC 阳性的小凹上皮，也具有 MUC6 阳性的假幽门腺化生的特征**。实际上，如果仔细观察这些过去被认为是小凹上皮型的病变，**多数病变在黏膜深处存在 MUC6 阳性的假幽门腺化生**。相反，倒是单纯的小凹上皮型胃癌比较少见。

考虑到非肿瘤性胃黏膜原有的结构特点，这样的发现并不意外。胃黏膜本身就是由多种细胞混合组成的。

我们可以观察到几种不同类型的染色模式。在某些病变中，MUC5AC 阳性和 MUC6 阳性区域在黏膜中被清晰地区分开。而在另外一些肿瘤中，一个细胞可以同时显示 MUC5AC 和 MUC6 染色阳性（**图 5**）。

请注意，根据日本的诊断标准，含有 MUC5AC 阳性细胞的肿瘤几乎都被诊断为“癌”。MUC5AC 阳性腺瘤的诊断却很少出现（尽管在 WHO 的分类中有这个诊断）。

● 胃底腺黏膜型胃癌

让我们再次回到非肿瘤性黏膜的讨论。

当胃黏膜暴露于幽门螺杆菌并经历炎症和化生时，它会逐渐失去分化为壁细胞和主细胞的能力。即使 MUC6 阳性细胞存在，也不再生成胃内特有的胃蛋白酶原和质子（H^+）。如果幽门螺杆菌相关的胃炎持续存在，壁细胞和主细胞的比例会急剧下降。

值得注意的是，在胃癌中经常可以看到向小凹上皮（MUC5AC 阳性）和假幽门腺化生样细胞（MUC6 阳性）分化的癌细胞。但在很长一段时间内，都未发现向壁细胞或主细胞分化的癌细胞。

然而，随着免疫组化染色分析的普及和更多可利用抗体的出现，在对病变进行更精细的染色观察后，发现某些胃癌中可以同时具有小凹上皮（MUC5AC）和颈黏液细胞（MUC6），以及壁细胞（H^+/ K^+-ATPase）和主细胞（Pepsinogen Ⅰ）的特征。

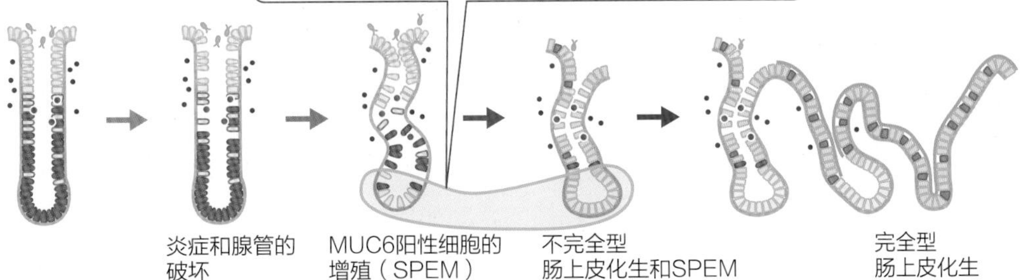

图6 胃型腺瘤

现在，这些类型的胃癌通常被称为胃底腺黏膜型胃癌。随着消化道病理学的发展，疾病的命名也变得越来越复杂，恐怕这也是无法避免的。

胃底腺黏膜型胃癌总体来说分化良好，细胞异型性不明显。因此，只对肿瘤的一部分进行活检时，被误判为非肿瘤的情况也时有发生。

● 胃型腺瘤

至此，在胃黏膜萎缩和化生的模式图上，笔者用圆圈对肿瘤存在的部位做了标注，也对相应的部位进行了具体说明。

但是，你也许会注意到仍有一些部位没有被标注和讨论。

比如说，在萎缩较严重的腺管深部，只有 MUC6 阳性细胞增殖，这种情况会存在吗？答案是肯定的。这**种肿瘤就是胃型腺瘤，过去被称作幽门腺腺瘤**（图 6）。考虑到该部位细胞的特性，仅仅称作“胃型”并不恰当，称作颈黏液细胞型肿瘤或副细胞型肿瘤可能更合适。看起来称为 MUC6 阳性细胞的肿瘤好像是最容易理解的（听得很烦吧）。

胃型腺瘤的表层常常被非肿瘤性的小凹上皮覆盖。因为肿瘤细胞原本就具有发生于胃黏膜深处的特征，肿瘤表层有非肿瘤性成分残留也就容易理解了。

● 胃底腺型胃癌

接下来笔者要讲述的这种病变，读者们可能曾经听说过，这就是胃底腺型胃癌（图 7）。

胃底腺型胃癌发生的部位对应于正常固有腺的中层至深层。其中，一种以主细胞增殖为主的病变被定义为**胃底腺型胃癌（主细胞优势型）**，它由日本医生首次报告并为大家所熟知。

与胃型腺瘤（幽门腺腺瘤）相似，胃底腺型胃癌的表层由非肿瘤性的小凹上皮覆盖。然而，与胃型腺瘤相比，**该病变倾向于向黏膜下层浸润**。基于这个原因，从最初被报道开始，它就被认为是具有 SM 浸润能力的病变，将这类病变称为“癌”也得到欧美国家的认同。

然而，在多数情况下，胃底腺型胃癌的预后是非常好的。据报道，只有个别病例发生淋巴结转移。此外，还应关注那些发生转移和晚期的胃底腺型胃癌与前面所介绍的胃底腺黏膜型胃癌之间的异同点。

曾经有报道称，在日常诊疗中遇到的胃底腺型胃癌，有一部分病例可能在生物学的定义上相当于所谓的腺瘤（或良性息肉）。也有一种观点认为，只把幽门腺腺瘤称为胃型腺瘤是不公平的，胃底腺型胃癌在某种意义上也是胃型腺瘤，应该把这些都合并起来，统称为“胃固有腺黏膜型肿瘤”。新名词不断涌现，真让人头痛，几乎想放弃了。

放弃之前还是请再坚持一下，听听下面的要点。

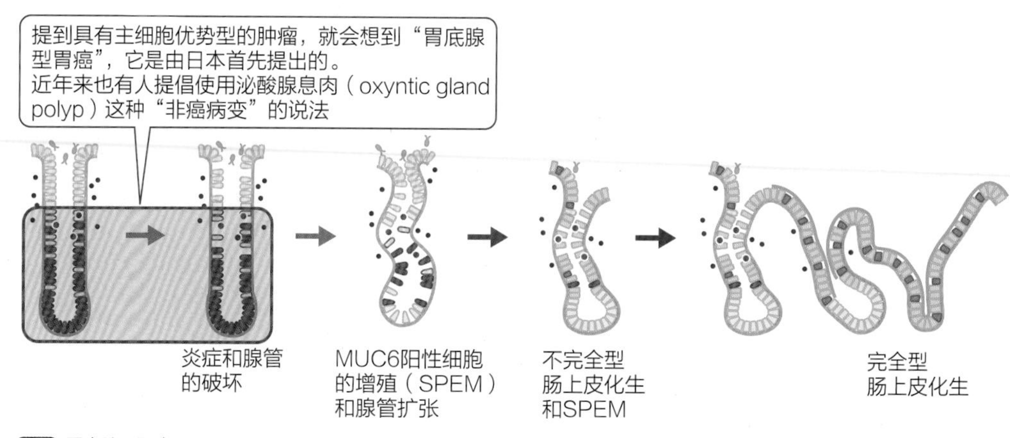

图7 胃底腺型胃癌

胃肠混合型胃癌
（$MUC5AC^+$，$MUC6^+$，$MUC2^+$）
完全小肠型胃肿瘤
（$MUC2^+$）
完全胃型胃癌
小凹上皮型胃癌
（$MUC5AC^+$）
胃底腺黏膜型胃癌
（$MUC5AC^+$，$MUC6^+$，H^+/K^+-ATPase，Pepsinogen Ⅰ）
胃底腺型胃癌（主细胞优势型）
胃型腺瘤（幽门腺腺瘤）
（$MUC6^+$）

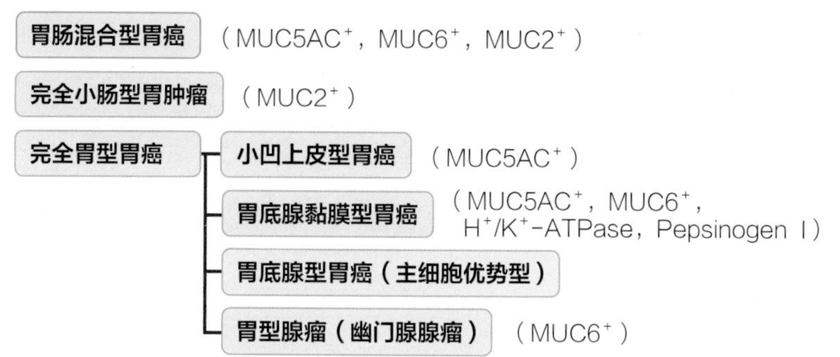

图8 胃肿瘤的分类

胃底腺型胃癌和胃型腺瘤（幽门腺腺瘤）存在合并小凹上皮型腺癌的风险（日本标准）。当MUC5AC阳性的癌出现在胃底腺型胃癌的表层时，就属于分化为小凹上皮和主细胞的癌，即属于胃底腺黏膜型胃癌定义的范围。对于胃型腺瘤（幽门腺腺瘤），按习惯常诊断为幽门腺腺瘤伴异型增生（pyloric gland adenoma with dysplasia）（西方标准）。但笔者认为从广义上讲，它也属于胃底腺黏膜型胃癌。

◆ ◆ ◆

以上关于胃肿瘤分类的说明总结在图8中。

胃黏膜分化的多样性同样也体现在胃肿瘤中，这一点是我们需要牢记的。在临床工作中，不妨提醒自己，每次诊断病例时都要耐心、细致，并提出类似“这次诊断的胃肿瘤具有何种胃黏膜细胞特性”这样的问题并寻找答案，才能使我们的诊断更加精确。

3 基于分化型·未分化型的胃癌分类

此外，还有非常重要的一点想向大家传达。

以上笔者介绍的胃癌分类方法是基于细胞分化方向和免疫组化染色结果的，这种分类法非常重要。但除了这种分类方法以外，不要忘记还有传统的胃癌分类方法，它对我们的临床实践有很大影响。

这种分类方法将胃癌分为**分化型和未分化型两大类**。

经验尚浅的初级病理医生也许会对仅在胃的病理中才使用的二分法感到困惑。

也就是说，病理医生是不做“分化型”或是“未分化型”的二分法诊断的，而是将病变细分为高分化管状腺癌、中分化管状腺癌、低分化腺癌和印戒细胞癌。

长期以来，消化内科医生一直将**印戒细胞癌（sig）和低分化腺癌（por）统称为未分化型胃癌**。这在病理医生的教科书和诊断指南中是不存在的。对此一无所知的年轻病理医生在参加消化科的病例研讨时，常常会对消化科医生和高年资病理医生使用未分化型这种表述感到诧异。胃的未分化型癌（adenocarcinoma, undifferentiated type）与一般病理学中各器官的未分化型癌（undifferentiated carcinoma）听起来非常相似，但定义却截然不同。

你也许会问，为什么只在胃中使用这种分类方法呢?

这是因为这种分类方法不仅使用方便，还与后续治疗方案的选择相关。

对于分化型和未分化型癌，凹陷性病变的边界和内部特征是不同的，而且这两类病变与周围背景黏膜的变化相关。另外，两者的转移和浸润方式也各不相同。很久以前人们就认识到这种分类方法在临床诊疗上具有重要价值，也习惯于在胃的内镜诊断中应用这种分类方法。即使是现在，内镜下黏膜剥离术（ESD）的治愈性标准中也需要参考分化型和未分化型胃癌的分类。

虽然这种分类方法非常方便，但如果应用在大肠或其他脏器上就不合适了。胃是稍微有些特别的器官。与其他脏器相比，印戒细胞癌在胃中的发生频率更高（非胃特有的），因此在胃中可以被划分为未分化型癌的病例就比较多。而在其他脏器中很少发生印戒细胞癌，也就很难应用分化型和未分化型的二分法了。

关于分化型和未分化型癌的模式图，已经在其他出版社的书籍中进行了详细描述，这里就不再介绍了。本书的重点是展示大量大体与微观图像的对比。接下来，就到了讨论胃癌实际病例的时候了。

参考文献

[1] 市原 真：胃粘膜の萎縮化生と胃癌発生病理シェーマ 2018.「上部・下部消化管内視鏡診断マル秘ノート2」，pp17-37，医学書院，2018.

[2] Goldenring JR, et al：Spasmolytic polypeptide-expressing metaplasia and intestinal metaplasia: time for reevaluation of metaplasias and the origins of gastric cancer. Gastroenterology, 138：2207-2210, 2010.

[3] Hattori T：Morphological range of hyperplastic polyps and carcinomas arising in hyperplastic polyps of the stomach. J Clin Pathol, 38：622-630, 1985.

[4] 松原亜希子，他：胃癌の亜分類と形質発現分類の意義．病理と臨床，28：596-605，2010.

[5] 吉野孝之，他：早期胃癌における胃型分化型腺癌の肉眼的特徴とその臨床治療．胃と腸，34：513-525，1999.

[6] 田邉 寛，他：胃底腺型胃癌の病理組織学的特徴．胃と腸，50：1469-1479，2015.

[7] Ueyama H, et al：Gastric adenocarcinoma of fundic gland type (chief cell predominant type): proposal for a new entity of gastric adenocarcinoma. Am J Surg Pathol, 34：609-619, 2010.

[8] Singhi AD, et al：Gastric adenocarcinoma with chief cell differentiation: a proposal for reclassification as oxyntic gland polyp/adenoma. Am J Surg Pathol, 36：1030-1035, 2012.

[9] 九嶋亮治：胃型形質の低異型度分化型胃腫瘍．胃と腸，53：5-8，2018.

[10] 九嶋亮治，他：胃型腺腫の臨床病理学的特徴—内視鏡像，組織発生，遺伝子変異と癌化．胃と腸，49：1838-1849，2014.

[11] Sugano H, et al：Pathological studies of human gastric cancer. Acta Pathol Jpn, 32 Suppl 2：329-347, 1982.

[12] 和田康宏，九嶋亮治：菅野・中村の分類．胃と腸，54：650-651，2019.

[13] 市原 真：早期胃癌 分化型？未分化型？まずそこを見極めよう！「上部消化管内視鏡診断マル秘ノート」（野中康一，他），pp76-89，医学書院，2016.

胃

第6章

高难度的胃的大体解读

现在让我们来梳理一下胃病变的大体病理学。与大肠共通的部分笔者就不再重复了，而是将重点放在大肠与胃的差异上，并挑选胃的疑难病例进行讨论。这里也不再讨论“促纤维组织增生反应导致周边隆起”这一现象，有关消化道癌的基本肉眼形态请参考大肠篇。

理解胃病变的大体病理学的难点包括以下几点。

1-a. 可能存在未分化型 [⇒p.181]

胃内有可能发生**未分化型胃癌**，例如印戒细胞癌。与分化型癌相比，未分化型癌病变黏膜的厚度和肉眼形态完全不同。在大肠中，大多数上皮性肿瘤形成腺管。因此，对于分化型胃癌，在一定程度上可以应用大肠癌中所使用的方法进行大体病理学的诊断。然而，在解读未分化型胃癌时，就需要参考更多的理论作为指导。

1-b. 背景组织的多样性 [⇒p.184]

与大肠不同，胃的背景黏膜可能由于**幽门螺杆菌**感染而逐渐发生改变。因此，与大肠相比，胃癌与周围黏膜的边界更难判断。

2. 可能存在合并消化性溃疡 [⇒p.188]

这一点非常重要。癌组织可以被胃酸破坏。反之，也有在消化性溃疡基础上发生癌变的模式。由于**合并消化性溃疡**，癌的肉眼所见变得更加复杂，因此，对癌组织本身进行解读就变得更加困难了。

3. 可能存在不显露于黏膜表面而沿水平方向生长的病变 [⇒p.195]

这一点与 1-a 中的可能存在未分化型癌有一些关系。与其他脏器相比，在胃中，常常可以看到黏膜**表面为非肿瘤性结构，而癌变在表层上皮以下横向生长的模式**。这就造成大体病理诊断变得异常困难。

4. 可能存在不破坏黏膜肌层而侵及胃壁深层的癌 [⇒p.205]

以上这些标题仅从字面上可能不容易理解，具体地说，就是**尽管癌浸润至黏膜下层，但黏膜肌层依然保持完整**，这种类型的胃癌也时有发生。这就导致肿瘤浸润深度的准确判断变得更加困难。

在本章节中，我们将会详细解读上述胃癌诊断中特有的难点。

1 在病理世界中的探索
~多样的肿瘤，多样的背景

1-a. 可能存在未分化型

1 肉眼、内镜所见

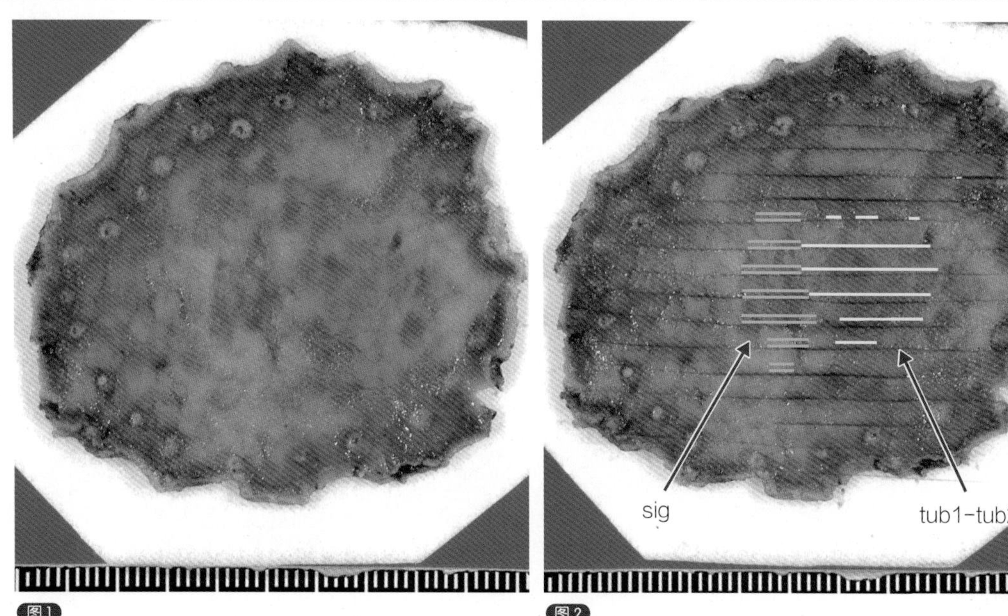

图1　图2

图 1 是内镜下黏膜剥离术（ESD）切除的胃标本（图 1）。表面上看，在标本中看到的是一个轻微凹陷的病变，而实际上此处却包含了两种不同的病变。

图 2 中，印戒细胞癌（sig）已扩散至绿色双线（═）所标示的区域。它与黄色实线（━）所标示的高分化型（至中分化型）管状腺癌（tub1-tub2）形成对比。

这时我们再一次观察图 1 可以发现，sig 分布的区域似乎有更深的凹陷，显示得也更清楚、更容易识别。

但也需要注意的是，sig 的真实病变范围与肉眼所见的范围并不完全一致。在图 1 的下方，可以观察到 sig 已经超越了断崖状凹陷的范围。

接下来再看看内镜下的图像。

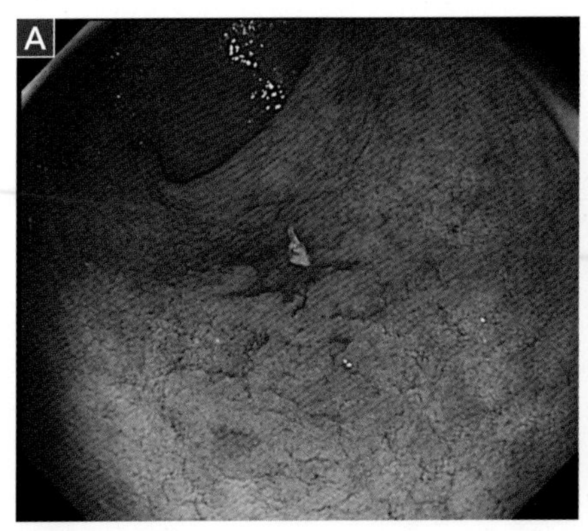

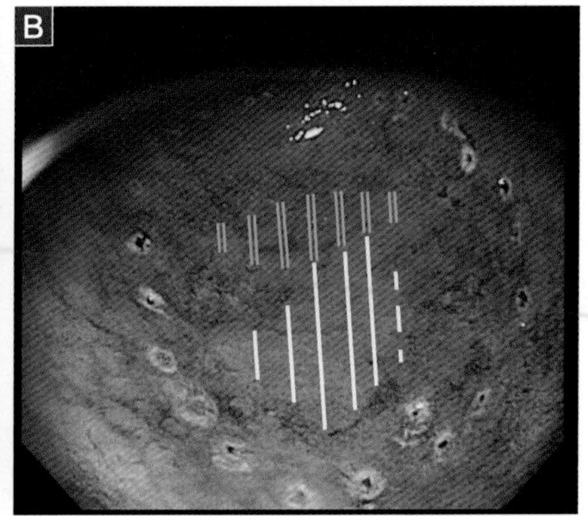

图3 内镜图像

在图 3 中，胃黏膜经过靛胭脂喷洒染色后显示出病变的高低不平和表面结构，在画面的上方（肛侧）有一个比较明显的凹陷。另一方面，病变口侧的隆起相对平缓，与周围组织高度差不明显。图 3 中深处的肛侧处（═）是 sig，近端的口侧处（═）是 tub1-tub2 病变。

根据目前常用的诊疗规范，近端口侧的病灶诊断为 tub1，属于分化型病变。该病变有腺管结构形成，肿瘤腺管增殖替代了原有的黏膜结构，与大肠腺瘤和癌没有太大差别。因此，在诊断理论上也基本相似。此外请注意，这个病灶虽说是 tub1，但其腺腔内有少许锯齿状结构，稍微有些特殊，不过详情就不再叙述了（直到 2020 年 1 月，关于胃的锯齿状病变样肿瘤的概念尚未明确）。

2 组织学图像

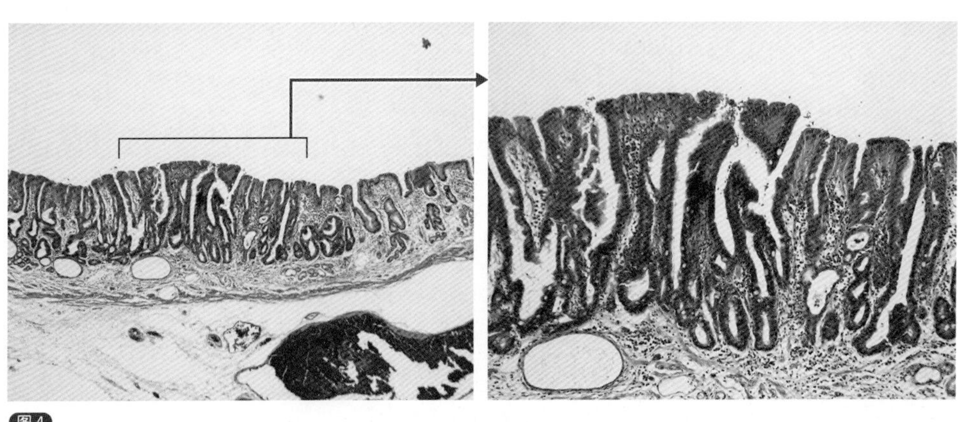

图4

这是高分化型（tub1，═部）肿瘤，肿瘤腺管增殖并替代了非肿瘤黏膜中原有的腺管。由于它利用现有的组织框架增殖，从弱放大图看，病变与非肿瘤组织间的差异很小。仅这样看，病灶处虽稍有隆起，但与周围组织相比差别并不明显（图 4）。

另一方面，sig 即未分化型癌（═部），它的组织学图像又是怎样的呢？

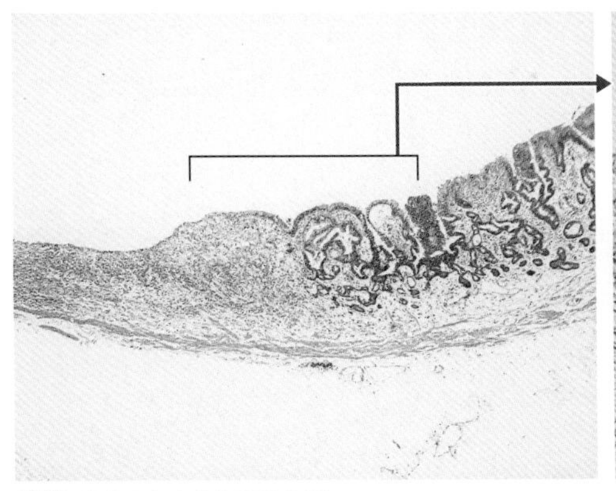

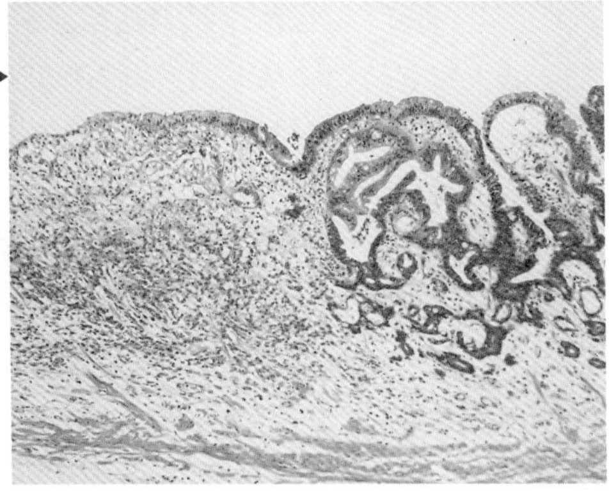

图5 分化型与未分化型的分界

图5 显示了相邻的分化型与未分化型癌之间差异显著。稍微放大图像，就可以发现在图片正中处的病变形态发生了明显改变。

右侧可见不规则的腺管，相当于 tub1 至 tub2。左侧完全没有腺管形成，为具有 sig 成分的病变。

sig 病变增殖时无视既有的组织结构，破坏背景黏膜，造成依靠原有腺管来维持的黏膜厚度消失，因此我们所看到的是一个明显的凹陷。

要点①：未分化型肿瘤与正常黏膜差异巨大

在大肠癌这部分中，我们并未关注过未分化型肿瘤（sig 或 por），但实际上这种肿瘤与正常组织相比肉眼改变非常明显。不过，它的故事还不仅限于此。

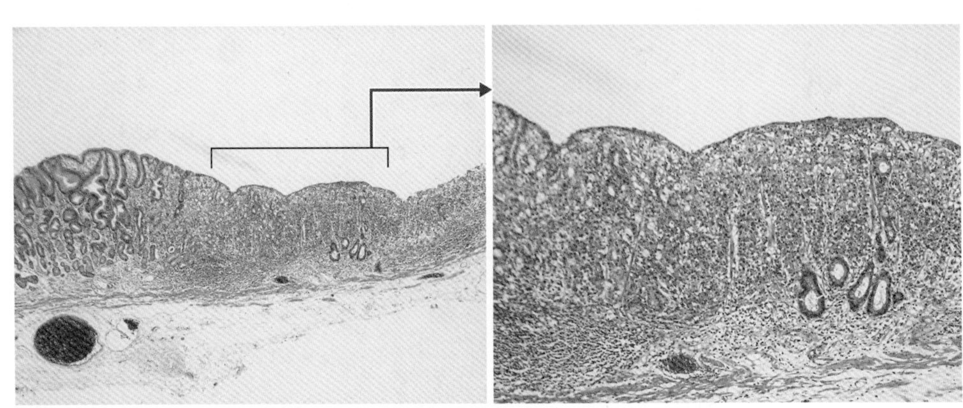

图6 未分化型癌的边缘处

未分化型癌以破坏背景腺管的方式生长，因此，它与非肿瘤黏膜之间具有明显的边界，从而形成断崖状凹陷。同时，在病灶的边缘部常有癌细胞**渗透入非肿瘤腺管之间生长**（**图6**）。如果把支撑黏膜厚度的非肿瘤腺管想象成一根根立柱，那么边缘部的癌细胞就可以在不完全破坏这些背景立柱的情况下，在腺管之间顺利地生长，这样一来，这部分黏膜就不会发生整体塌陷。

要点②：未分化型肿瘤与正常黏膜的边界难以确定

换句话说，即使同为未分化型癌，由于癌细胞的数量和非肿瘤黏膜破坏程度不同，既可以观察到肿瘤与正常组织分界清晰的部分，也可观察到与正常组织混合存在的部分，以及肿瘤边界无法判定的部分。这也是胃部病变诊断困难的原因之一。

1-b. 背景组织的多样性

1 肉眼所见

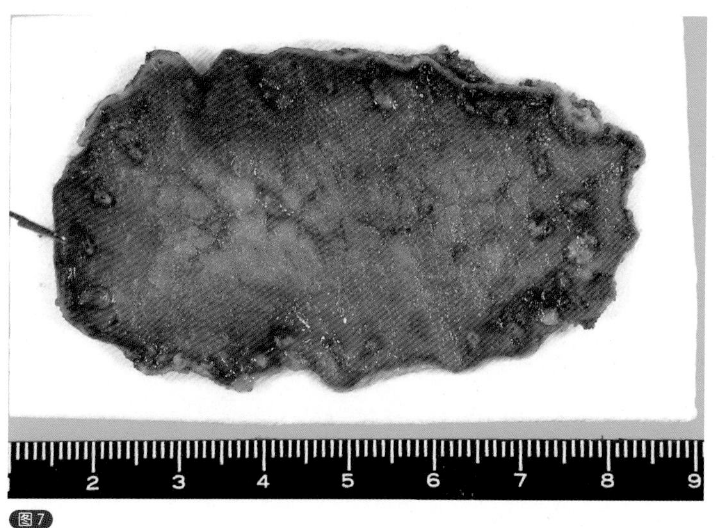

图7

图7是内镜下黏膜剥离术（ESD）切除的胃病变的标本。在标本中似乎能看到范围很广的凹陷，不过……

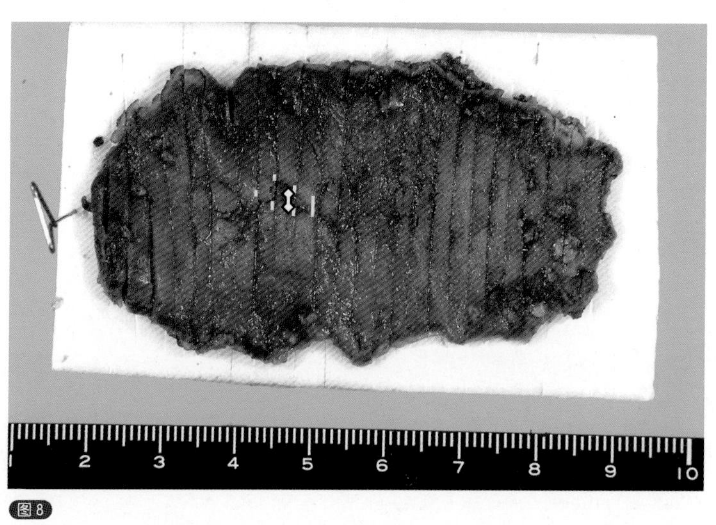

图8

实际上癌灶非常小（**图8**）。这是怎么回事呢？让我们来详细解读。

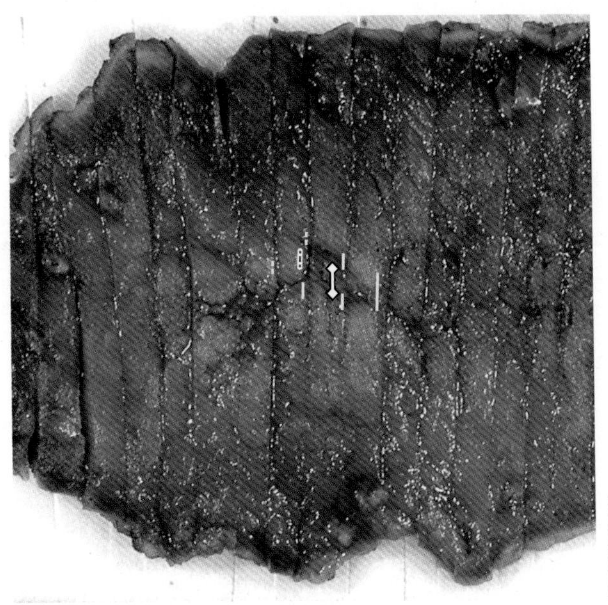

图 9

这个病变的组织学分型是 tub2 ＞ por2。病灶显示出未分化型癌的特征，黏膜组织完全缺失，周围可见大范围的凹陷（**图 9**）。对于这个标本，我们会提出疑问，“癌变的范围究竟有多大？”

如果仅标示出癌变的部分，你也许仍会感到困惑。对于胃黏膜，如果**不仔细确定非肿瘤黏膜所发生的改变，就无法清楚解释肉眼所见**。

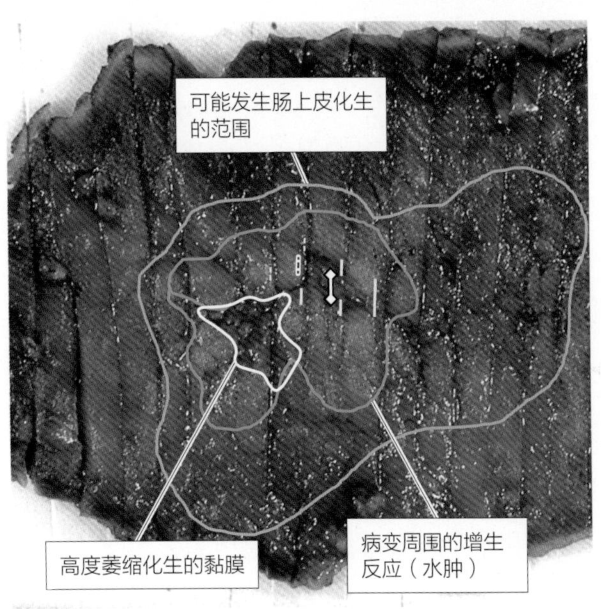

图 10

观察病变周边，除肿瘤以外，还能看到由萎缩和肠化导致的黏膜凹陷（**图 10** 白线：═）。另外，在肿瘤周围可以看到因细胞增生和水肿导致的黏膜隆起（**图 10** 蓝线：—）。在癌变周围还能看到因广泛肠化所致的黏膜改变（**图 10** 绿线：—），上述这些变化使背景黏膜呈现出非常多样的形态。

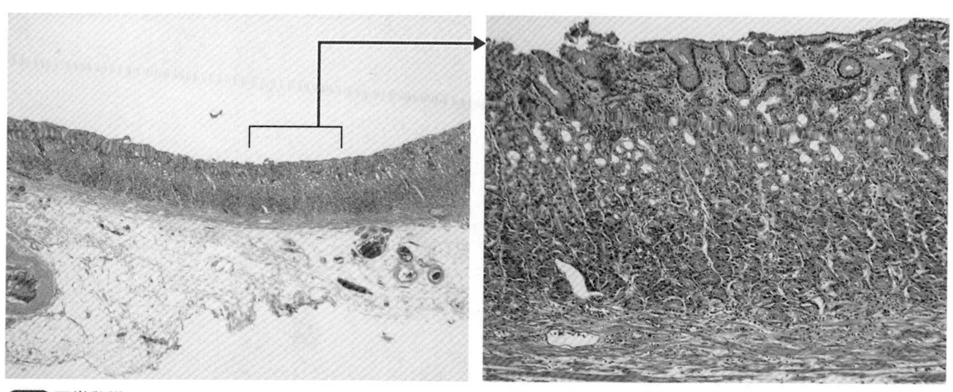

图 11 正常黏膜

首先，让我们看看无萎缩或炎症的胃黏膜（图 11）。在黏膜内部，充满了类似体内试管的结构。之前曾经介绍过，体内试管由多种不同功能的细胞组成，如主细胞、壁细胞。这种黏膜称为**胃底腺黏膜**。

当胃底腺黏膜受到幽门螺杆菌等炎症因素的影响时，胃的固有腺体就被破坏了。

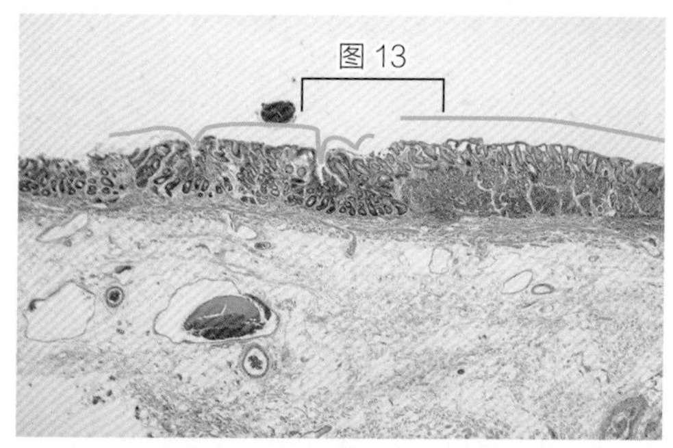

图 12 固有腺体被破坏的胃黏膜

图 12 中，笔者以绿色实线（—）标注了胃黏膜表层。图 12 中右侧显示的是基本上没有萎缩的胃底腺黏膜，表面相对平坦。而在正中往左的部分，可以看到由绿线所表示的凹凸不平的黏膜结构。接着我们放大图片。

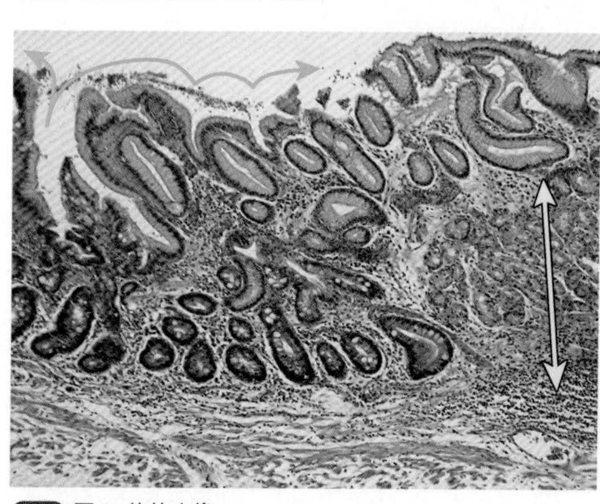

图 13 图 12 的放大像

在图片的右侧，主细胞和壁细胞牢固地支撑着胃黏膜，以维持黏膜的厚度（图 13 ⇔）。而在左侧，主细胞和壁细胞缺失，取而代之的是肠上皮化生的腺管。这样一来，原本充满试管样结构的黏膜变成田垄状，黏膜轻微凹陷，表面凹凸不平。

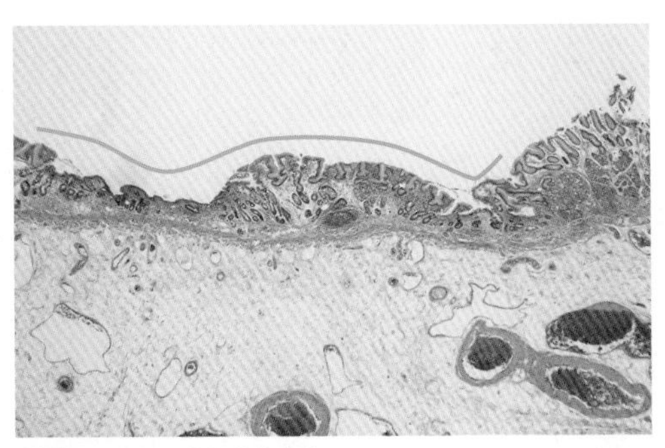

图14 发生肠上皮化生的部位

随着萎缩和肠化的进展，黏膜整体逐渐变薄，最终连凹凸不平的结构也消失了（图14）。需要注意的是，在这个过程中，由于炎症程度不同，也可能发生水肿（导致黏膜增厚）。随着炎症的发展，能观察到的并不是单纯的黏膜变薄，而是一个黏膜变薄、变厚反复发生的过程。

了解这些之后，回过头来重新看图9和图10，除了癌变以外，还存在多样化的改变。因此，仅通过肉眼观察来明确癌变的部位是非常困难的，需要区分这种凹陷性改变是原本正常胃黏膜中存在的胃小沟变得更加明显，还是新出现的与胃小沟结构完全不同的排列紊乱的凹陷。这些细节可以帮助我们进行诊断。这个过程比只简单地给出“这例癌灶很小”这个结论要复杂得多。

最后再来看看这个病例在内镜下的图像（图15）。

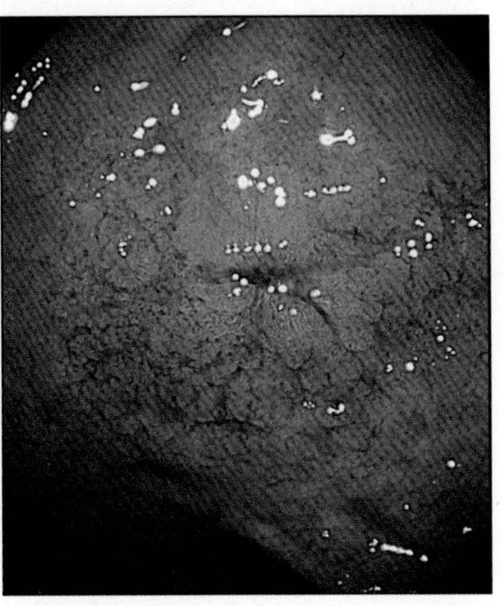

图15

由于上次内镜检查的医生曾经进行多次活检，导致图像的某些部位表现出难以理解的变化。但即使没有活检的影响，对形态多样化的胃黏膜中出现的小型凹陷进行解读和诊断也是非常困难的。

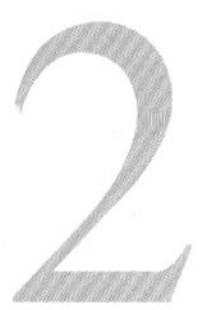

发生了溃疡怎么办?

~合并消化性溃疡是诊断的难题

2. 合并消化性溃疡

当诊断胃病变的时候，不能忽视**消化性溃疡对病变的影响**。胃癌随着肿瘤的大小和分化程度的改变，合并消化性溃疡的比例不断增加。癌变会造成胃黏膜糜烂、缺失，从而引起胃癌的肉眼大体形态发生巨大变化。

不连续的病变

以**图1**中的病例为例，做进一步说明（**图1**）。

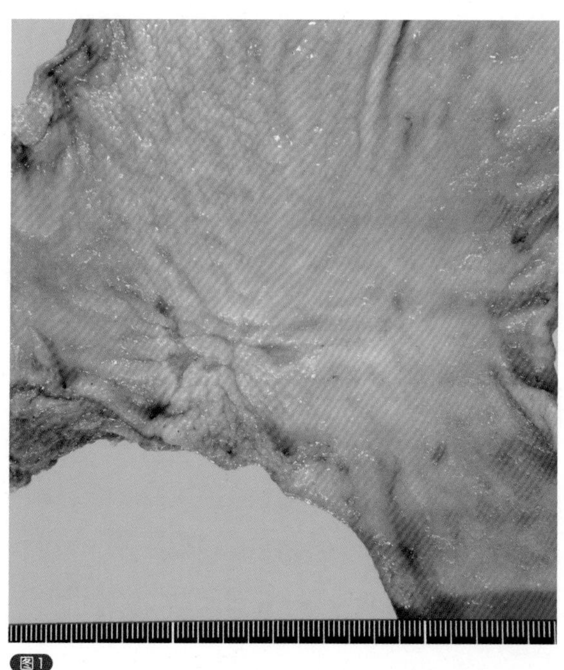

图1

胃内可见凹陷性病变。由于周围可见皱襞聚集，因此推测该病变合并发生消化性溃疡。同时，也观察到这个病变周边还有多个凹陷性病变，边缘形态与其相似。这是多发病变吗？如果是，这些病灶的分布显得有点过于集中了，这点应引起关注。

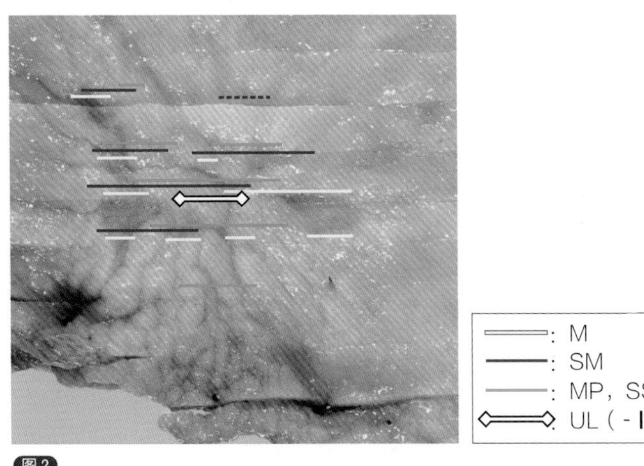

图2

图 2 中标注了癌变的位置。黄色实线部分（═）为黏膜内癌（M），与肉眼可见的凹陷部位重叠，呈跳跃性分布。正中间的箭头⇔标示了消化性溃疡发生的部位（伴黏膜肌层的消失）。

此外，癌细胞在红色实线部分（—）浸润至黏膜下层（SM），在蓝线处（—）已浸润至固有肌层（MP）和浆膜下组织（SS）。尽管黏膜病变不连续，但从癌变在黏膜下层和浆膜层中的分布可以看出它们其实是同一个病变。这个病例表明，由于消化性溃疡导致癌组织反复脱落和再生，肉眼上呈现出分布不连续的改变。

接着，我们来看看组织切片（图 3）。

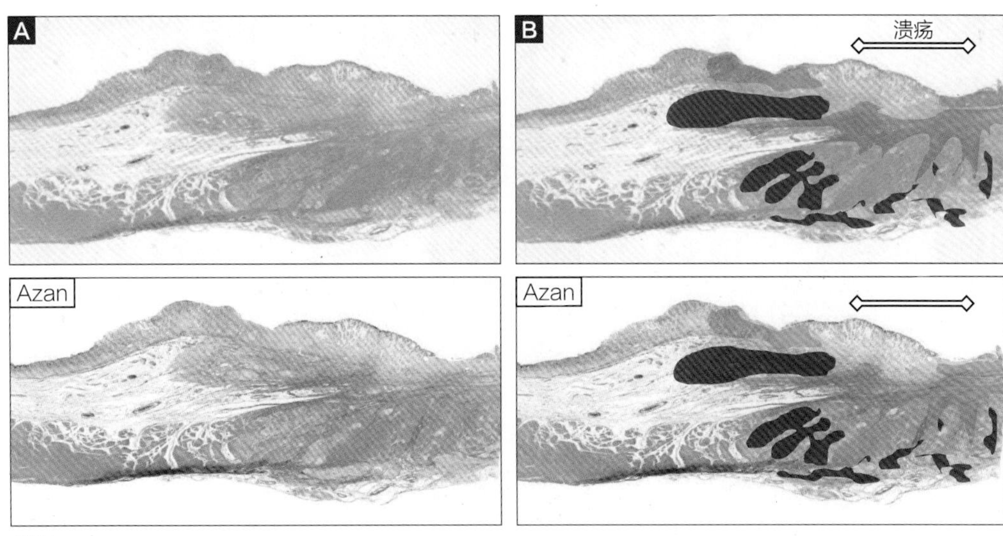

图3

上方为 HE 染色，下方为 Azan 染色（用苯胺蓝显示胶原纤维）。与大肠中观察到的情况类似，癌变在浸润部位出现促纤维组织增生反应（desmoplastic reaction，DR），由于纤维化造成组织变硬、变厚。

但在这个胃癌病例中，当仔细对比 HE 和 Azan 染色来确定癌变和纤维化的范围时，发现**癌变和纤维化部位并不完全重叠**。

图 3B 中，黄色▨为黏膜内癌（M）的范围，红色▨为侵入黏膜下层以下（SM，MP，SS）的癌变范围。而蓝色部分▨虽然可见胶原纤维但并未观察到癌细胞。

蓝色部分是由于消化性溃疡所形成的溃疡瘢痕。癌细胞就分布在其周围，避开了溃疡瘢痕区域。

笔者尝试把这种变化用模式图表现出来，如**图 4** 所示。

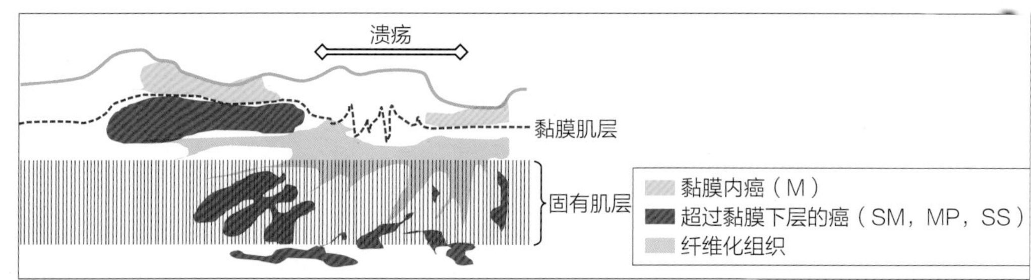

图4

希望你不要仅仅看一眼觉得“图画得不错，挺漂亮的”就去阅读下一章节了。请务必仔细理解这个模式图所要表达的内容，即**与癌变导致的纤维化相比，消化性溃疡所致的纤维化对胃壁形态的影响更大**。

此例中，除了因消化性溃疡造成黏膜内癌病灶不连续以外，溃疡瘢痕所致的纤维化也相当明显，而癌变浸润部位的 DR 却并不明显。因此，典型的进展期大肠癌中的 2 型和 3 型肉眼表现是看不到的（因此看起来更像早期胃癌）。

病例 2 尽管病变有凹陷但并不清晰

让我们再来看一个病例（**图 5**）。

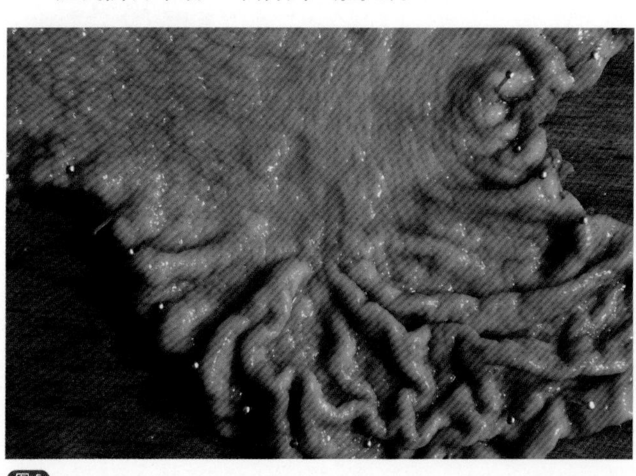
图5

图 5 称为“半固定标本”。将标本以福尔马林浸泡、固定数小时后取出。此时黏膜仍可保持其**原本的颜色**，能观察到标本的“半固定状态”。与完全固定的标本相比，**更容易捕捉到**半固定标本中**色调的变化**。

图片中部的一片区域呈现出断崖状凹陷，同时还能观察到有多条皱襞向病变集中。

断崖状凹陷**是未分化型癌，即印戒细胞癌和低分化腺癌的肉眼形态**。那么，这个病变在胃壁内的浸润有多深呢？不妨稍微预测一下。像在大肠篇中所培训的那样，需要回答两个问题：一是**地板是否塌陷**；二是**是否存在伴有浸润的促纤维组织增生反应（DR）所致的改变**。

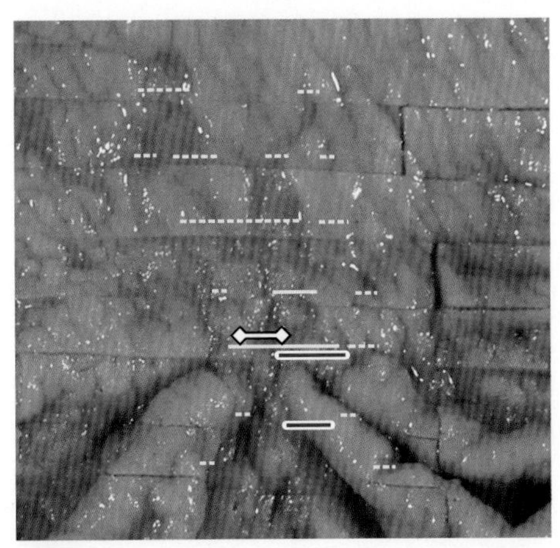

图 6

图 6 就回答了这两个问题。这是经福尔马林完全固定后带切割线的标本。我们也对病变部分做了标示。黄线部分是黏膜内癌（M）。癌变的范围基本上与凹陷的区域一致。黄色虚线处（┈），印戒细胞癌以沿着非肿瘤腺管的间隙爬行的方式生长，此时黏膜原本的结构没有完全破坏，因此看到的凹陷较浅。与之形成对比的是黄色实线部分（═）的印戒细胞癌。此处癌变已经破坏了黏膜全层，容易与周围黏膜之间形成明显的凹陷（病变右下角处的凹陷非常明显）。

⟺（双箭头）部分（病变中央）的位置存在消化性溃疡瘢痕。此外，在红线位置（—），癌变已浸润至黏膜下层（SM）的深处。换句话说，这例可以诊断为 SM 深层浸润的胃癌。

必须承认，与大肠癌中发生的 SM 深层浸润（SM massive invasion）相比，此例病变的厚度变化不大。尽管皱襞牵拉非常明显，但可以解释为消化性溃疡瘢痕收缩所致。那些由于“浸润导致 DR 所产生的黏膜隆起型改变”，如皱襞前端杵状增粗、堤坝样隆起形成、病变部位从下向上抬起的表现并不明显。

接下来，我们看看组织学图像（图 7）。

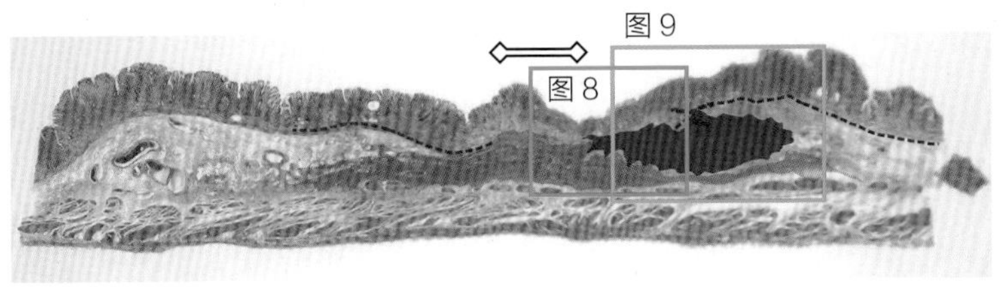

图 7

箭头部分发生了消化性溃疡所致的黏膜肌层缺失。在黏膜下层分布的蓝色区域（ ）存在放射状的纤维化，怀疑与消化性溃疡有关。黄色区域 为黏膜内癌。而在红色区域 ，癌变已浸润至黏膜下层。

这样说来，我们之前所看到的病变大体标本的肉眼所见特点主要取决于消化性溃疡导致的纤维化，而不是 SM 浸润。换句话说，消化性溃疡对病变的大体图像影响很大。

继续放大方框内的结构（**图 8**）。

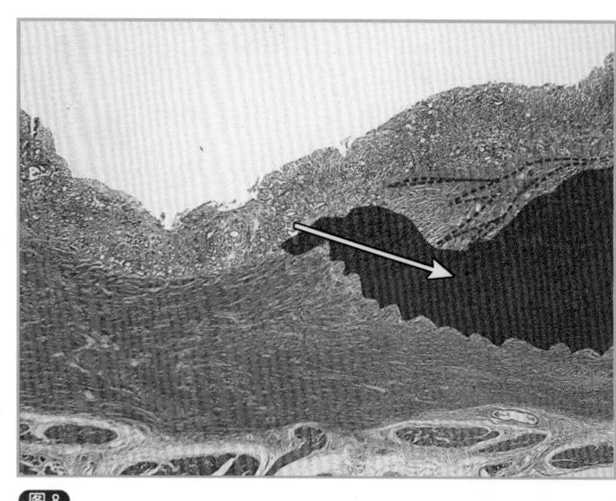

图 8

癌的浸润**似乎是从被消化性溃疡破坏的黏膜肌层的边缘朝向深处发展的**（⇨）。在胃癌的诊断中，常会观察到以这种方式发生 SM 浸润的胃癌（中央有消化性溃疡，溃疡边缘有 SM 浸润）。

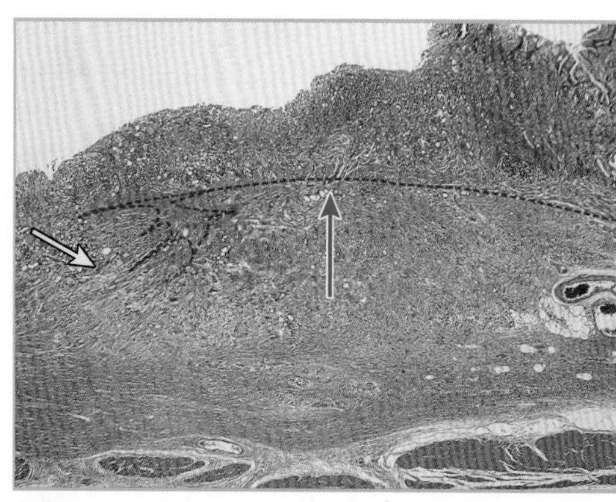

图 9

如果只观察 SM 浸润的部分，可以清楚地看到“浸润部位顶起黏膜肌层这个现象”（**图 9** ➤）。但是，消化性溃疡所致的影响更为明显。

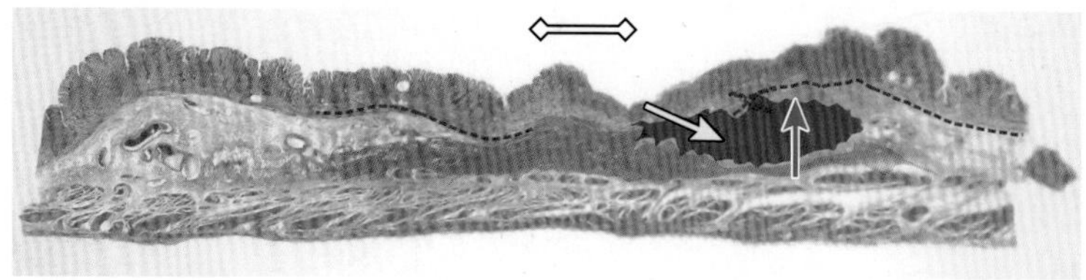

图 10

从整体上看，黏膜肌层隆起的情况如**图 10** 所示。接着，让我们再回到大体图像（**图 11**）。

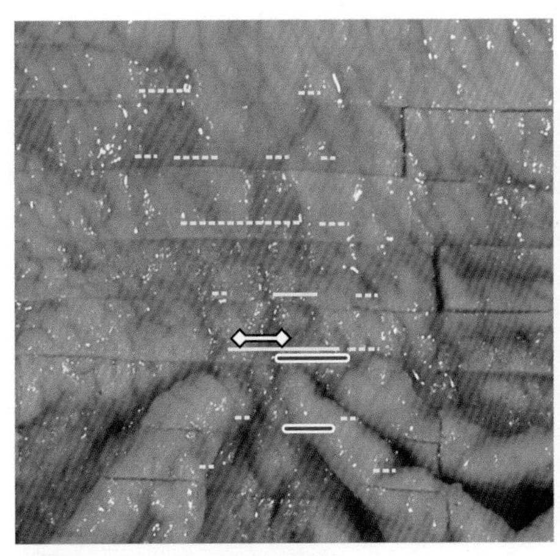
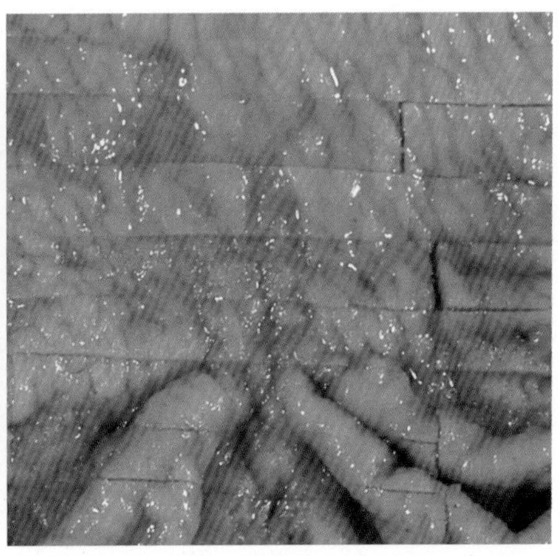

图 11（右侧为无标识的原始图像）

仔细观察的话，在 SM 浸润部位，好像确实存在皱襞末端的轻微隆起。坦率地说，笔者觉得看得并不十分清楚。继续看内镜下的图像吧（图 12）。

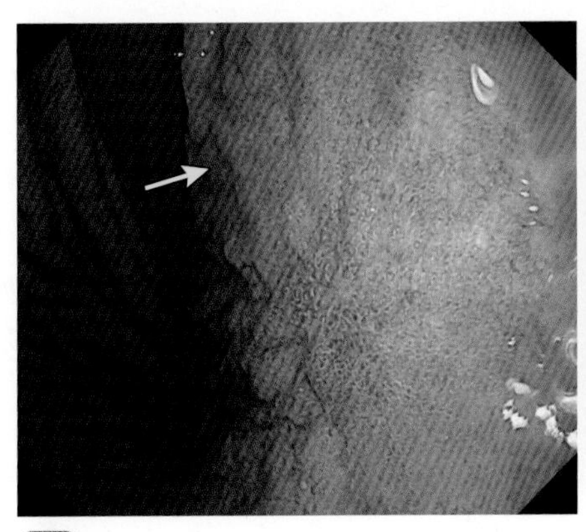
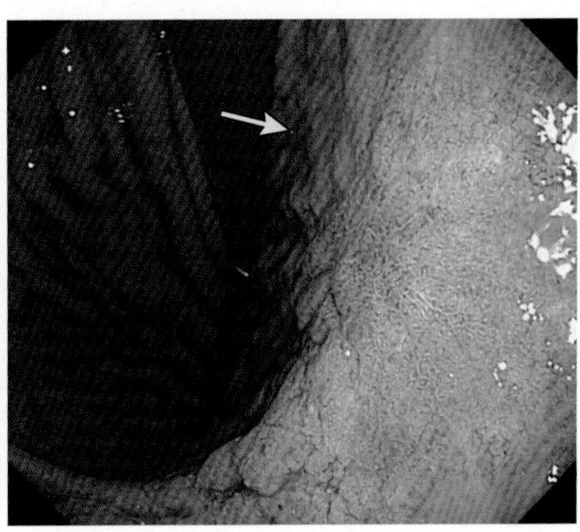

图 12

内镜下可以看到一个皱襞集中的区域，可以判断为合并消化性溃疡。但是，SM 浸润部位（图 12 的左上处⇨）是否增厚就很难判断了。此时必须改变注气量进行更细致的观察，但也可能出现即使改变空气量也无法正确评估的情况。毕竟在组织学图像上可以看出消化性溃疡所致的影响是非常明显的。

◆　◆　◆

到目前为止，笔者已经和内镜医生、钡餐技师一起进行了大量的病例对比。我的印象是，对于那些需要将临床图像和病理组织学图像进行对比的病例，多数情况下术前诊断和术后病理结果是不一致的。其中，在胃癌病例的对比中，“因合并消化性溃疡导致浸润深度难以判断的病例”会让很多临床医生感到头痛。

就像在刚才病例 2 中所看到的，由于浸润恰好是从溃疡瘢痕的边缘处侵入黏膜下层的，因此术前判断为黏膜内癌，但术后却确诊为 SM 癌，甚至浸润已达到固有肌层乃至浆膜下组织。这种情况是很常见的。如果临床医生仅收到文字版的病理诊断报告书，就会提出诸如“我觉得浸润没那么深啊”之类的疑问。

但是，如果看到类似本例这样的病理图片就能理解了，“原来如此，尽管是 SM

深浸润（SM massive），但实际上这个病例中消化性溃疡所致的影响更大”。

有经验的医生深知合并消化性溃疡会导致浸润深度的判断难度增加，但尽管如此，在研讨会的病例讨论中，这种病例却越来越少见了。这是胃癌病理诊断中较为经典的陷阱，我们应该牢记。

另一点需要说明的是，尽管没有明确的数据支持，但笔者有一个印象，就是在幽门螺杆菌根除后的病例中，合并消化性溃疡的胃癌浸润深度的诊断也很困难。此外，我的感觉是无幽门螺杆菌感染（无感染史）的胃癌中，合并消化性溃疡的现象正在减少（也许是因为胃炎的减少）。与曾经仅有幽门螺杆菌感染的时代相比，诊断学的变迁也是日新月异，因此，仅知道典型病例就草率地下诊断是绝对不行的。

3 是自由泳还是潜泳?

~在黏膜中层生长的病变

3. 不显露于黏膜表面而沿水平方向生长的病变

这种病变与 1-a（p.181）中所描述的未分化型胃癌有点相似，与其他脏器相比，在胃中更容易出现“黏膜表面为非肿瘤上皮，而癌细胞在表层上皮以下的黏膜中层沿水平方向生长的模式”，这种模式存在几种形式，造成我们对大体图像的解读变得非常困难。

病例1 表面上很难发现癌变的存在

例如图 1 中的病例。

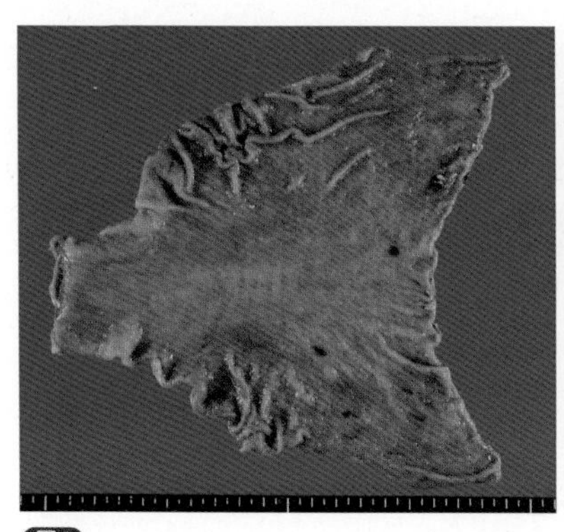

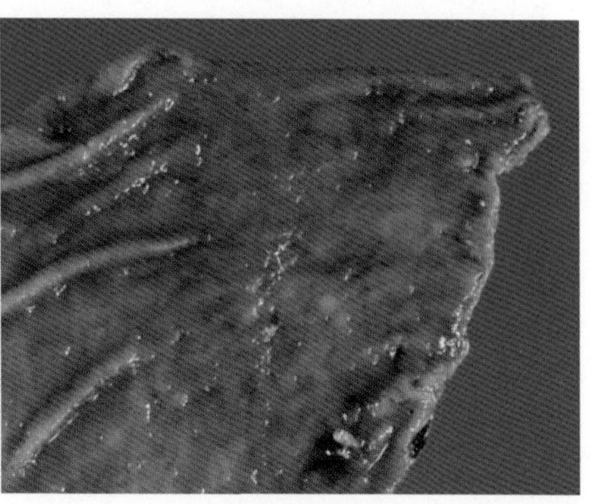

图1

从大体图像中完全无法识别病变的位置。即使尝试将病变部位放大，也无法观察到。在这个病变上，肉眼表现中常见的高低差、隆起、凹陷等都观察不到。

再来看看内镜下的图像（图 2）。

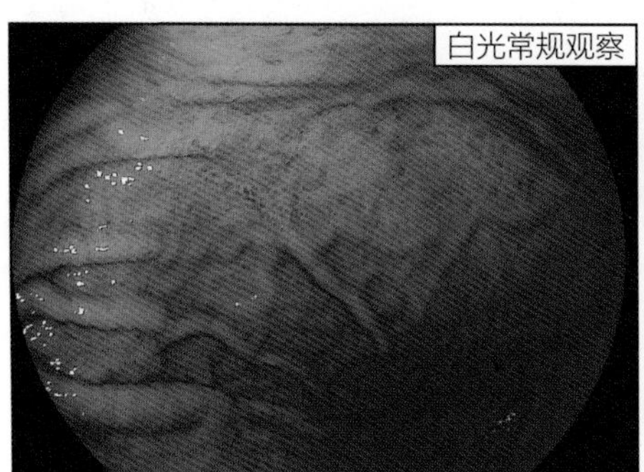

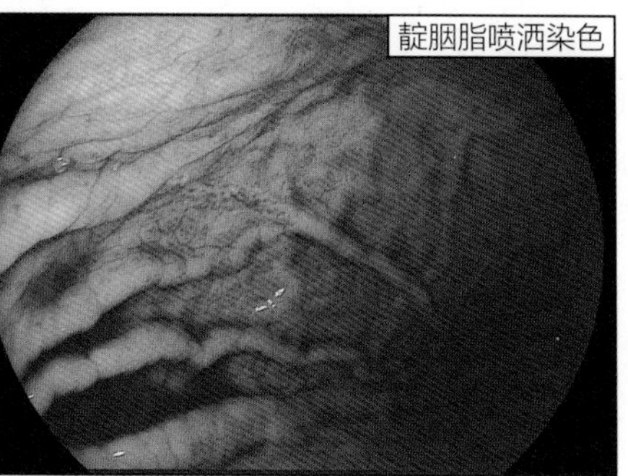

图2

似乎可以看到癌变处的黏膜与周围黏膜相比略微发白、呈褪色调。靛胭脂喷洒染色后表面的凹凸变化显现出来，但癌变的位置反倒更难识别了。在该病变的组织学图像中（**图 3**）能找到癌变的部位吗？

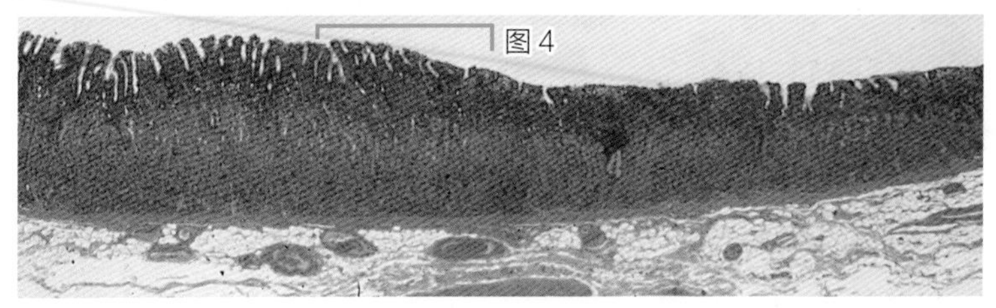

图3

即使这样还是不行。图像中的右侧 2/3 存在癌组织，左侧 1/3 无癌组织，但它们之间的区别并非一目了然。仔细观察可以发现，左右两部分在表面腺管的微细结构上是存在差异的，但这种表面上的细微差别并不足以反映癌变的确切位置。

将图像继续放大（**图 4**）。

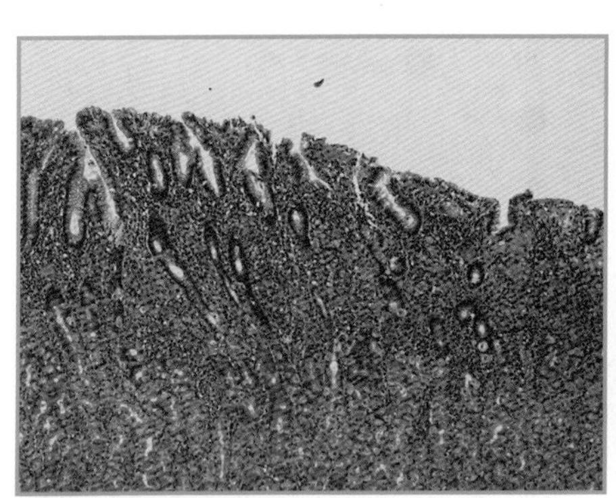
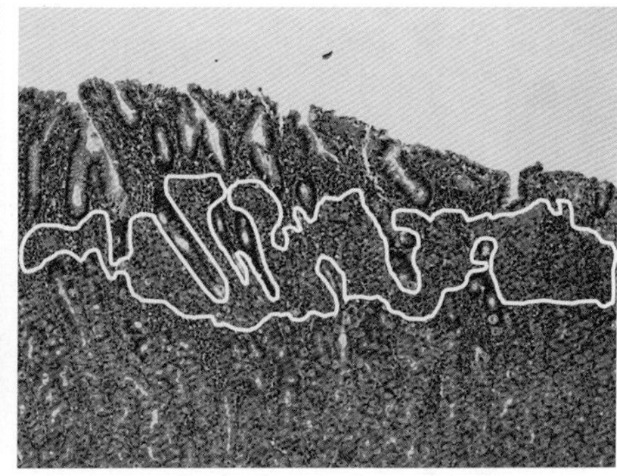

图4 表层部分的放大

左右两张图片是同一张组织学图像。黄色实线（━）包围的区域内可见印戒细胞癌。癌细胞在非肿瘤腺管的间隙中以爬行方式生长，通常被称作**腺体颈部生长**。

印戒细胞癌等未分化型癌，常会随着癌的浸润程度增加而逐渐破坏黏膜，正常黏膜被完全破坏后，就会与周围非癌黏膜之间形成断崖状凹陷。但有时会出现癌细胞在病变边缘处数量较少，仅在腺管颈部才能发现的情况。此时，因为几乎无法从正常黏膜组织中发现癌细胞，所以很难识别病变并明确癌变的范围。在本例中，癌细胞浸润未达黏膜层的全层，对于这种大小的病变来说，还是比较罕见的。

存在多种组织学类型的病变

对于内镜医生和病理医生来说，**未分化型癌沿腺管颈部生长**的概念是众所周知的。此外，癌细胞还以其他方式在保留非肿瘤黏膜的情况下发生浸润。

例如，**图 5** 所示的病例。此例显示了非常多样的细胞分化程度及生长模式。如果只简单地浏览病理报告，就看不到这其中的细节。

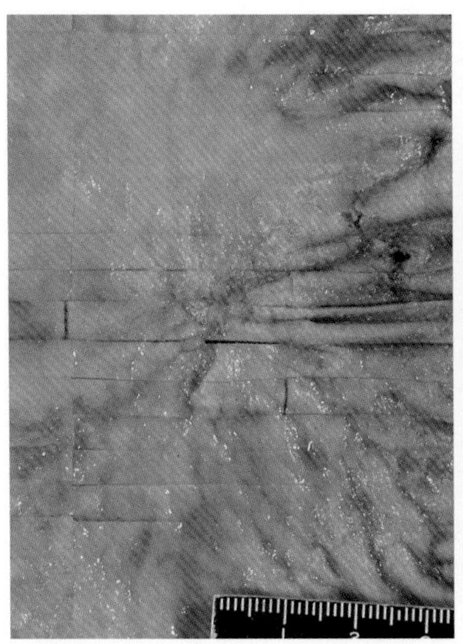

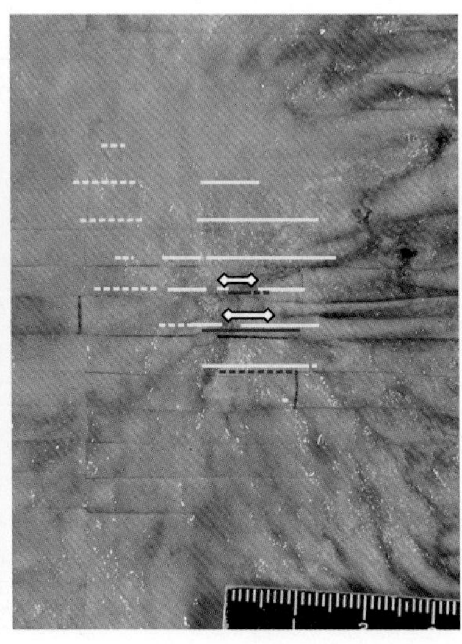

图5

左右两张图片是同一张照片。黄色实线（═）是黏膜内癌（M），红色实线（—）是黏膜下层（SM）浸润的部位，白色箭头（⇔）是消化性溃疡瘢痕。其中一部分具有隆起或凹陷，可以看作是癌变组织（与周围组织界限明显）。但是，如果比较左边的大体标本和右边的复原图，就会对标本上的其他部位也产生一些疑问："这里也是癌吧？"一般来说，我们不会想到癌细胞会延伸到左上方的位置。

接下来让我们逐一解读。由于存在多种组织学类型，这里按顺序编号进行说明。

① 大弯侧

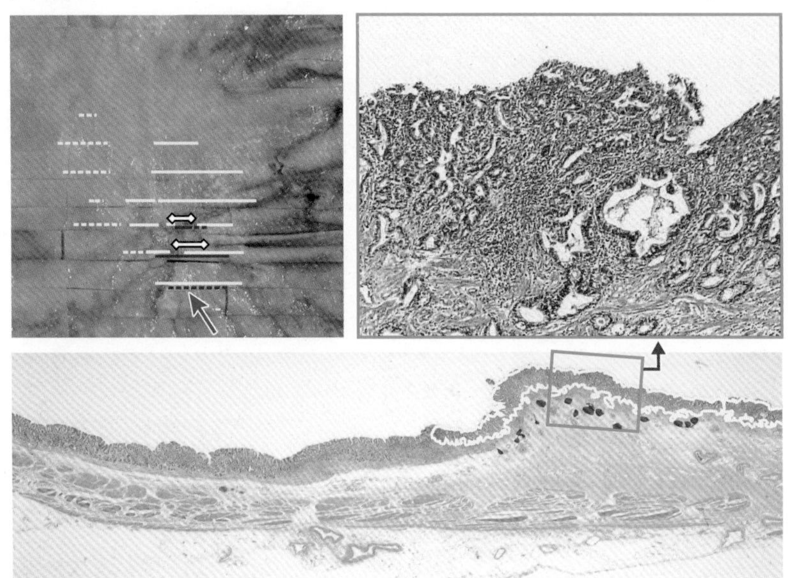

图6

首先是病变的下方（胃大弯方向）（**图6**）。大体标本中可见轻微隆起。隆起表现为向外侧凸出，组织学上诊断为高分化（明显的腺管形成）管状腺癌，即相当于tub1的癌组织替代正常黏膜发生增殖。在本例中，tub1病变形成隆起的机制与大肠癌并无明显区别。

在本例中，除了 tub1 以外，还可以看到其他多种组织学类型。

② 病变中心处附近

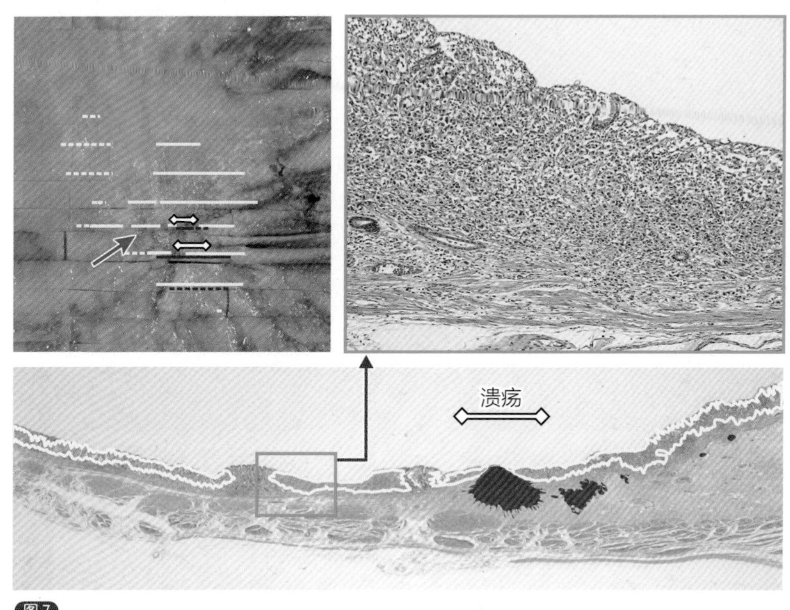

图7

病变中央靠近溃疡瘢痕稍偏左侧（肛侧）（**图 7**）。在组织学上，癌组织未形成腺管结构，而是表现为低分化腺癌（por）。此处，仅在表层保留了一些非癌上皮，而在黏膜内非肿瘤性腺管多数已被破坏掉了，与周围正常黏膜相比略显凹陷。

③ 肛侧

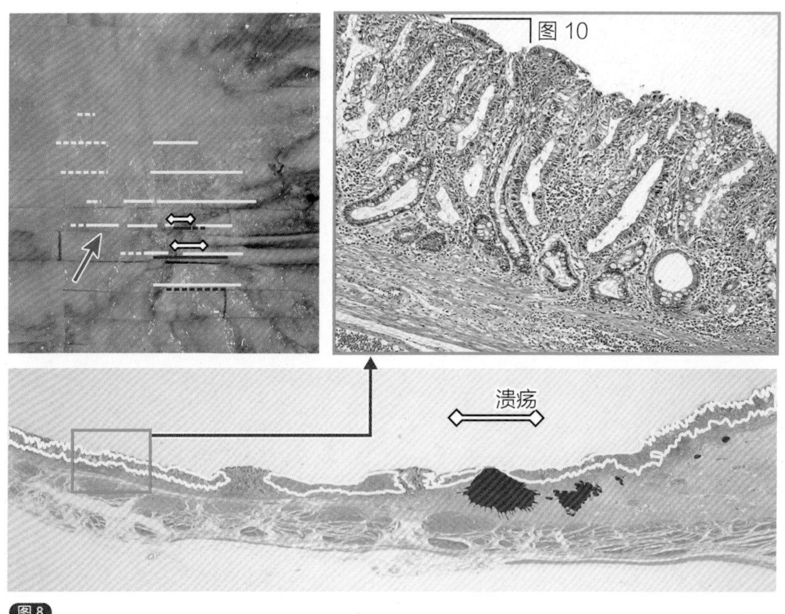

图8

接着移向左边（肛侧，**图 8**）。癌组织也形成腺管结构。但与前面所述的病变大弯侧相比，病变边界从肉眼上很难确定。

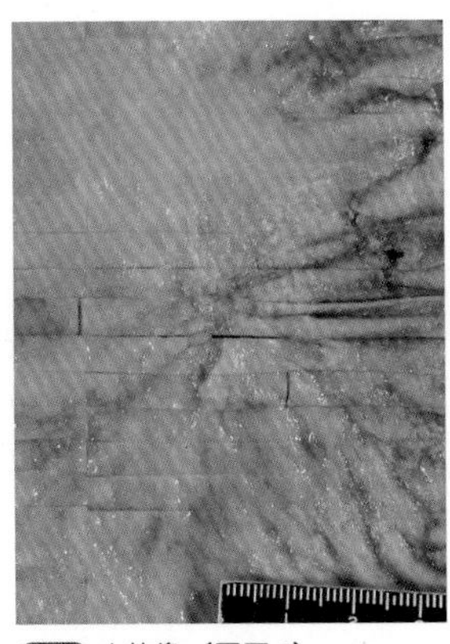

图9 大体像（同图 5）

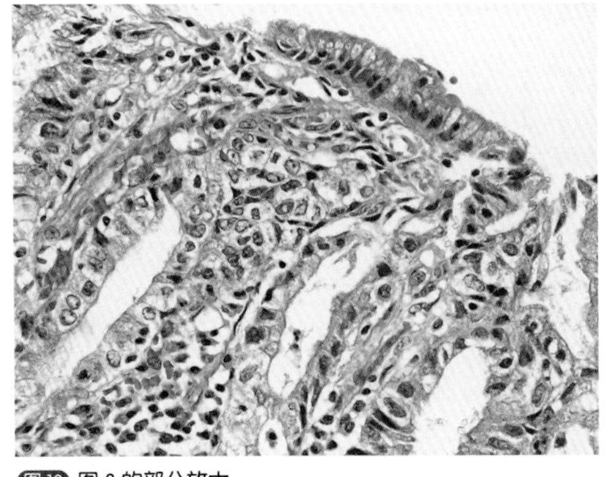

图10 图 8 的部分放大

再来看一遍大体标本（**图 9**）。在下侧（大弯侧）癌变隆起清晰可见，而在幽门侧隆起则不明显。值得注意的是，尽管都称为“tub1”，但肉眼所见却并不相同。在**图 10** 中，组织学图像有稍许放大。

可以清晰地看到在这个 tub1 病变的最表层有非癌上皮残留。换句话说，尽管是**分化型癌，但病变在生长过程中，表层还有非癌黏膜残留**。

这种现象在大肠癌中是很少见的（虽然有时可见于 LST 的边缘）。另外，近年来有报道称，在幽门螺杆菌根除后的胃癌中，常常可以看到这种现象。这样看来，这种病理表现并不罕见［请参考**第 7 章“全面对比（胃）”**］。

虽然都是 tub1 型，但由于表面残留非癌黏膜，所以很难被发现。除此以外，还有其他一些细微的差别，这里就不再一一叙述了。

④ 小弯侧

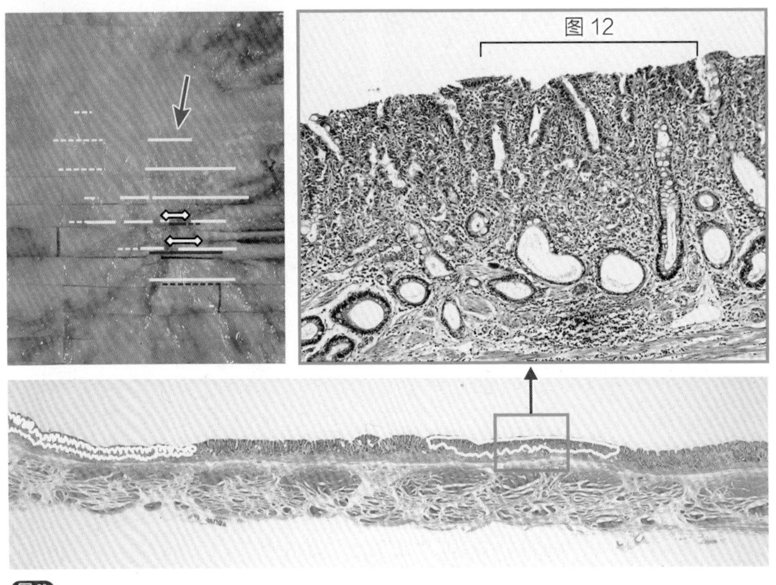

图11

再来看看图像的上部（小弯侧）（**图 11**）。

此处从肉眼上也很难发现癌变。癌属于哪种组织学类型，又以何种形式生长于黏膜中呢？

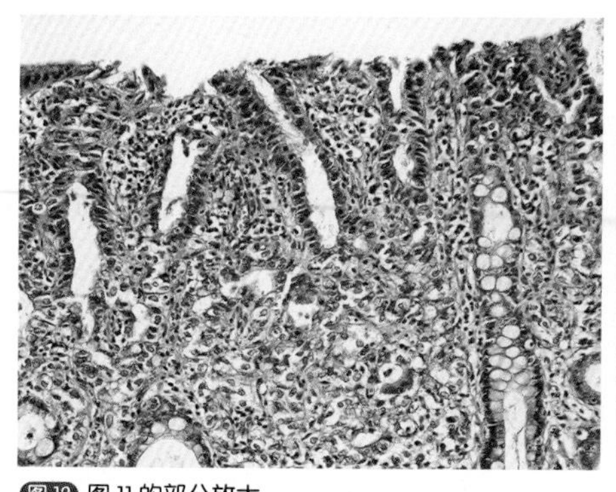
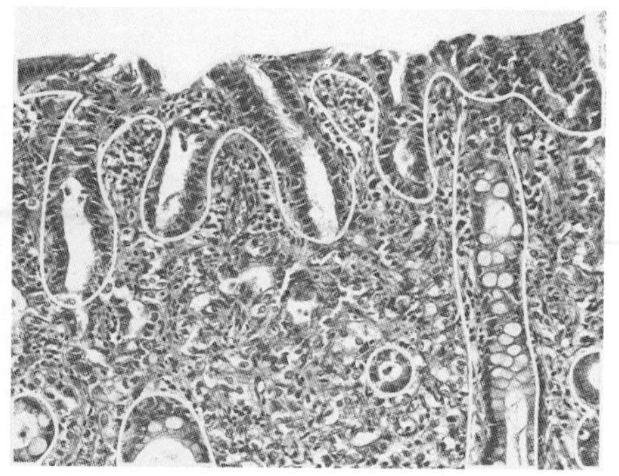

图12 图11的部分放大

背景中可见清晰的腺管形成的部分是“非肿瘤组织”（图12 ═）。癌的病理类型为tub2至por，即中分化型管状腺癌至低分化型腺癌，可以观察到腺管像是被挤压了一样，分化程度逐渐下降。此处，**癌细胞也在非肿瘤黏膜之间爬行生长**，类似于未分化型癌（印戒细胞癌和低分化腺癌）的生长方式。

如上所述，从①到④，可见多种组织学类型混合存在。接下来，我们再将这些表现与内镜图像做一下对比（图13）。

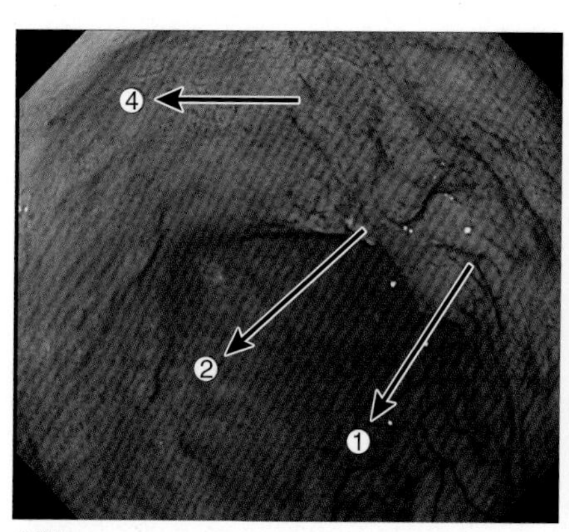

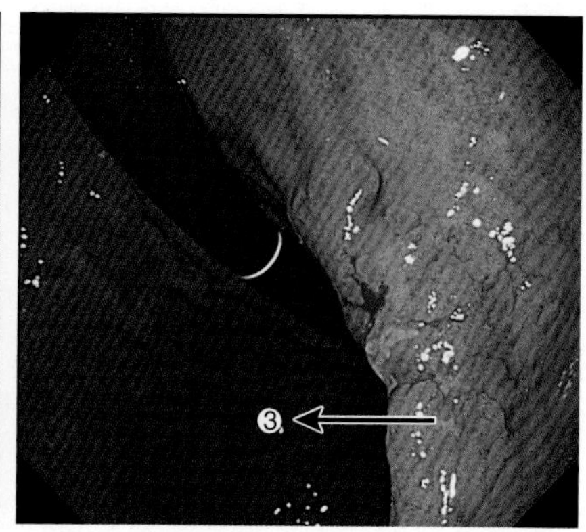

图13

①：典型的tub1型。在黏膜表层可见肿瘤性腺管增殖，替代非癌黏膜，形成密度较高的隆起，因此可以观察到向外凸出、具有分叶的隆起。

②：此处紧邻病变中心的消化性溃疡，具有未分化型病变所形成的凹陷。

③：为倒镜观察肛侧（幽门侧）。此处与周围相比轻微隆起，但背景的胃小区结构保存较好，可见癌变区域与周围黏膜的区别并不明显。此处的组织学结构可以总结为“表面有一层非癌黏膜覆盖的tub1型”。

④：此处是相对平坦的病变区域，相当于黏膜固有层内进展的tub2至por。肿瘤新生血管引起黏膜颜色的改变。在内镜下可以清楚地观察到病变范围。但在福尔马林固定后的大体标本中，这种色差消失了，仅依靠与周围结构的高低差来确认病变范围就变得很困难了。

虽然在大肠癌中也存在不同分化程度的癌混合的现象，但在胃癌中，特别是表现为**胃型特征的胃癌中，不同分化程度的癌混合存在的现象**是很常见的。此外，与非癌黏膜混合，表层残存非癌成分，在黏膜中层至深层生长的现象也很频繁，这一点与大肠癌是不同的。因此，在观察内镜图像和大体标本时，可能会遇到癌变范围和浸润深度难以确定的情况。你也许认为无须过分注意这些细节，但如果这些被忽视的细节累积起来，就可能会令你落入诊断的陷阱。

病例3 在表面没有“露头”的病变

下面是一个非常罕见的病例，但这例胃癌的生长方式令人非常苦恼。

首先来看看内镜下的图像（**图14**）。

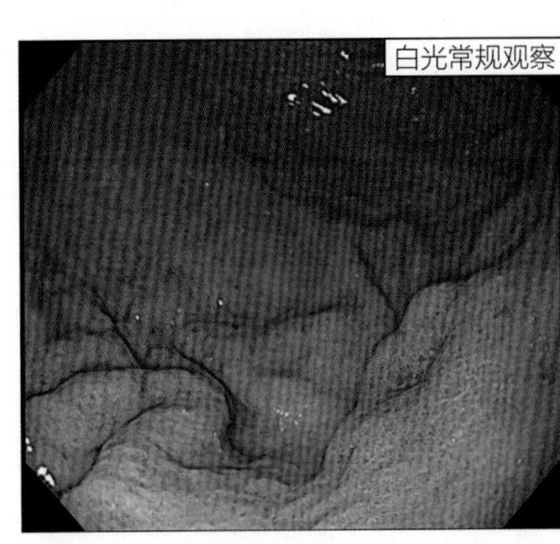

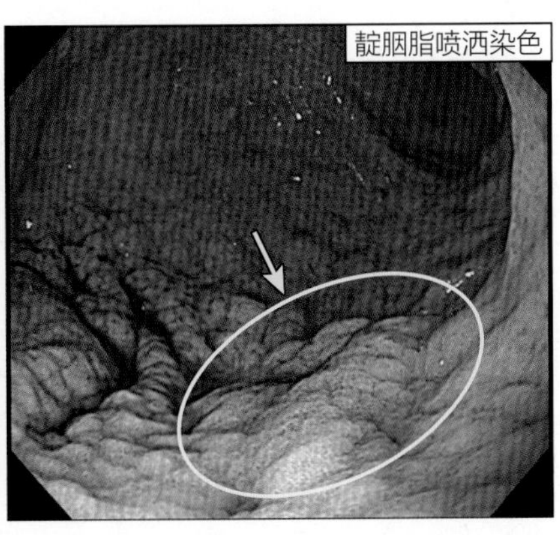

图14

病变位于胃角后壁至胃大弯附近。白光下观察，在画面的右下方可见一片周边稍增厚、内部轻微凹陷的区域。靛胭脂喷洒染色的图像中，这个部位也可观察到轻微隆起（**图14**◎➩），但隆起并不明显，凹陷也不典型，这使我们产生一些疑问，此处到底是不是上皮性肿瘤呢？

再看看倒镜并调节空气量后的图像（**图15**）。

内部凹陷的形态稍微有些改变，此时我们会觉得估计这还是癌吧。但是，进一步观察周边柔软的隆起部分，形态却非常特别。我们也怀疑难道这是特殊类型的癌，如淋巴细胞浸润型胃癌吗？

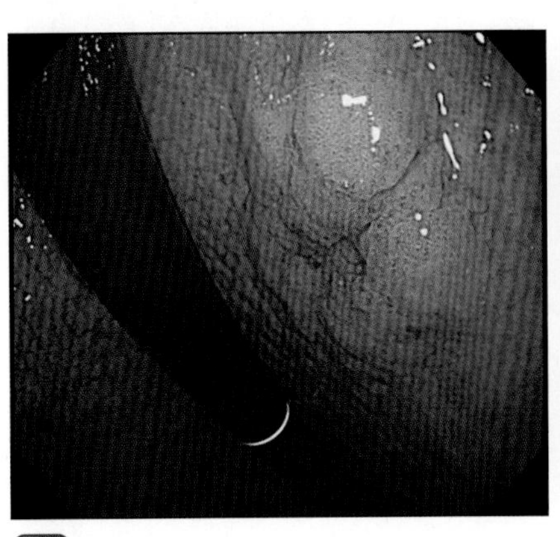

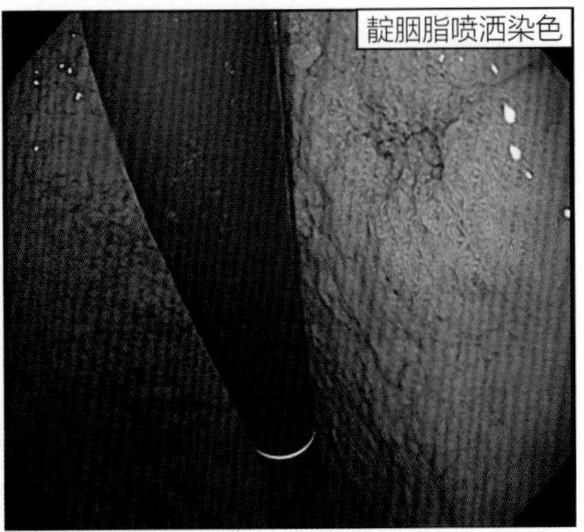

图15

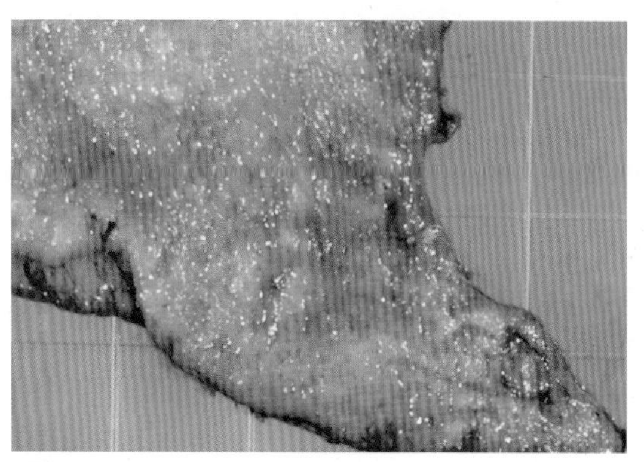

图16

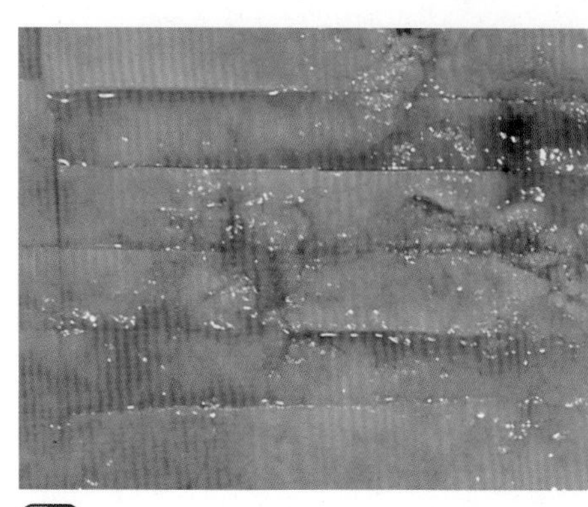

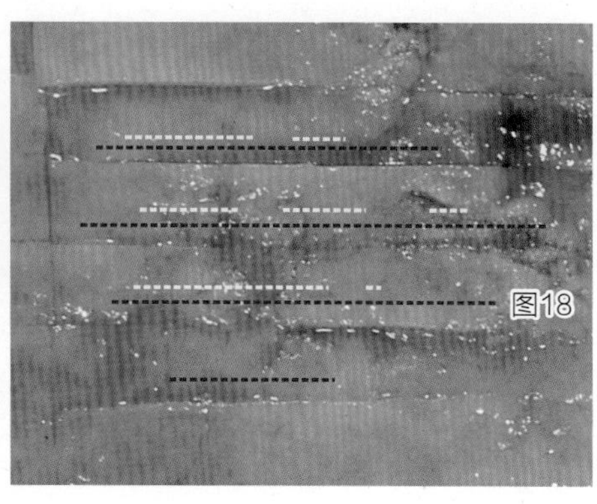

□□□□□□□ : M
------- : SM

图17

实际上，在 1 年前内镜检查时已经发现了类似的病变，但活检未检出癌细胞。经过 1 年的随访观察，在此次的活检中发现了癌细胞，因此行手术治疗。

根据手术标本的大体图像也很难做出诊断。

图 16 是福尔马林固定前的图像。可以看到病变口侧的阴性活检和墨汁标记的痕迹，还可以观察到在稍微隆起部分的中央可见形似线状的凹陷。这真的是癌吗？

将标本适当伸展并用福尔马林固定后，凹陷处显得稍微清晰了一些。实际上，病变的真实范围比我们预想的更广泛（**图 17**）。

黄色虚线（□□□）是黏膜内癌（M）。红色虚线（----）是癌变浸润黏膜下层（SM）的范围。这比我们术前预想的范围更广，癌变竟然已经累及到墨汁标记处了。手术前通过活检确定肿瘤边界时，只能判断黏膜层是否存在癌细胞，而对于黏膜下层是否有癌灶是无法确定的。这种范围广泛的癌真是不可思议啊！

再来看看组织学图像。**图 18** 为病理图，上下两张照片为同一幅图片，只是下图中标示出了病变的部分。请将两张图片做一个比较。

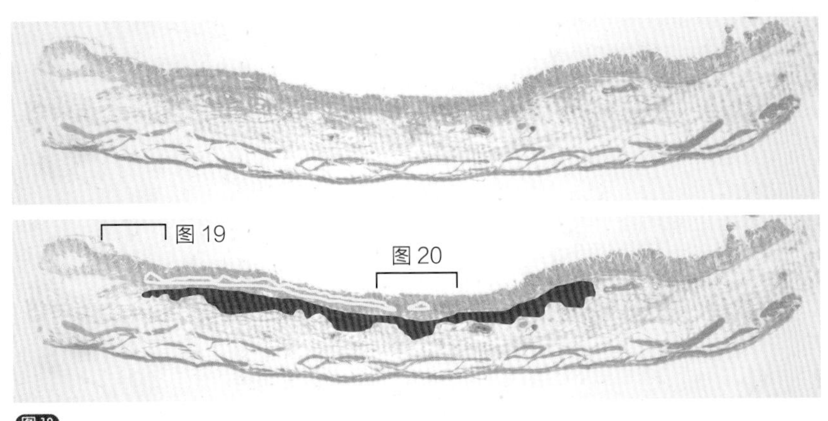

图18

感觉怎么样？从**图 18** 的下图中知道了癌变的范围后，回过头来再看上面那张不带标识的图片，你能确定有癌存在吗？

组织学图像弱放大是无法确定是否有癌的，也就是说癌组织与正常组织的差别非常小。

进一步放大观察组织学图像（**图 19**，**图 20**）。

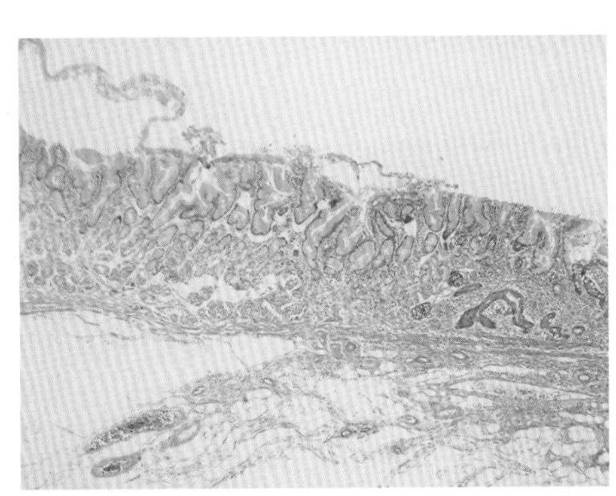

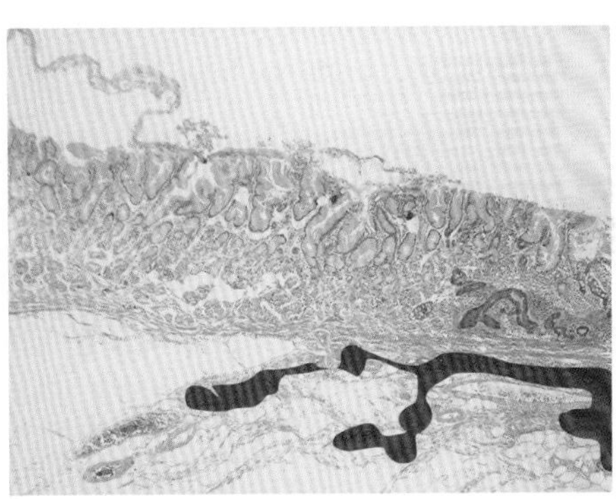

图19

图 19 为病变的边缘。癌存在于黏膜深处，表层有大量非癌黏膜残留。黏膜下层有癌浸润，但未见明显纤维化。

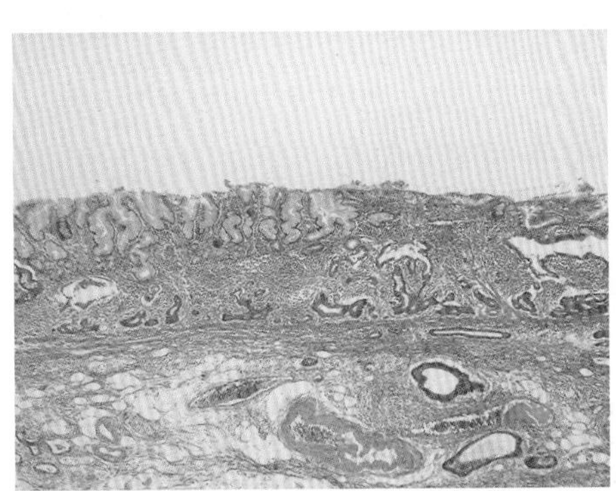

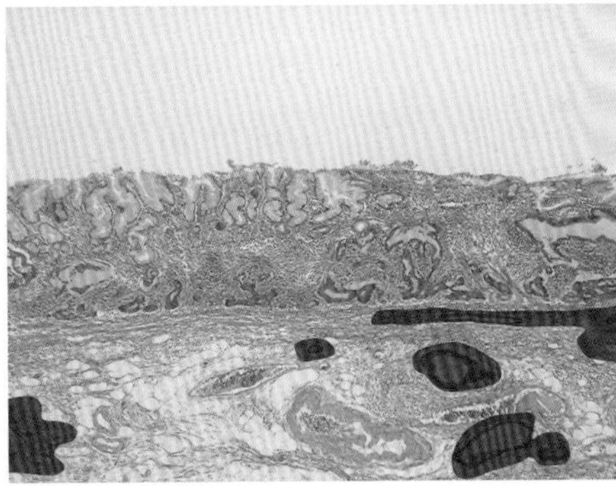

图20

图 20 是病变的中央处。不出所料，癌只分布在黏膜的深层和黏膜下层，非癌黏膜在黏膜表层依旧残留。

请注意，在癌的周围可以看到明显的炎症和水肿，这不是淋巴细胞浸润癌的常见组织学表现，而是所谓的**牵手型胃癌**（**图 21**）。

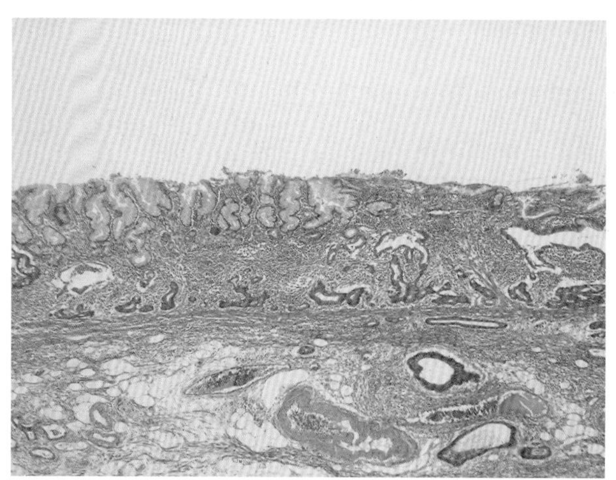

图 21 图 20 的放大

在胃癌中，癌性腺管可以在黏膜的中层乃至深处（非常少见）以一种手拉手的形式横向生长。癌的**一部分**显示这样的形态是较常见的，但在本例中，癌**几乎全部**都是牵手型时，就很难从表层确定癌变范围了（本例中由于癌变导致炎症和水肿，黏膜增厚并肿胀，使诊断变得稍微容易一些）。此外，也许是因为癌性腺管形成良好，并且腺管周围保留了基底膜。在这种类型的癌变中，即使有黏膜下层浸润，也很少发生促纤维组织增生反应（desmoplastic reaction，DR），因此很难抓住浸润的证据。

◆ ◆ ◆

牵手型胃癌也被称为爬行型胃癌（crawling cancer）。据说这样命名是因为癌细胞在黏膜的中层好像自由泳似的爬行生长，但如果称为自由泳，就需要时不时地把脸露出水面。但在本例中，癌完全不在表面（水面）露头，与其称作自由泳还不如称为潜泳更合适。在大肠癌中很少看到这种生长方式，而在胃癌中尽管也少见，可是一旦遇到这种特殊病例，常会成为研讨会上关注的话题。

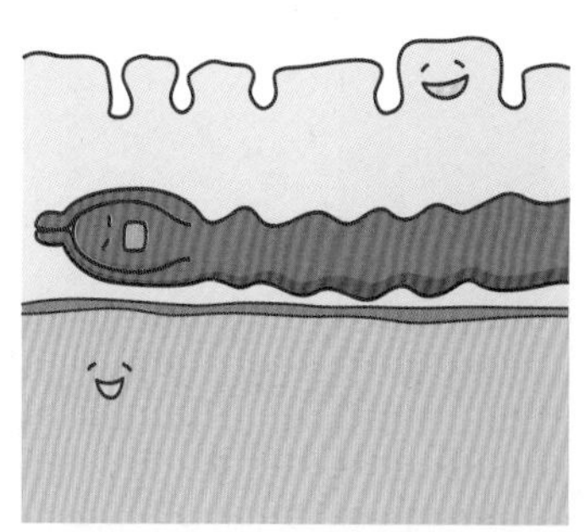

参考文献

[1] 横井千寿：ピロリ菌陽性早期胃癌における除菌の影響.「ピロリ菌陰性時代の上部消化管内視鏡」（藤城光弘，他 / 監，山本頼正，他 / 編），pp64-71，文光堂，2016.

[2] 九嶋亮治：胃. 病理と臨床，37：713-721，2019.

[3] Hashimoto T, et al：RHOA mutations and CLDN18-ARHGAP fusions in intestinal-type adenocarcinoma with anastomosing glands of the stomach. Mod Pathol, 32：568-575, 2019.

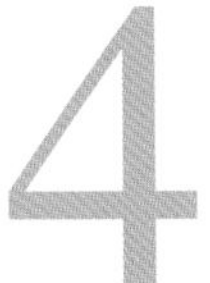

绝技·保留平滑肌

~类似于浅表型的进展期胃癌

4. 不破坏黏膜肌层而侵及胃壁深层的癌

在胃癌中，我们常常会遇到一种情况，**尽管癌细胞已经浸润到了黏膜下层，但黏膜肌层仍然保留**。

在大肠癌中，我们只需要以地板塌陷或地板损坏来解读图像即可。但在一些胃癌病变中，却存在癌侵入黏膜下层深处而黏膜肌层却依旧保留的情况。尽管这其中的机制尚未完全阐明，但从笔者个人的经验来看，可能有些癌就是**擅长在平滑肌的间隙中生长**，而且这种保存黏膜肌层而向深层浸润的癌也往往具有不破坏固有肌层而向浆膜下组织浸润的倾向。不过，这只是一种经验之谈，无论是发表的论文还是教科书都不曾阐述过这种理论。因此，很遗憾，还不能将其视为确切的学术理论。尽管如此，**对于这种保留平滑肌但发生深层浸润的胃癌，其浸润深度的诊断还是非常困难的**，记住这一点对我们的临床实践很有帮助。

病例1 尽管地板没有塌陷但癌已浸润至浆膜下组织的病变

让我们先来看一个例子（**图1**）。

观察该例内镜下的图像，一般人都会认为这是一例进展期胃癌。但是，如果仅根据大肠癌浸润的理论，至少我们是无法解读该例癌的浸润深度的。病变周边未见明显的堤坝样隆起，也未见较大的溃疡形成，无法判断是否存在地板塌陷。那么存在皱襞的牵拉、纠集是否就可以认为是进展期癌呢？恐怕不能，因为胃的消化性溃疡瘢痕也表现为这种形态。仅根据皱襞的牵拉、纠集就解读为进展期胃癌，恐怕过于草率了。

我想很多人都知道，当皱襞并非是集中于一点时就提示存在癌浸润，但本例的皱襞集中是朝向一个面，还是集中于一个点？仅仅依靠这几张图片恐怕是很难判断的。

通过改变空气量，内镜医生可以根据胃壁的硬度来判断浸润深度，癌组织比正常胃壁硬得多。本例中也存在这种情况，病变的中心部位像板子一样僵硬，这使人怀疑癌变可能已经进展到相当深的程度了。虽然周边堤坝隆起与高度差的形成并不明显，但仅凭微妙的硬度变化，就可以解读为进展期癌。我觉得必须进行如此细致的解读才能理解，这恰恰体现了胃癌的特点。

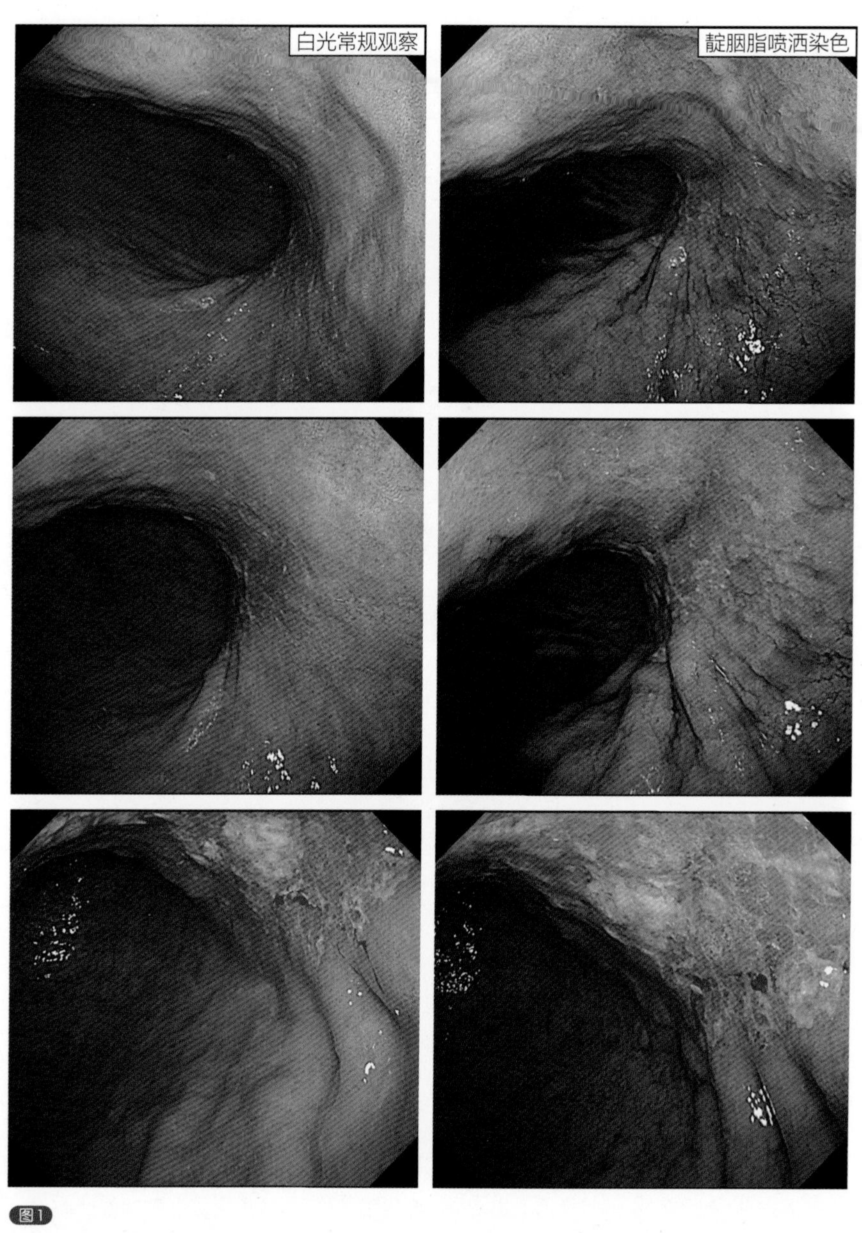

图1

再来看看病理的大体标本（**图 2**）。比起内镜图像，就更难解读了。

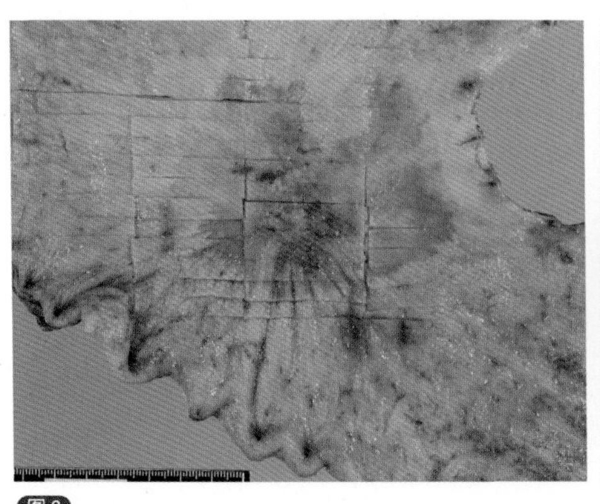
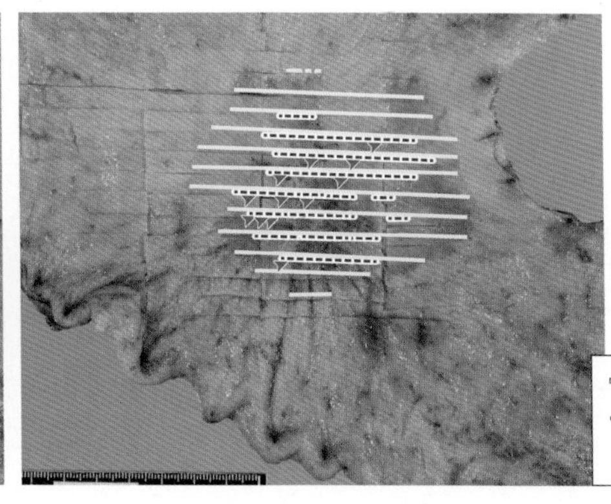

图2

虽然癌变存在于标示的范围以内，但经过伸展固定的标本延展得相当好。这会是进展期癌吗？怎么看都觉得厚度不太够。不过也的确存在皱襞的紊乱集中。在标示图中黄色实线（═）代表黏膜内癌（M）的范围，红色实线（—）代表向黏膜下层（SM）的浸润，蓝色箭头（➤）所指的部分代表向固有肌层（MP）的小灶浸润，其中一部分已经达到浆膜下组织（SS）。

但在各处都已存在固有肌层浸润的情况下，福尔马林固定后的标本中，病变与正常结构的差异似乎太小了。为什么会这样呢？

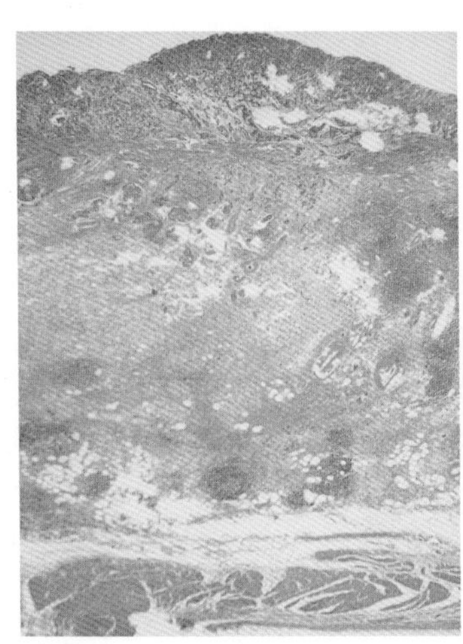
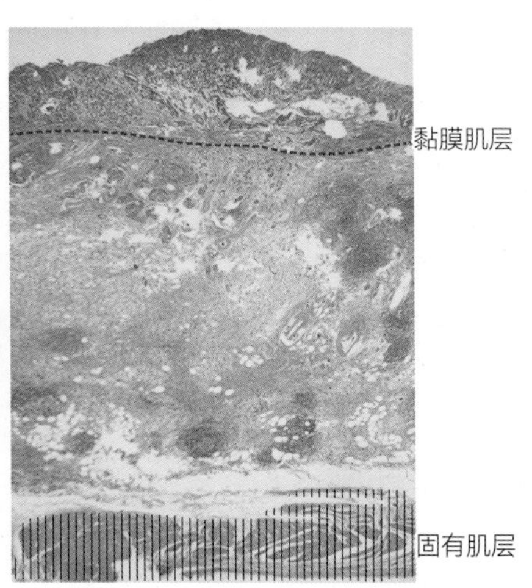

图3

图 3 是病变中央的组织学整体图像（纵向）。画面上部为黏膜组织，黏膜肌层（茶色虚线）被很好地保留下来。纵向网格的部分为固有肌层。黏膜下层被染成粉色，此处充满了伴随促纤维组织增生反应（desmoplastic reaction，DR）的癌细胞。

尽管黏膜下层中确实存在癌细胞，但黏膜肌层仍旧保存完好。简单地说，就是**地板还保留着，但地板之下已经有癌了**。尽管随着癌向黏膜下层浸润，黏膜厚度和硬度增加，但地板并未塌陷，因此无法清楚地观察到类似典型的进展期大肠癌中可见的高度差。

这种穿过黏膜肌层（平滑肌）浸润至黏膜下层的癌，往往也可以穿过更深处的平滑肌即固有肌层。我们再来看看其他的病理切片。

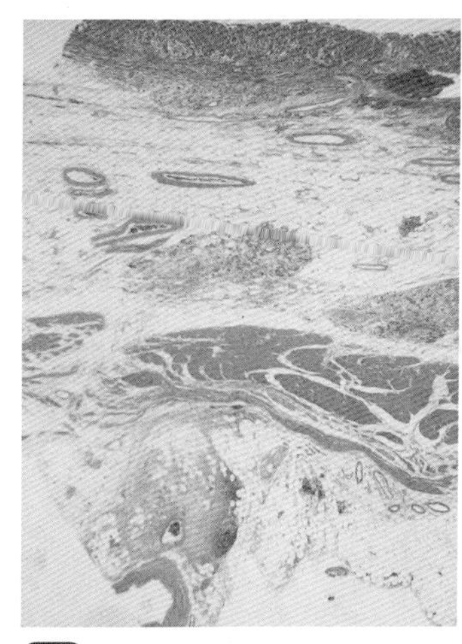

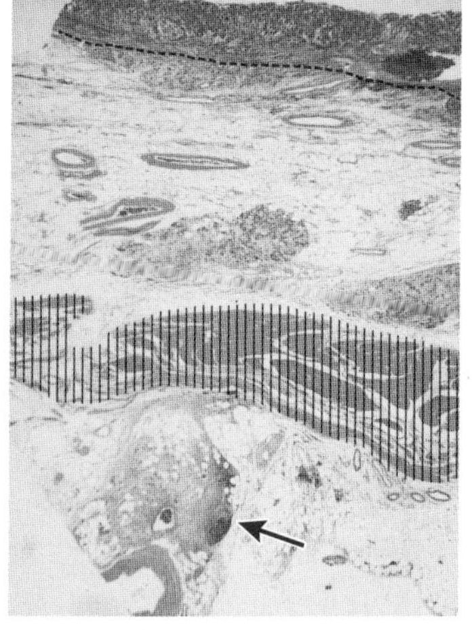

图 4

图 4 的病理切片中，尽管黏膜下层比较稀疏，但散在可见伴随粉红色 DR 的浸润癌的细胞巢。此外，在固有肌层下方也发现癌细胞（➔）。这是穿过平滑肌间隙发生浸润的癌巢。

作为胃壁基础结构存在的黏膜肌层和固有肌层**这两层平滑肌组织被较好地保存下来**。因此，除非浸润细胞的数量非常多，否则胃壁变形看起来并不明显。

笔者在一些专门讨论浸润深度诊断困难的病例研讨会上，看到过许多这种类型的病例。下面，我们再来看看其他病例。

难以理解的断断续续的浸润

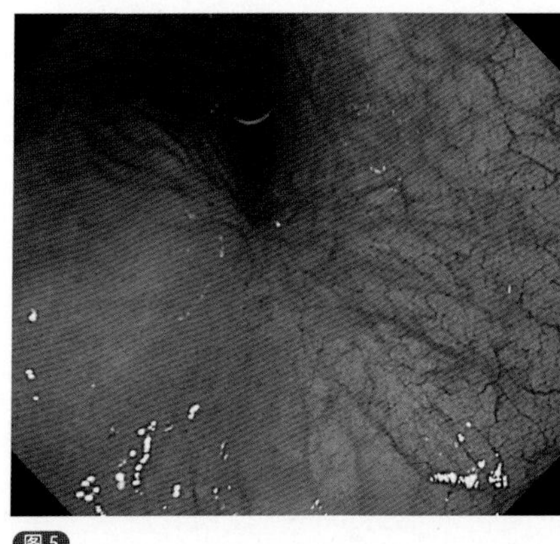

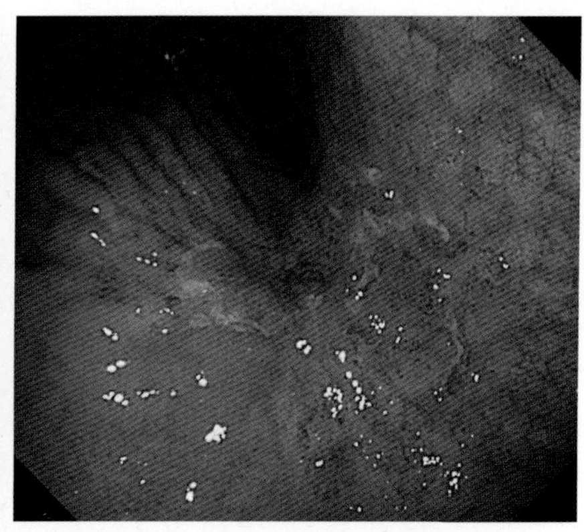

图 5

内镜下可见胃壁显著变形（**图 5**）。但是由于并无明显的凹陷，乍一看很难与消化性溃疡瘢痕进行鉴别（如果观察到色调不均和各处不规则的凹陷，估计就是癌变了）。

还是这个病例，尽管胃壁变得有些僵硬，但由于没有看到高度差的形成和地板破坏这些表现，还不足以做出进展期癌的诊断（尽管此例的确是进展期胃癌）。

外科医生看到手术切除标本后，可能会想“啊，果然是进展期癌”。因为病变的厚度改变了。

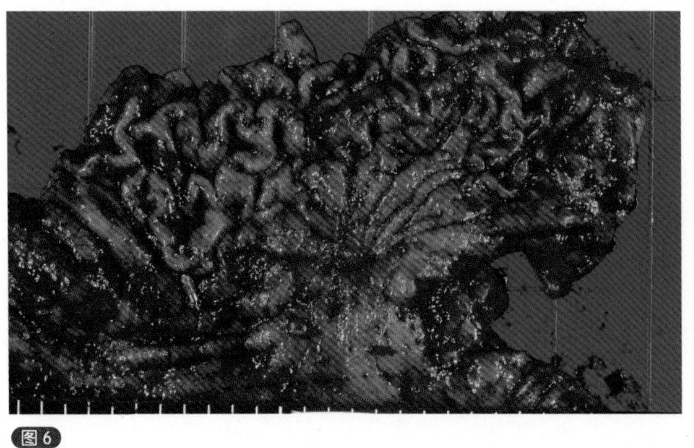

图6

手术切除的标本的确有些肿胀（图6）。但当把切除的标本展开并以福尔马林浸泡固定后，让病理医生来看这个标本，会有什么发现呢？

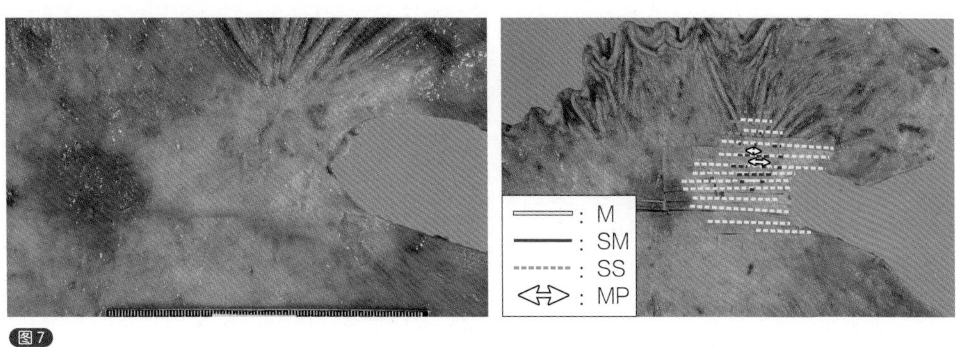

图7

标本的病变部位展开得非常平坦（图7），而且在蓝色虚线处，病变已经侵及浆膜下组织了。

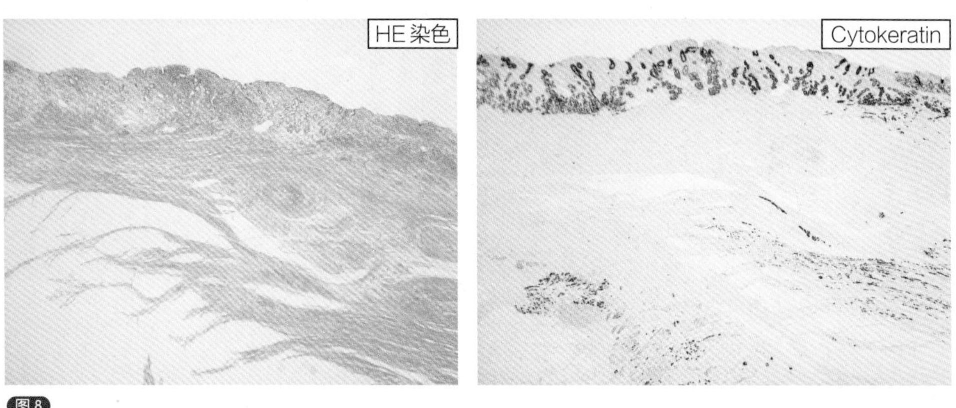

图8

很遗憾，HE 染色切片有些损坏，但当补充进行 Cytokeratin 免疫染色（上皮细胞着色）后，却有令人吃惊的发现。黏膜肌层不明显并伴有消化性溃疡瘢痕。此切片中，黏膜下层的癌细胞并不多。但在固有肌层更深处却有癌细胞以断断续续的方式浸润（图8）。再将固有肌层的一部分放大进行观察（图9）。

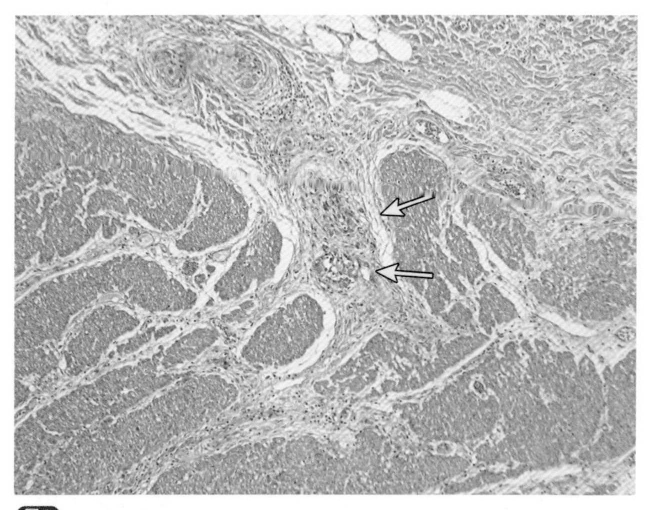

图 9

平滑肌中可见少量低分化腺癌（por2）散在浸润（图 9 ➪）。此病变也是一种对平滑肌破坏不明显的癌。此外，该病变合并消化性溃疡，其肉眼所见的改变不是由于癌所致的 DR 而是消化性溃疡瘢痕所致的。

病例 3 尽管为进展期癌但胃壁还很柔软的病变

接下来再看一个病例（图 10）。

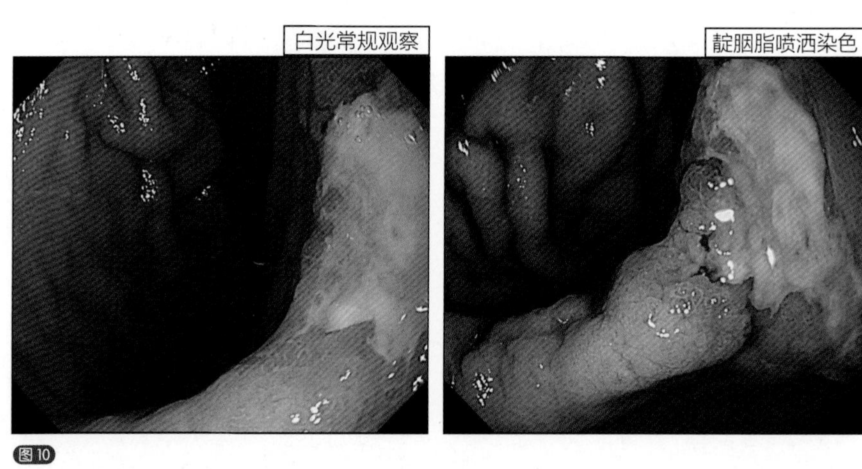

图 10

这是一个形似空洞的病变，其中一部分还伴有不规则的凹陷（Ⅱc 面），周边未见堤坝样隆起。于该处注气后……

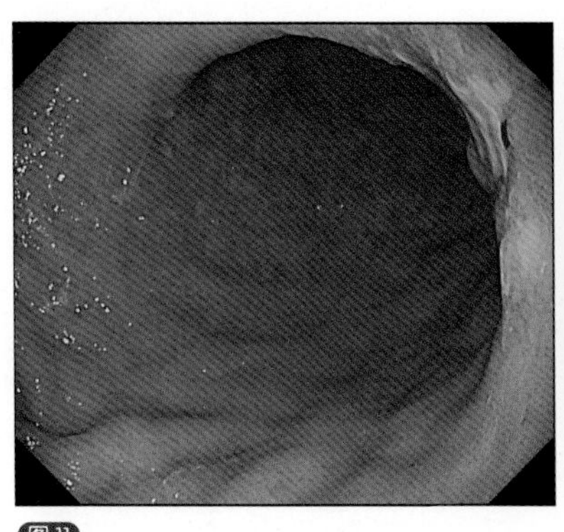
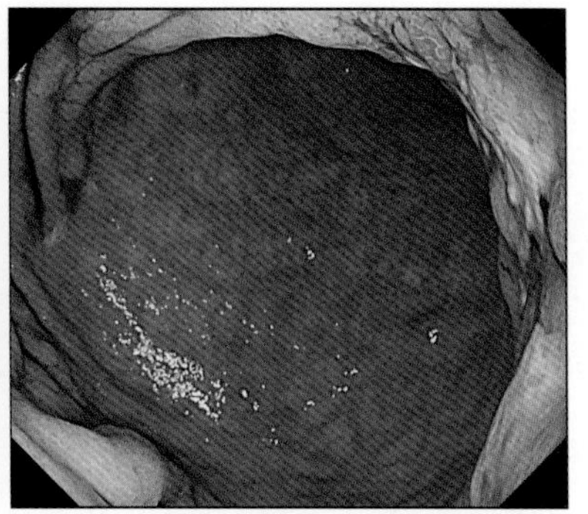

图11

病变处胃壁的延展性比之前预想的要好很多（**图11**）。胃壁本身的硬度并未发生明显改变。从该病变中很难判断它具有与癌浸润相关的DR导致的硬度及厚度的改变。

这是一个引人深思的病例，我们自然很想进一步观察其表面的微细结构。但遗憾的是，实际上，对这个病例并未继续观察而是直接施行了手术。临床上，对于合并消化性溃疡瘢痕的较大病变，如果在活检中发现低分化癌，一般会当作外科病例而不是消化内科病例来处理，因此也就不会进一步对其表面结构进行精细观察了（仅评价浸润深度）。

近年来有种趋势，即对于已经进展到一定程度的病例不再进行内镜和病理的对比。临床上大多数单位对于内镜下可能治愈的小而浅的病变，常会进行细致的对比分析，在这方面也有很好的教科书。而对于需要外科手术治疗的病例，例如浸润至SM的病变，对比分析就简化了很多。这样一来，通过对比分析可以发现的信息也许就被忽略了，这实在是有点遗憾。好像有点跑题了，让我们重新回到这个病例。

图12为手术切除标本。

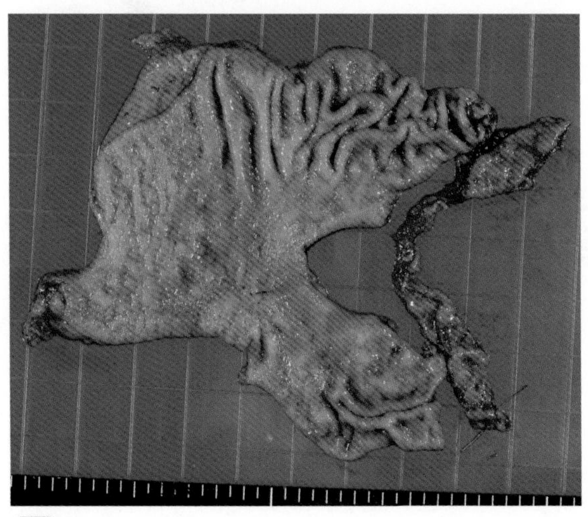

图12

尽管病变位于胃后壁至邻近大弯侧，外科医生还是在紧邻病变的大弯侧做了常规切口，并没能完成理想的癌组织的剖开分离。由于无法根据触摸判断此病变的硬度，尽管避开了发生多发性溃疡瘢痕的较硬部分，但还是在病变内进行了切割。

此外，在贲门侧另有一条组织样本。相信有经验的人都明白，这表示对切口边缘做术中快速病理诊断的结果呈阳性。与主要病变无关的另外一个小病变恰好存在于切缘，并在快速病理诊断中发现，于是追加了进一步切除。

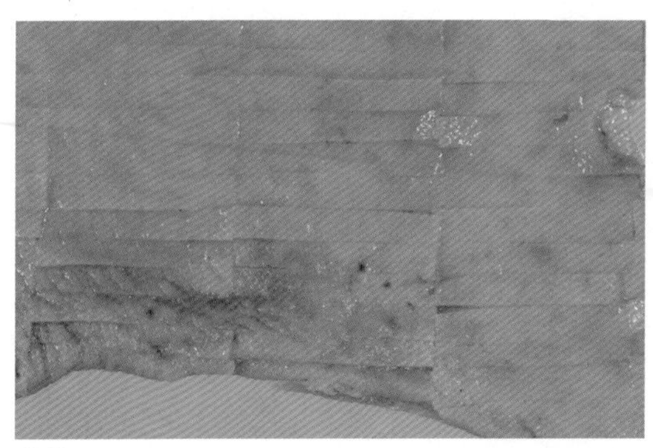

图13

将标本伸展后以福尔马林浸泡固定（图 13）。整个标本非常平坦。

是不是觉得上一病例中的模式再次出现了呢？

下面对病变进行复原。

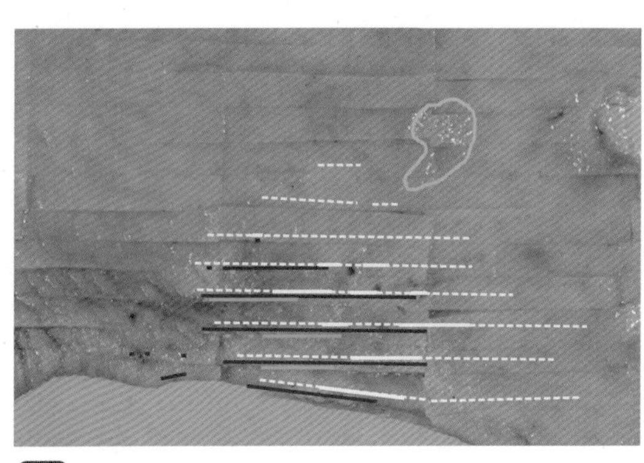

图14

绿色圆圈处（图 14 ○）有一处病变（黏膜内癌）。此外在口侧切缘处也有一处病变（图中未标示）。

接着来重点观察主要病变，发现黏膜内癌（M）的分布范围比预想的广泛。黏膜下层（SM）也有相当程度的浸润。此外在蓝色实线部分（—），癌的浸润深达固有肌层（MP），乃至浆膜下组织（SS）。

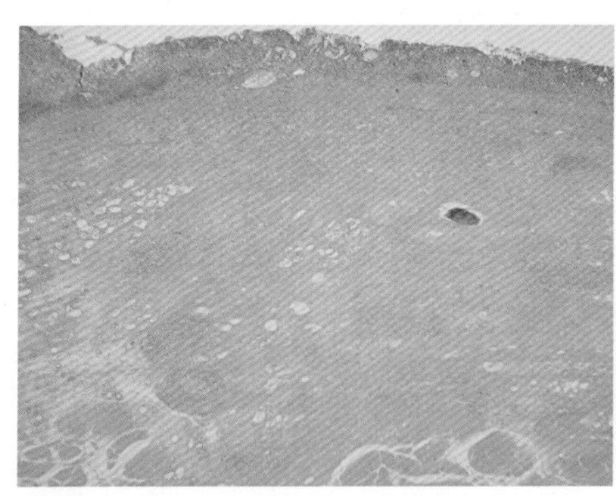

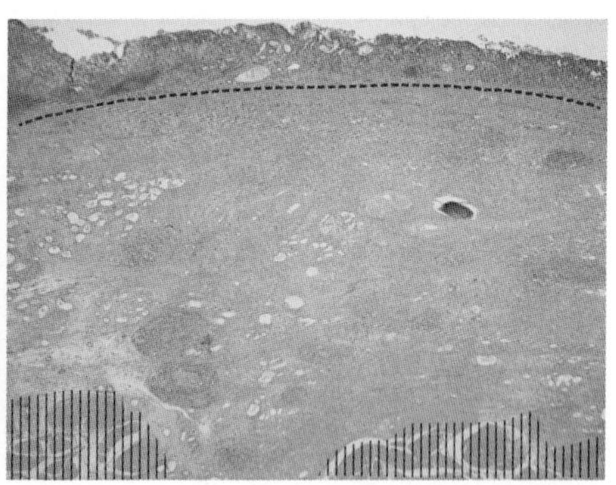

图15

此病例与前述的病例 1 和病例 2 情况相同。尽管癌细胞完全侵入黏膜下层，但黏膜肌层却完整地保留了下来（图 15）。因此，地板完整，并未塌陷。

这是一种具有能穿越黏膜肌层平滑肌能力的癌。这种癌也可以轻松穿越固有肌层。再进一步观察病变更深处。

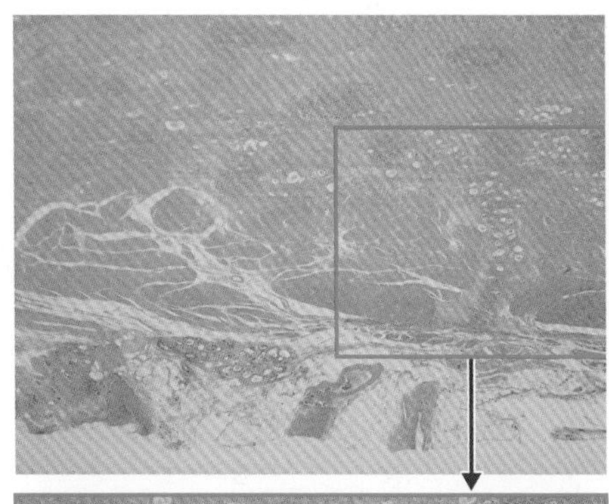
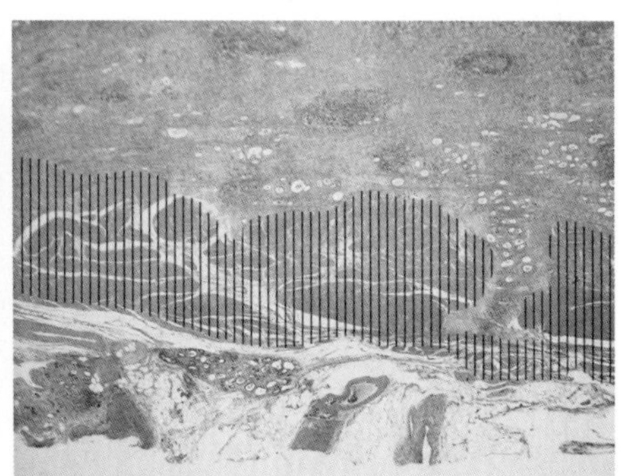
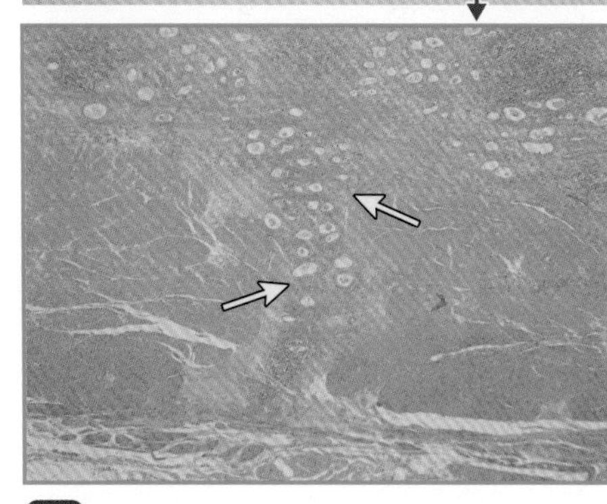

图16

可见在固有肌层形态未被破坏的情况下，癌腺管在平滑肌的缝隙间向浆膜下组织浸润（**图16** ⇨）。

◆ ◆ ◆

必须指出的是，如果不能理解**胃癌能够以穿越平滑肌的形式存在**，可能会出现对胃癌浸润程度的误判。

穿越平滑肌的胃癌

- 善于穿越平滑肌的间隙。
- 因此黏膜肌层没有太大破坏（除非合并消化性溃疡）。
- 固有肌层也未出现明显变形。
- 病变浸润至SM深层时，可以根据病变的厚度来判断其浸润深度（因为在黏膜下层内，DR所致的表现与普通类型的癌相同）。
- 尽管从胃壁的硬度看，癌仅浸润至SM，但实际上有时已经侵及浆膜下组织了。

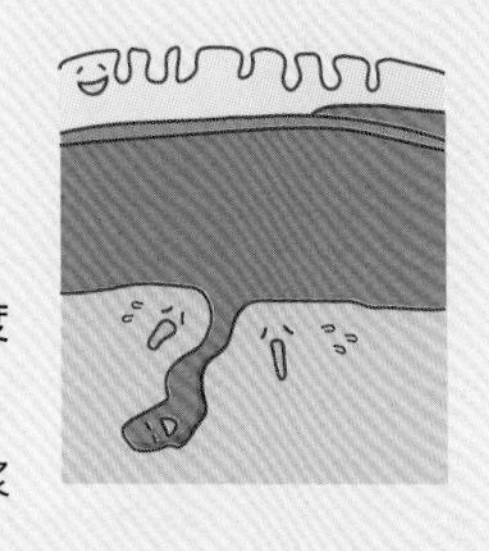

这种病例令内镜医生感到非常困扰，尤其是最近以来，这种现象经常出现于幽门螺杆菌除菌后的病例。以下仅代表笔者个人的观点，并无确切的数据支持。我认为，**除菌后胃癌并不是特别倾向于以这种方式生长**，而是由于除菌后胃癌很少合并消化性溃疡，**以前那种由于消化性溃疡所致的相对较浅但看上去较深的病变减少了**。因此，那些实际较深但看上去较浅的病例就凸显了出来。再次强调，并没有确切的统计数据支持以上观点，如能将其作为一种假说来理解，我觉得也是很荣幸的。

第7章

全面对比（胃）

在第 7 章中，笔者将挑战胃的精细对比。本书由大肠到胃，均是按照从大体图像、组织学图像再到高倍放大图像的顺序从大体到微观逐步放大进行描述的。最后一章将讲述胃癌的内镜和病理对比。关于这个主题已经有很多优秀的专著发表。因此，本书将侧重于：

1. 幽门螺杆菌**除菌后**的胃癌。
2. 幽门螺杆菌**未感染**的胃肿瘤。

就这两方面对内镜和病理对比进行详细描述。

1 幽门螺杆菌除菌后的胃癌对比

病例1 除菌后4年，癌变范围明确但存在非癌上皮

（病例提供：名和田義高先生）

1）内镜图像

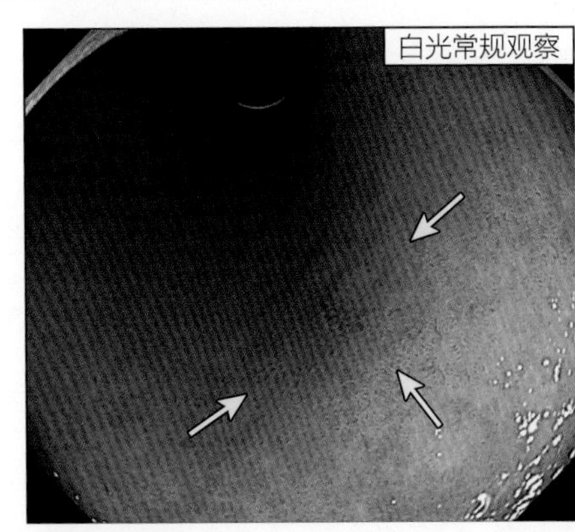

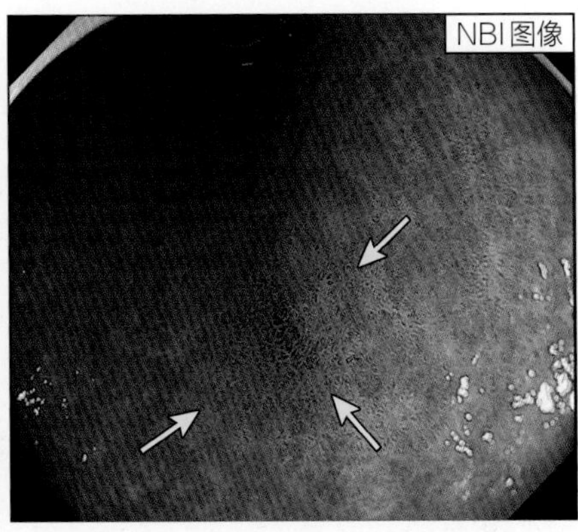

图1 内镜图像

该例为70余岁的女性，除菌治疗后4年。胃体小弯可见一处略微发红的病变（图1 ⇨）。

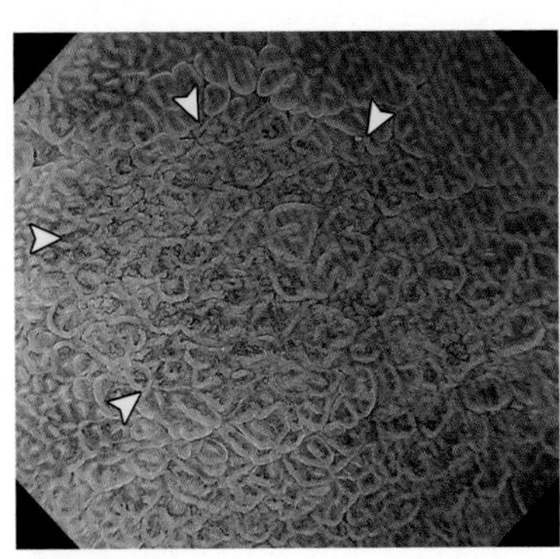

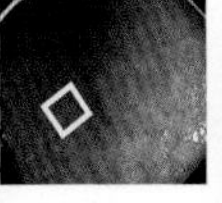

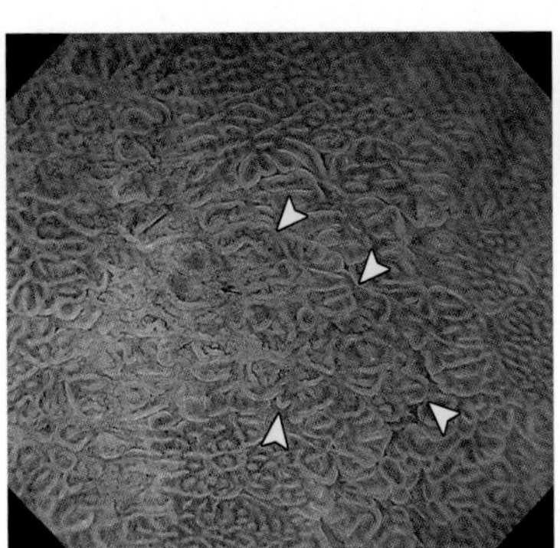

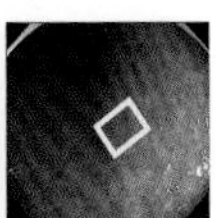

图2 NBI图像

病变处以窄带成像技术（narrow band imaging，NBI）放大观察，可以根据白区（white zone）结构的差异来确认病变边界（图2 ▷）。边界线（demarcation line）清晰。

箭头外侧（▷）为非肿瘤黏膜，白区像用蜡笔涂抹的样子，呈白点、稍微拉长的椭圆形至短棒状。除菌后，在胃底腺恢复的区域内针孔状pit（small round pit）排列紊乱。与之相对，在箭头内侧（▷）的部分，田垄状的白区明显比周边部分分布得更加密集。

2）组织学图像

对该病变实施了 ESD。仙台厚生医院的名和田先生利用精美的实体显微镜图像进行了内镜和大体标本的比对（**图 3**），显示出日本的最高水平。

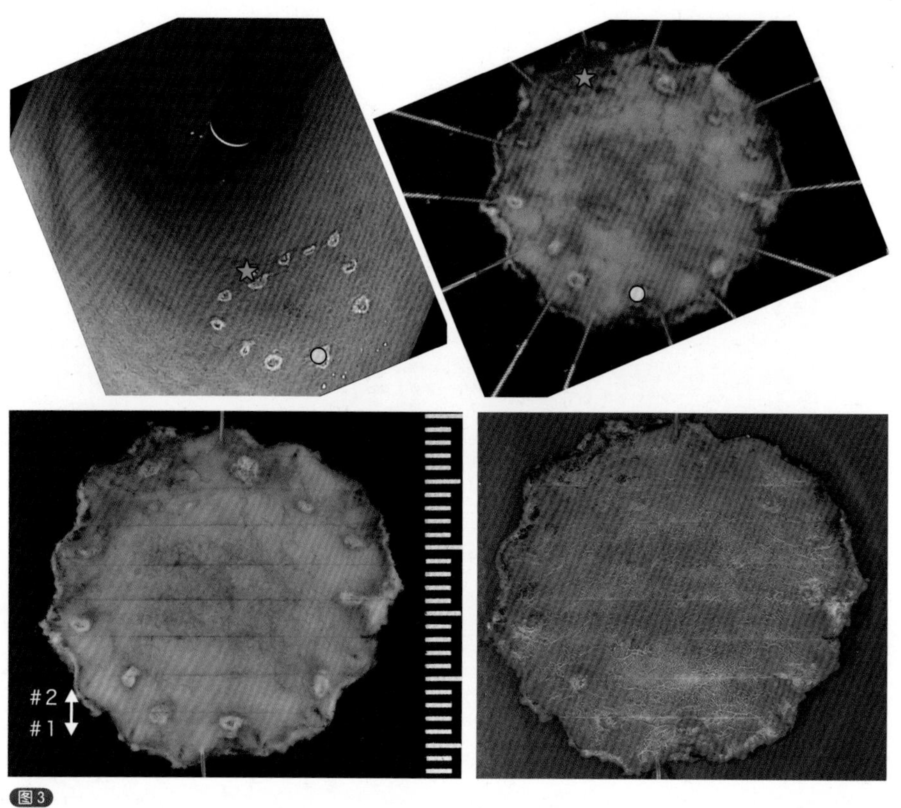

图 3

通过适当的结晶紫染色、确定关心区域以及切割线的对比，可以实现关注区域与组织学图像的正确比对（本书对具体操作方法不做介绍。有兴趣的话可以参考其他出版社的人气书 2[10]。

再看本例，诊断并不困难。病变范围也基本可以确定。术前判断为分化型腺癌，行 ESD，最终病理报告也诊断为 tub1。术前诊断与术后诊断一致。一般来说，本次诊疗就结束了，无须进行更多解读。

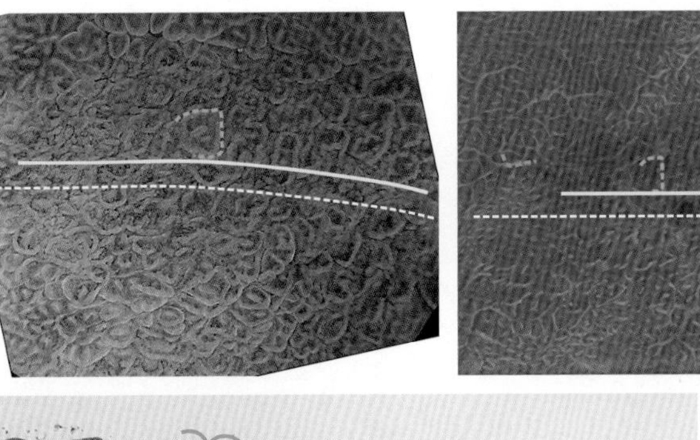

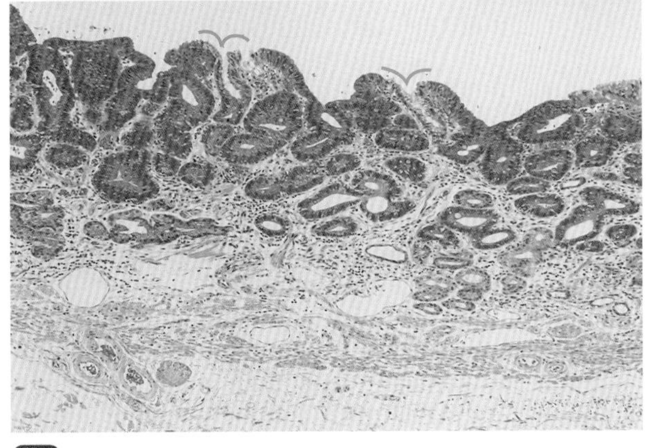

图4

除菌后胃癌，即使在内镜下病变范围清晰，也常常在病变中发现有非肿瘤上皮残留。在**图4**中，蓝线所示部分（—）为非癌上皮。癌组织中有非癌上皮混合存在。

再来对比看看其他的病理切片（**图5**）。

这个部位表层几乎全部由非肿瘤上皮组成。请注意染色深的腺管只存在于表层

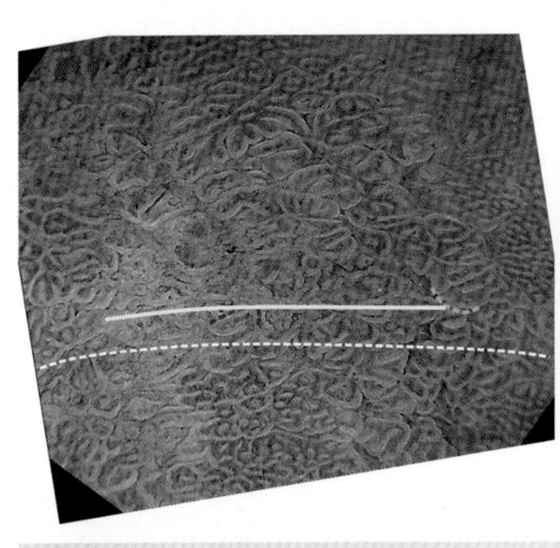

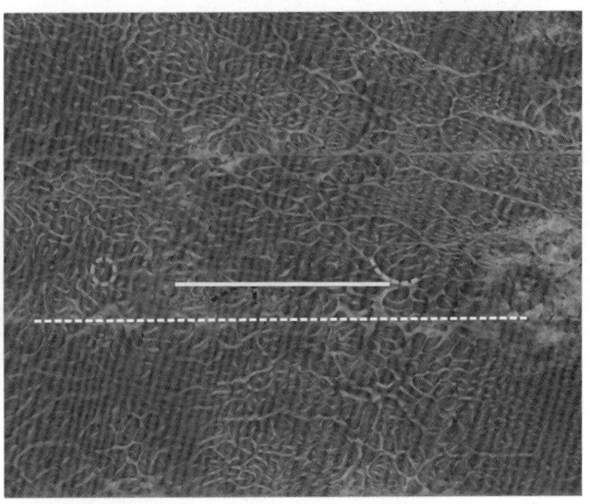

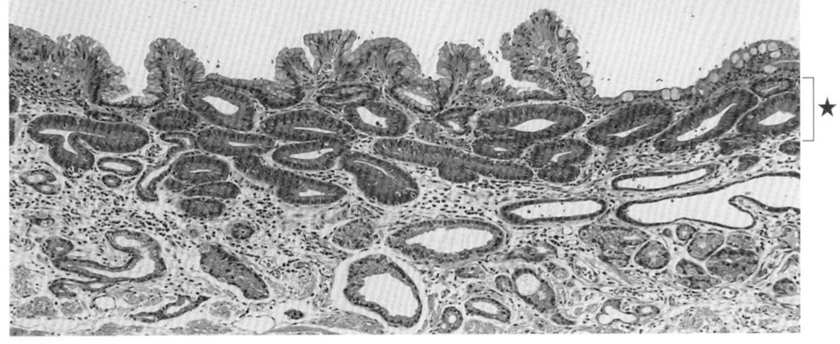

图5

上皮的正下方（**图5★**）。与NBI图像仔细对比，发现在切割线的位置白区密度确实较高，符合癌的特征，但进一步细致观察，又发现其中**存在一些宽度和染色状态与非癌部位的白区相似的区域**。

本例中，术前诊断的癌变范围与病理报告中的标示基本一致，病变内也存在可以诊断为癌的不规则结构。但经过非常精细的对比后发现，实际上这是有非癌上皮混合存在的病变。在每日重复的对比工作中，这种病例只在除菌后的胃中遇到过。由于临床诊断与病理诊断（文字报告）一致，因此在研讨会上关于这种病例的讨论也并不多见。

除菌后胃癌的病变中存在相当比例的非癌上皮，最近这个观点逐渐被人们所接受，特别是在内镜医生中（相反，病理医生却不知道）。尽管大多数医院并不会对ESD术后的所有病例都做对比，无法获得大样本的统计学数据，但**即使对内镜下癌变范围与病理诊断几乎完全一致的病例做更仔细的分析，也会在一些部位发现非癌上皮混合存在。**

病例2 除菌后3年，部分病变范围的判断有些困难

（病例提供：名和田義高先生）

1）内镜图像

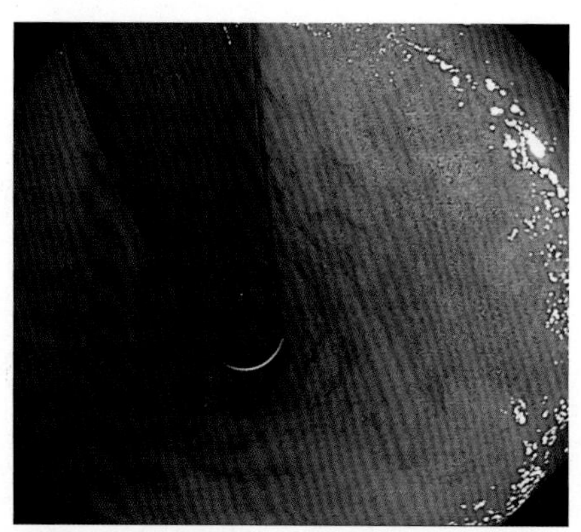

图6 白光常规观察

除菌后3年，50余岁男性。背景黏膜有类似铺路石样的凹凸感（**图6**）。这种表现被认为是除菌后胃底腺再生的部分形成岛状结构，发生完全型肠上皮化生的不可再生部分塌陷所致。

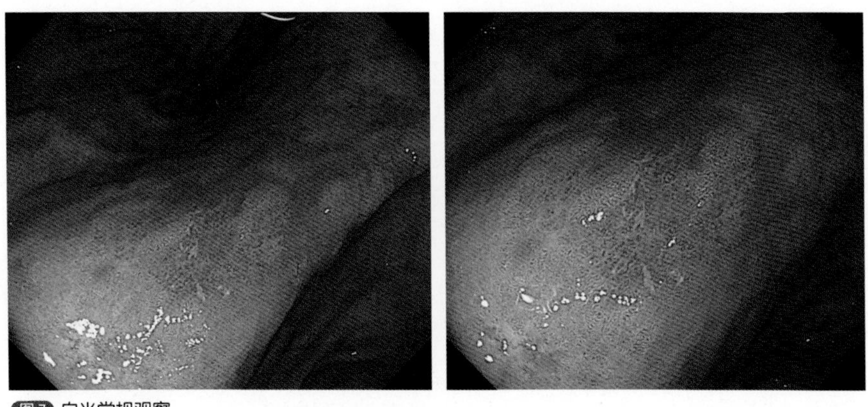
图7 白光常规观察

在胃角处可见发红的凹陷性病变（图 7）。白光下观察，发红区域似乎就是病变的范围……不过，还是再用 NBI 放大观察一下吧。

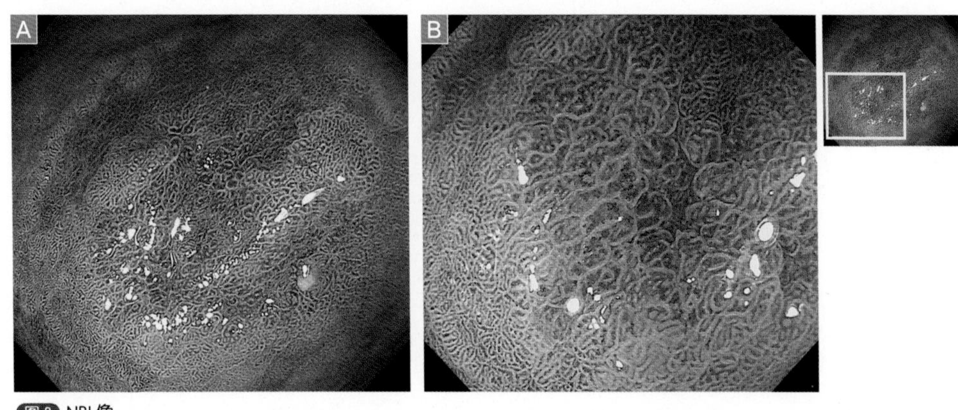

图8 NBI 像

NBI 非放大下粗略观察（图 8），也觉得边界线应该划在出现色调改变的位置，但放大后再观察，就会发现色调不同的位置与白区变化的位置并不一致（图 8B）。

与病变范围以外（图像边缘处）清晰可见的以田垄状表现为主的白区相比，在发红的（NBI 下显示茶色）区域，白区密度略微降低。窝间部出现异常血管。在病变的中心处，白区的不规则程度增加，密度升高。根据这些表现，推测病变为癌，但棕色区域的边缘处是否为癌，还是仅仅为肿胀发红的非癌黏膜呢？

2）组织学图像

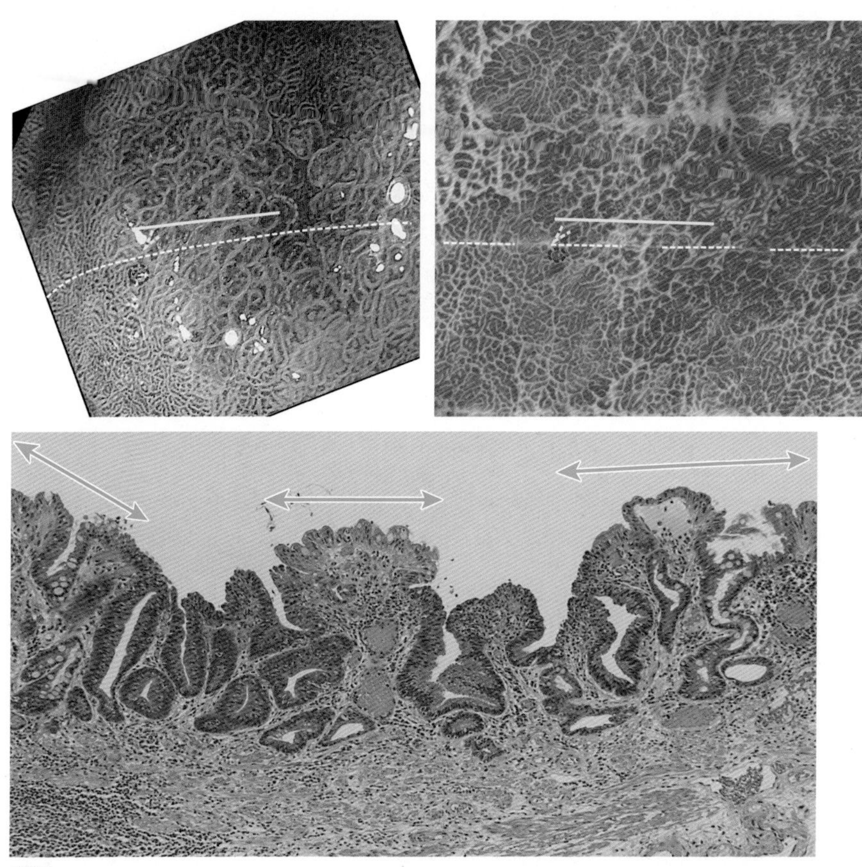

图9

通过对比发现在癌变范围难以确定的部分，有大量非癌上皮存在（组织学图像中的蓝色箭头↔部分）（**图 9**）。粗大的白区，特别是与周围黏膜从宽度和色调上基本无差异的部分，可以考虑为非癌黏膜。由于癌与非癌交替出现，因此造成 NBI 下两者的差异显得非常小。

除菌后3年半，考虑为癌，但是……

（病例提供：名和田義高先生）

1）内镜图像

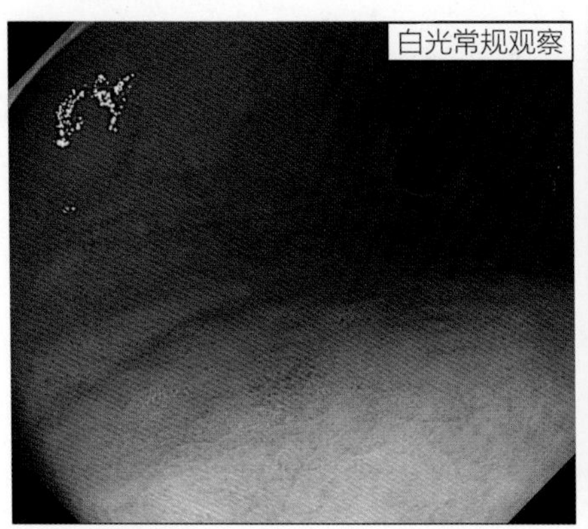

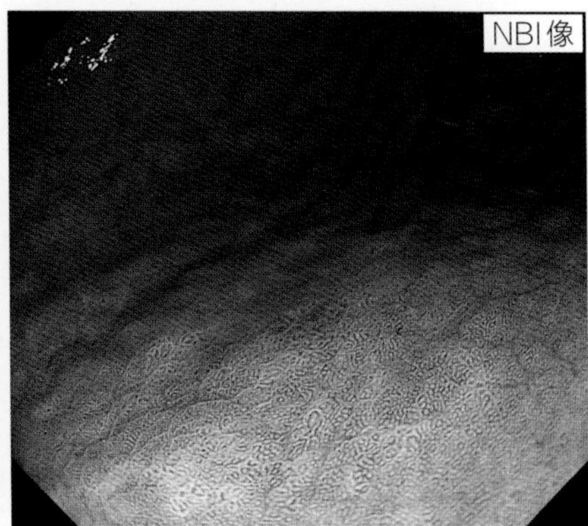

图10 内镜图像

在光滑的胃黏膜内，可见一处稍微发红的区域（图10）。其实这个病变是很难被发现的，但名和田先生竟然发现了，实在令人佩服。

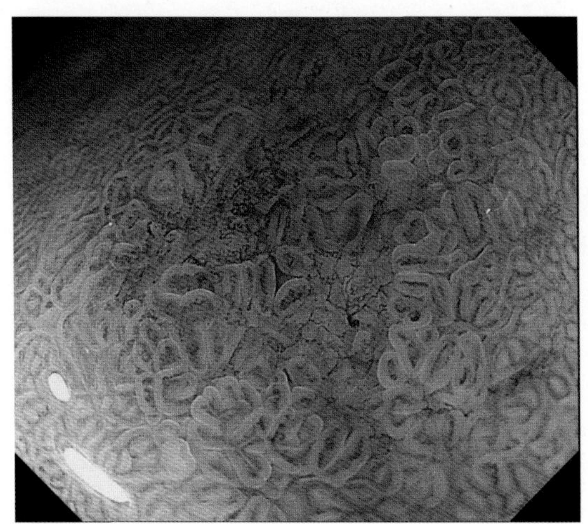

图11 NBI放大图像

以NBI放大再进行观察（图11），基本上可见病变的全貌。在边缘处还可以看到白区在靠近中心部变模糊了，但病变内的白区并未完全消失，形态也基本保留。在白区消失的部位可见血管增生，密度略微增加，但似乎炎症反应也可以造成这种程度的密度增加。为何除菌后局部有炎症存在，这点似乎令人难以理解，这真是癌吗？

2）组织学图像

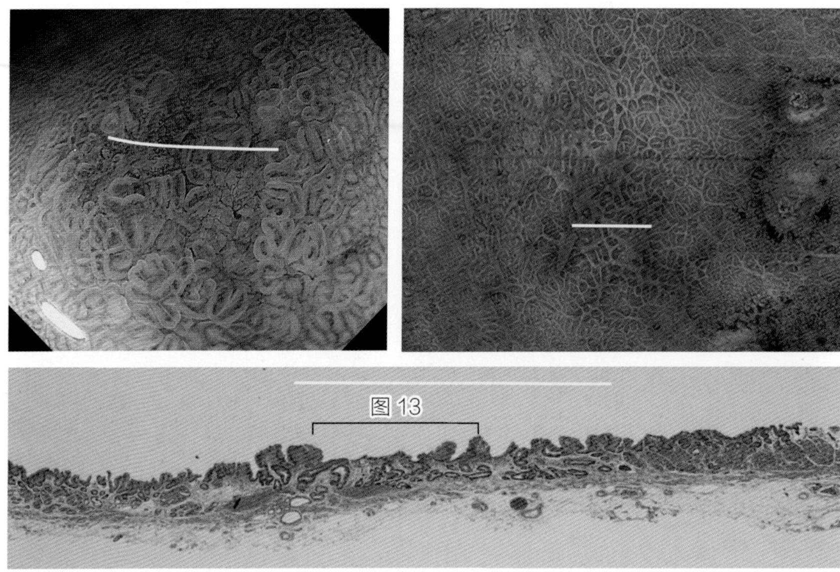

图12

进行仔细对比后（**图12**），根据实体显微镜下的图像还是无法判断是否为癌，即使根据病理低倍图像仍旧无法确定是否为癌。

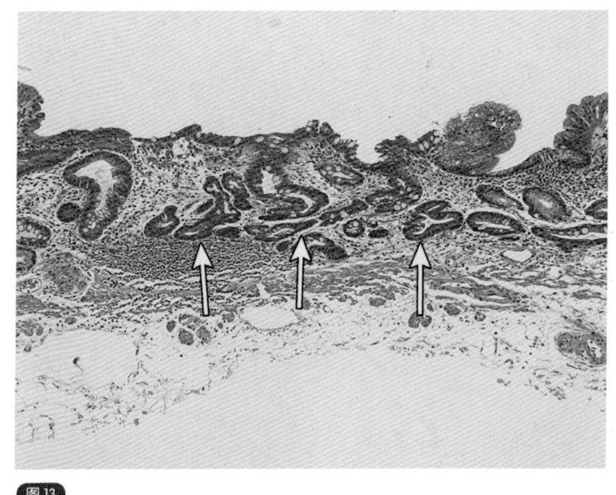

图13

黏膜表层大部分为非癌组织。在黏膜中层受压变形，横向生长的腺管中存在牵手型胃癌（**图13** ⇨）。除菌后，不仅因为存在非癌上皮，癌也属于在黏膜中层生长的类型，因此，从表层寻找癌变的证据就变得非常困难了。

参考文献

[1] 「上部·下部消化管内視鏡診断マル秘ノート 2」(野中康一，他 / 著)，医学書院，2018.

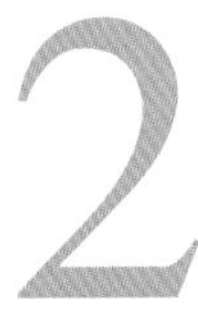

2 幽门螺杆菌未感染的胃肿瘤的对比

目前，大多数幽门螺杆菌除菌后出现的胃肿瘤被称作**除菌后发现的胃癌**。这里使用“发现”一词是因为癌的发生是在幽门螺杆菌除菌以前（感染中），但在除菌后才较为清楚地显现出来。既往曾有很多报道认为，幽门螺杆菌感染后发生的（和之前一样的）胃癌除菌后可能会发生改变。**第 7 章 -1** 中介绍的非癌上皮混合存在的情况就是一个很好的例子。

另一方面，人们认为在无幽门螺杆菌感染的状态下，胃肿瘤的发生方式及分布很可能有别于幽门螺杆菌阳性环境中发生的胃肿瘤。

幽门螺杆菌未感染状态下发生的胃肿瘤的分布和组织学类型

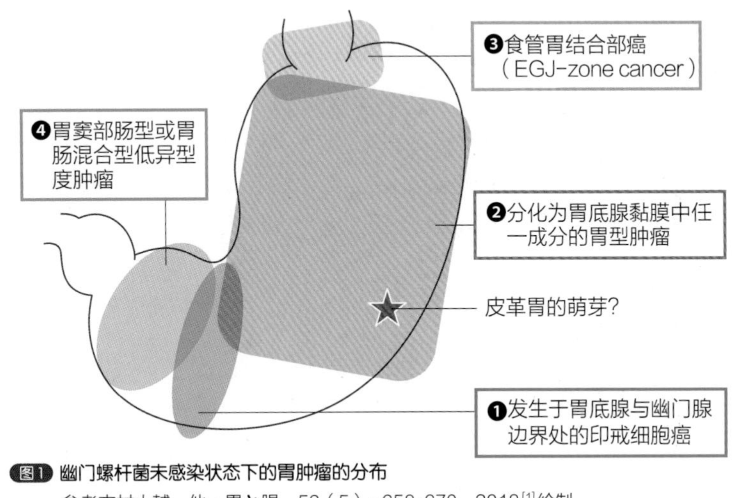

图1 幽门螺杆菌未感染状态下的胃肿瘤的分布

参考吉村大輔，他：胃と腸，53（5）：658-670，2018[1]绘制

图 1 来自吉村先生在《胃与肠》杂志发表的论文，笔者略微做了一些改动。**在无幽门螺杆菌感染的胃中发生的肿瘤，其病变性质与发生部位关系密切**。

❶发生于胃底腺与幽门腺边界处的印戒细胞癌（sig）。

❷分化为胃底腺黏膜中任一成分的胃型肿瘤。

❸食管胃结合部癌（EGJ-zone cancer）。

❹胃窦部肠型或胃肠混合型低异型度肿瘤。

吉村先生的病理解读用词（日文）严谨、准确、通俗易懂，笔者对此非常尊重。

这篇在《胃与肠》杂志上发表的综述清晰明了，对我帮助很大。因此，我通过邮件联系了吉村先生表示感谢。同时，我觉得图中也有一些地方令我有些困惑，此次在本书中进行引用时就根据个人的理解增加了一项内容，即❹**胃窦部肠型或胃肠混合型低异型度肿瘤**。我觉得这类肿瘤也会发生在幽门螺杆菌未感染的患者中，有必要补充并加以介绍。

由于病理医生对❹的诊断常限于腺瘤，如果使用“幽门螺杆菌未感染的胃癌”一词恐怕会引起争议。因此在本章节的题目中使用了“**肿瘤**”一词。

对于❶发生于胃底腺与幽门腺边界附近的印戒细胞癌（sig）和❸食管胃结合部癌，任何病理医生都可以明确地诊断为癌。❹是一种介于癌和腺瘤之间的低异型度病变。那么❷呢？

例如，近年来众所周知的胃底腺型胃癌就是❷中的一种，在欧美国家也被称作泌酸腺腺瘤（oxyntic gland adenoma ）或息肉（polyp），实际上也是因为对其是否为癌还存在争议。此外，无论感染还是未感染幽门螺杆菌的胃中所发现的胃型腺瘤（幽门腺腺瘤）均存在发生癌变的可能，因此也属于❷中的一种。最近让内镜医生和病理医生感到相当困扰的胃底腺黏膜型胃癌和胃固有腺黏膜型胃癌，这两种命名复杂的胃癌也属于❷。

换句话说，**❶❸中的病变均可确诊为癌，而❷❹中的病变既有可以确诊为癌的**，也包括一些无法确诊为癌的病变。

此外，应注意的是，**发生在幽门螺杆菌未感染的胃中的癌也会出现在幽门螺杆菌感染的胃中。**胃底腺型胃癌、胃型腺瘤以及胃窦部的低异型度肿瘤，这些病变均可出现在幽门螺杆菌感染的患者中。只不过是幽门螺杆菌感染所致的高侵袭性的“传统型胃癌”进展速度快，而进展速度相对缓慢的癌被掩盖了（一种推测）。我们似乎可以这样理解，随着幽门螺杆菌感染率的下降，内镜图像分辨率的提高，进展速度缓慢的胃癌将越来越多地被发现。而❸食管胃结合部癌恶性程度一般较高，幽门螺杆菌感染是否会影响其预后目前尚无报道（目前来说）。

本书的最后一章将会概述在幽门螺杆菌未感染的胃中发生的比较有特点的肿瘤。以上❶❷❸❹ 4 项中，❸食管胃结合部癌其临床特征是否因幽门螺杆菌感染状态而发生改变目前尚不清楚（可能不发生变化）。到目前为止，笔者所遇见的病例各不相同，也无统一结论，因此本书中就不对❸的情况进行讨论了。以下将对❶❷❹按顺序进行解读。

❶腺交界部位发生的印戒细胞癌（sig）

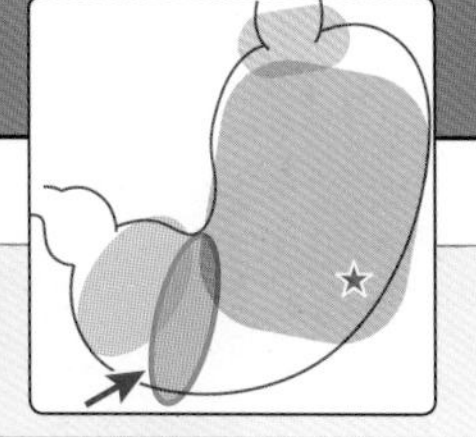

幽门螺杆菌未感染❶腺交界部sig的典型病例

（病例提供：髙橋慶太郎先生）

第1个病例为50余岁男性。体检发现病变，胃内无幽门螺杆菌感染。

1）内镜图像

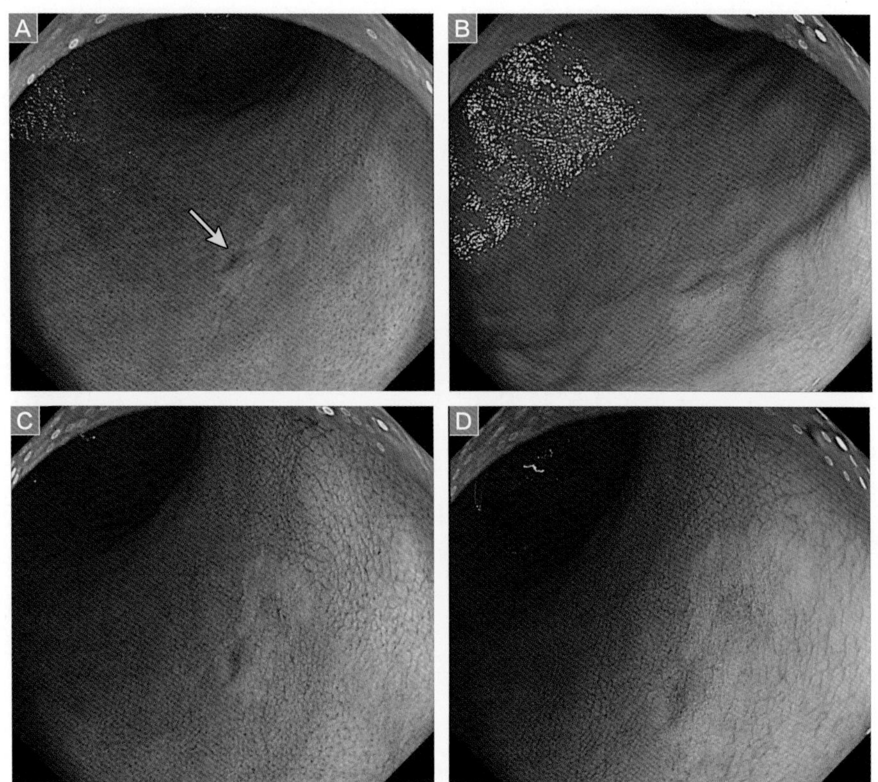

图2 内镜图像。A、B：白光常规观察。C、D：靛胭喷洒脂染色

“内镜直视下正对的位置”即胃角大弯侧附近，可见形态不规则的褪色病变（图2A）。考虑为0-Ⅱc或0-Ⅱb型病变。虽然看似轻微凹陷，但是与周围黏膜相比，基本上没有明显的凹陷形成。

不知为什么，未感染幽门螺杆菌的sig仅见于胃角附近。由于很少形成断崖状凹陷，直至大约15年以前，这种病变几乎很少被人发现。随着内镜技术的进步以及人们对此类病变认识的提高，近年来发现逐渐增多。

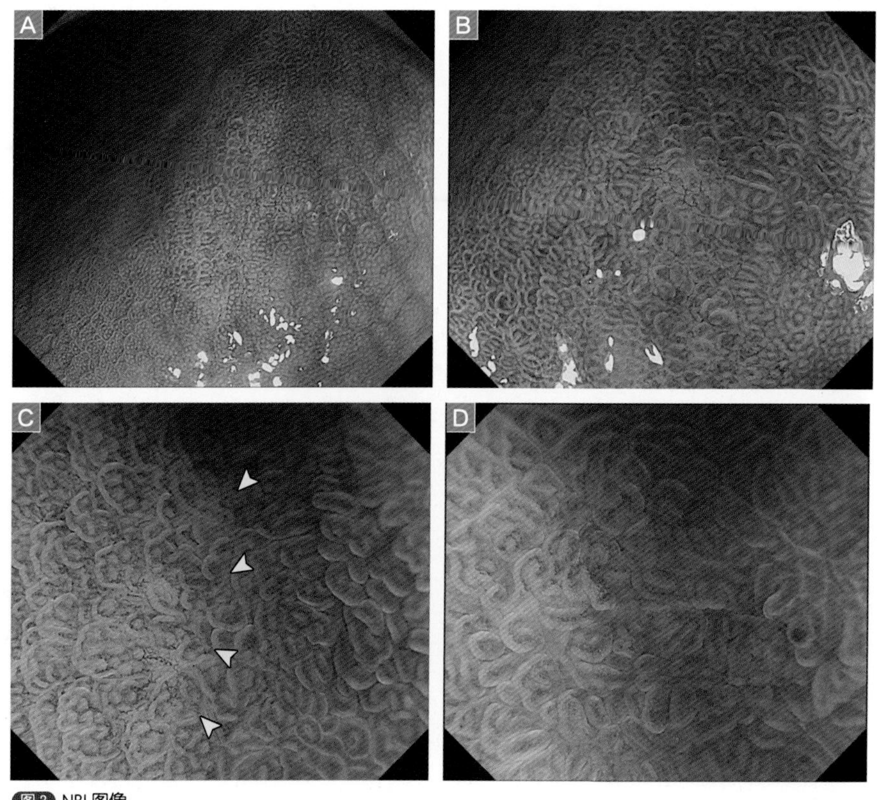

图 3 NBI 图像

NBI 下观察，由于无幽门螺杆菌感染，病变周围黏膜的腺管开口基本上呈针孔状(small round pit)，但混合存在微妙的幽门腺样的田垄状改变。一方面，病变处的白区呈田垄状，但并非全是田垄状，而是还残留了一些“破坏的 pit”。本例就是这样(**图 3C** ▷)。根据内镜下的图像很难说黏膜已被完全破坏。给人的印象是黏膜只破坏了一半。

2）组织学图像

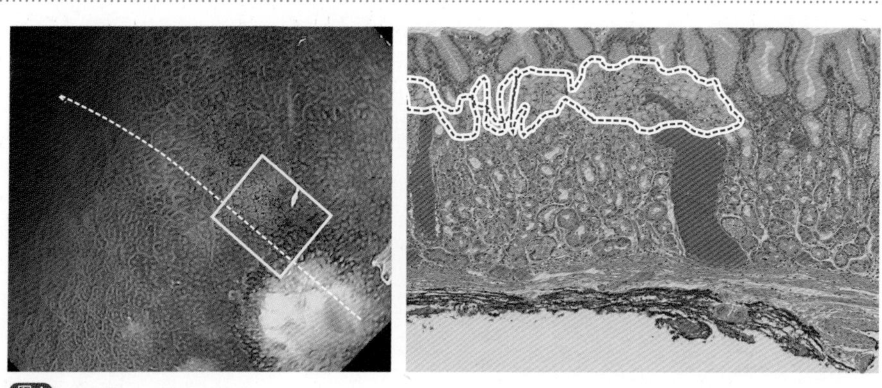

图 4

这种病理图被称为“腺颈部 sig”(**图 4**)。印戒细胞癌仅在腺颈部生长，如图中红色虚线（----）包围的区域。表层的小凹上皮虽然呈轻微的田垄状，但是胃底腺的数量几乎并未减少。因此，在 NBI 放大图像中白区的改变并不完全。幽门螺杆菌阴性胃的 sig 大多呈这种表现。

值得注意的是，极少数情况下，sig 发展到进展期癌（scirrhous type，硬癌型）时才会被发现，此时病变的位置就不再是仅限于腺体交界处了。尽管在组织学类型上，它们都属于印戒细胞癌。

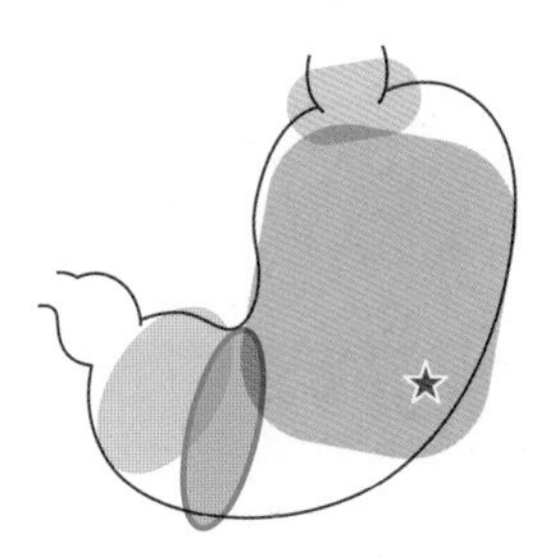

幽门螺杆菌阴性的胃中，sig 主要发生在示意图上代表胃角的绿色部分。另外，笔者觉得像皮革胃（linitis plastica 型）等这类预后很差的进展期未分化型胃癌，大多发生在胃体部（红星位置★）。虽然罕见，但在绿色以外的部位也会发生未分化型胃癌，其中一部分侵袭性很强（aggressive），这点也是需要我们了解的。也许可以这样说，红星标记的位置出现的进展期未分化型胃癌，在早期可能与胃角的 sig 具有不同的影像表现（尚无数据支持）。

❷分化为胃底腺黏膜成分之一的胃型肿瘤

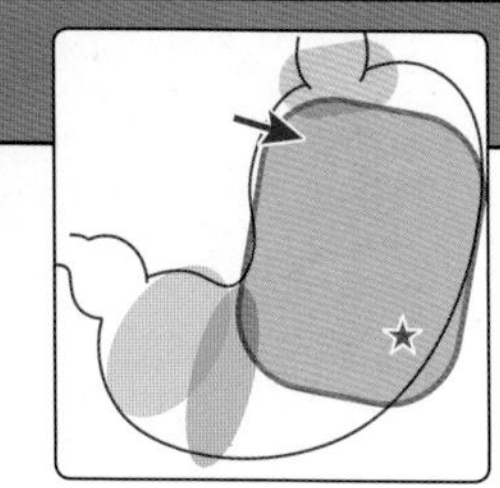

接着是示意图中的红色方块部分。让我们来看看**分化为胃底腺黏膜成分之一的胃型肿瘤。**

关于这种病变，在第 5 章 -2 中曾做过简要介绍。接下来，重新看一遍**图 5**。

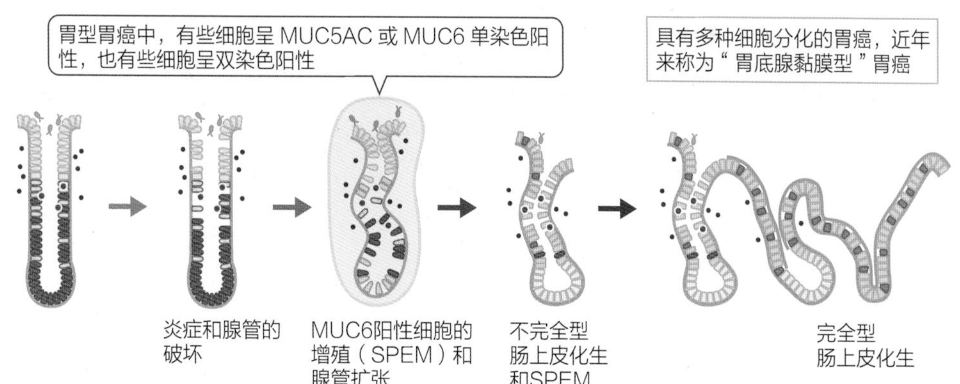

图 5 胃黏膜的变化和胃型肿瘤（同第 5 章 -2，图 5）

胃黏膜由多种不同细胞组成，加上幽门螺杆菌感染所致的肠化的影响，黏膜形态变得更加复杂，因此可以发生源于不同细胞及不同分化方向的肿瘤。即使在幽门螺杆菌阴性的胃内也是如此。但显示胃型特征的肿瘤大多发生于胃体（至胃底穹隆部），可见其发生部位存在倾向性。

幽门螺杆菌未感染❷分化为胃底腺黏膜成分之一的胃型肿瘤

A. 树莓型·胃小凹上皮型肿瘤

（病例提供：安保智典先生）

1）内镜图像

首先，让我们来看看胃底腺黏膜中，分化为最表层的小凹上皮的肿瘤。

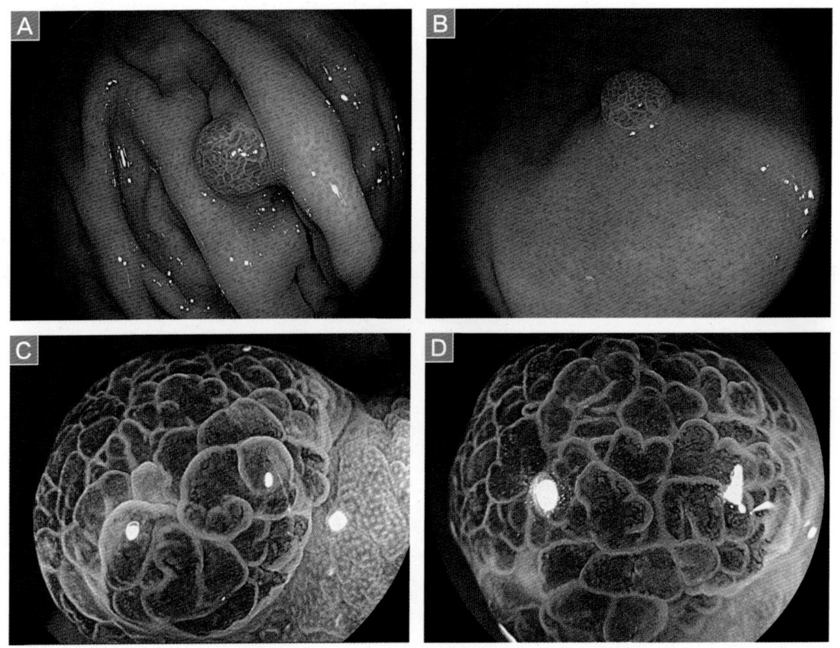

图6 内镜图像。A、B：白光常规观察。C、D：BLI 放大内镜图像

看到这张图片的一瞬间，可能有人就已经认出来了“**啊，这是树莓型！**”。近年来，这类病变迅速流传、广为人知。这是一种**小凹上皮型胃癌**，主要由岛根大学医学部附属病院消化内科报告（但是否可以称作癌，我们将在后面讨论）。在论文中也常会使用“树莓样外观（Raspberry-like appearance）”这样的描述。

这种树莓型肿瘤发生于幽门螺杆菌阴性的胃中，但很长时间以来，这类病变似乎被人们忽视了。究其原因可能是因为若**在白光下粗略观察，它看起来更像是增生性息肉（hyperplastic foveolar polyp）**。但在幽门螺杆菌阴性的胃中出现增生性息肉似乎不符合常理……

在蓝激光成像（Blue laser imaging，BLI）放大图中，白区形态大小不等，有的变窄，有的宽窄不一。除此以外，在窝间部可见异常血管。如果用 BLI 放大观察，就会注意到这应该是肿瘤吧（**图 6C，D**）？

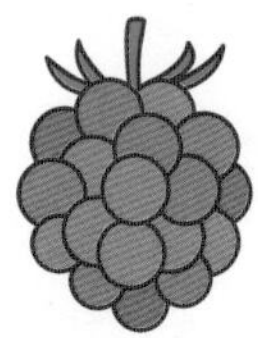

2）组织学图像

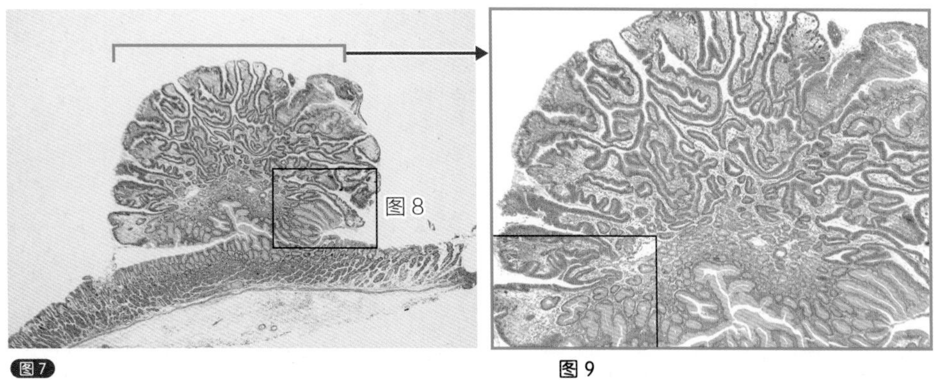

图7　　图9

再来看看组织学图像（**图 7**）。与普通的增生性息肉相比，黏膜表层结构的变化不明显（因此在非放大白光下观察类似增生性息肉）。另外，黏膜中层可见腺管结构轻度不规则，腺体密度也稍增高。

再继续放大图像观察。

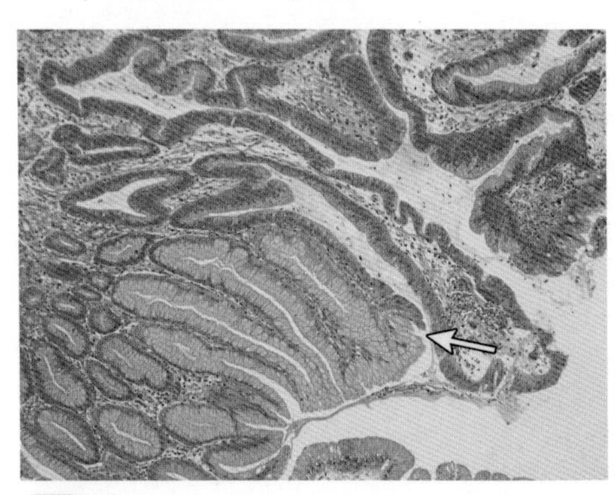

图8

在非肿瘤性小凹上皮和细胞核增大的上皮间可见侵袭前锋（front）形成（**图 8** ⇨）。由于可见细胞性状改变且具有明显的区域性，可以肯定此处为肿瘤性病变。但由于这种侵袭前锋（front）存在于病变的蒂附近，因此在内镜下很难观察到边界线（demarcation line）。

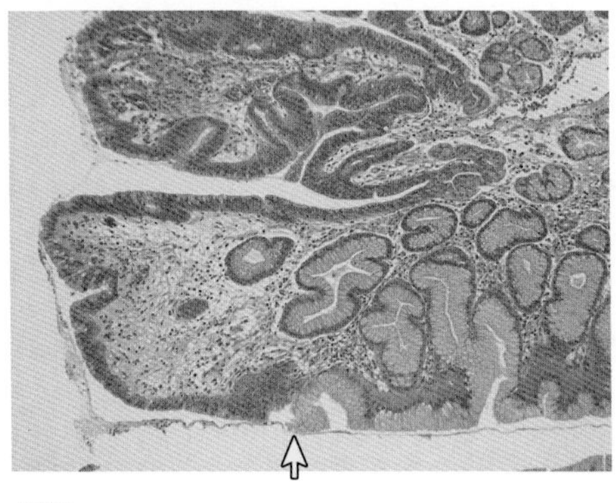

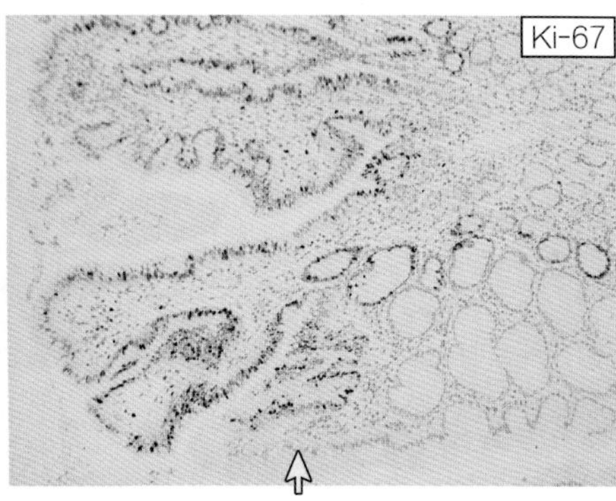

图9

在图 **9** 中，箭头（⇨）指示位置的左侧为肿瘤，右侧为非肿瘤。以箭头所示处为界，由于 N/C 比增高，导致细胞颜色突然变成青紫色。行 Ki-67 免疫组化染色，在箭头左侧可以清楚地看到大量 Ki-67 阳性的细胞。

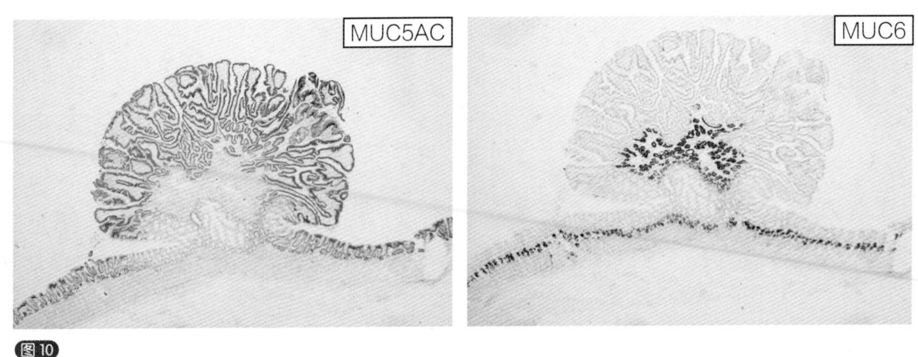

图10

图 10 中，左侧为 MUC5AC 免疫组化染色，右侧为 MUC6 免疫组化染色。肿瘤细胞 MUC5AC 染色呈阳性。MUC6 仅在病变深处呈阳性，而增殖中的腺管基本上仅为 MUC5AC 阳性，这表明肿瘤是向胃小凹上皮分化的。

本例是 MUC5AC 阳性的小凹上皮型肿瘤。目前，**胃的小凹上皮型肿瘤，虽然大部分细胞异型性较低，（在日本）也大多诊断为癌。**

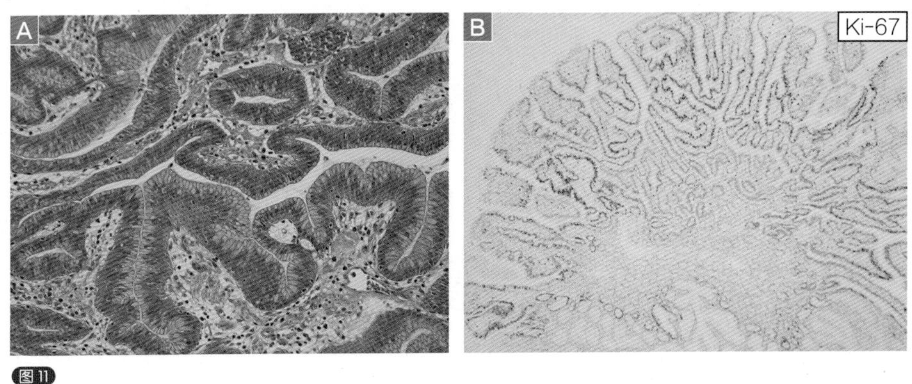

图11

但是，包含本例在内，这种树莓型肿瘤仅从细胞异型性来看一般并不高（**图 11A**）。细胞核呈纺锤形而不是圆形，也保持了很好的 N/C 比，未见浸润。**Ki-67 阳性细胞在黏膜中层附近呈带状分布，形成所谓的增殖带**（并不是在全层散在分布：**图 11B**）。

这类病变在欧美国家被称为 foveolar type adenoma/dysplasia，即小凹上皮型腺瘤（异型增生）。在岛根大学发表的英文论文中也使用了“foveolar type adenoma”一词。

据报道，通过比较基因组杂交（comparative genomic hybridization，CGH）观察小凹上皮型腺瘤 / 异型增生（foveolar type adenoma/dysplasia）和浸润深达 SM 的小凹上皮型癌，其基因异常是相似的。因为小凹上皮型腺瘤具有与癌相同的基因变异。也有文章认为，将其命名为小凹上皮型癌更合适，这就是在日本将此例病变诊断为胃癌的依据之一。

当然，人们的认识总会发展变化，今后类似本例这样的病变是否还会继续诊断为癌，尚无法确定。截至 2019 年，还有一种观点认为，即使为小凹上皮型肿瘤，如果细胞核呈纺锤形且具有增殖带（呈带状），也可以诊断为小凹上皮型腺瘤［《胃与肠》54 卷第 8 期座谈会中八尾隆史先生的发言]。

腺瘤和癌的鉴别诊断不能仅参考基因异常这一项，还应评价肿瘤是否发生浸润，以便获得更多的循证依据。这并不是今天或明天马上就能解决的难题。在现阶段，我们应该记住的是，**在幽门螺杆菌阴性的胃中出现的小凹上皮型低异型度肿瘤（欧美国家诊断为 adenoma，日本诊断为癌），白光常规观察类似增生性息肉，但 NBI 放大观察则可见树莓样形态。**

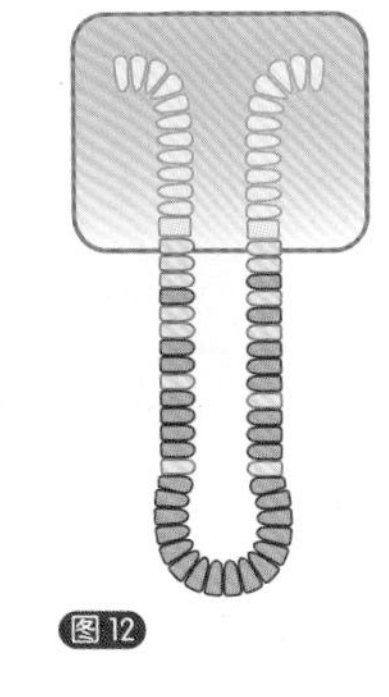
图12

树莓样肿瘤是一种向胃底腺黏膜最表层的 MUC5AC 阳性的小凹上皮（图 12 框中部分：▭）分化的肿瘤。

病例 6 幽门螺杆菌未感染❷分化为胃底腺黏膜成分之一的胃型肿瘤 B. 胃底腺型胃癌

（病例提供：野中康一先生）

下面介绍的❷分化为胃底腺黏膜中任一成分的胃型肿瘤 -B 是目前广受关注的**胃底腺型胃癌**。据报道，无论有无幽门螺杆菌感染，胃底腺型胃癌的临床病理学特征都不会发生改变。换句话说，把这类病变归为幽门螺杆菌**未感染**的胃癌是不准确的，在本书中我们将它归为一种在幽门螺杆菌**阴性环境中也可以发生**的病变。

1）内镜图像

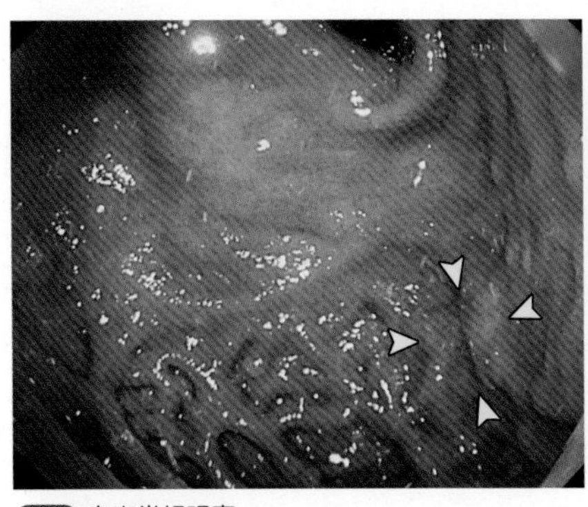
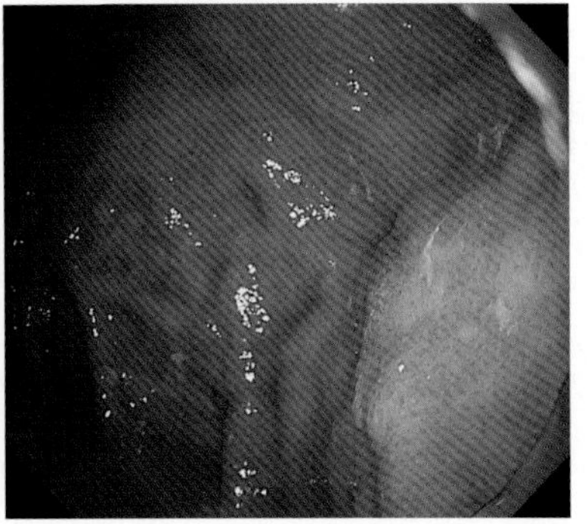

图13 白光常规观察

据说上次检查的医生无意中恰好发现这个病变颜色发红、有渗血（oozing），因此将其诊断为发红的隆起型病变而进行讨论。但实际上，我们认为病变的范围已经扩展至周边颜色发白的区域了（图 13 ▷的范围）。

因为典型的胃底腺型胃癌表面覆盖非肿瘤性小凹上皮，所以诊断会有些困难，特别是病变较小时。像本例这样，若不是由于病变发红，当初可能就不会被内镜医生发现。

总体来说，这种病变大多发生于胃体中部至胃体上部。病变周围的背景黏膜为胃底腺黏膜。乍一看，病变表面覆盖着正常黏膜，类似 SMT（submucosal tumor，黏膜下肿瘤）样的隆起型病变。

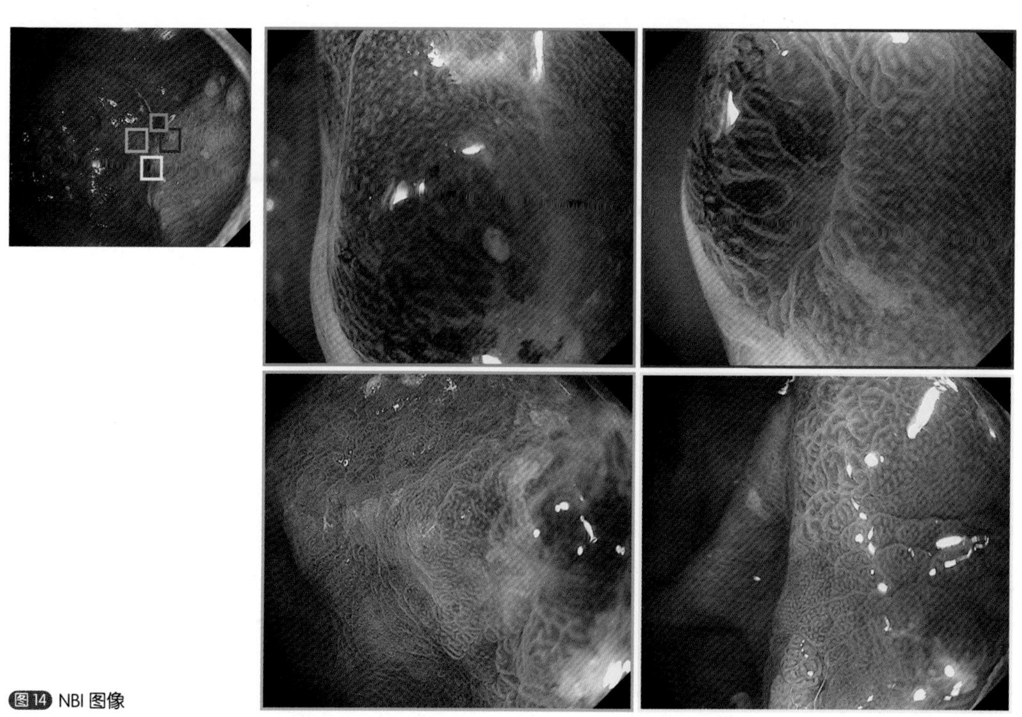

图 14 NBI 图像

NBI 放大图像显示，在轻度萎缩的胃底腺 pit 结构中，可见窝间部（白区之间）扩大的区域（**图 14** □□）。白区本身并无结构不规则或不均一。病变在黏膜中层至深层增殖，导致黏膜表层的小凹上皮结构发生改变，但由于小凹上皮并未发生瘤变，因此，我们所观察到的表面结构并无不规则的表现。

2）组织学图像

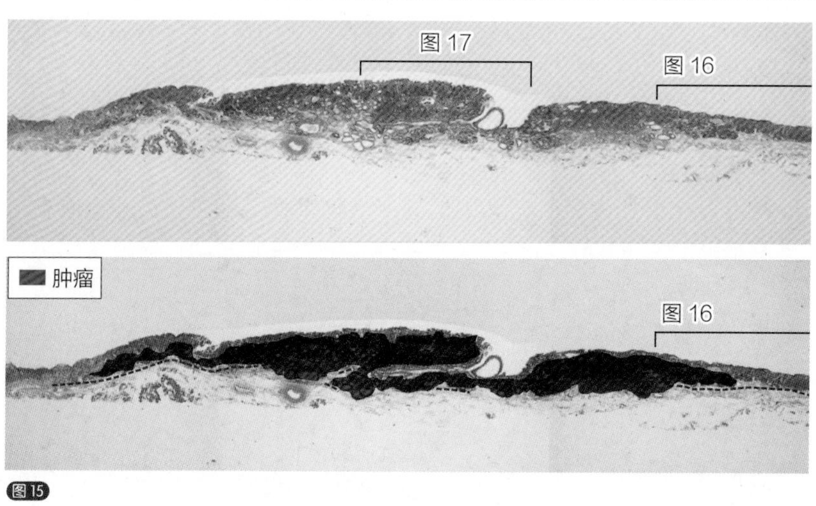

图 15

图 15 为组织学所见。值得注意的是，表层大部分还残留着非肿瘤黏膜，而在病变的边缘处，肿瘤细胞似乎从黏膜中层钻进深层。这就可以解释为何内镜下呈现

SMT（或者说类似黏膜增厚）样的表现了。

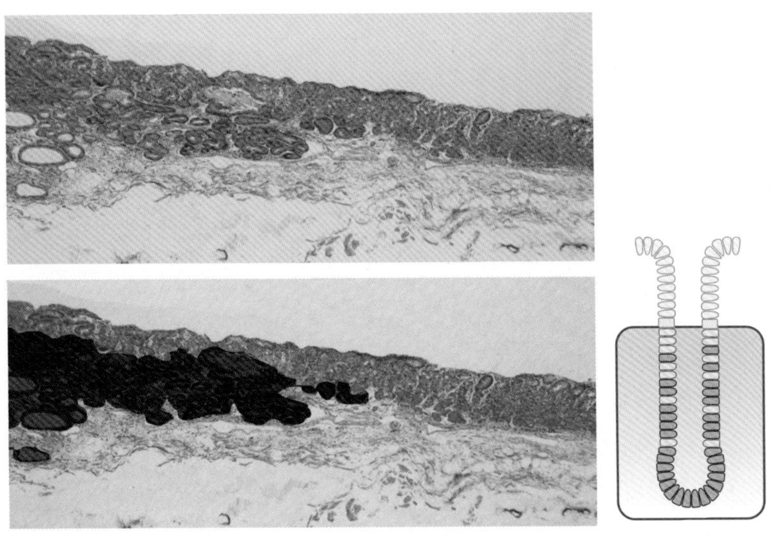

图16

胃底腺型胃癌，特别是最早定义的主细胞优势型（chief cell predominant type），在胃底腺中主要朝主细胞分化。主细胞原本是分布于黏膜中层至深层的（图16模式图中圈定的范围：□）。因此，朝主细胞分化的胃底腺型胃癌也具有在黏膜中层至深层增殖的倾向（图16的红色区域：■）.

不仅在病变边缘，其中心处大部分区域的黏膜表层也保留了非肿瘤性小凹上皮。如果从表层观察胃底腺型胃癌，包括NBI放大图像，所看到的大多是这种**残留的小凹上皮**。由于残留的小凹上皮不是肿瘤，与正常小凹上皮相比并无任何异型性（与正常黏膜的差异），但是由于其正下方有肿瘤组织不断增殖，因此表面形态会发生改变。

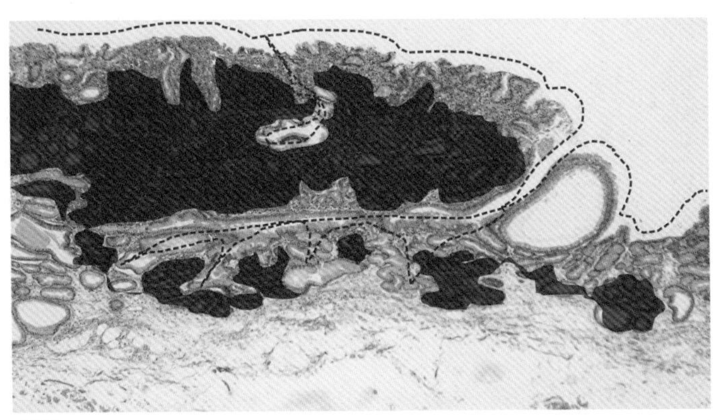

图17

此外，可以看到小凹上皮每间隔一定距离就会向深部凹陷，胃小沟结构尚还保留（图17红色虚线：----）。应牢记这种现象不仅限于胃底腺型胃癌，**也常常出现在胃型低异型度肿瘤中**。

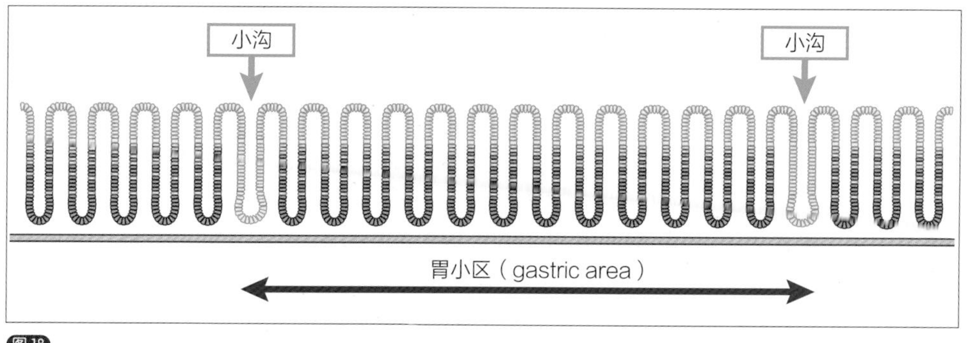

图18

引自《上部・下部消化管内視鏡診断**マル秘ノート 2**》，第20页。

为了便于说明，在这里笔者想引用之前我发表过的一张模式图，此图代表正常的胃黏膜结构（**图18**）。众所周知，在胃底腺黏膜中，小凹上皮和固有腺体组成了体内试管（形成胃小凹，即 pit）。需要注意的是，不仅存在胃小凹，也存在区分胃小区的沟，即胃小沟（groove）。

在胃小沟内几乎没有固有腺体（主细胞和壁细胞），此处主要为小凹上皮向黏膜肌层附近凹陷。当发生胃底腺型胃癌和本书中未涉及的胃型腺瘤（幽门腺型腺瘤）时，不仅表层的小凹上皮保留，胃小沟处的小凹上皮也在一定程度上被保留下来。

从病理图上看，肿瘤沿水平方向生长，表层和胃小沟处均可见小凹上皮残留。此外，从病理图上还可以观察到另一个特点，就是肿瘤向深处生长。

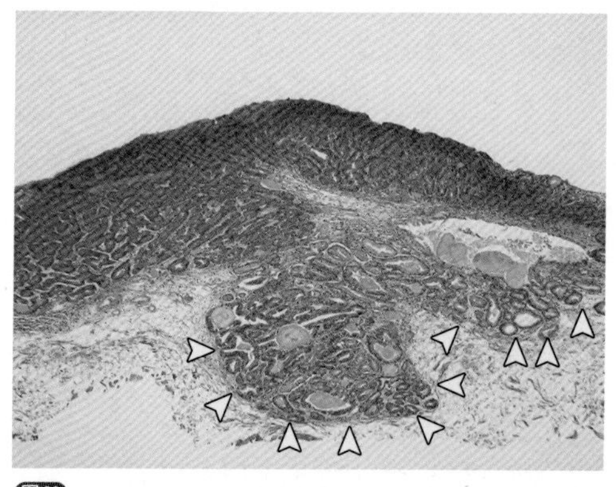

图19

向主细胞和壁细胞分化，分布于胃底腺黏膜深处的肿瘤也常表现出向黏膜下层生长的倾向（**图19** ▷）。是否真会发生 SM 浸润尚存在争议，但至少在施行 ESD 等切除手术时不能掉以轻心，应注意存在切缘阳性的可能。

幽门螺杆菌感染史不详❷分化为胃底腺黏膜成分之一的胃型肿瘤 B. 胃底腺型胃癌

再介绍一例胃底腺型胃癌。这是一个很早以前的病例，没有 NBI 放大内镜的图片，但这个病例在细胞学方面的特点值得我们关注。

1）内镜图像

在看起来无幽门螺杆菌感染（未经粪便抗原等检测确认）的胃底腺黏膜区域，可见一个松软的被覆正常黏膜的白色扁平隆起，其表面可见血管扩张。靛胭脂染色后呈 SMT 样表现，但这种黏膜下隆起的感觉似乎并不是由于黏膜肌层被向上挤压所致，更像是黏膜中层增厚所引起的（**图 20**）。

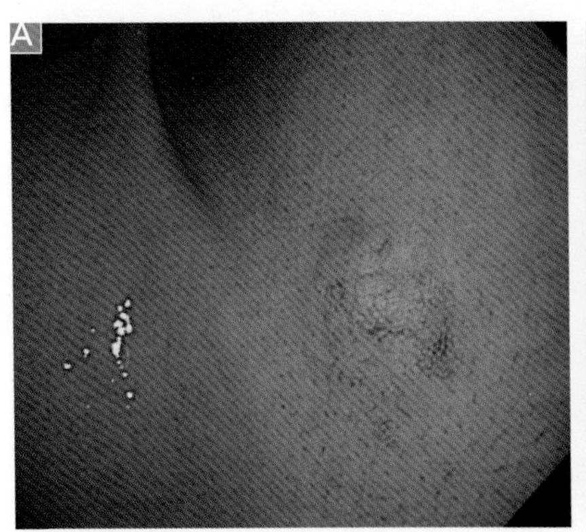

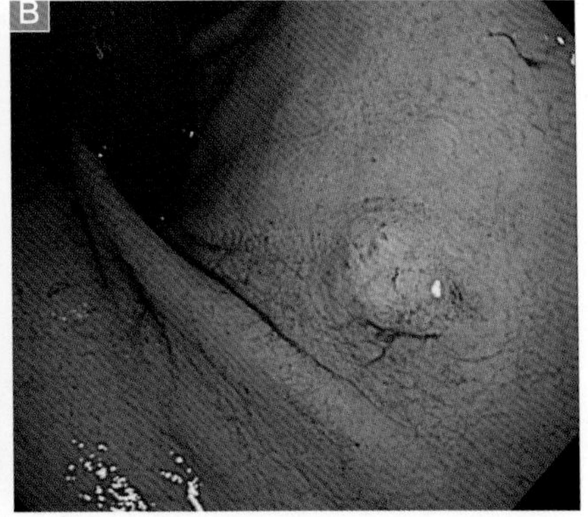

图20 内镜图像。A：白光常规观察。B：靛胭脂喷洒染色

2）组织学图像

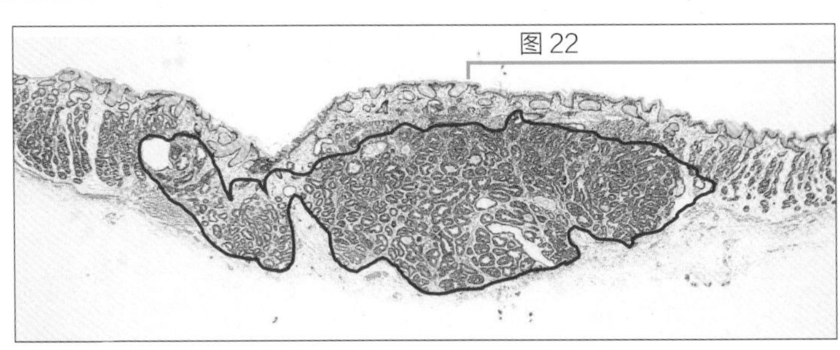

图21

尽管这是笔者很久之前拍摄的照片，但是当时的显微镜照相性能比现在的更好，因此可以拍摄到分辨率很高的照片。很吃惊吧。**图 21** 范围内是肿瘤。按照顺序将图像依次放大，首先看看病变的右侧（**图 22**）。

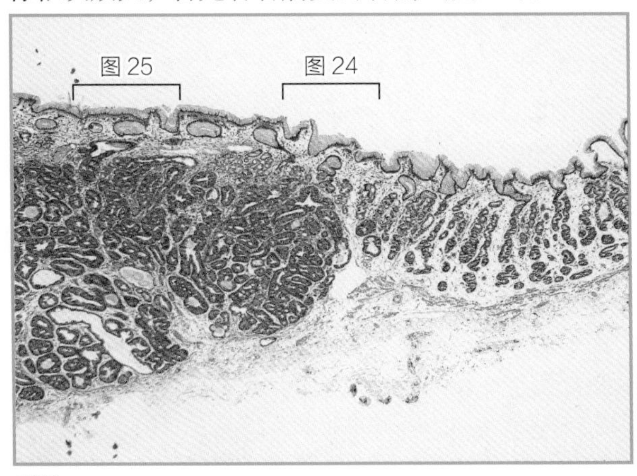

图22

图像的右半部分是正常的胃底腺（轻微水肿可能是由于标本处理所致）。可以看到，由于腺管间存在类似水肿样的间隙，腺管看起来像试管一样整齐地排列。

与此相对，从中间至左侧，可见与固有腺深处的主细胞（略微呈深紫色）相似的细胞在形成腺管的同时呈膨胀性增殖。

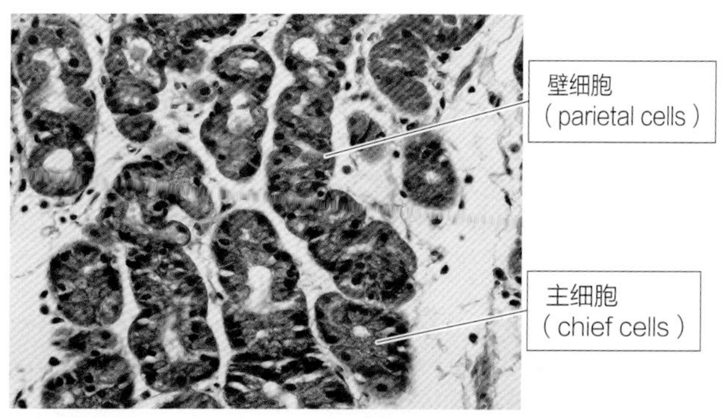

图23 胃底腺结构

先看非肿瘤部分的放大图像（图 23）。此处是作为背景的胃底腺黏膜。在体内试管的中层附近，HE 染色略显橙色的亮粉色结构为壁细胞。相比之下，在试管深处，主要成分是染成青紫色的主细胞。

壁细胞分泌胃酸，主细胞分泌胃蛋白酶原。在本书的**第 5 章 -1** 中我们曾经做过介绍，请复习一下。

接着再将肿瘤部分放大（图 24）。

红线内（—）的部分为肿瘤。肿瘤组织中可见非常均一的细胞增殖。

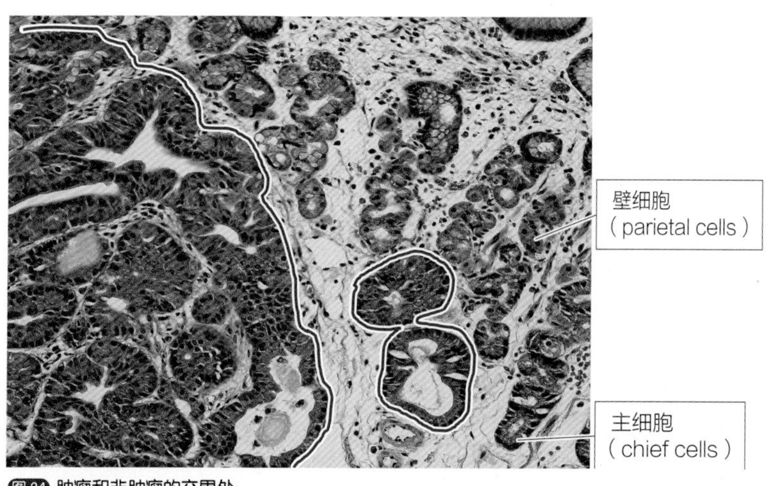

图24 肿瘤和非肿瘤的交界处

可以说，肿瘤的颜色更近似于主细胞的染色，但若仔细观察肿瘤细胞巢，就会发现到处都能看到像壁细胞一样的亮粉色结构。

应注意的是，肿瘤细胞的核异型性并不高。与正常胃底腺相比，虽然细胞核增大，但并无明显的细胞极性紊乱或结构不规则。因此，尤其是活检时，这种病变可能会被误认为是胃底腺息肉，导致漏诊。

不过，若能更细致地分析镜下所见还是会怀疑此病变为肿瘤的。首先，**病变区的结构与正常结构不同（具有区域性）**。尽管对于增生性息肉也能看到病变区与周围结构不同，但在此例中连细胞核也存在差异，这一点就值得怀疑了。

其次，在非肿瘤黏膜的深处，越往深处，主细胞（紫色）越多，壁细胞（粉色）越少，在细胞分化的分布上存在梯度改变。与之相反的是，**在肿瘤区域，这种分布梯度消失，细胞的分布不规则（细胞分化和分布的不均衡）**。

此外，稍微放大后观察，可见膨胀性增殖（异常增殖），细胞核的异型也提示增殖活性增加。考虑到存在增殖异常，**再加上具有区域性和不同方向分化的分布异常，根据这两点就能诊断为肿瘤性病变了。**

接着再来看看表层（图 25）。

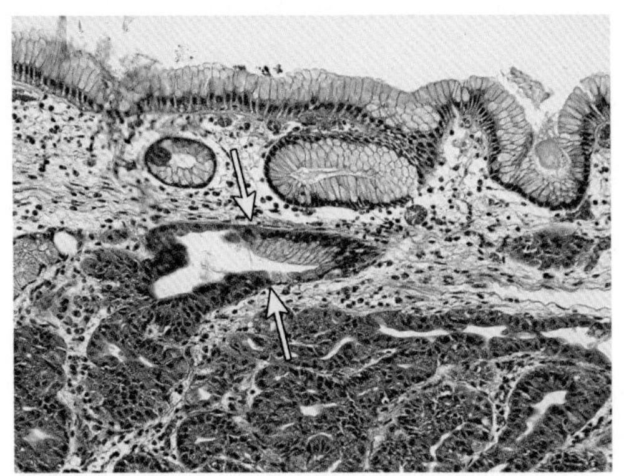

图 25 表层区域

表层小凹上皮的一部分与肿瘤性腺管相连续，在肿瘤性和非肿瘤性小凹上皮之间存在侵袭前锋（front）形成（图 25 ⇨）。但是，相比于在深处增殖的肿瘤细胞巢的数量，与表层连续的小凹上皮数量并不多。与肿瘤不连续的小凹上皮在病变的表面被延伸拉长。

下面的这个话题也许有些跑题。胃底腺型胃癌有时会被误诊为神经内分泌肿瘤（neuroendocrine tumor，NET），即类癌。虽然两者完全不同，但由于存在容易造成误诊的因素，因此时常发生误诊。我们认为造成误诊的最主要原因是内镜下胃底腺型胃癌和类癌形态相似，在病理申请单上，如果写着临床诊断“疑似类癌”，这样的提示就可能会引起误导。

病理医生看到这种细胞后，可能会想“细胞核有些圆，有腺管形成，但不同于普通的癌，既然临床上诊断为类癌，那就用神经内分泌标记物染色看看”。常用的免疫组化染色标记物包括嗜铬粒蛋白（Chromogranin A）、突触素（Synaptophysin）和 CD56。

但令人苦恼的是，有时主细胞对这 3 种神经内分泌染色标记物中的 Synaptophysin 和 CD56 也呈阳性。

在临床诊断为类癌的基础上，组织学上神经内分泌标记物染色也呈阳性，导致最终会做出类癌的诊断。由于这种原因而导致的误诊的确存在一定比例。不过，发生这种情况也是可以理解的（毕竟一般的病理医生并非专攻消化科）。

之所以忽然提及此点，是因为实际上我们可以把图 25 当作一个避免误诊的很好的范例。在类癌中几乎不可能出现如图 25 在小凹上皮之间有侵袭前锋（front）形成，并形成腺管结构的情况（类癌的肿瘤细胞包围腺管的情况很罕见）。换句话说，在**黏膜表层，小凹上皮与肿瘤连续，移行部可见侵袭前锋（front）形成，这是判断胃底腺型胃癌的依据之一**。这个话题虽然有点偏离本书主题，但如能理解并认可，也不妨记住。其实，初次病理诊断为类癌，再次评价时发现实际上是胃底腺型胃癌的病例，对专攻消化病理的病理医生来说并不罕见。笔者在本地医院会诊时就曾遇到过 3 例。实际工作中发生的误诊远远超过我们的想象，因此，各位内镜医生，可能的话，请在内镜所见记录一栏中写上“也有胃底腺型胃癌可能”，这对正确诊断会有帮助。

说了这么多，下面来看看免疫组化染色吧（图 26）。

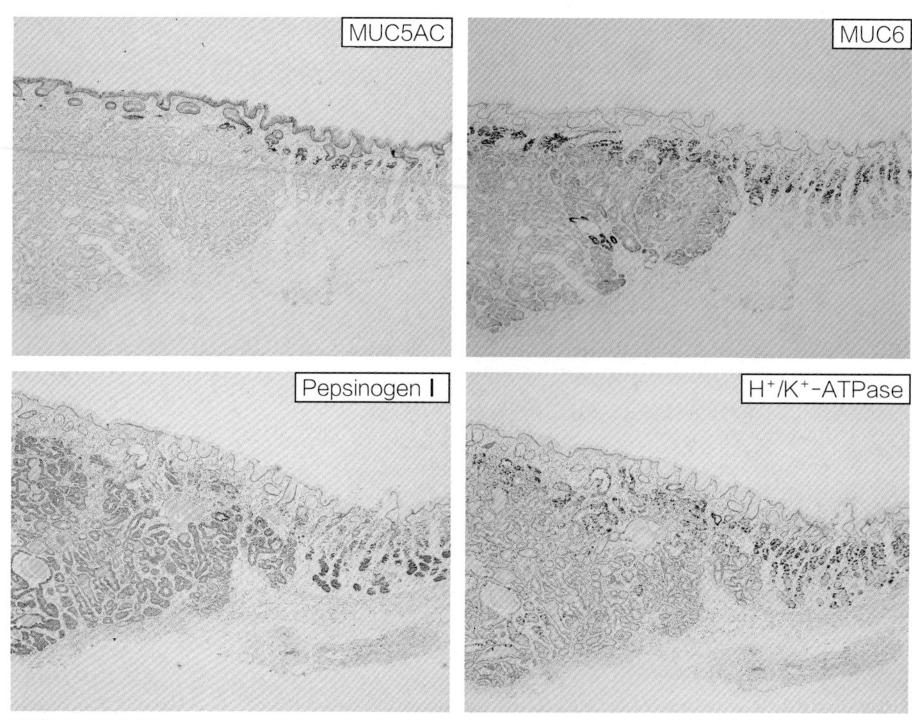

图 26 免疫组化染色

胃蛋白酶原Ⅰ（PepsinogenⅠ）是主细胞的标记物。H^+/K^+ -ATPase 是壁细胞的标记物。病变基本上呈 PepsinogenⅠ阳性，表明肿瘤主要向主细胞分化。但仅根据免疫组化染色就直接下结论似乎不太可靠，接下来再分析一下内镜所见和病理学结果吧。

首先，表层小凹上皮呈 MUC5AC 阳性。虽然在病变的正上方也保留了这种染色阳性的表现，但背景黏膜和肿瘤表层两者与深层腺管的连续情况有些不同。在背景黏膜中，表层小凹上皮与腺管平滑过渡，而肿瘤部分的表层小凹上皮却截然分界。

其次，再看看 MUC6。MUC6 主要在背景黏膜的颈黏液细胞中呈阳性（参考**第 5 章 -1**）。在病变处，腺体颈部附近具有与非肿瘤区域相同的染色条带，除此以外，病变内部也呈染色弱阳性。

在本书**第 5 章 -1** 中，我们曾介绍过胃黏膜的起源。MUC6 阳性细胞作为发源地进化为主细胞和壁细胞。但在胃底腺型胃癌中，这种进化发生了逆转。分化为主细胞的肿瘤细胞（或多或少）除了具有主细胞的特征以外，还表达 MUC6。可以把这种现象理解为一种异常分化。

MUC6 染色尤其值得注意，除了在胃底腺中所谓的储备细胞（reserve cell），即颈黏液细胞呈阳性以外，像在第 5 章 - 1 中所描述的正常幽门腺、Brunner 腺、贲门腺、食管固有腺等中均染色阳性，是最基础的黏蛋白。此外，幽门螺杆菌感染时出现的假幽门腺化生细胞也呈 MUC6 阳性。在 Fenoglio-Preiser 的教科书中记载，胃底腺黏膜发生炎症和溃疡后出现黏膜再生，因而可发生所谓的溃疡相关细胞谱系（ulcer associated cell lineage，UACL）的化生改变，此时的关键是出现胃的假幽门腺化生细胞。如果结合胚胎学理论来解释这种现象，溃疡造成胃黏膜损伤后，如果胃黏膜再生，第一步先会生成 MUC6 阳性细胞。之后该细胞可能进入朝主细胞和壁细胞分化的准备阶段。但在幽门螺杆菌持续感染的状态下，MUC6 阳性细胞无法完成向主细胞和壁细胞的分化，它们可能会以假幽门腺化生的形式被保留下来，或者为肠上皮化生所替代。

顺便说一下，曾经有人报道，十二指肠的胃小凹上皮化生（gastric foveolar metaplasia）可能起源于 Brunner 腺。在十二指肠异位胃黏膜的深层常存在连续的 Brunner 腺，而 MUC6 阳性细胞可能在胃和十二指肠中（为再生做准备）扮演了祖细胞的角色。正是这个原因，颈黏液细胞常被称作储备细胞（reserve cell）。

关于 MUC6 我们已经聊了很多了，比如胃型腺瘤（幽门腺腺瘤）也是 MUC6 阳性腺管增殖的肿瘤。笔者个人认为在众多的胃的免疫组化染色中，如能正确评估 MUC6 染色，对诊断将会非常有帮助。

下面再稍详细地讨论一下关于 PepsinogenⅠ和 H^+/K^+-ATPase 染色。

首先看非肿瘤黏膜。在正常胃底腺黏膜中，PepsinogenⅠ和 H^+/K^+-ATPase 染色如图 27 所示。

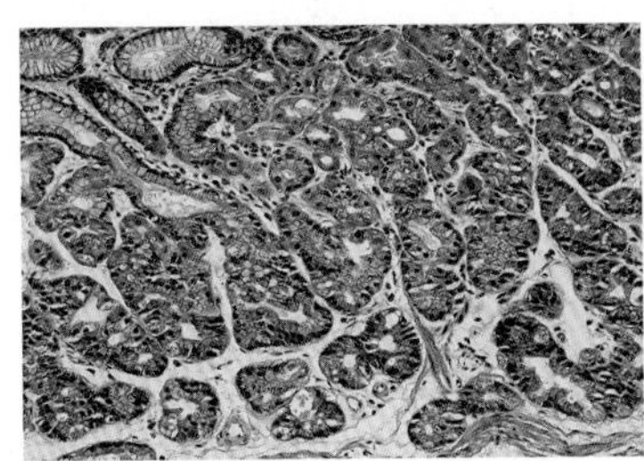

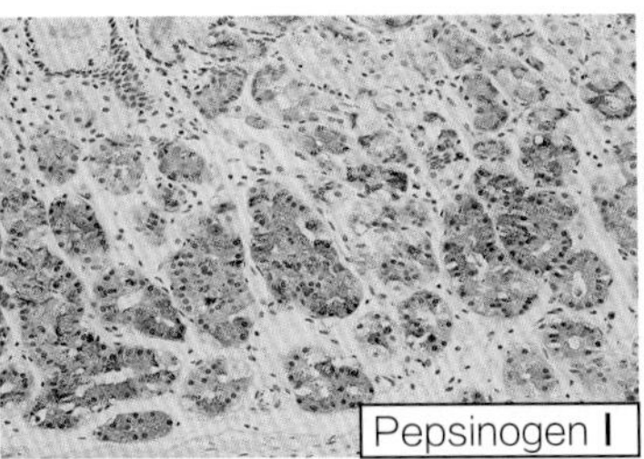

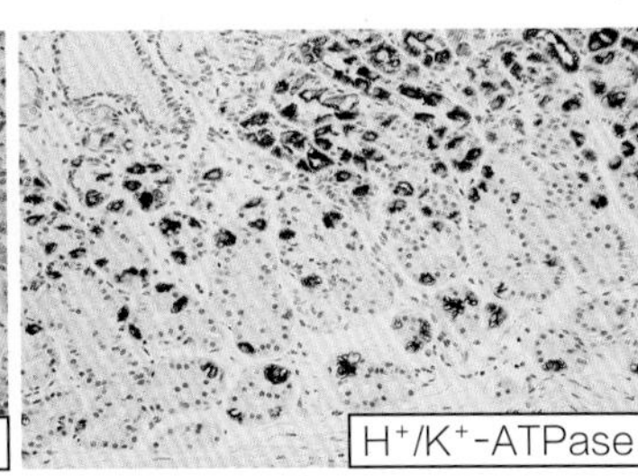

图 27 非肿瘤黏膜

壁细胞（H^+/K^+-ATPase）主要分布在黏膜的中层，主细胞（Pepsinogen Ⅰ）主要分布在黏膜的深处。在中层附近，这些细胞混合，看起来就像彩色的玉米粒［参见《胃癌病理》，第 22 页和封底］。

再来看看胃底腺型胃癌中的染色模式（图 28）。

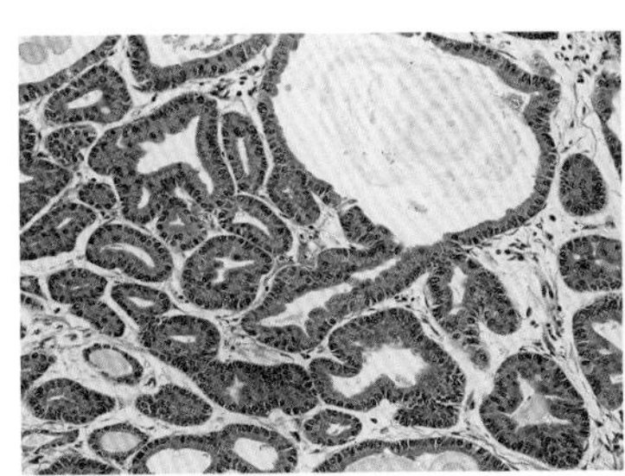

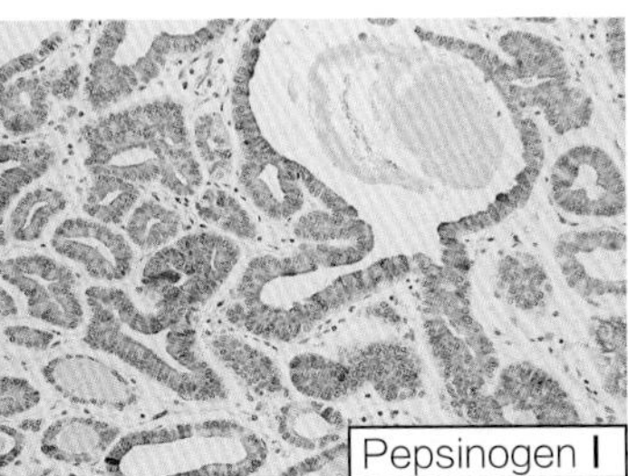

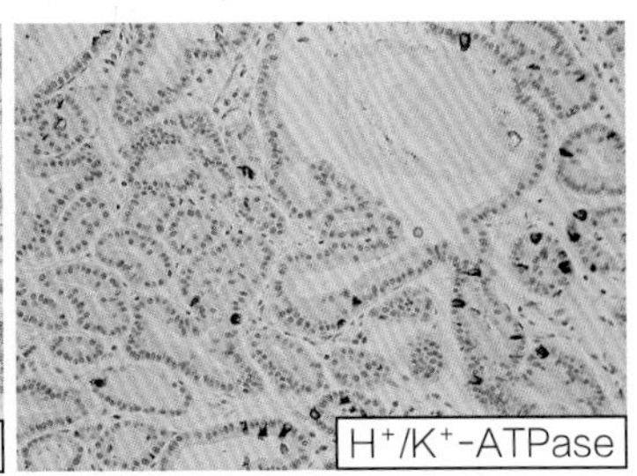

图 28 胃底腺型胃癌

所有细胞呈 Pepsinogen Ⅰ阳性。H^+/K^+-ATPase 阳性细胞则散在分布，数量非常少，这就是前面提到的“异常分化、分布”。

根据免疫组化染色来评估分化程度时，着色了还是没着色这样简单的二元论并不足以阐明分化的本质。在此病例中，尽管“H^+/K^+-ATPase 部分阳性”的表述是正确的，但实际上与正常胃底腺黏膜相比，其分布模式相当混乱，如果不对此加以说明，诊断就不算完整。

最后再来看看 Ki-67 免疫组化染色。

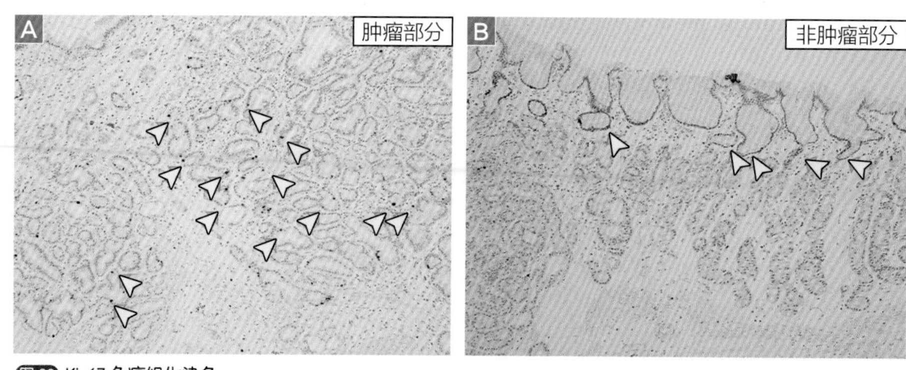

图29 Ki-67 免疫组化染色

笔者试图把 Ki-67 阳性细胞都用箭头标记出来。但遗憾的是，阳性细胞的数量太多了，最终仅标注了一部分具有代表性的细胞（**图 29** ▷）。在图 **B** 的非肿瘤部分，Ki-67 阳性细胞（细胞周期非 G0 期，而是进入增殖周期的细胞）基本上只存在于腺体颈部。幽门螺杆菌阴性的情况下无炎症发生，此时位于胃底腺黏膜的增殖细胞数量也仅限于此。

与之相对的是，在图 A 的肿瘤中，无论是在病变的浅层还是在深层，阳性细胞的分布都是随机的。虽然阳性细胞的数量增加（Ki-67 标记指数高）也可以多多少少被看作是一个重要的肿瘤评价的指标，但多数情况下，我们所遇到的肿瘤是染色阳性的细胞偏离它本来的位置，出现**增殖部位的异常**。在胃的低异型度肿瘤 / 癌的病例中，Ki-67 标记指数（labeling index）并不总是很高，但常常可以观察到增殖细胞的分布异常，这对诊断是很有帮助的。

这个病例至此就介绍完了，但是，我觉得既然已经提到了与类癌的鉴别，就再多介绍一些有关神经内分泌标记物的免疫染色的知识供大家参考（**图 30**）。

Synaptophysin 和 CD56 在肿瘤中均为强阳性（而 Chromogranin A 呈阴性）。

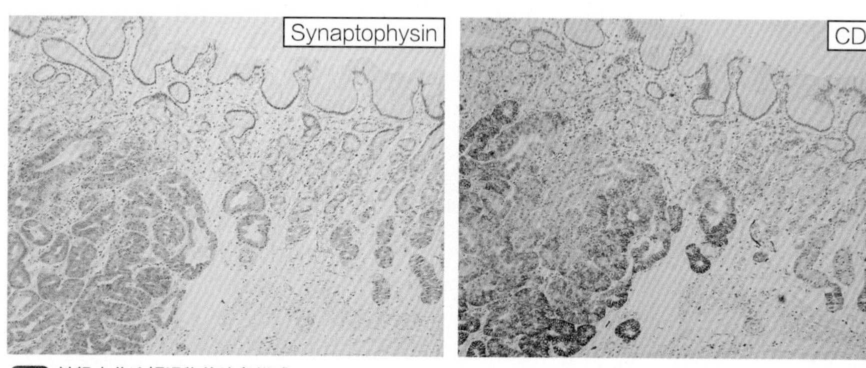

图30 神经内分泌标记物的染色模式

仔细观察可以发现，Synaptophysin 和 CD56 在非肿瘤性胃底腺黏膜深处也呈一定程度的阳性反应。这种阳性反应因免疫染色方式和所选择的抗体种类不同而存在差异，因此，有些病理医生可能会说以前没有见过这样的染色。无论如何，需要记住的是，脱离形态学而仅凭免疫组化染色来进行诊断是非常困难的，而且若想全面地解读细胞的免疫表型也需要一些技巧。

以上笔者用了很长的篇幅来解读胃底腺型胃癌，在此基础上，请重新看一遍图 31 的模式图，就更容易理解“❷分化为胃底腺黏膜中任一成分的胃型肿瘤　B. 胃底腺型胃癌”的含义了。

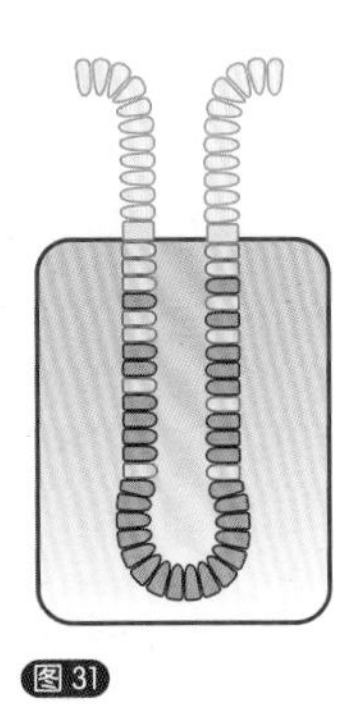

图 31

幽门螺杆菌除菌后❷分化为胃底腺黏膜成分之一的胃型肿瘤 C. 向小凹上皮和颈黏液细胞分化的胃型腺癌

（病例提供：名和田義高先生）

以下将要讨论的并不是幽门螺杆菌未感染的病例，而是一个在 3 年前行幽门螺杆菌**除菌后的病例**。与本例相同的病变也出现在幽门螺杆菌未感染的胃中。实际上，这种病例常常会出现在研讨会上，笔者本人也做过几次这种病例的病理解读。这里本应介绍幽门螺杆菌未感染的病例，但遗憾的是这种病例非常罕见，我没找到可以使用的图像（尽管有几例罕见而有价值的病例，但是由于版权限制，已发表于论文或其他出版物中而无法介绍，目前还未找到可以使用的新病例），希望读者谅解。

此例为 70 余岁的男性。

1）内镜图像

白光观察下，在除菌后类似铺路石样的胃黏膜内，可见白色的、略显透明的、分叶状隆起型病变（图 32A）。表面粗糙，呈小颗粒状。病变明显隆起，发白，边界清晰。远景观察，第一印象考虑为胃型腺瘤（幽门腺腺瘤）。这种略微透明、发白、有类似毛毛虫背部的分叶残留的形态，正是胃型腺瘤的典型表现。关于胃型腺瘤，我强烈推荐大家阅读九嶋先生的综述，这篇综述非常经典。关于胃型腺瘤的内镜・病理对比，推荐阅读人气书 2[10] 的 168 页，这是我本人的作品，感兴趣的话，也建议阅读。

NBI 放大后观察，可以清楚地看到白区（图 32B ～ D）。但与胃型腺瘤的小凹上皮从下向上充分伸展的表现不同，本例类似胃小区的结构内大多呈田垄状表现。

进一步放大观察，可见血管紧贴于隆起的表面（图 32D）。这种表现似乎类似胃型腺瘤。但白区非常致密，因此还考虑为腺管大量增殖的普通型腺癌。

总结以上表现，虽然粗略观察病变的颜色和分叶的特点符合胃型腺瘤的特征，NBI 下所见的血管紧贴黏膜表层也类似胃型腺瘤，但是从 NBI 放大图像所见的大部分腺管结构的特点看，将该病变诊断为普通的 tub1 似乎也没错。

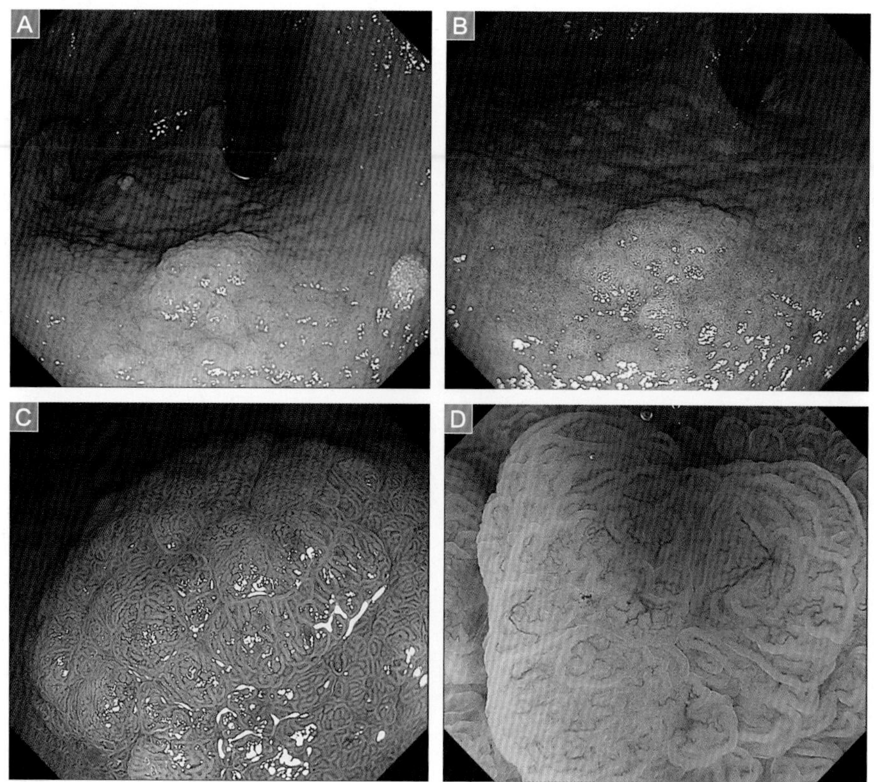

图32 内镜图像。A：白光常规观察。B～D：NBI 图像

2）组织学图像

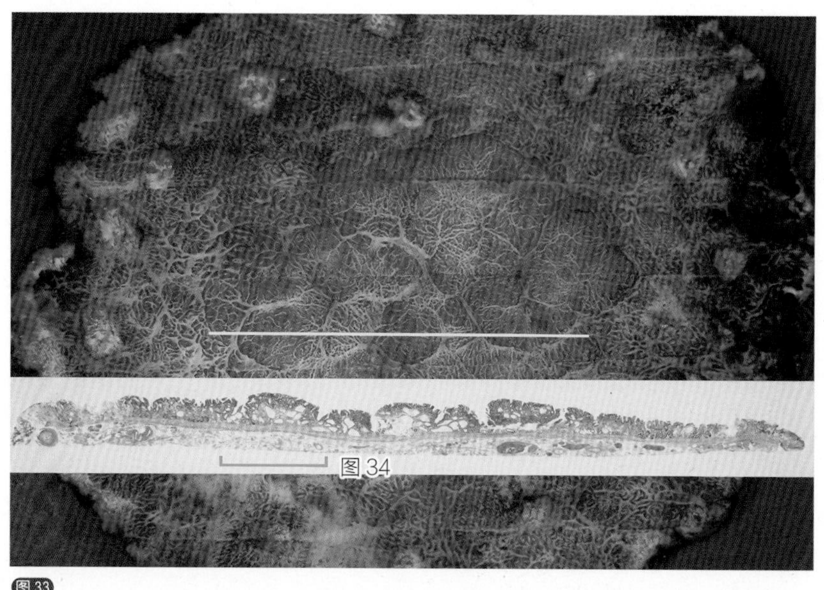

图33

结合实体显微镜下的图像和组织学图像（名和田先生提供的实体显微镜下的图像相当漂亮）进行观察，即使在病理切片上也能清楚地看到与病变的每个细小分叶相对应的沟（**图 33**）。

此外，该病变中存在多种类型的细胞。

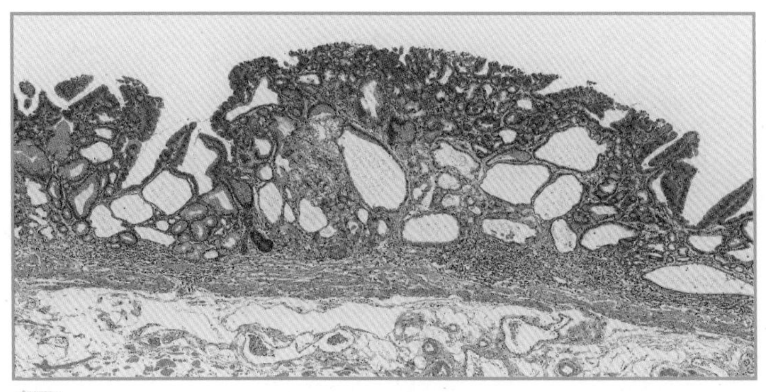

图 34

图 34 是病变处的放大图像。

接下来，还要看一下免疫组化染色的结果，这对于帮助我们认清该病变的本质是不可缺少的。

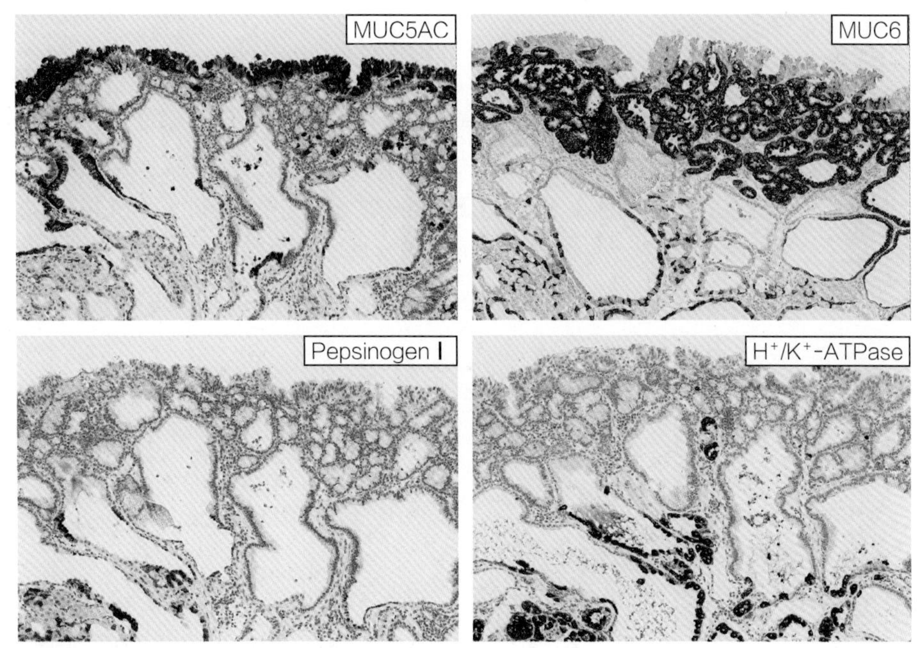

图 35 免疫组化染色

病变的最表层可见 MUC5AC 阳性的肿瘤细胞增殖，在这层细胞下，MUC6 阳性的腺管呈团块状增殖（**图 35**）。为了方便解释病变的细节，笔者将 HE 染色的组织学图像进行了模式化处理（**图 36**）。

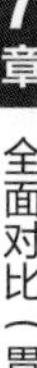

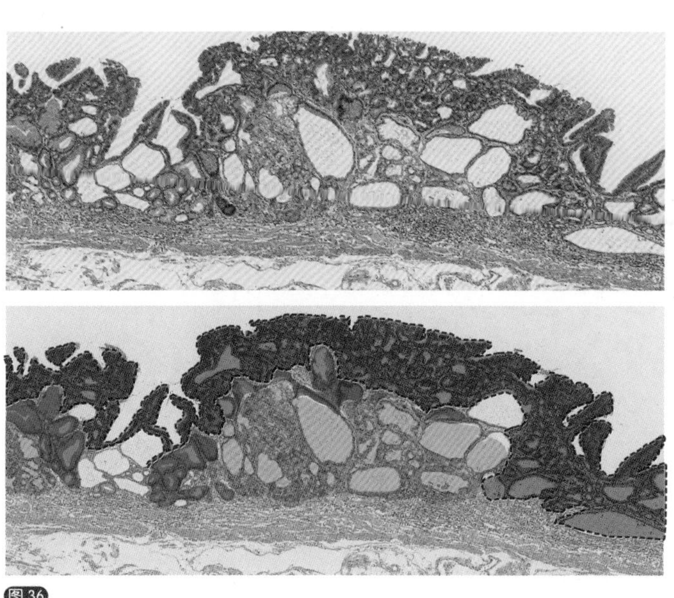

图36

我尽量将其中的复杂信息分解为模式图中的几种成分。首先是**红色虚线（图36 ----）范围内的MUC5AC阳性成分和MUC6阳性成分（这里先将它们划为一类成分，之后再进一步分解）**。

蓝色（图36 ■）部分为残留的非肿瘤性小凹上皮（MUC5AC）。为何此处出现MUC5AC阳性的细胞呢？这种表现常见于幽门螺杆菌未感染或除菌后的患者，确实令很多专攻消化道病理的医生倍受困扰。一般来说，小凹上皮本应位于黏膜的最表层……

深层的黄色部分（图36 ▨）是Pepsinogen Ⅰ和H^+/K^+-ATPase阳性的固有腺。与胃底腺型胃癌不同，由于该部分保留了分布梯度，因此考虑存在非肿瘤性固有腺残留。

即使看了这个模式图，估计也很难充分理解它所表达的信息，因此我将这个模式图进一步简化（**图37**）。

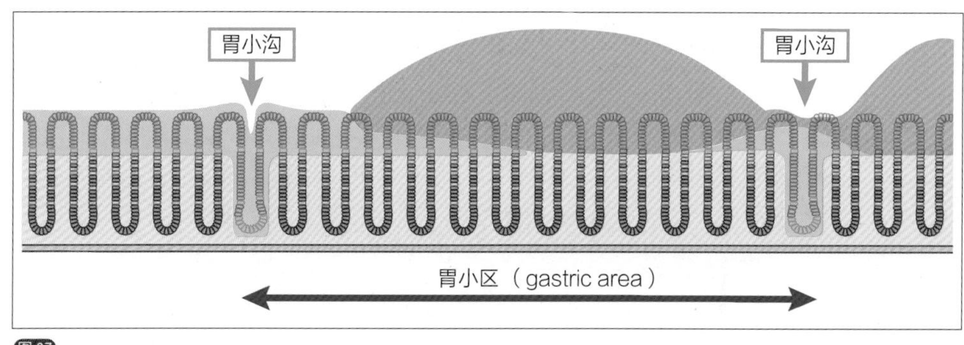

图37

本例为幽门螺杆菌除菌后的病例，背景黏膜中的胃底腺稍有减少，它所对应的**图37**中的黄色部分（▨，固有腺体）也相应减少，造成对这种成分的识别较为困难。但是，对照免疫组化染色对模式图进行仔细标注后就会发现，这个肿瘤似乎是在**固有腺体残留的黏膜上生长**的。

这种具有特殊分布特点的病变，是幽门螺杆菌未感染或除菌后肿瘤的典型病例。在前文所引用的吉村先生的论文中也介绍了两例在幽门螺杆菌未感染的病变中，肿瘤表现为在胃底腺黏膜之上垂直向上生长的病例（病例 4，病例 5）。此外，川村先生和笔者也曾报道过类似的病例，除菌后的病变也表现为相同的生长方式。

病变在非肿瘤成分的上方垂直向上生长，以及细胞分化的多样性是上述病例的共同特点。比如，在本例中，前面所介绍的免疫组化染色提示其表层为 MUC5AC 阳性的细胞，表层上皮的正下方存在 MUC6 阳性的腺管增殖。具体细节如**图 38** 所示。

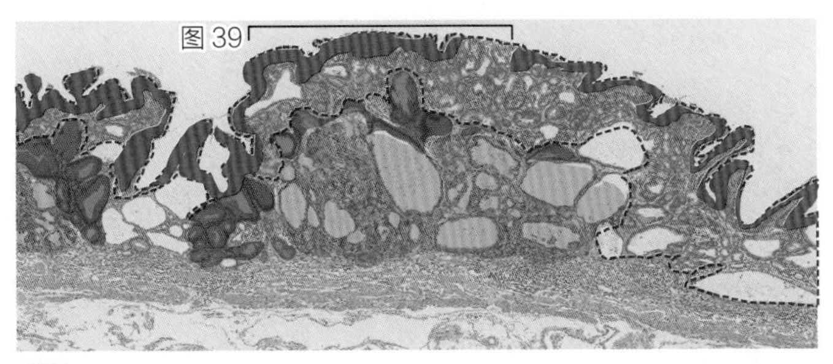

图 38

在红色虚线（**图 38** ----）的范围内，最表层红色填充的部分（ ）MUC5AC 呈阳性。红色虚线范围内未被填充的部分为 MUC6 阳性。还可参照**图 35** 中的 4 种标志物的免疫组化染色进行理解。

将 HE 染色和 Ki-67 染色图像放大到最大倍数（**图 39**）。

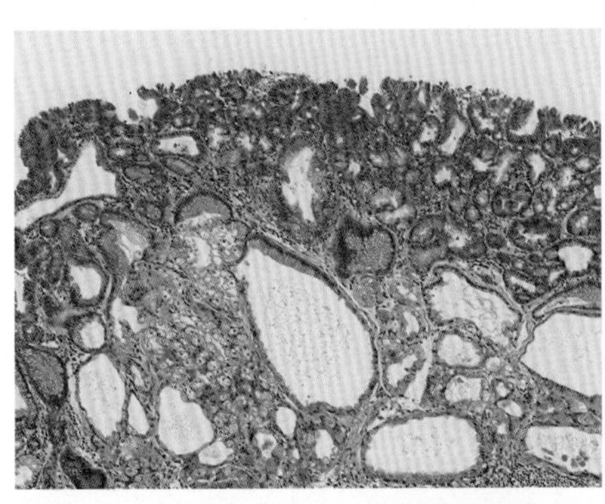

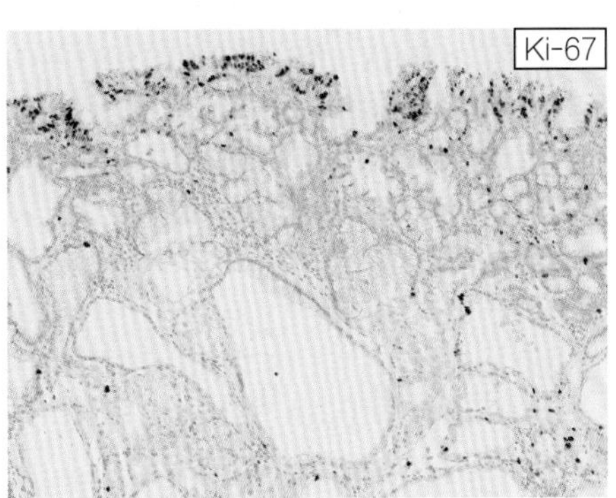

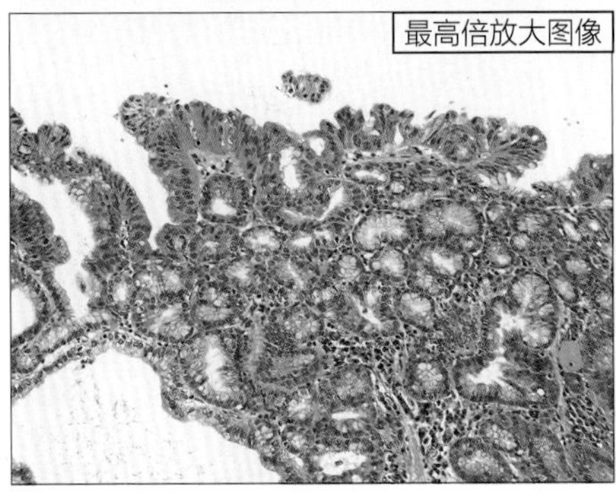

图 39

最表层的 MUC5AC 阳性成分，其 Ki-67 标记指数（labeling index）异常升高。对表层这部分，多数日本病理医生诊断为癌。另一方面，中间层的 MUC6 阳性腺管，实际上细胞异型性并不明显，而是密集地增殖成团块状（这也许是内镜下有些类似胃型腺瘤的原因）。

据报道，目前将此类病变称为**胃底腺黏膜型胃癌中**的一种类型，或是**向小凹上皮和颈黏液细胞分化的肿瘤**。在日本，长期以来将含有 MUC5AC 阳性成分的病变诊断为**胃型腺癌**，因此，有时也**把这类病变解读为伴有特殊成分的胃型腺癌**。笔者曾经投过一篇稿，对于如何命名才能充分体现这种病变的性质感到十分苦恼，同时对如何才能更好地回答审稿人的问题也感到非常困惑（个人感想）。

我们仅将增殖细胞的位置在模式图中标示出来（**图 40**），可见其类似前文中所介绍的树莓型肿瘤。树莓型肿瘤主要以小凹上皮增殖为主，而在本例中颈黏液细胞增殖更明显（但从细胞的异型性来看，小凹上皮的异型性更强）。

图 40

包括胃底腺型胃癌在内，对于❷分化为胃底腺黏膜中任一成分的胃型肿瘤，尽管表现出向正常胃黏膜不同成分分化的多样性以及分化程度的差异，但我认为它们在本质上并没有太大差别。也有人提议将这些病变统称为**胃固有腺黏膜型肿瘤**（参考第 5 章 -2，p.177），但是，如果按此逻辑命名的话，那干脆叫作**胃型肿瘤**岂不更好吗？

病例 9 幽门螺杆菌未感染❷分化为胃底腺黏膜成分之一的胃型肿瘤 D. 胃底腺黏膜型胃癌

（病例提供：野中康一先生）

胃型肿瘤似乎大多都是低异型度病变，但也不能一概而论，接下来就跟大家分享一例在幽门螺杆菌未感染的胃内发生的名副其实的恶性度高的病变。

1）内镜图像

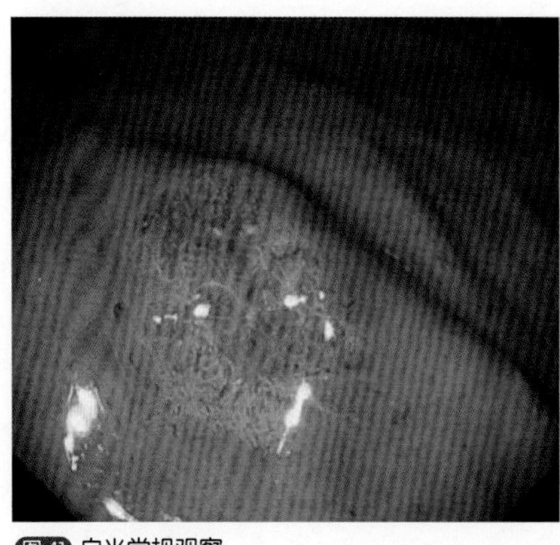

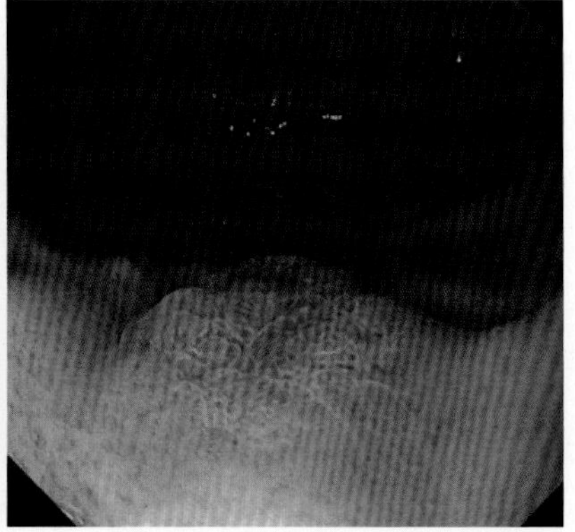

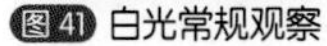

图 41 白光常规观察

在萎缩不明显的胃底腺黏膜区域内可见隆起型病变，颜色混杂（**图 41**）。其中部分区域显得更红，需要引起我们的注意。此外，隆起呈分叶状，没有明显的从下向上推挤的感觉，也没有黏膜肌层断裂造成的类似地板塌陷的局限性凹陷。

图 41 为 NBI 放大图像。

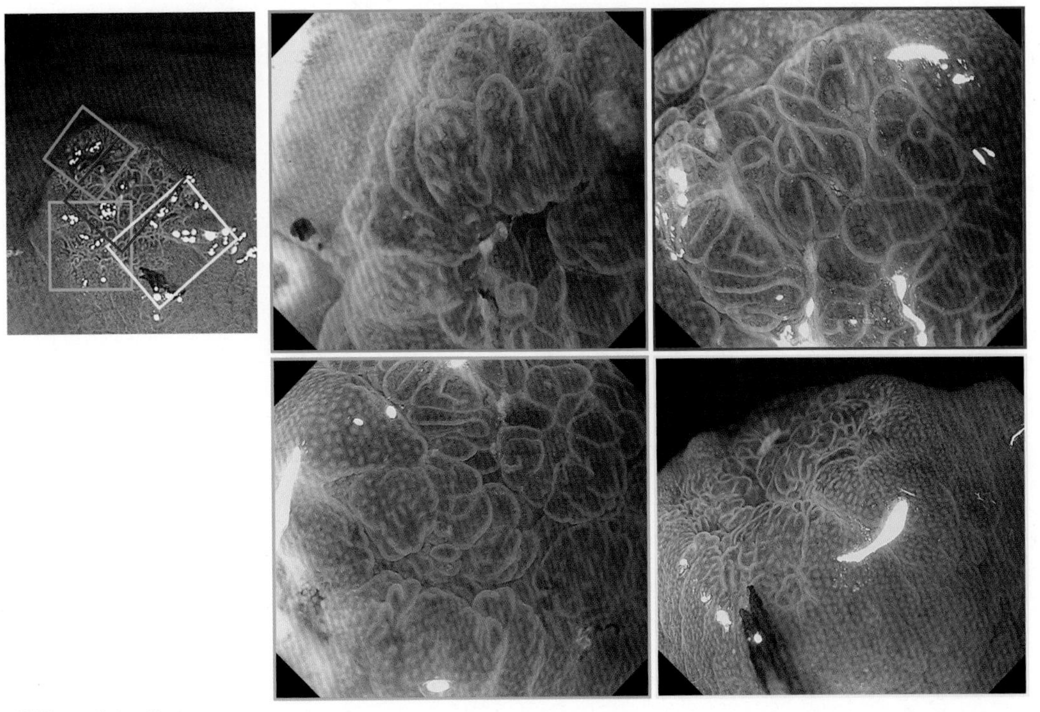

图 42 NBI 放大图像

背景黏膜的区域内可见针孔状的腺管开口（small round pit），提示此处为轻度萎缩的胃底腺。在病变内部，白区与白区之间的窝间部增大（**图 42**□）。鲜明的白区与小凹上皮的形态相对应（白区不鲜明时，可能存在多种解读），本例中小凹上皮形态粗大，给人的印象是其下方存在细胞增殖，从而导致小凹上皮扩大。即使在发红的区域，白区也没有致密或不鲜明化的表现。那么为什么会出现色调的改变呢？

此外，请注意左上角的蓝框内图片（□），病变内可见狭窄的凹陷形成。凹陷内也能看到白区的结构。我们知道“胃型肿瘤常会发生内翻性生长（inverted growth）”，因此，对于这种表现推测此处可能发生了黏膜肌层的内陷。

如果倒过来，将黏膜深部翻转后进行观察，大概就能推测出此病变是来源于黏膜下异位胃腺（submucosal heterotopic gland，SHG）的肿瘤了。笔者觉得无论是否源于 SHG，迄今为止在幽门螺杆菌感染的胃内所发现的普通型胃癌，大多表现为表面结构稍致密、不鲜明化，或是具有肿瘤样的改变。而在幽门螺杆菌未感染的胃中，可能只发生那种异型度低的病变吧……

此例实施了 ESD。下面与病理进行对比。

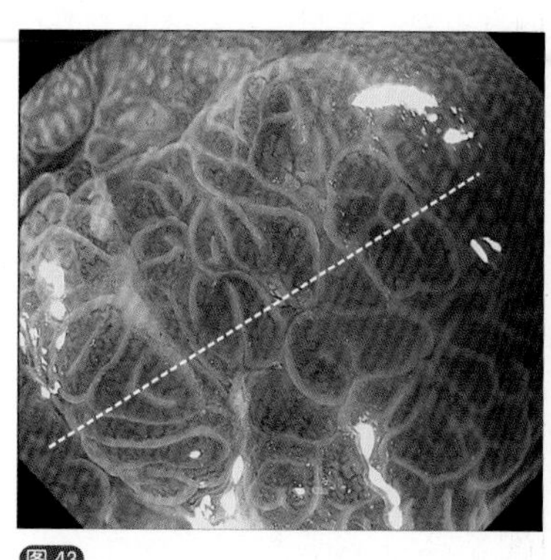
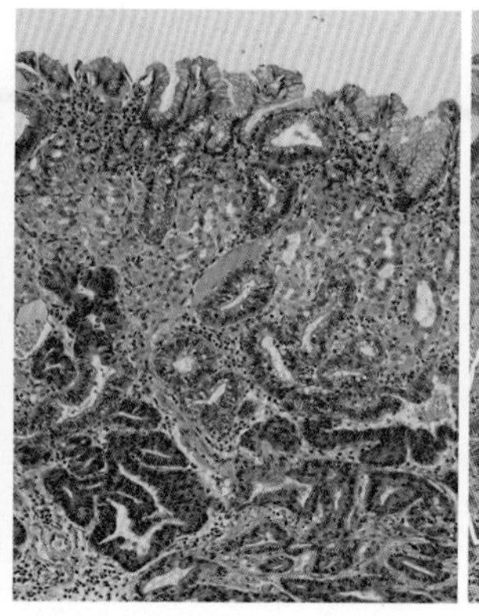
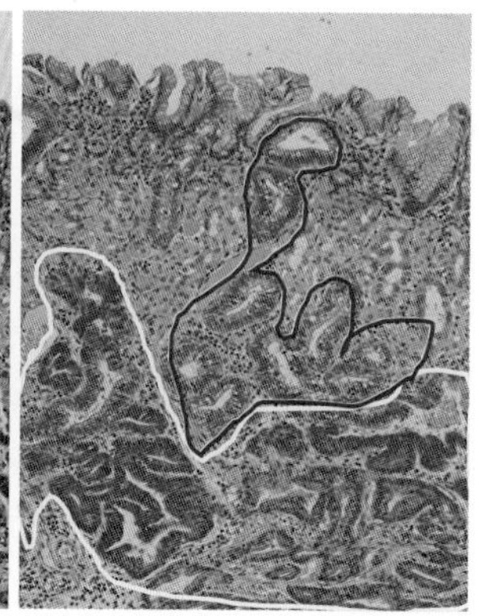

图 43

首先，在病变深处可见**胃底腺型胃癌**（**图 43** 黄线：═）。但在一些部位，胃底腺型胃癌的上方至表层处，也可见**小凹上皮型癌呈连续分布**（红线：—）。

小凹上皮型癌的部分并不多，几乎未在表层显露，表层大部分被非肿瘤性小凹上皮所覆盖。因此，NBI 观察时可见白区整体被拉伸，而无结构不规则或致密的表现。

用模式图标示给人这样的印象（**图 44**）。虽然肿瘤的主要成分是主细胞和壁细胞，但或多或少也存在向小凹上皮分化的癌组织。

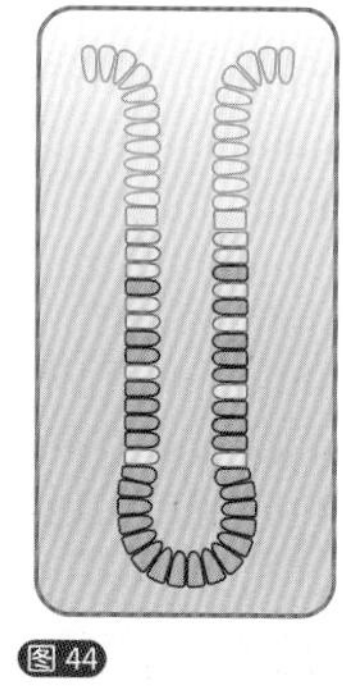

图 44

这种向多种方向分化的癌称为**胃底腺黏膜型胃癌**。此命名最早起源于田邉・岩下两位教授在《胃与肠》杂志中发表的论文。这篇论文不仅着重讨论了有关向小凹上皮分化的问题，也涉及向主细胞以外的细胞分化的问题，特别是 MUC6 阳性的程度等。但此后人们普遍认为，当存在向小凹上皮分化的肿瘤时，癌容易在黏膜表面显露，易于在内镜下获得癌变的证据。因此，**MUC5AC 阳性细胞**是否具有异型性就成为大家关注的焦点。现在，人们也常常倾向于将**含有 MUC5AC 阳性癌成分的胃底腺型胃癌泛泛地理解为胃底腺黏膜型胃癌**。不过，这只是一个命名的问题，我个人觉得称作**胃型肿瘤（其中一部分为癌）**也是可以的。

至此，关于本例的讨论还没有结束。实际上，在病变深处，还混杂着其他的异常成分。

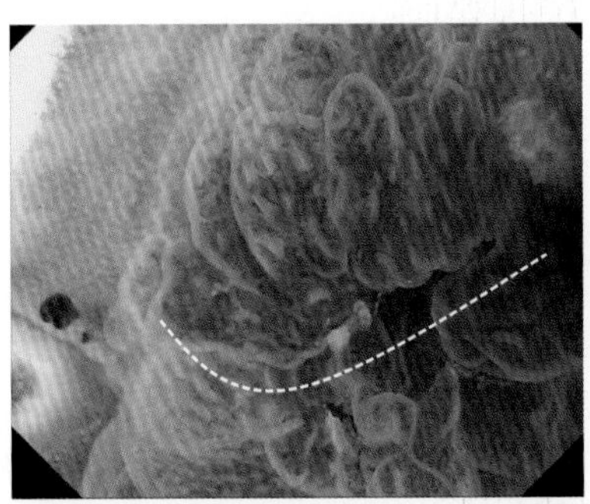

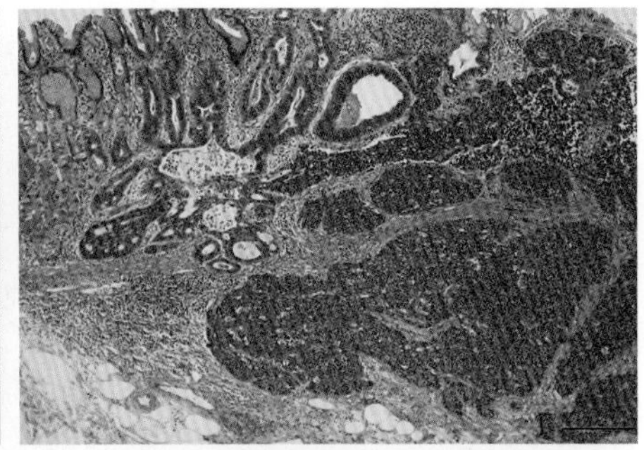

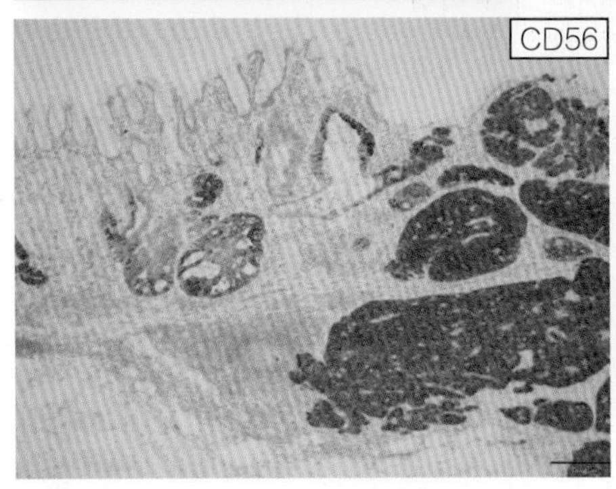

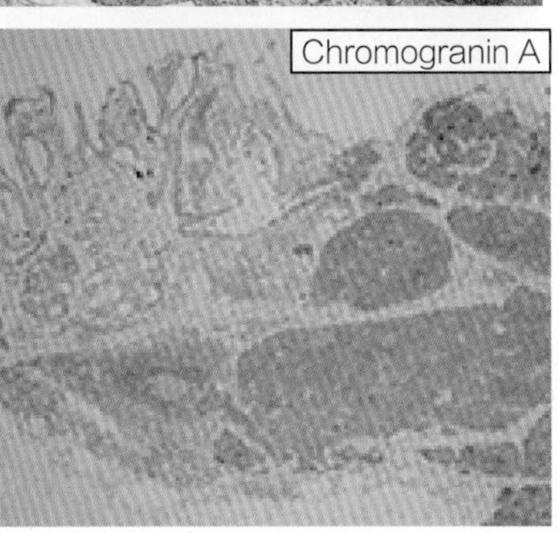

图45 神经内分泌标记物的免疫组化染色

在病变的更深处，合并发生了神经内分泌癌（neuroendocrine carcinoma）。这一发现实在令人感到意外。我们将病变的凹陷理解为胃型肿瘤所特有的内翻性生长（inverted growth）是没错的，但凹陷部位的边缘和深处具有极高的N/C比，CD56（+）和Chromogranin A（局灶+）染色阳性的肿瘤细胞大量增殖（**图45**）。这一点仅观察黏膜表面是无法认识的（尽管这让我们理解了异常发红的原因……）。

向胃黏膜多种细胞分化的胃型肿瘤，发生于幽门螺杆菌未感染的胃中时，多数是低异型度、低度恶性的，即使发生黏膜下层浸润，预后也不会太差。但这种情况也并非总是如此。在极罕见的情况下，也可能合并非常明显的浸润性癌，对这种特殊情况不能掉以轻心。

❸胃窦部肠型或胃肠混合型低异型度肿瘤

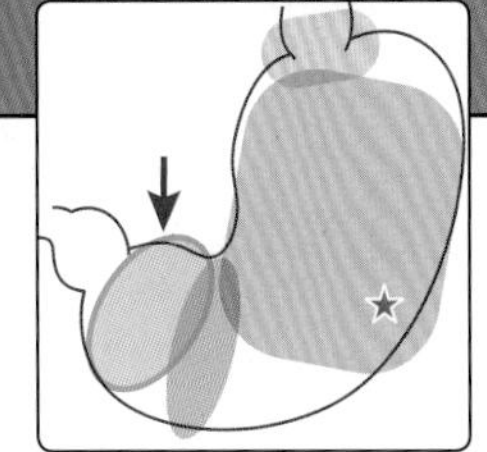

最后要说明的是示意图中的蓝色部分，关于发生在**胃窦部的低异型度肿瘤**。

这种病变也可发生在幽门螺杆菌感染的胃中。笔者个人一般把它理解为幽门螺杆菌相关的癌，但陆续也有报道称，这种病变也发生于幽门螺杆菌阴性的胃中（学会的病例讨论），因此，本书也将其视为一种可能发生于幽门螺杆菌未感染的胃中的肿瘤。此外，有些病理医生可能在诊断上会有所保留，将这种病变诊断为腺瘤而不是癌。

下面将要介绍的3个病例具有共同的特征。一直以来，我们都将这种病变等同于**胃窦部单发疣状糜烂合并癌变的类型**。

病例10 幽门螺杆菌未感染❹胃窦部低异型度肿瘤

A. 疣状隆起样低异型度癌

（病例提供；野中康一先生）

1）内镜图像

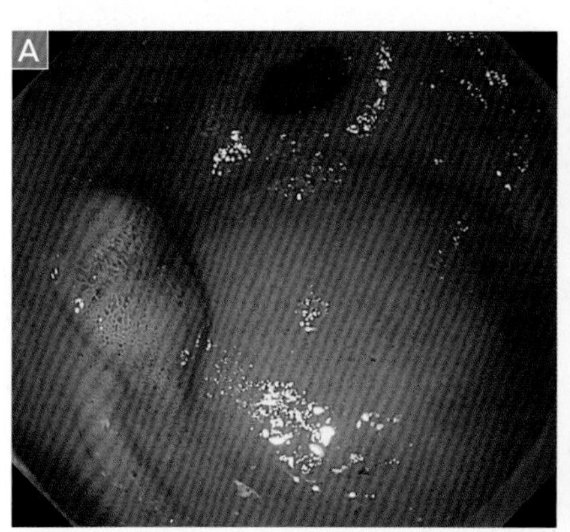

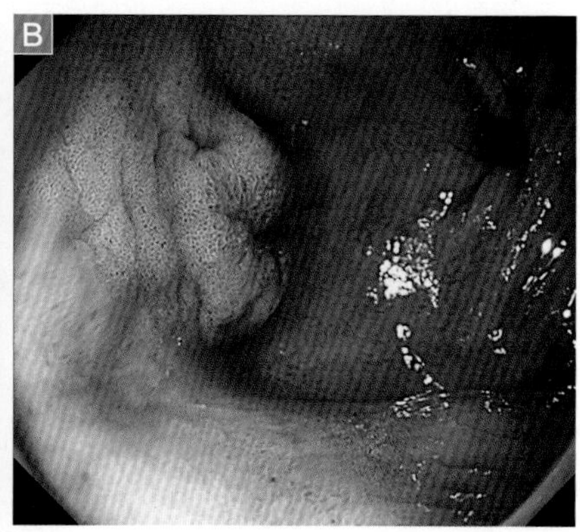

图46 内镜图像。A：白光常规观察。B：靛胭脂喷洒染色

胃窦部的单发隆起，周边黏膜正常，顶部可见沟状凹陷（图46A）。靛胭脂染色后，可以更清楚地显示顶部凹陷的程度（图46B）。大家都知道在胃窦部有一种被称作疣状糜烂的非肿瘤性隆起型病变，这种疣状隆起的形成是由于纤维肌病（fibromusculosis），也就是所谓的"钢筋骨架"造成的，它是对机械性刺激的一种反应。关于纤维肌病，会在后面进行讲解。

再看看 NBI 图像（图47）。

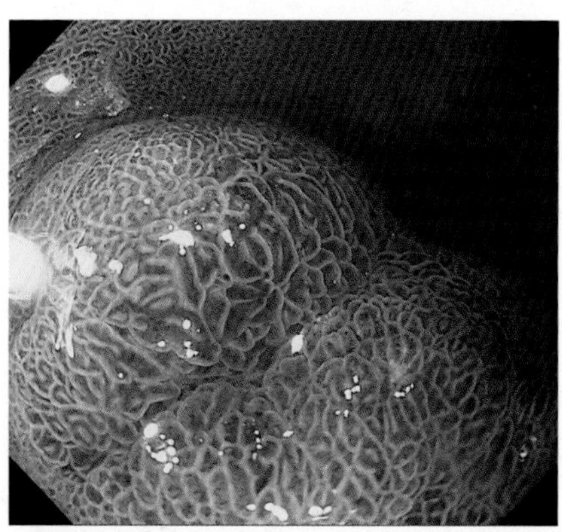

图47 NBI 图像

在凹陷处，随着窝间部的增大，部分区域的白区反而密度增加。窝间部增大与周围黏膜之间存在逐渐过渡，而白区致密的部分则具有边界线（demarcation line）。

再来看看病变的组织学图像。

2）组织学图像

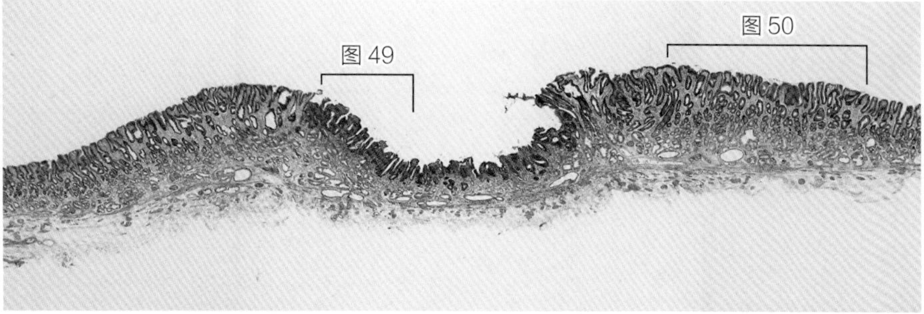

图 48 胃窦部的疣状隆起样低异型度肿瘤（tub1 或 adenoma）的典型病例

低倍放大观察可见仅明显凹陷的部分黏膜颜色加深（图 48）。凹陷非常深，其原因不仅与肿瘤本身凹陷有关，也与**肿瘤周围的黏膜增厚有关**。

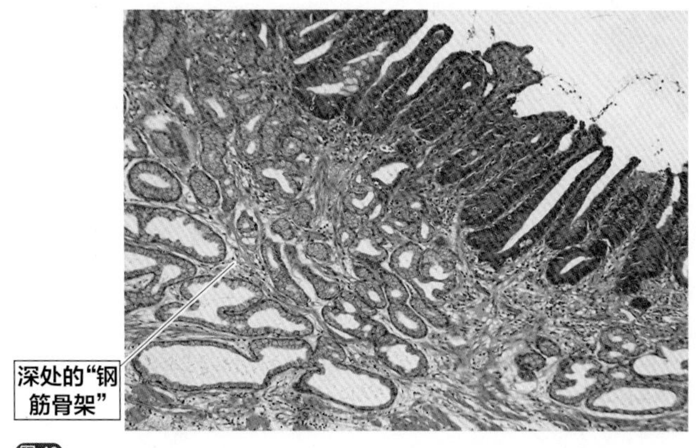

图 49

肿瘤性腺管的构造、大小不同，N/C 比大约为 50%。其中部分黏膜表层呈尖锐的乳头状改变（图 49）。对这个病例，笔者诊断为低异型度为主的 tub1，但有的病理医生则认为仅能诊断高级别腺瘤（high grade adenoma）。此外，此处发生的低异型度 tub1/adenoma 的免疫表型可能是单纯的肠型或胃肠混合型，具体证据今后将以论文的形式发表，这里不再详细论述。在单纯肠型的情况下，大多只能诊断为腺瘤（adenoma）（个人意见）。

在幽门螺杆菌阳性的胃中，这类肿瘤不仅发生于胃窦，也可发生在胃的其他部位。但在幽门螺杆菌未感染的情况下，不知为什么只发生于胃窦部。这究竟是因为胃窦部存在幽门螺杆菌以外的其他致癌因素，还是**因为周围黏膜增厚**导致病变更容易被发现，目前尚不清楚。

也就是说，此病变的关键并不在于癌大部分均为低异型度，而在于**病变周围的反应性隆起导致黏膜增厚**。

接下来看看癌周围的黏膜（图 50）。

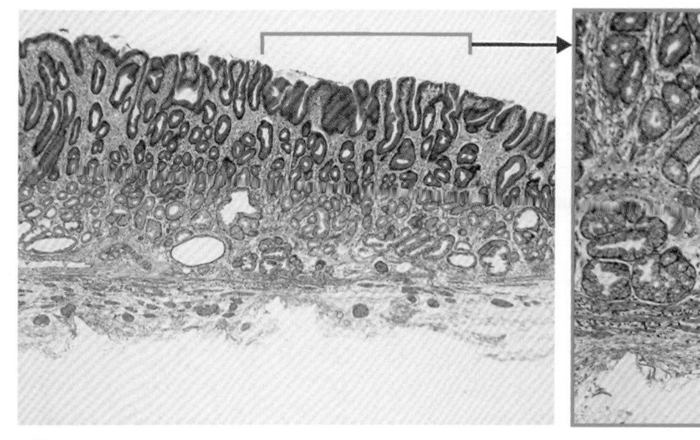
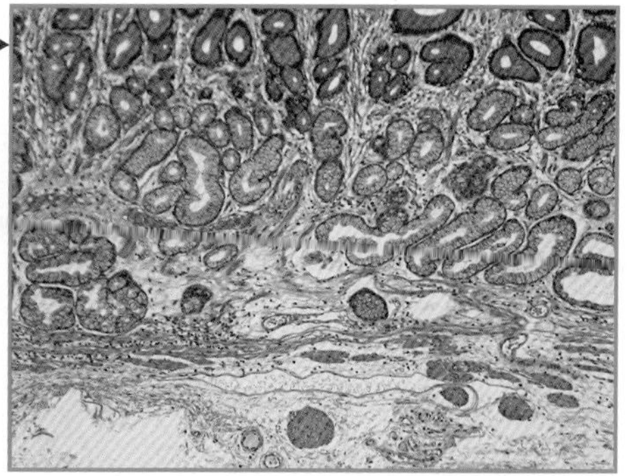

图 50 癌周围黏膜

病变周围的黏膜中未见中性粒细胞浸润所致的活动性炎症。这可能是因为无幽门螺杆菌感染。幽门腺轻度萎缩，无肠上皮化生。另一方面，黏膜肌层疏松、散乱，**从黏膜肌层至黏膜固有层可见广泛生长的纤维肌组织。纤维肌组织所形成的“钢筋骨架”支撑着病变周围增生的黏膜**。这种表现是胃窦黏膜的特征（“钢筋骨架”：虽说有点不好意思，引自我本人的著作，不过还是建议参考**“人气书[18]” p.135～139 和“人气书 2[10]” p.208～213**）。

纤维肌组织由黏膜肌层向黏膜固有层生长这一表现，在直肠黏膜脱垂综合征(mucosal prolapse syndrome，MPS) 中很常见，因此也被称作纤维肌病（fibromuscular obliteration 或 fibromusculosis）并广为人知。轻度的纤维肌病不仅发生于直肠，也可见于幽门螺杆菌阴性的胃窦部。在欧美国家，东亚型幽门螺杆菌感染并不常见，病理学教科书《Histology for pathologists（第 5 版）》p.607 中曾有这样的描述：

“A few fibers of smooth muscle may extend upward from the muscularis mucosa into the lamina propria, occasionally reaching the superficial portion of the mucosa, especially in the distal antrum.”（平滑肌的一些纤维组织可能从黏膜肌层延伸至黏膜固有层，有时也可达到黏膜浅表的位置，特别是胃窦的远端。）

简单地说，欧美国家的医生早已熟知这一现象。但在日本，很多病理医生一直以来只观察幽门螺杆菌感染的胃，因而忽视了这个现象，即胃窦部的黏膜和黏膜肌层即使在幽门螺杆菌阴性的情况下也可发生一定程度的平滑肌异位生长。实际上，当我撰写这一章的内容时，我试图从胃的病理学教科书中收集一些相关资料，但却几乎找不到任何有关**不伴炎症的胃窦部纤维肌病**的记录。

胃窦部的纤维肌病不仅发生在背景黏膜中，在所谓的“疣状糜烂”（verrucous gastritis，疣状胃炎）中也很常见。但这一现象在日本的教科书中却常常被忽略。究其原因可能是因为日本的病理医生大多是在幽门螺杆菌阳性的胃中观察和诊断疣状糜烂的，因此更关注上皮细胞增生，以及经常伴随的上皮细胞的不典型性，而对间质的变化关注较少。

在日本，东亚型幽门螺杆菌感染是非常普遍的，随着越来越多的上消化道造影和内镜等精细检查的开展，我们才开始有更多机会观察幽门螺杆菌未感染的胃。**胃窦部的疣状隆起**也开始受到关注，更何况这种疣状隆起常合并肿瘤的发生。

幽门螺杆菌未感染❹胃窦部低异型度肿瘤
B.疣状隆起样（疑似）低异型度癌

（病例提供：野中康一先生）

1）内镜图像

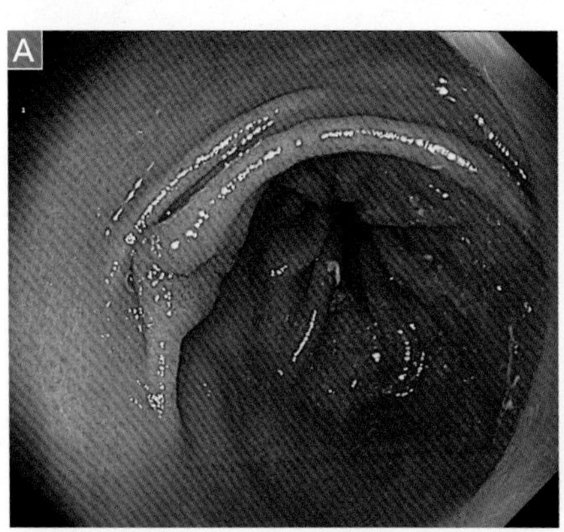

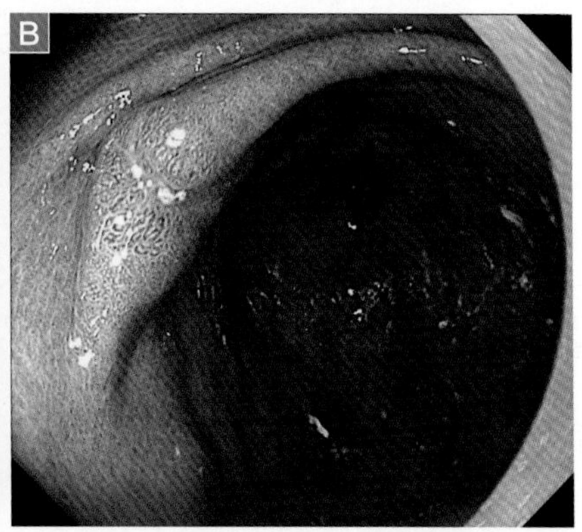

图51 内镜图像。A：白光常规观察。B：NBI 图像

再来看一个类似的病例。胃窦部可见清晰的隆起，隆起表面可见沟状和部分平坦的凹陷面形成（图 **51**）。内部略微发红。背景黏膜非常干净。

2）组织学图像

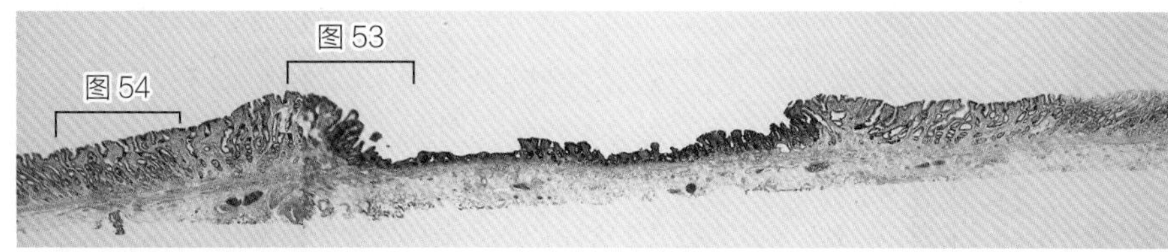

图52 胃窦部疣状隆起样低异型度肿瘤（tub1 或 adenoma）的典型病例

组织学图像基本与前一个病例（病例 10）相同。凹陷处可见肿瘤，周围黏膜增厚（图 **52**，图 **53**）。

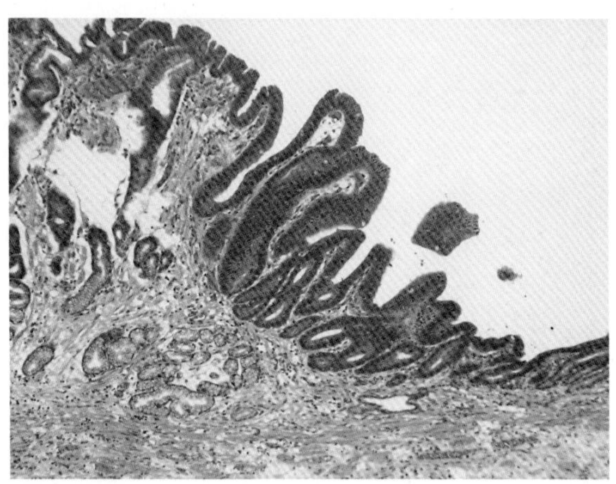

图53 病变边界

不同的病理医生可能将此病变诊断为 tub1 或是 adenoma。笔者个人觉得此例应诊断为 tub1。原因是病变处可见腺管形态不一，其中部分存在乳头状结构，细胞核稍圆。此外，免疫组化染色显示为胃肠混合型，因此更倾向于诊断 tub1（单纯肠型的情况将更加复杂，需要在显微镜下进行更细致的观察）。

在“《胃与肠》，54（8）”中，关于十二指肠的低异型度肿瘤应诊断为 tub1 还是 adenoma，曾有一篇长篇讨论。这篇文章不仅限于十二指肠，对于胃和大肠等消化道腺体相关的病变都具有参考价值。读了这篇文章以后，可能就更容易理解日本的病理医生在何种情况下会诊断 tub1，对肿瘤异型性的程度如何判断，以及在何种情况下仅诊断为 adenoma 了。专攻消化道的病理医生和临床医生若有机会的话，请一定读读这篇文章。

再来看看病变周围增厚的再生黏膜。

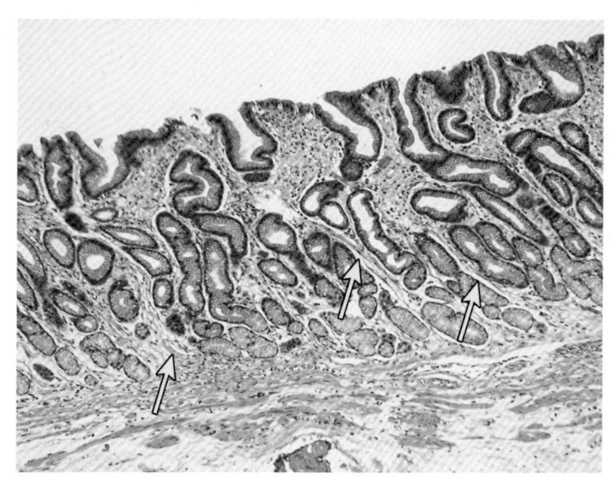

图54 病变周围黏膜

在黏膜固有层内可见类似“钢筋骨架”样的结构，这是纤细的纤维肌性组织从黏膜肌层向上延伸所致（**图 54** ⇨）。幽门腺呈轻度至中度萎缩。由于无幽门螺杆菌感染，未见中性粒细胞浸润所致的炎症，但小凹上皮的间隙略增大，间质稍偏粉色，这提示可能存在慢性机械性刺激所致的再生改变。

再来看看距离病变较远处几乎完全正常的背景黏膜（**图 55**）。

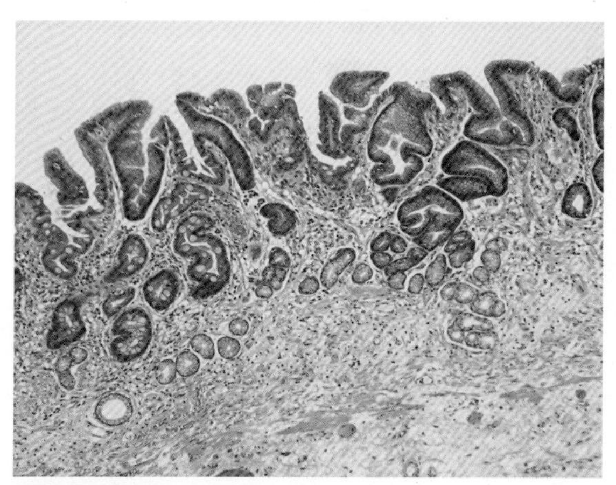

图55 背景黏膜

此处未见黏膜增厚，但黏膜肌层疏松，存在纤维肌病，其中局部伴有少量肠上皮化生。这样看来，似乎胃窦部发生的再生与纤维肌病是胃窦黏膜固有的特征与幽门螺杆菌是否感染无关。因此，与病变的其他部位相比，应更加重视癌变周围的再生性隆起。

病例12 幽门螺杆菌未感染❸胃窦部低异型度肿瘤

C. 稍微挛缩的疣状隆起样低异型度癌

（病例提供：野中康一先生）

再介绍一个类似的病例。

1）内镜图像

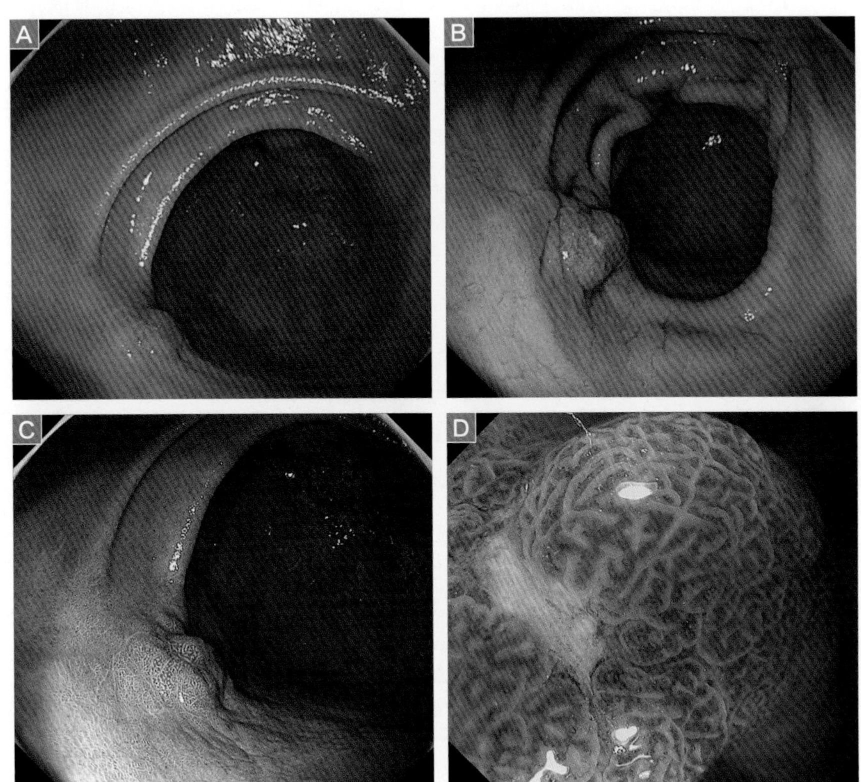

图56 内镜图像。A：白光常规观察。B：靛胭脂喷洒染色。C，D：NBI图像

这个病变的发生部位、白光下所见以及NBI所见与上面介绍的两个病例（病例10，病例11）都非常相似（图56）。同样也是幽门螺杆菌未感染的病例。

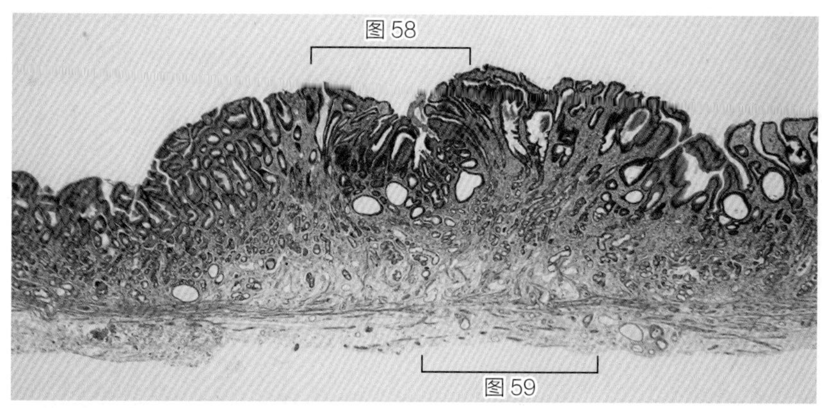

图 57 胃窦部疣状隆起样低异型度肿瘤（tub1 或 adenoma）的典型病例

在正中间的凹痕处，腺管染色略深（图 57）。只有这一部分是肿瘤组织。周围呈广泛性再生改变，从黏膜肌层向上生长的“钢筋骨架”样结构支撑着增厚的黏膜。

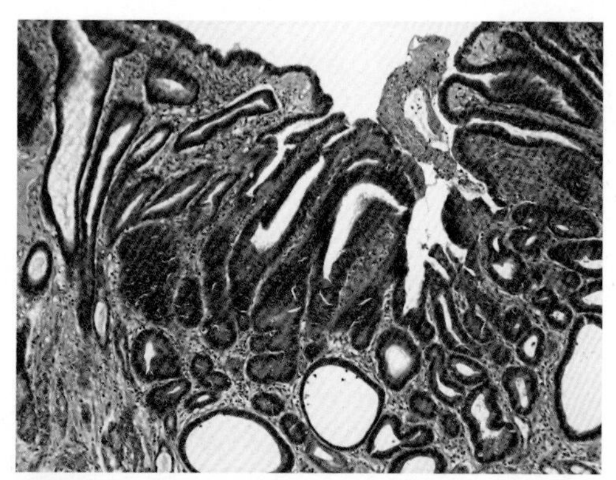

图 58

肿瘤腺管大小较为均一，但结构上存在成角或不规则分支。部分细胞核变圆，部分细胞核极性紊乱（图 58）。诊断为低异型度 tub1。

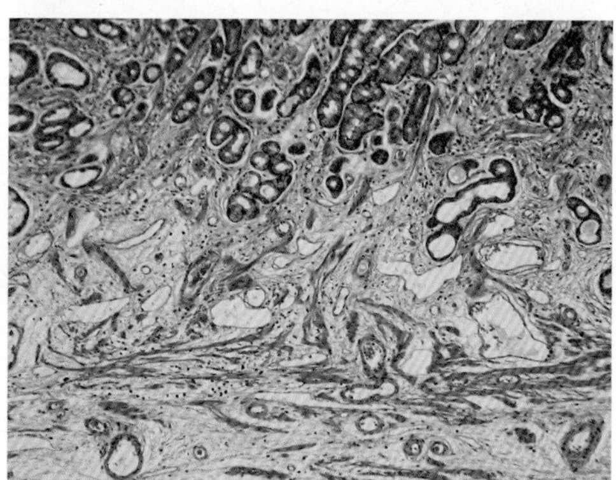

图 59 可以作为示教病例的“钢筋骨架”

在病变深处可见“钢筋骨架”样结构，此处的钢筋骨架非常典型，我认为可以收录于教科书中进行示教（图 59）。

这次借本书出版的机会，我也能实现将其“收录于教科书”的心愿了。

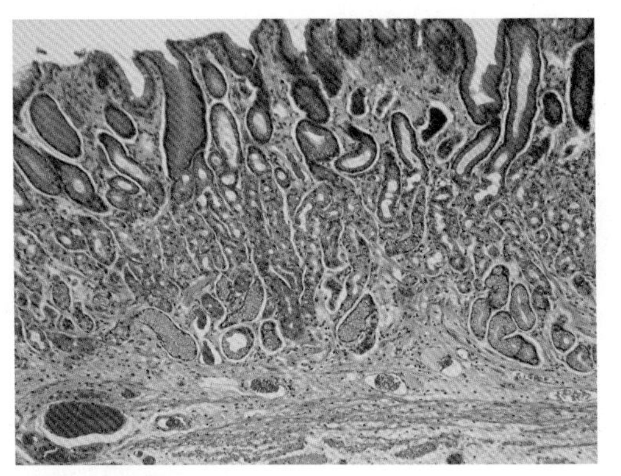

图 60 背景黏膜

再看看病变旁边的背景黏膜（图 60）。

病变的背景黏膜不全是幽门腺，也存在胃底腺。但它基本保持了与前面两个病例相同的病理特征，包括无幽门螺杆菌感染状态下的小凹上皮再生、黏膜肌层疏松、伴纤维肌病表现。

◆ ◆ ◆

至此，关于幽门螺杆菌未感染的胃中发生的肿瘤，我们就全部介绍完了。关于❸食管胃结合部癌（**图 61**），其恶性程度高，应通过内镜检查早期发现。但遗憾的是，目前笔者收集的这类病例较少，还无法在本书中进行介绍，请读者谅解。

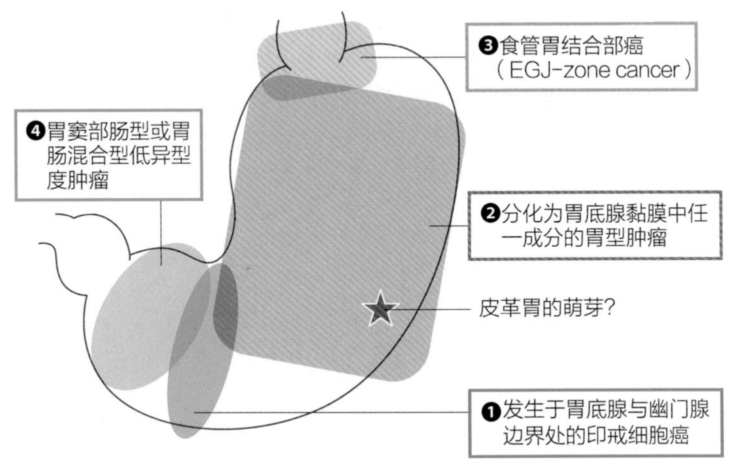

图 61 幽门螺杆菌未感染的胃肿瘤的分布（同图 1）
参考吉村大辅，等：胃与肠，53（5）:658-670,2018[1] 绘制

参考文献

[1] 吉村大輔，他：H. pylori 未感染胃癌—現状と未来の課題．胃と腸，53：658–670，2018.

[2] 福山知香，他：Helicobacter pylori 未感染者の胃底腺粘膜に多発した低異型度胃型腺癌（腺窩上皮型）と腺窩上皮型過形成性ポリープの 1 例．胃と腸，54：265–272，2019.

[3] Shibagaki K, et al：Gastric foveolar–type adenomas endoscopically showing a raspberry–like appearance in the Helicobacter pylori–uninfected stomach. Endosc Int Open, 7：E784–E791, 2019.

[4] 「WHO Classification of Tumours of the Digestive System, 4th ed. 」(Bosman FT, et al, eds), IARC, 2010.

[5] 九嶋亮治，他：胃腺腫の病理診断—特に胃型（幽門腺型）腺腫について．胃と腸，38：1377–1387，2003.

[6] Kushima R, et al：Gastric–type well–differentiated adenocarcinoma and pyloric gland adenoma of the stomach. Gastric Cancer, 9：177–184, 2006.

[7] 松本主之，他：十二指腸腺腫・癌の病理診断基準を検討する．胃と腸，54：1141–1168，2019.

[8] 上山浩也，他：胃底腺型胃癌の臨床病理学的特徴．日本消化器内視鏡学会雑誌，57 (Suppl 2)：2048，2015.

[9] 上山浩也，他：特殊な組織型を呈する早期胃癌—胃底腺型胃癌．胃と腸，53：753–767，2018.

[10] 「上部・下部消化管内視鏡診断マル秘ノート 2」(野中康一，他 / 著)，医学書院，2018.

[11] 「Fenoglio–Preiser's Gastrointestinal Pathology, 4th ed. 」(Noffsinger AE), Wolters Kluwer, p182, 2017.

[12] Kushima R, et al：Histogenesis of gastric foveolar metaplasia following duodenal ulcer: a definite reparative lineage of Brunner's gland. Histopathology, 35：38–43, 1999.

[13] 「基礎から学ぶ胃癌の病理」(塚本徹哉 / 著)，p22，日本メディカルセンター，2015.

[14] 九嶋亮治，他：胃型腺腫の臨床病理学的特徴—内視鏡像，組織発生，遺伝子変異と癌化．胃と腸，49：1838–1849，2014.

[15] 川村昌司，他：除菌後発見胃癌の 1 例．胃と腸，51：820–825，2016.

[16] Ichihara S, et al：MUC6–positive cell proliferation in the glandular neck zone of low–grade well–differentiated carcinoma. Pathol Int, 68：624–626, 2018.

[17] 田邉 寛，他：胃底腺型胃癌の病理組織学的特徴．胃と腸，50：1469–1479，2015.

[18] 「上部・下部消化管内視鏡診断マル秘ノート」(野中康一，他 / 著)，医学書院，2016.

[19] 「Histology for pathologists 5th ed. 」(S.E.Mills, ed)，Wolters Kluwer，2019.

[20] 「胃の病理 特に組織像の読み方」(吉井隆博 / 著)，医学図書出版，1973.

[21] 「胃疾患の臨床病理」(佐野量三 / 著)，医学書院，1974.

[22] 「胃癌の構造 第 3 版」(中村恭一 / 著)，医学書院，2005.

[23] 「胃の病理形態学」(滝澤登一郎 / 著)，医学書院，2003.

[24] 「消化管病理標本の読み方 改訂第 2 版」(中村眞一 / 編)，日本メディカルセンター，2008.

[25] 「消化管の病理と生検診断」(中村恭一，他 / 著)，医学書院，2010.

[26] 「腫瘍病理鑑別診断アトラス 胃癌 第 2 版」(深山正久，大倉康男 / 編)，文光堂，2015.

后记

在本书的编写过程中，承蒙各位医生无私地提供病例、传授图像解读的精髓，我对此深表感谢。特别感谢勝木医生、野中医生、安保医生、髙橋医生、名和田医生所提供的精美照片和细致入微的讲解。

另外，还要感谢山野医生、原田医生以及所有参加札幌医科大学公开会议的各位医生在大肠黏膜内病变放大内镜与病理对比方面给予的指导。我对诸位给予的帮助深表感谢！

此外，从早年的新潟放大内镜研究会到札幌的放大内镜研究会，以及近年来的（新潟）关东放大内镜研究会，承蒙八木一芳医生和味岡洋一医生等各位老师的教诲，使我在放大内镜与病理对比的学习中获得很大帮助，非常感谢你们的指导。

追根溯源，我还要感谢曾经与我一同参加札幌新技术研究会的髙橋技师和萩原医生以及其他放射科的老师们，在这 12 年多的学习中，你们教给我胃肠影像和病理对比的知识，使我从中获得很多乐趣。我还要感谢日本全国所有的放射科医生和内镜医生，你们的指导和帮助令我终其一生都无法回报。

另外，虽然早期胃癌研究会没有具体点名，但一直都期待日本国内最优秀的医生能够相互合作。我记录了老师们分享的图像解读的内容，回到札幌后以幻灯的形式加以整理、总结。回顾过去，那些时光是我成长的起点，也可以说是“拜师学习的日子”。

追溯过去，我还回想起在日本国立がん研究センター中央病院进修时给予我指导的所有住院医生和住院总医生，是他们让我重新认识到病理的乐趣。

此外，还要感谢下田忠和医生及各位热情的病理专科医生。

还有退休后兼职仍然给予我指导的村岡俊二医生。

我将继续努力以报答你们的教导。

◆　◆　◆

感谢家人在生活上给我的支持，此处略过。

◆　◆　◆

另外，还要感谢来自山口县的放射技师，末田修一先生。

本以为我还能与你一起继续工作，但几天前惊闻你病逝的噩耗，令我非常难过。如能早一年联系出版社，你就能看到这本书了。想象着你驱车前来，我们相遇在县内或县外的研讨会，我与你一边说说笑笑，一边诚惶诚恐地在书上签名，遗憾的是现在只剩下痛苦的思念。但幸运的是，这本书还能帮助那些曾经与你共同学习的日本国内消化道同仁们，鼓励他们在乐趣无穷的影像与病理对比之路上继续探索，可惜的是，你已离去，令我遗憾终生！

◆　◆　◆

感谢羊土出版社的鈴木先生和満井先生，以及企划、设计等相关的工作人员。衷心感谢你们！就这样吧。这真是一本很棒的书！

市原　真

2020 年 1 月 29 日

附录

胃癌分类

● 肉眼分型

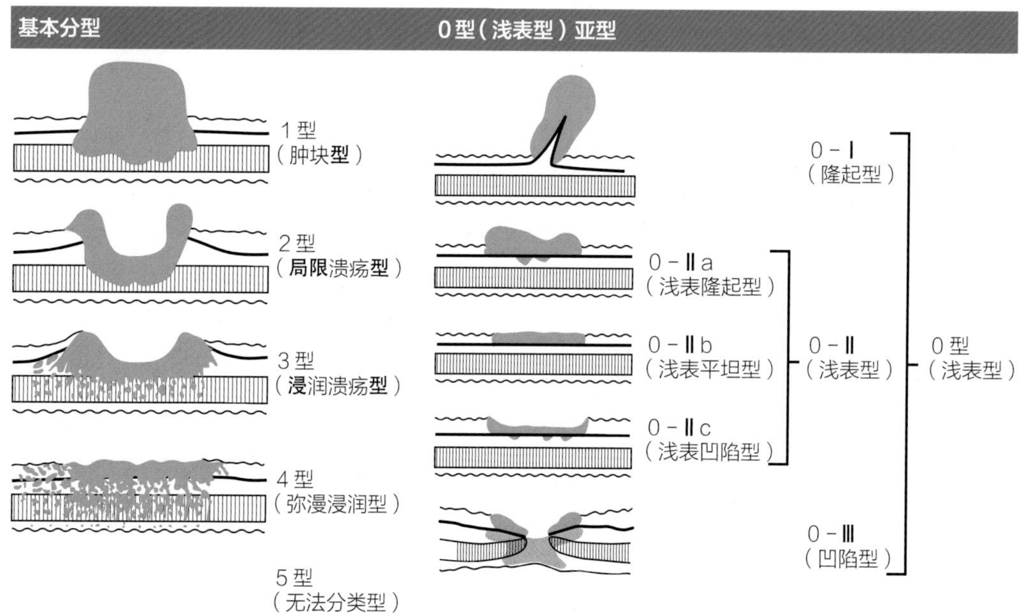

● 胃壁浸润深度（T）

TX	癌的浸润深度无法评估
T0	未发现癌的浸润
T1	癌的浸润局限于黏膜层（M）或黏膜下层（SM）
T1a	癌局限于黏膜内（M）
T1b	癌的浸润局限于黏膜下层（SM）
T2	癌的浸润超过黏膜下层，局限于固有肌层（MP）
T3	癌的浸润超过固有肌层，局限于浆膜下层（SS）
T4	癌的浸润接近或穿透浆膜，或累及其他脏器
T4a	癌的浸润接近浆膜层，或穿透浆膜，侵及腹腔（SE）
T4b	癌的浸润直接累及其他脏器（SI）

「胃癌取扱い規約 第15版」（日本胃癌学会/編），pp10-11，p17，金原出版，2017　稍作修改后引用

大肠癌分类

● 肉眼分型

基本分型	
0型	表浅型
1型	肿块型
2型	局限溃疡型
3型	浸润溃疡型
4型	弥漫浸润型
5型	无法分类型

0型（浅表型）的亚分类

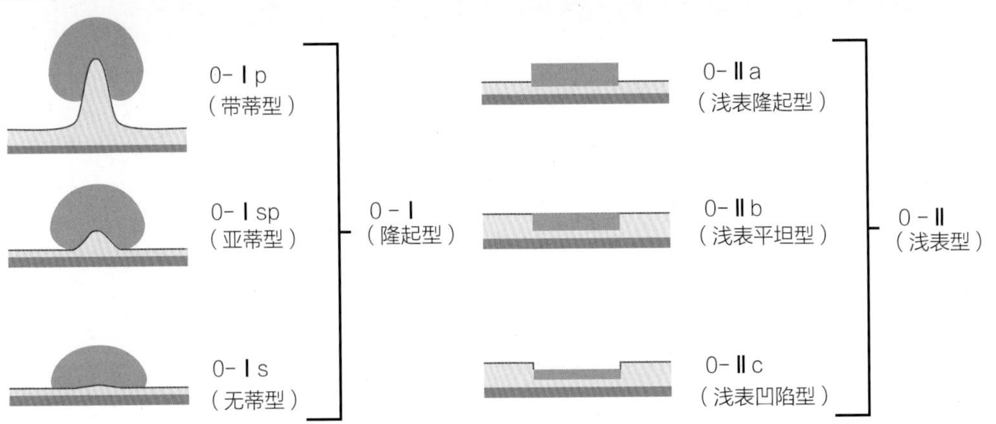

● 肠壁浸润深度（T）

TX	癌的浸润深度无法评估
T0	未发现癌的浸润
Tis	癌局限于黏膜内（M），未累及黏膜下层（SM）
T1	癌的浸润局限于黏膜下层（SM），未累及固有肌层
T1a	癌局限于黏膜下层（SM），浸润深度≤ 1000μm
T1b	癌局限于黏膜下层（SM），浸润深度＞ 1000μm，未累及固有肌层（MP）
T2	癌的浸润达到固有肌层（MP），未穿透固有肌层
T3	癌的浸润超过固有肌层 具有浆膜的部位，浸润局限于浆膜下层（SS） 无浆膜的部位，浸润局限于外膜（A）
T4	T4 癌的浸润接近或穿透浆膜（SE），或累及其他脏器（SI/AI）
T4a	癌的浸润接近浆膜层，或穿透浆膜，侵及腹膜（SE）
T4b	癌的浸润直接累及其他脏器（SI/AI）

「大腸癌取扱い規約 第9版」（大腸癌研究会/編），pp9-11，金原出版，2018　稍作修改后引用

● pit pattern 分型

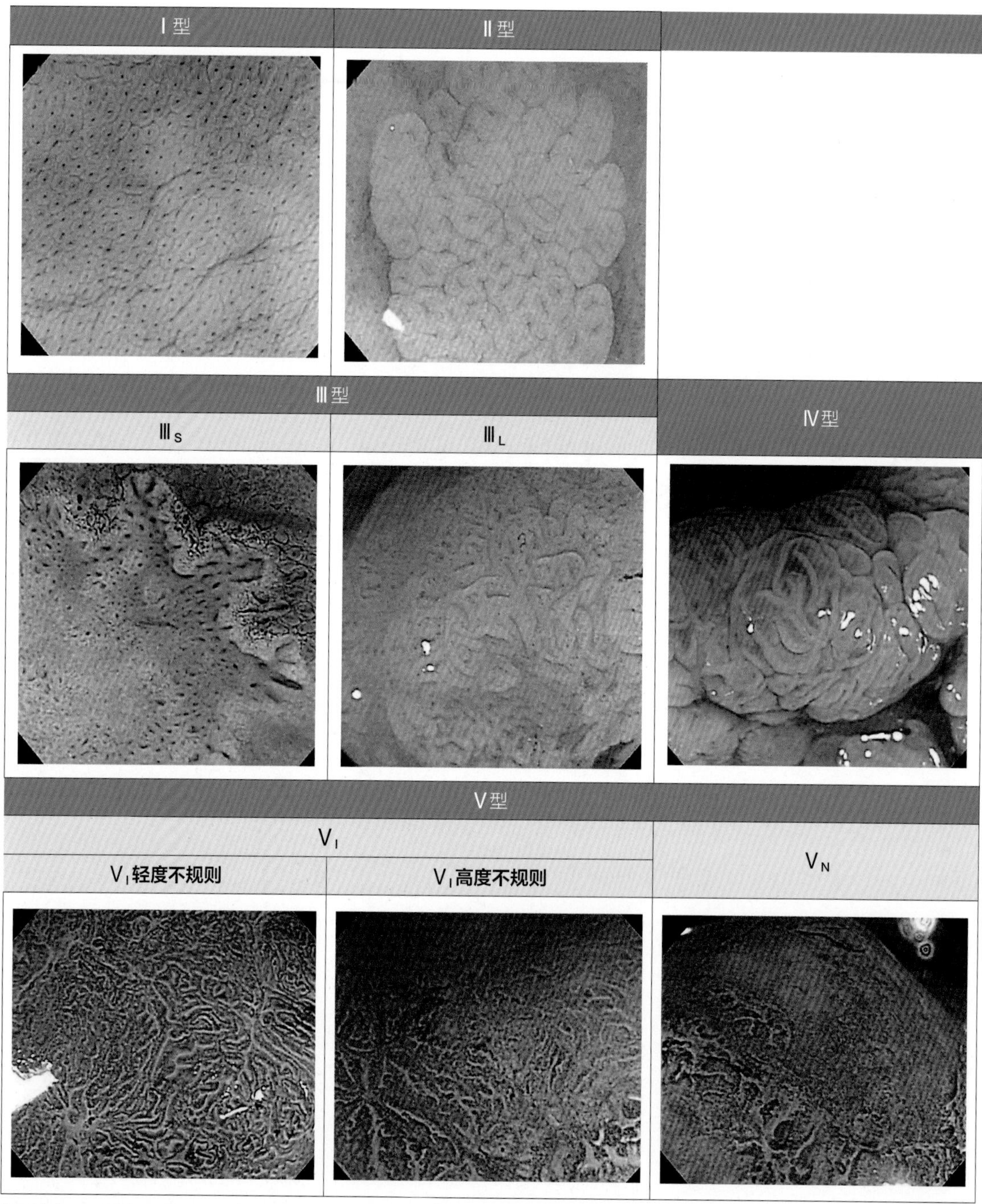

樫田博史：所見用語の整理.「大腸内視鏡診断の基本とコツ」(田中信治／監，永田信二，岡　志郎／編)，pp108-114，羊土社，2019
图片修改后引用

● JNET 分类

NBI	1型	2A型	2B型	3型
血管形态	· 不可见※1	· 粗细均匀 · 分布均匀（网状/螺旋状）※2	· 粗细不均 · 分布不均匀	· 血管稀疏区域 · 粗大血管中断
表面结构	· 规则的深色或白色斑点 · 与周围正常黏膜相似	· 规则 （管状/树枝状/乳头状）	· 不规则或模糊	· 无结构区域
预判的组织类型	增生性息肉/无蒂锯齿状息肉	低级别上皮内瘤变※4	高级别上皮内瘤变※5/黏膜下浅层浸润癌※3	黏膜下深层浸润癌

※1 在可见的情况下，与周围正常黏膜血管直径相同。
※2 在凹陷性病变中，微血管常呈点状分布，因此存在无法观察到规整的网状/螺旋状血管的情况。
※3 可以出现黏膜下深层浸润癌。
※4 低级别上皮内瘤变：轻度异型增生。
※5 高级别上皮内瘤变：重度异型增生。

Sano Y, et al：Narrow-band imaging（NBI）magnifying endoscopic classification of colorectal tumors proposed by the Japan NBI Expert Team. Dig Endosc, 28：526-533, 2016.

缩略语列表

缩略语	英文	中文
BLI	blue laser imaging	蓝激光成像
DR	desmoplastic reaction	促纤维组织增生反应
HP	hyperplastic polyp	增生性息肉
LST	laterally spreading tumor	侧向发育型肿瘤
LST-G	-granular type	颗粒型LST
LST-NG	-non-granular type	非颗粒型LST
MSI癌	microsatellite instability癌	微卫星不稳定癌
muc	mucinous adenocarcinoma	黏液腺癌
MVHP	microvesicular type hyperplastic polyp	微泡型增生性息肉
NBI	narrow band imaging	窄带成像技术
pap	papillary adenocarcinoma	乳头状腺癌
por	poorly differentiated adenocarcinoma	低分化腺癌
por1	solid type	实型低分化腺癌
por2	non-solid type	非实型低分化腺癌
sig	signet-ring cell carcinoma	印戒细胞癌
SMT	submucosal tumor	黏膜下肿瘤
SSA/P	sessile serrated adenoma/polyp	无蒂锯齿状腺瘤/息肉
SSL	sessile serrated lesion	无蒂锯齿状病变
TSA	traditional serrated adenoma	传统型锯齿状腺瘤
tub	tubular adenocarcinoma	管状腺癌
tub1	well differentiated type	高分化管状腺癌
tub2	moderately differentiated type	中分化管状腺癌

作者简介

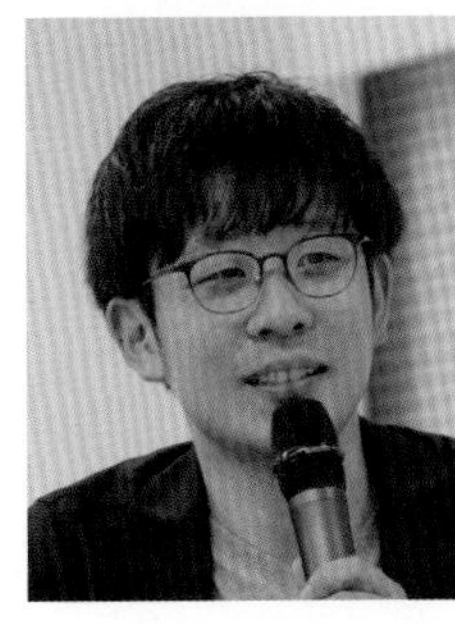

市原　真

JA 北海道厚生連札幌厚生病院病理診断科
twitter：@Dr_yandel

简历： 2003 年　北海道大学医学部毕业
2007 年 3 月　北海道大学大学院医学分子细胞病理学博士毕业 医学博士

现职： 札幌厚生病院病理診断科 医長

学会： 日本病理学会（病理専門医，病理専門医研修指導医，学術評議員・社会への情報発信委員会委員），日本臨床細胞学会（細胞診専門医），日本臨床検査医学会（臨床検査管理医）